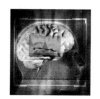

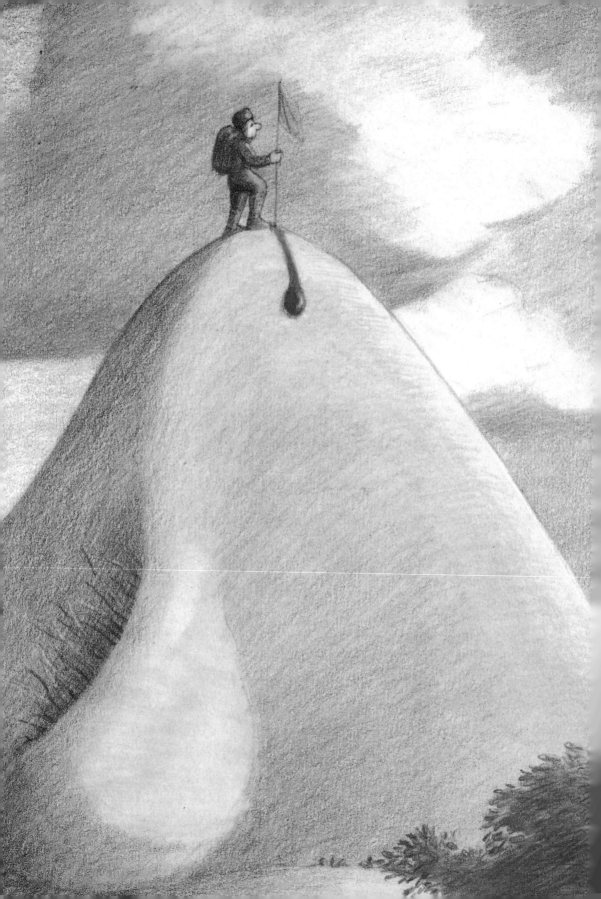

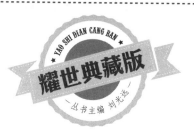

耀世典藏版

丛书主编 刘光迖

人体百科探秘

刘光达◎主编

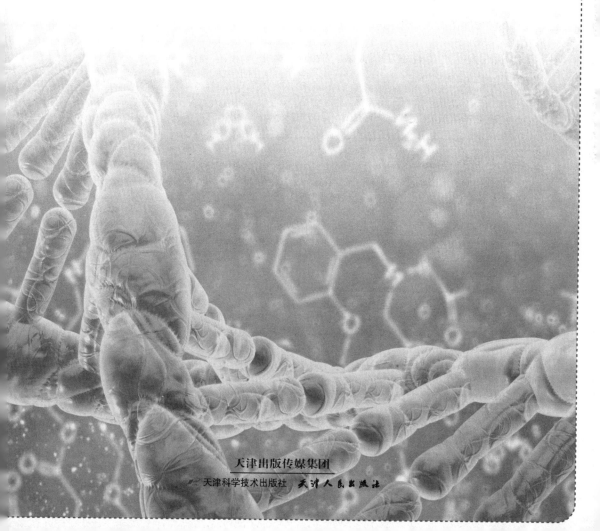

天津出版传媒集团

天津科学技术出版社　天津人民出版社

图书在版编目（CIP）数据

人体百科探秘：耀世典藏版 / 刘光达主编. —— 天
津 : 天津科学技术出版社 : 天津人民出版社，2015.2
（2022.1重印）

（悦读坊 / 刘光远主编）

ISBN 978-7-5308-9590-0

Ⅰ. ①人… Ⅱ. ①刘… Ⅲ. ①人体－青少年读物
Ⅳ. ①R32-49

中国版本图书馆CIP数据核字(2015)第037925号

责任编辑：房　芳
责任印制：兰　毅

天津出版传媒集团 出版

天津科学技术出版社

天津人民出版社

天津市西康路35号　邮编：300051
电话：（022）23332435（编辑室）
网址：www.tjkjcbs.com.cn
新华书店经销
三河市同力彩印有限公司

开本 787×1092　1/16　印张 27.5　字数 600 000
2022年1月第1版第2次印刷
定价：89.00元

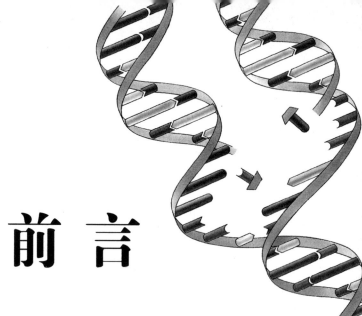

前　言

　　大脑四肢身体,骨骼神经肌肉……人的身体是世界上最奇妙的一台"机器",由成千上万个相互配合的零件拼合而成,有着令人惊叹的精密而复杂的结构。大脑有怎样的构造? 鼻子有什么任务? 原子到底有多小? 致命的肿瘤为什么突然消失? ……每个人都拥有自己的身体,却不一定了解它的奥秘。

　　身体对每个人来说都意义重大,人们必须正确地使用它,它才会更好地工作。如果身体使用不当,则会埋下很多健康隐患,带来很多健康问题。怎样才算正确的使用我们的身体呢? 当然要先了解它。了解人体,满足身体的需要,才能使身体各大组织充分发挥作用,维持身体平衡。现实生活中,很多人由于对自己的身体不够了解,往往会对身体进行一些不合理的使用,由此导致健康状况的直线下降,为各种疾病的入侵提供了温床。

　　为了帮助读者全面地了解人体科学的知识,理解人体科学的神奇与奥妙,我们特编写出版了这本《人体百科探秘》。本书分为三篇:不可不知的人体奥秘,介绍了人的生理、感官、思维、情感和保健等各个方面的知识;不可思议的人体之谜,讲述了很多让人难以置信的关于身体的传奇故事;我们的身体是如何工作的,则周详而又轻松地解密了我们的身体,让你一眼看穿身体工作的奥秘。

　　本书还插入了大量精美的彩色图片和说明性的图表,形象直观地展示所介绍的文字信息,并有通俗、详细的图注对图片进行解析。图片与文字有机地结合,使深奥难懂的知识变得浅显生动,帮你获得更加鲜明而深刻的印象。此外,本书还精心设计了"知识库"以及与内容相契合的知识链接等相关栏目,这些栏目或是对文章的横向展开,或是纵向深化,使你既增长知识,又兴致盎然。

对于家长来说，你或许经常被孩子问到一些"大"问题，而最后发现其实都是"小"问题，比如我们的胃是怎么工作的？孩子是怎么出生的？……手头有了这样一本趣味盎然的书，回答起这些问题来就轻松多了；对于孩子来说，他们对人体的相关知识既好奇又迷惑，本书使读者摆脱了一般科普读物的严肃、晦涩，既便于轻松理解文字内容，又能提升其审美愉悦和想象能力；对于普通读者来说，日常的生活、工作压力比较大，可能会在不知不觉中形成一些对身体不利的坏习惯，本书让你尽可能多地了解自己的身体，形成科学的生活习惯，做好自己的保健医生。

诚然，我们不可能也没有必要像医学专家一样深入探讨人体的奥秘，然而了解一些基本的人体常识却是非常有必要的。只有了解了我们的身体的奥秘，才能科学地养护它，很好地发挥它的优势。

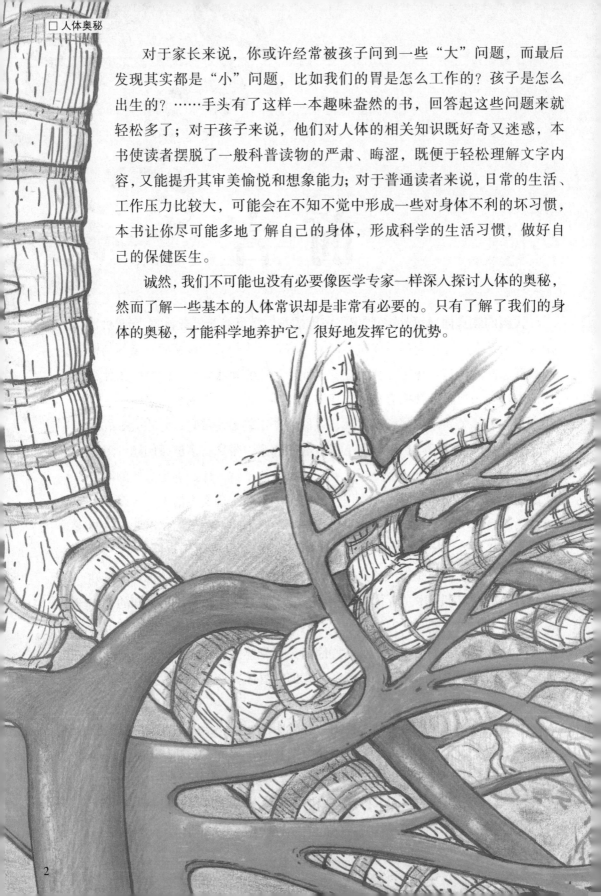

目 录

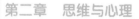

第二篇　不可思议的人体之谜

第三篇　我们的身体是如何工作的

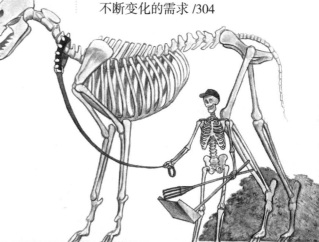

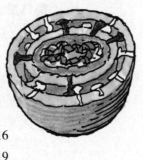

第一篇
不可不知的
人体奥妙

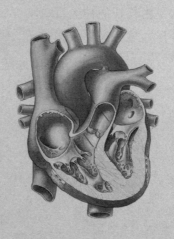

第一章 大脑与感官

大脑的构造是怎样的

　　脑位于颅腔内，它受脑膜和厚厚的颅骨的保护，处于一种特殊的营养性液体——脑脊液中。脑脊液具有缓冲作用，在颅骨受到冲击时起到保护脑的作用。脑是神经系统的中枢，也是人体内最复杂的器官。脑虽然重约1.3千克，但所消耗的能量约占人体全部能量的20％。

　　人脑内包含数亿个神经元（神经细胞）和神经胶质细胞，神经胶质细胞起着支撑和保护神经元的作用。

　　人脑主要包含3部分：大脑约占人脑总重的90％，是脑中最大的部分，大脑的外层是大脑皮层，大脑皮层上的褶皱所形成的凸起叫做"回"，凹槽叫做"沟"，每个人大脑皮层的褶皱都不完全相同，组成大脑皮层的神经元叫做灰质，灰质的下面则是白质，白质大多是由长长的神经束或轴突组成。大脑是由左、右两个大脑半球组成，这两个脑半球通过神经纤维相联系。每个脑半球根据其上的裂纹可

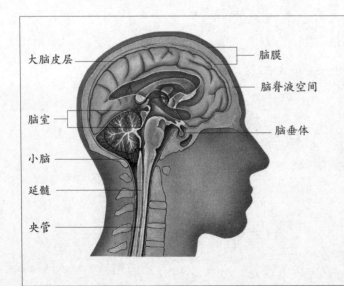

大脑皮层
脑膜
脑脊液空间
脑室
脑垂体
小脑
延髓
央管

脑部受到的保护

　　脑部这个精密的器官受到1层脑骨胳（即颅骨）和3层膜（即脑膜）的保护。脑脊液处于脑膜的中间层和内层之间，当头部受到外伤时，脑脊液起到缓冲作用。此外，脑脊液中含有丰富的葡萄糖和蛋白质，为脑细胞提供能量。脑脊液中还含有淋巴细胞，帮助脑抵御病菌的感染。脑脊液在脑和脊柱之间流动，并流经脑部的4个腔——脑室。

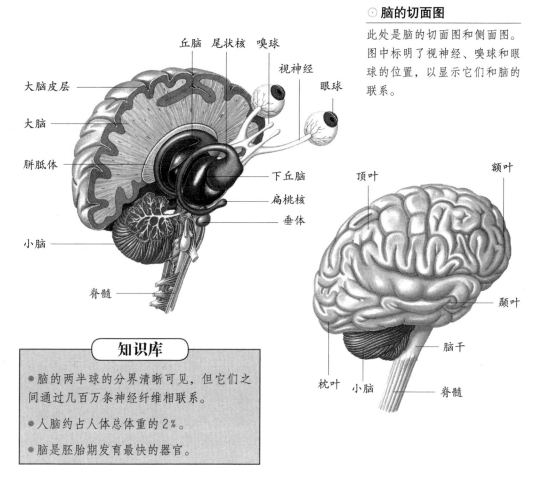

⊙ **脑的切面图**
此处是脑的切面图和侧面图。图中标明了视神经、嗅球和眼球的位置，以显示它们和脑的联系。

丘脑　尾状核　嗅球
视神经
眼球
大脑皮层
大脑
胼胝体
下丘脑
扁桃核
垂体
小脑
脊髓

顶叶
额叶
颞叶
脑干
枕叶　小脑
脊髓

知识库

● 脑的两半球的分界清晰可见，但它们之间通过几百万条神经纤维相联系。

● 人脑约占人体总体重的2%。

● 脑是胚胎期发育最快的器官。

分为4部分：枕叶、颞叶、顶叶和额叶。

　脑的第2大部分是小脑，小脑位于大脑的边缘。小脑的形状像是一只合上翅膀的蝴蝶，在中心区两侧各有一个小脑半球。小脑的表面是灰质，灰质形成脊状薄层。位于灰质下面的是树枝状的白质，白质中包含有更多的灰质，它们的功能是将信息传递到脊柱和脑的其他部位。

　脑的第3部分是脑干。脑干包括延髓、桥脑、中脑，并向下延伸到脊髓。脑干的神经细胞起着联系脊髓和脑各部位的作用。

　通过观察大脑的切面图，可以看到大脑的其他部位。脑干上方是球状丘脑，丘脑负责传播大脑皮层从脊髓、脑干、小脑和大脑其他部位所接收的信息。下丘脑很小，靠近脑的底部，它在激素的释放过程中起着重要的作用。另一个部位是扁桃核，它控制着人体内的一些基本功能。尾状核辅助人体的运动。在大脑底部观察到的连接大脑两半球的神经纤维称为胼胝体。

大脑怎样工作

　　我们清醒时，人脑从眼睛、耳朵以及触觉、味觉和嗅觉器官接收大量的信息。脑随之对这些信息迅速地进行分类，并运用它们来控制我们的思考和行动。除这种有意识的活动外，脑还在无意识中控制着人体生理系统的正常功能，维持生命的最佳状态。

　　人脑常常被比作一台复杂的电脑，它发出命令，对信息进行处理和储存，并为我们提供思考所需的信息。与此同时，脑还可以思考下一步行动，发出信号指令，使肌肉收缩，四肢运动，以达成这一行动。我们还可以在同一时间内进行谈话这样复杂的活动。此外，脑对已经发生的事件进行记忆储存，使我们在以后可以回忆起这些事件。脑还执行着许多无意识的活动，诸如保持心脏跳动或监控人体内其他过程。

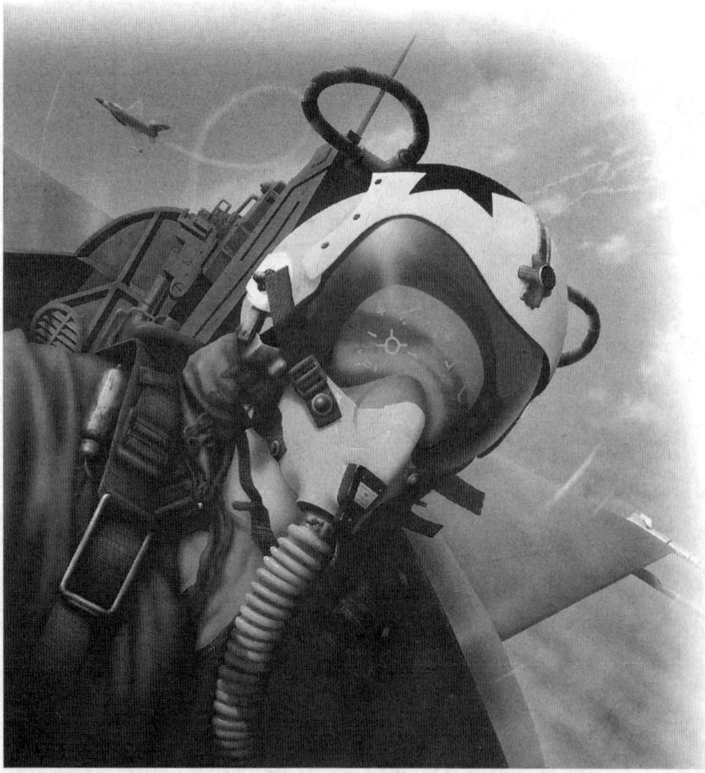

　　脑的各个部分有着不同的功能，它们受到脑的统一协调，常常彼此联系。

　　大脑执行比较高级的脑力活动，诸如学习、记忆和推理。大脑的4个区各自执行一项特殊的脑力活动。靠近前额的额叶控制判断、思考和推理。额叶后面的区域控制言语。位于大脑两端的顶叶对所接收到的触觉、温度以及疼痛方面的信息进行处理。颞叶则负责听觉，并且和记忆储存有关。颞叶附近分布着负责

⊙ **战斗中的飞行员**

在脑中数百万个神经通路的作用下，这位飞行员可以驾驶飞机，察看各种仪器，同其他飞行员进行交谈，并思考下一步的行动。

味觉和嗅觉的细胞。位于大脑后端的枕叶控制视觉。

　　大脑的这4个区和大脑皮层上的联合区相互作用。联合区对信息进行加工后，将其传递到脑的其他部位，并且在智力发展过程中起着重要的作用。

　　小脑主要的功能是维持人体平衡，并协调肌肉运动。例如，人的行走离不开小脑的协调。脑干是脑的第3部分，其中有若干个控制中心，它们控制着呼吸、心率、血压和消化，对于维持生命至关重要。此外，它们还控制着人体内的一些反射活动，例如呕吐。脑干还负责清醒和睡眠。

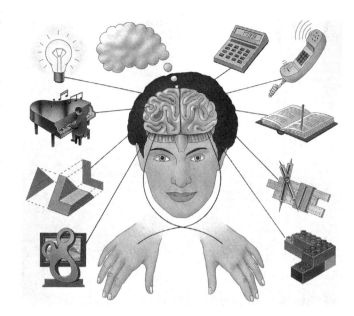

⊙ **脑半球的分工**

我们的逻辑思考和创造性活动分别由不同的脑半球控制。脑的左半球控制我们对数字、语言和技术的理解；脑的右半球控制我们对形状、运动和艺术的理解。

反射活动

　　人体在受到某些刺激时，需要迅速做出反应，才能使人体免受伤害。在这种情况下，信息来不及传导到脑部，而是传导到脊髓，这就是反射活动。例如，当人踩到钉子时，感受神经元将这个信息传导到脊髓，脊髓和运动神经元相连，直接将信息传导到腿部肌肉，使肌肉收缩。反射完成之后，脑部才接收到这次信息。

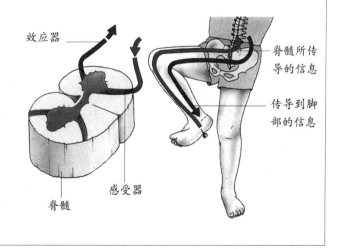

效应器

脊髓所传导的信息

传导到脚部的信息

脊髓　　感受器

人们为何能记忆往事

　　人们能够生动地回忆童年时发生的一件小事，尽管这件事已经过去了很多年。人们也能回忆起某个梦境，哪怕他在现实生活中从未有过类似的经历。然而，人们又往往会忘记几个小时前拨打的那个电话号码或某个人的名字。这些只不过是展示人类记忆的神奇以及记忆工作方式的几个常见的例子。

　　人脑能够储存过去曾经发生过的事件，在之后回忆起这些事件，并且运用这些信息完成具体的任务，这种能力称为记忆。记忆是一个极其复杂的储存系统，常常需要许多活动的参与和协作。

　　记忆主要分为3种类型。第一种为感官性记忆，这是我们认识世界的一种方式。例如，我们对声音的辨认便属于感官性记忆，我们通过倾听他人的发音来理解言语。由感官性记忆得来的印象被传递到记忆系统的其他两个部分，即短期记忆和长期记忆。

　　当我们进行数字运算这样简单的任务时，所运用的记忆便是短期记忆。要完成这个运算任务，我们必须回忆起足够长的数字。研究表明，短期记忆分为3个阶段：语音环路（储存语言信息以备计算之用）、视觉空间缓冲器（帮助我们处理视觉形象）和中央执行器（控制其他功能）。

　　长期记忆是对信息进行长时间甚至是永久性的储存。它包括两部分，其中语义记忆针对常识性的事实，例如"狗"一词的含义；情境记忆则用来保存你刚才

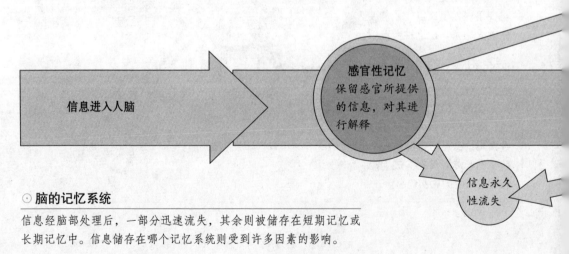

信息进入人脑

感官性记忆
保留感官所提供的信息，对其进行解释

信息永久性流失

⊙ 脑的记忆系统

信息经脑部处理后，一部分迅速流失，其余则被储存在短期记忆或长期记忆中。信息储存在哪个记忆系统则受到许多因素的影响。

所做事情的经验。

记忆的储存

　　脑的不同部位对不同的感官体验做出解释。例如，脑的某一部分负责辨认面容，而另一部分则负责辨认物体。脑中处理某个意象的场所很可能也是相关记忆储存的场所。也就是说，脑中并没有专门储存记忆的部位。

　　当脑储存某些记忆时，负责处理信息的神经元发生相应变化。如果这个事件储存在短期记忆中，神经元所发生的变化是暂时性的生化变化。如果这个事件储存在长期记忆中，那么相关神经元的蛋白质组成会发生较为持久的变化。事件被储存在长期记忆中的这一过程称为巩固过程。事件要通过某种方式被强化，例如重复，或是在其他重要事件之间产生联想，才能储存在长期记忆中。

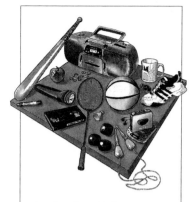

记忆力测验

　　用 1 分钟观察上图中的物体，并努力记住它们。现在合上书，尽可能多地写下你能回忆起的物体名称。这个练习可以测验你的短期记忆能力。然后分别在 1 小时之后、1 天之后和 1 周之后检查有多少物体储存在你的长期记忆中。

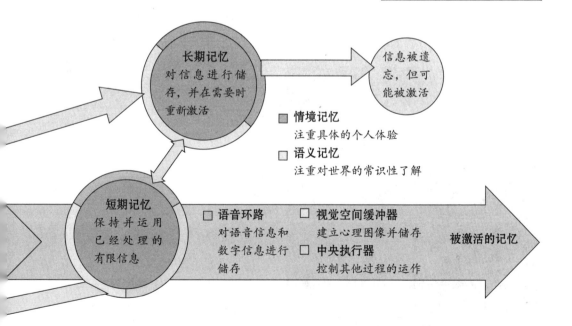

长期记忆
对信息进行储存，并在需要时重新激活

信息被遗忘，但可能被激活

■ 情境记忆
注重具体的个人体验
□ 语义记忆
注重对世界的常识性了解

短期记忆
保持并运用已经处理的有限信息

□ 语音环路
对语音信息和数字信息进行储存

□ 视觉空间缓冲器
建立心理图像并储存
□ 中央执行器
控制其他过程的运作

被激活的记忆

测测你的 IQ

思维意味着运用大脑卓越的思考能力。通过思维，我们可以想象出从未见过的事物，可以在某次行动前进行计划，可以完成复杂的运算，可以理解他人的话语并与之交流，可以推理，还可以创造从图画到太空船等各种各样的事物。智商是衡量思维能力的一种标准，英文为 Intelligence Quotient，简称 IQ。

我们的思维能力以及学习和记忆能力，都在一定程度上受到天生智力水平的限制，但是很多人没有别人聪明，只是因为他们没有充分开发自己大脑的潜力，譬如说他们没有得到充分的尝试机会，或是在关键的学前时期没有得到应有的鼓励。

思维的方式是多种多样的，我们进行思维的情境也是多种多样的。我们既可以独立思考，也可以参与集体的思考；我们既可以用数字进行思考，也可以用观点、词语或符号进行推理（推理意味着在已知信息的基础上作出进一步的判断）。我们还可以创造一些视觉形象，以供他人思考。每个人的思维速度也不尽相同。人的思维速度受到多方面的影响，包括人本身的思维能力，所思考的问题，当时的情景，甚至情绪。有时，我们需要先理解别人的想法，然后再准确地形成自己的想法。

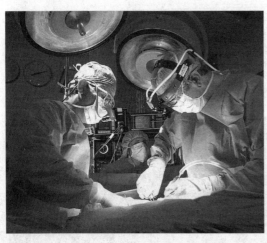

⊙ **智力水平**

智力这个术语涵盖了许多方面的能力。例如，手术操作要求医师具备高水准的专业知识和在压力下做出决定的能力，医师之间还需要相互配合。其他工作所要求的具体技能有所不同，不过同样具有难度。

智力

智力是人们所具有的许多方面能力的综合，它涵盖了思考、推理、理解和记忆等方面的能力以及人们进行这些活动的速度。

智力测验是衡量智力的方法之一，常常称为智商测验。智商测验通常由语言测验和操作测验两部分组成。语言测验考查常识和理解、算术、推理、记忆等方面的能力，以及词汇量。

操作测验考查猜谜、分析抽象图形、补充图形和解码等方面的能力。智商测验的局限性在于它只考查某些方面的能力，忽视了其他方面，而且不考量人们在文化和语言等方面存在的差异。以下介绍了一些智商测验的类型（答案见第25页）。

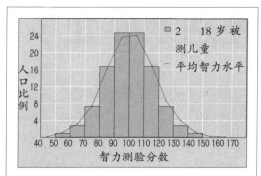

智力的分布

这个图表展示了人群在不同智力范围内的分布比例。蓝色长条区域显示了将近3000名2～18岁被测儿童的智力范围。红线标明了平均智力水平。实际结果和实验人员所估算的智商分布极为接近。

⊙ **折纸盒**

将左侧这张摊开的纸折叠后会形成哪一个盒子（1，2，3或4）？

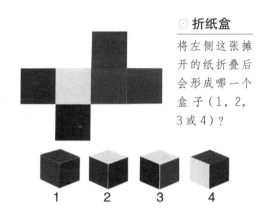

⊙ **逃避恐龙**

下图是两个学生正在博物馆参观大型食肉动物霸王龙的骨骼。一个学生说："这些动物一口就能吞下一个史前人。"另一个学生说："它们确实吞得下，不过它们从没吞下过。"他说的对吗？如果对，为什么？

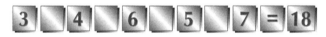

$$3 \quad 4 \quad 6 \quad 5 \quad 7 = 18$$

⊙ **哪一组运算正确？**

将 +，−，× 符号插入这五个数字间的四个空格处进行运算，可以得到 18。A，B，C，D，E，F 中哪一组运算符号正确？

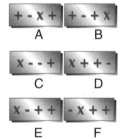

⊙ **破解密码**

下列某一个盘子适合放入右图中心问号所在位置，它是A，B，C，D，E和F中哪一个盘子？

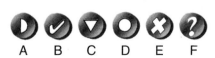

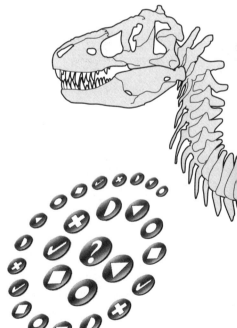

性别差异知多少

男性的大脑是否和女性不同？换言之，男性和女性的思考方法和行为模式真的不同吗？如果存在这样的差别，这些差别是怎样形成的？它们是由先天的遗传基因决定的，还是受到后天教育的影响？如果两性大脑并没有根本差别，是否因为社会对我们在工作和家庭中的行为有特定的期望才导致了这些区别？

男性和女性在人类历史上担任着不同的角色。在父系氏族时期，强壮的男性负责狩猎和保卫家园，女性则负责操持家务，照料家庭并采集果实。

如今这种认为男女角色不同的假设依然盛行，我们称之为性别定势。人们通常认为男性强硬，有抱负，倾向于用科学的方法解决问题；而一个典型的女性则是敏感的，易于妥协，她们常常对艺术比对科学更感兴趣。这些公认的差别导致了雇主对待男女雇员的方式有所区别。人们认为男性更具有竞争性，重视事业的程度超过家庭。女性则通常被认为是不太具有竞争性，因此工作效率不是很高，而且她们重视家庭的程度往往超过事业。然而我们会问，这些差别有确凿证据吗？

生理和环境证明

科学家认为，很可能父母基因蕴涵的某些能力是只会遗传给儿子或女儿的。例如，灵敏地抓住球的能力往往遗传给男性后代。雄性激素和雌性激素可能也在某些方面影响大脑的工作方式和思维方式。还有人提出，男性和女性的大脑组织方式的确有所不同。但是，到目前为止，这些论点都缺乏有力的证据。

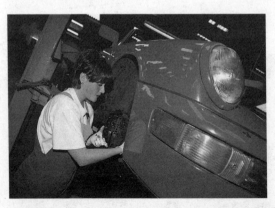

⊙ 这是谁的工作？

这位年轻女工正在修理高性能轿车。她的例子可以反驳性别决定工作的观念。

另外还有一种可能性，那就是教育过程中的性别定势也导致了两性思维方式的不同。孩子出生之后的衣服颜色和玩具都是成人按照"适合"于他或她的性别标准挑选的。

在孩子成长过程中，社会也期望

他或她的行为符合一定的性别模式。个人的行为和思维方式在一定程度上受到这些压力的影响。这些因素对我们每个人的思维和行为产生的作用很可能超过任何生理因素，而且在很大程度上塑造了我们在生活中所承担的角色。

请尝试解答本页的谜题，并观察男性和女性分别擅长解答哪类问题。比较你和其他朋友答题时间的长短。（答案在第 25 页）

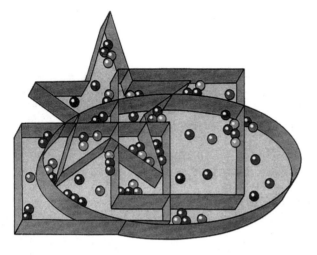

⊙ **这里有多少个球？**

这个练习测验你观察细节的能力。五角形、正方形、椭圆和正方形中各有多少个球？上图中一共有多少个球？

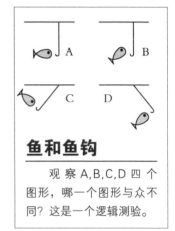

鱼和鱼钩

观察 A,B,C,D 四个图形，哪一个图形与众不同？这是一个逻辑测验。

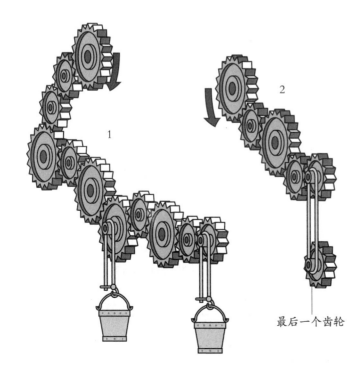

最后一个齿轮

⊙ **齿轮转动**

这里有两组齿轮，请按箭头指示方向转动每组的第 1 个齿轮，判断第 1 组齿轮上的 2 个水桶会上升还是下降，以及第 2 组最后 1 个齿轮的转动方向是顺时针还是逆时针。这个练习测验你的空间识别能力。

教你学习的技巧

有时，某些人看起来智慧超群，这是因为他们掌握了有效学习和记忆的方法，并且愿意努力学习以获得优异成绩。事实上，这些技巧并不复杂，我们每个人都能够掌握。

为什么某些人看起来比别人聪明，总能在考试中获得好成绩呢？部分原因是他们的大脑生来便具有丰富的神经联系，使得他们学习效率高，记忆力强，并且推理和运算能力强。另外一个很重要的原因是他们采用的学习方式行之有效，并且他们对学习感兴趣。我们能够运用一些策略来提高大脑的工作效率，从而达到改善学习和增强记忆的目的，并

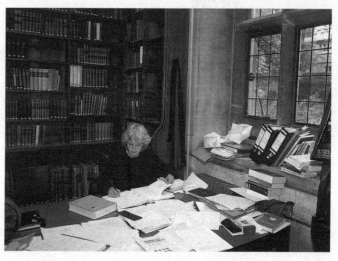

⊙ **学习时间**

适当的环境有利于提高学习效率。图书馆拥有丰富的文献资料，为大学生提供了一个安静的学习环境。

使我们进一步发掘自身潜力，掌握更多技能。

从某种程度上说，我们也能够提高自身的智力水平。智力包括许多方面的技能，通过接受这些方面的培训和教育，智力就能得到提升。例如，词汇量丰富的人才能有良好的语言表达技能。人们可以通过掌握新词汇（能够在口语和书面语中学习并运用新单词）和扩大阅读量来增加自己的词汇量，提高自我表达能力。

学习和记忆的技巧

重复记忆。你记忆某件事的次数越多，关于这件事的长期记忆就越深刻。

分段学习。许多次短期学习的效果比一次长期学习的效果要更好。当你不能再集中精神时，就休息一下。

展开联想。将你正在努力记忆的新信息和已有知识之间建立联系。

有逻辑性地学习。建立有结构性的系统学习方式，有利于形成有逻辑性的大

脑记忆模式。

在纸上书写。把关键事实写下来，或者在纸上进行运算，有利于集中注意力，并且能起到加强记忆的作用。

分解学习内容。通过记录关键词和简练的笔记，将学习内容分解为许多小部分。将来你只需复习关键词，就能回想起其余的内容。

重新组织信息。用你自己的语言记笔记，而不是一字不差地抄写书上和电脑屏幕上的内容。

分析资料。首先浏览目录和标题部分，以便对该书内容有一个概括的了解。其次通览全书，找出关键性的词句和信息。然后对选定章节进行精读，并记下笔记。最后用你自己的语言对全书进行简短概括。

生病或疲倦时停止学习。尝试把学习看作日常生活中的一部分，而不是必须忍受的负担。

阅读其他文献。如果你觉得某本书很难理解，你可以试着阅读其他资料中的相关内容，也许别的作者更擅长于讲解这方面的知识。

有规律地学习。给自己制定一个学习时刻表，并严格遵守。这个时刻表所设定的目标应该是合理可行的。如果你跟不上这个时刻表的进度，就对它进行适当调整。当你完成某项任务后，可以把这一项从时刻表上划去，你可以从中看到自己的进步。

相信自己。无论你学习什么内容，任何有意识的努力都会加强你的学习效果。即使看起来别人学习的内容比你多，也不要担心。只要你有动力地学习，并且全身心地投入，你就会发现自己成绩斐然。

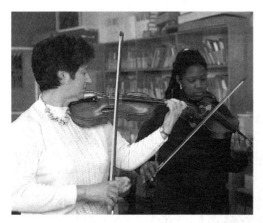

⊙ **学习演奏乐器**

学习一种乐器，例如小提琴，是需要花费时间的。这个学生不仅需要在课堂上接受教师一对一的指导，还需要在课下投入大量时间自己练习。

考试中的写作技巧

以下方法可以帮助你通过那些困难的考试：

- 读完试卷上的所有问题。
- 在下笔之前进行构思。
- 所写内容不要离题。
- 写全开头、正文和结尾。
- 在对问题已经进行全面回答之后，不要再盲目添加文字。
- 字迹清晰。
- 答题过程中要将问题保留在脑海中。
- 图表要醒目，并且内容明了。
- 论据应当包括大量的事实、数据和其他信息。
- 计划好时间，保证不遗留任何问题。

如何成功解决问题

有人认为，人类能在如此短暂的时间内取得如此辉煌的文明进步，一个很重要的原因就是人类拥有解决问题的能力。正因为如此，人类才能够治愈各种威胁生命的疾病，在恶劣的环境中生存，揭开许多时空谜题，并能探索地球之外的空间。

每个人都会遇到问题。例如，小孩儿可能遇到的问题是如何拧开一个门把手；学生可能遇到的问题是如何修改论文，以通过考试；商务人士可能遇到的问题是如何为公司扩展筹集资金。所有的问题都有一个共通性：人们不满意目前的状况，并且想要改变这种情况。幸运的是，我们能够解决日常生活中遇到的大多数问题，因为解决问题乃是思维的一种形式。解决问题的方法和策略虽然多种多样，但大多数人都能学会这些方法和策略，并运用它们轻松有效地解决自己遇到的问题。的确，有些人把解决问题看作是有趣的挑战。事实上，许多机构就是为了替人们解决各种问题而成立的。

解决问题的各个阶段

解决问题的过程可以分解为几个阶段。第 1 个阶段是确定问题本身，并且对问题的状况做出评估。第 2 个阶段是设定目标：我们理想中的情况是什么样子？第 3 个阶段则是遵循某种途径或模式，达到

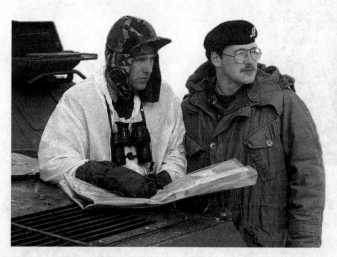

知识库

●首先，你必须准确地认识问题，才能成功解决问题。

●解决问题时，首先应当部署整套可行的计划，然后稳妥地展开行动。

●如果问题没有得到解决，就尝试别的方法。

●把每一个问题都看作是新问题，因为你以前的经验未必奏效。

⊙ 选择航线

这些战士必须在不利于航行的下雪天完成航行任务。在解决这个问题时，地图是必要的，它可以帮助飞行员选择最佳航线，从而完成目标。

目标。在第 1 个阶段应当清晰准确地确定问题，这一点很重要，它可以避免浪费时间和精力去达到错误的目标。

接下来是考虑达到目标的途径。我们可以在脑海中预演和想象各种途径，甚至可以模拟练习。我们还可以对这个过程进行分解，写出分阶段实现的小目标。有的问题十分困难，也许要经历多次尝试才能得到解决。有时，我们需要从崭新的角度思考问题，也就是说，换一种方式重新给这个问题定位，突破那些常规假定，这样也许会产生更富有想象力的解决方案。这种富有创意的思维方式称为水平思考。下面就是一个水平思考的例子。假设你有一个砾石采掘场，但是现在所有的砾石都已经被别人开采完了，你该怎样靠自己的土地生活呢？有一种方案是你可以把这个坑灌满水，把它变成一个渔场。

逆向思维是解决难题的另一种方法。将目标转变为起点后，所有步骤都可以反向确定。假设你要组装某件仪器，你可以先仔细地拆开另一个相似的仪器，从而了解组装的程序。现在试试看你能否解决本页列出的问题。（答案见 25 页）

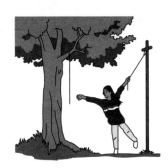

⊙ **够着它**

先在树上系一根绳子，然后在标杆上再系一根绳子。当你拉着标杆上的绳子时，你够不着树上的那根绳子。现在给你一块模型黏土，你能用它同时够着两根绳子吗？

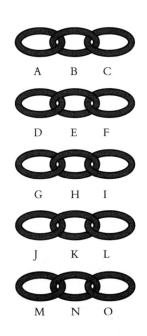

⊙ **连环**

上面五组链条可以连在一起。通常的做法是打开 C 环（第 1 步），把它连到 D 环上（第 2 步），然后打开 F 环，依此类推，这样需要 8 个步骤。你能想出更简单的方法吗？

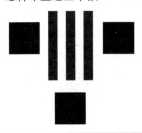

脚不沾地

这 3 块木板（红色）的长度不够连接相邻的两根柱子（紫色）。如果你想要脚不沾地地从一根柱子到达另一根柱子，应当怎样布置这些木板？

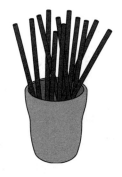

⊙ **12 根吸管的难题**

用 12 根吸管组成 6 个同样大小的正方形。提示：你会用到透明胶带。

你睡得好吗

在我们的一生中 1/3 左右的时间是用来睡眠的，正常的睡眠是人类 24 小时活动周期中不可缺少的一部分。睡眠能使身体得到休息，并且使大脑恢复精力。在睡眠中，人体防御系统有效地进行着细胞和组织的修复，并抵抗疾病。此外，在睡眠中，我们的潜意识十分活跃，大脑活动随之发生相应变化。

人类和其他哺乳动物一样，都有两种睡眠。一种是快速眼动睡眠（夜间做梦时眼球快速而细微地移动。又称眼球速动期），双眼在闭合的眼睑后快速运动，在这段期间人们会做梦，大脑活动最为频繁。另一种睡眠中没有快速眼动，人们夜间的睡眠大部分是这一种，其间也规律性地穿插着短期快速眼动睡眠。在睡眠的不同阶段，脑电波的模式不同，人体内生理过程和肌肉活动也发生相应变化。

睡眠的原因

目前，我们尚未完全了解睡眠的原因，不过人们普遍认为，睡眠期间活动较少，人体可以得到休息，恢复精力。婴儿和青少年睡眠时间较长，因为这都是身体发育最快的时期。病人的睡眠时间也比较长，人体的修复系统在此期间与疾病作斗争，从而使身体恢复到健康状态。

人们还认为，快速眼动睡眠在大脑学习过程和记忆模式形成过程中起着一定作用。

我们每天的睡眠时间平均为 8 小时。不同年龄段的人的睡眠时间显著不同；即使年龄相同的人，睡眠时间

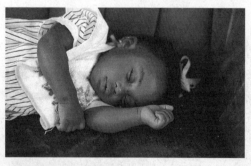

⊙ **睡眠时间**

不同年龄的人所需的睡眠时间也不同。人们通常在年少时睡眠时间较长，年长时睡眠时间较短。1 岁左右的幼童每天需要 13 14 个小时的睡眠时间。

知识库

● 睡眠规律被打乱的人平均得病率较高，例如值夜班的工人。

● 医学上将长期入睡困难称为失眠症。

● 每年有超过一千万的美国人向医生咨询睡眠方面的问题。

也有细微差别。新生儿的睡眠时间通常是每天16个小时，甚至更长。1岁左右的孩子睡眠时间是 13 ～ 14 个小时。在 5 岁到 15 岁，青少年睡眠时间减少为 9 ～ 10 个小时。老年人的睡眠时间通常不超过 6 个小时。长期缺乏睡眠会使人迟钝，能力降低，还会影响正常情绪和行为。

压力过大、疾病和不规律的生活都会导致失眠症，失眠症患者不能正常入睡。嗜睡症也是睡眠方面的主要问题，这种患者常常睡眠过度。

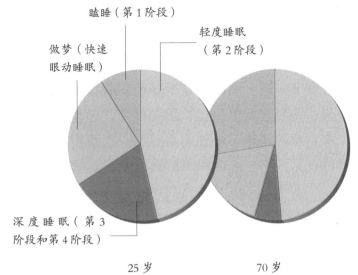

25 岁　　　　　　70 岁

⊙ **年龄对睡眠的影响**

这两幅图显示了人在 25 岁和 70 岁时睡眠模式的区别。人在 70 岁时的深度睡眠时间（第 3 阶段和第 4 阶段）约是 25 岁时的 1/4，而瞌睡或清醒时间（第 1 阶段）约是 25 岁时的 4 倍。老年人做梦的时间也比较短。二者轻度睡眠时间（第 2 阶段）差别不大。

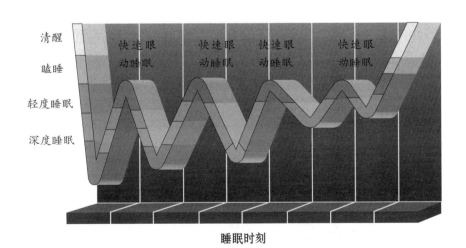

睡眠时刻

⊙ **睡眠模式**

正常的睡眠模式包括规律性的起伏。睡眠过程中轻度睡眠和深度睡眠多次交替往复。随着睡眠时间的增加，深度睡眠程度减弱。在快速眼动睡眠时，人体的呼吸和心率减弱。在深度睡眠时，肌肉活动最少，心率和血压也降至最低点。

你是怎样看到图像的

眼睛的结构很像一部照相机。眼睛前方的虹膜起着照相机里光圈的作用，调节着进入眼的光线的多少。眼睛里的晶状体可以调节物像，使物像聚焦。视网膜就像照相机里的底片，起着捕捉物像的作用。底片只能使用一次，视网膜却可以使用无数次。眼睛里的物像必须经过一定处理后才能形成视觉，这一点也和照相机相似。

人的双眼是视觉器官，对光线最为敏感。每只眼的直径约为2.5厘米。眼睛位于眼眶内，眼眶由骨头组成，是颅骨的一部分。眼睛中分布着丰富的血管和神经。在不同肌肉群的作用下，眼球在眼眶内转动。虹膜的大小和晶状体的形状在肌肉的作用下也会发生改变。

眼球的外壁有3层组织。最外层的巩膜是一层纤维组织。眼睛正前方的一层透明组织叫做角膜。中层包括虹膜、睫状肌和脉络膜。虹膜上分布着色素，决定了眼珠的颜色。虹膜包围着瞳孔，起着光圈的作用，光线由此进入眼球。虹膜内的平滑肌控制着瞳孔的大小，从而调节进入眼的光线的多少。睫状肌的活动可以改变晶状体的形状，使物像聚焦并落在视网膜上。脉络膜中血管丰富，可以为眼球其他部位提供营养。

眼球的最内层叫做视网膜。视网膜上分布着感光细胞，通过视神经和大脑相连。

视网膜上存在两种不同的感光细胞，一种叫柱状细胞，这种细胞细而薄，能够感受暗光的刺激，在夜间起着极为重要的作用。另一种锥状细胞对强光敏感，

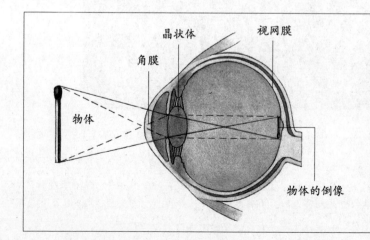

视网膜成像

当外界物体的光线经过角膜和晶状体时，光线发生折射，物体的倒像落在视网膜上（感光胶片成像的过程与此相同）。脑部视觉皮层再次将物像倒置，所以我们最终看到的物体处于正常位置。

一端较细，另一端较粗。柱状细胞遍布视网膜；锥状细胞只分布在视网膜内的黄斑上。由于感光细胞的作用，我们能够识别颜色，并且清晰地看到物体。柱状细胞对光线极为敏感，一旦眼睛适应了黑暗，就可以看到 8 千米之外的烛光。

眼受到的保护

　　眼周围的眼眶是颅骨的一部分，对眼睛起保护作用。此外，眉毛、睫毛和眼睑可以减少外力对眼球的冲击，将灰尘和其他有害异物屏蔽在眼睛之外。泪腺所分泌的泪液可以清洗角膜和结膜（眼睑内部），帮助杀灭细菌。

瞳孔的大小

　　瞳孔会根据进入眼睛的光线自动调节大小。对着镜子，用手捂着眼睛几秒钟，然后把手拿开，你将会看到，在光线突然加强的情况下，瞳孔迅速变小。

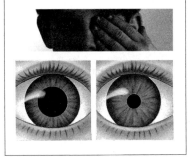

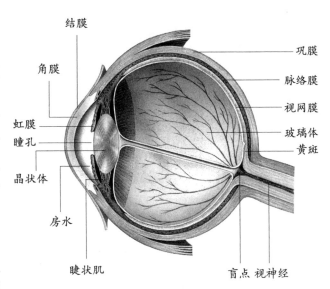

結膜　巩膜　脉络膜　视网膜　玻璃体　黄斑
角膜　虹膜　瞳孔　晶状体　房水　睫状肌　盲点　视神经

☉ 眼的构造

这是人眼的切面图。晶状体将眼球分为两部分，晶状体前面的液体称为房水；晶状体后面充满一种胶冻状液体，称为玻璃体。光线通过角膜、房水、晶状体和玻璃体进入眼球，然后聚焦落在视网膜上。眼球由视神经直接和大脑相连。

知识库

● 每只眼中都分布着约 1.25 亿个柱状细胞和约 700 万个锥状细胞。

● 人眼可以分辨 1 000 多万种不同的颜色。

● 眼泪有杀菌作用，可以保护眼睛不受感染。

☉ 盲点

闭上左眼，盯着这个十字。将书拿到一臂距离之外，然后将书拉近眼睛。当书移到一定位置时，你会发现圆点消失了，这是因为圆点聚焦落在了"盲点"上（盲点是视网膜内没有感光细胞分布的部分）。

视觉是怎样形成的

当我们观看物体时，物体反射的光线通过眼球到达后方的视网膜，刺激视网膜上的数百万个感光细胞，从而形成物像。感光细胞的作用就像电路开关，遇到光线就开始工作。感光细胞将物体的形状、颜色等信息迅速传递到脑部，脑部对该信息进行解析之后，形成视觉。

物体反射的光线首先到达眼睛，这是视觉的第1阶段，然后光线经过瞳孔，瞳孔对进入眼睛的光线进行调节。光线通过晶状体时发生折射（弯曲），我们所观看的物体聚焦落在视网膜上。晶状体有一定弹性，它的凸度会因睫状肌的收缩和放松发生改变，这样近处和远处物体的物像都能聚焦在视网膜上，这个过程称为视觉调节。晶状体一次只能聚焦

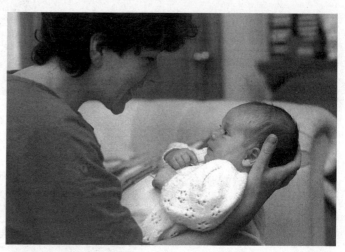

⊙ 双眼单视功能

左右眼的视野有轻微差别，二者在中间位置交叉，所以两眼能够同时集中看一个目标，这就是双眼单视功能。因为眼睛具有这种功能，所以这位母亲和婴儿才能估测出两人之间的距离。

一个物体，所以当我们从不同距离观察同一物体时，晶状体的凸度会发生细微变化，以便使物体在视网膜上聚焦成像。当我们观察桌子上距离不同的物体时，这种效果尤为明显，虽然我们能看得到所有物体，但是只有我们直接观看的那个物体是显眼的。

视网膜

光波穿越晶状体后，作用于视网膜上感光的柱状细胞和锥状细胞。光波中的能量能激活感光细胞，柱状细胞对光亮、黑暗和运动有反应，锥状细胞能够精确地辨别颜色。视网膜的不同部位对光的敏感程度不同，其中位于黄斑中心的黄点上的锥状细胞分布最为密集，所以这个位置聚焦成像的效果最明显。视网膜周边

的部位则为我们提供周边视觉。

柱状细胞和锥状细胞被激活之后，产生电信号并通过神经元传导。视网膜上的神经细胞在盲点会合形成纤维束，称为视神经，视神经和脑部相连。视神经到达脑部后，在视束交叉（见下图）处分开。

视觉皮层

神经冲动到达脑部后，传入视觉皮层。视觉皮层将神经冲动转变为心理图像，形成视觉。视觉皮层的各个部分对脑部接收到的心肌进行解析，其中有些部分负责分析形状和亮度，有些部分和图案辨认有关。

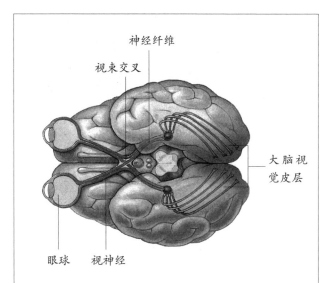

神经纤维
视束交叉
大脑视觉皮层
眼球　视神经

视束交叉

双眼的视神经汇集之处称为视束交叉。所有视神经在这里一分为二，左眼视神经的内半侧进入大脑右半球；右眼视神经的内半侧进入大脑左半球。双眼左侧视野的信息都进入左半球，双眼右侧视野的信息都进入右半球，这种构造有利于形成清晰的三维图像。

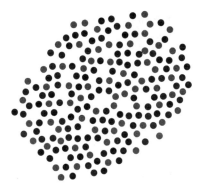

☉ **颜色的差异**

当你在正常距离观看此图时，你可以清晰分辨出红点、蓝点和黑点。现在将书拿远一些，你会发现红点依然醒目，但是蓝点和黑点不太容易区分。因为视网膜上对蓝光敏感的锥状细胞分布较少，所以人眼不易分辨出远处的蓝色。

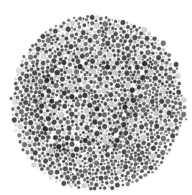

☉ **色盲**

你能从上图的圆点中看出数字67吗？如果你看不出来，那么你很可能是红绿色盲。色盲十分常见，约4%的人群患有色盲。因为常人有三组锥状细胞，而色盲患者只有两组，所以他们不能分辨某些颜色。

视错觉是怎样产生的

眼球传递给大脑的信息可能会误导我们。有时我们以为看到了某个物体，其实它并不在那里；有些令人费解的信息还会使大脑迷惑。此外，当大脑没有收到关于某个物体或某个图片的足够信息时，也会做出错误的判断。这些情形统称为视错觉。

有些图片会导致视错觉，这种图片很有趣，也很有挑战性。视错觉的产生和大脑处理视觉信息的方式有关，它是有规律可循的。这些图片种类多样，以下列出的 5 张图片分别以不同的方式为大脑设置了视力陷阱。有趣的是，每个人受视错觉影响的程度不同。

视错觉的产生

大脑在过去判断的经验中形成定势。例如，我们能从简单的几笔中看出人形，因为大脑中储存有丰富的相关线索会自动填充空白。但是，有时大脑会对视觉信息做出错误的解

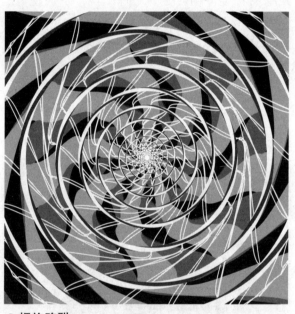

⊙ 螺旋陷阱

观察这个"螺旋"，你会发现你找不到它的中心。事实上，图中并没有螺旋，只有一系列的圆，但是大脑受到背景图案的误导，错误地将这些圆叠加在一起。

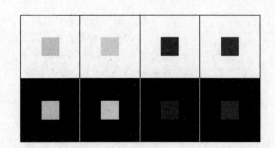

⊙ 颜色的作用

4 种颜色不同的正方形分别分布在黑色背景和白色背景中。比较颜色相同的 2 个正方形，它们的亮度有差别吗？事实上，这 2 个正方形的亮度是一样的，但是你的大脑受到背景色以及正方形本身颜色的影响，会觉得黑色背景中的那一个正方形亮度高。

⊙ 哪一个更高？

比较左图中地面到屋顶的高度和右图中地面到天花板的高度，哪一个更高？然后亲自测量一下。（答案在第25页）

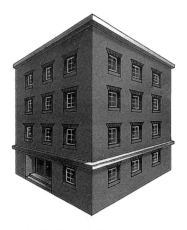

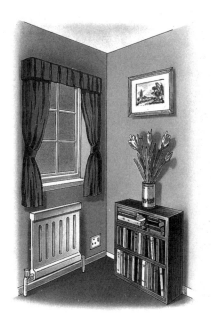

释。在有些情况下，大脑没有接收到足够的信息，或者受到了其他信息的迷惑和误导，就会产生视错觉。

有些视错觉的产生是由于大脑没有将图像和背景分离开来。另外一些视错觉的产生是因为大脑将若干图像混合在一起，形成了某个不存在的物体的图像。还有一种情况是图片的某一部分对大脑影响很深，以至于大脑对该图片的其他部分做出了错误的判断或解释。

⊙ 神奇的点

观察上面这些蓝色正方形，你会看到角落里闪动着灰色的小正方形，这种情形在你视野边缘尤为突出。这种灰色小正方形是大脑将光和视网膜上的黑色影像混合的结果。

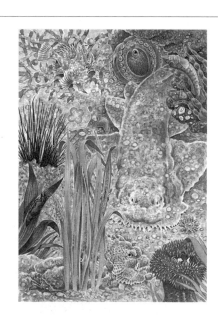

这幅图片中分布着18个海洋生物，它们通过伪装来隐藏自己。你能把它们全部找出来吗？在自然界中，某些动物通过模拟其他生物的形态来躲避天敌。（答案在第25页）

你怎样听到声音

　　耳朵是听觉器官，空气振动形成声波，然后声波对耳朵中的接收器产生刺激。接收器将神经冲动传递到大脑，形成听觉。耳朵的其他部位起着维持人体平衡的作用。我们的听力在 10 岁左右达到最高点，随后开始逐渐减弱。

　　耳朵是人体重要的感觉器官之一，它和其他感觉器官一同为大脑提供我们周边环境的信息。声音到达双耳的时间不同，这个细微的时间差可以使我们准确地判断声音的来源。耳朵在人际交流过程中的作用尤为重要，因为我们必须通过耳朵才能听到他人的言语。

听觉功能

　　耳廓位于耳朵的外围，负责收集声波，声波经由外耳道传入中耳。鼓膜位于外耳道的最内端，是一层组织壁。声波传到鼓膜后，鼓膜开始振动，并将振动传递到中耳。中耳内有 3 块小听骨，分别叫做锤骨、砧骨和镫骨，它们可将振动扩大约 20 倍。锤骨的一段和鼓膜相连，另一端和砧骨相连。

　　砧骨末段和镫骨相连；镫骨末段是一层叫做卵圆窗的薄膜。

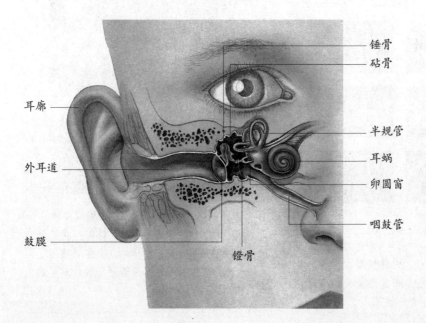

锤骨
砧骨
半规管
耳蜗
卵圆窗
咽鼓管
耳廓
外耳道
鼓膜
镫骨

⊙ **耳的构造**

人耳分为 3 部分：外耳、中耳和内耳。鼓膜在两端气压相同情况下才能自由振动。空气通过和咽喉相连的咽鼓管到达鼓膜内侧，当咽喉因感冒等原因充血时，人的听力也会随之减弱。

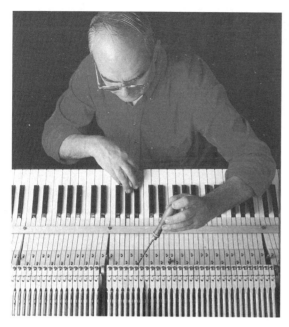

⊙ **钢琴调音**

这位调音师运用他的双耳认真倾听每个琴键发出音高的细微差别，他正在用一种特制的工具给钢琴调音。

鼓膜的振动引起中耳小听骨的振动，从而将声波传入内耳。耳蜗位于内耳中，充满着淋巴液。耳蜗上分布着对声波敏感的毛细胞，毛细胞在受到刺激时会将声波转变为神经冲动，听神经将神经冲动传导到大脑，产生听觉。

人耳能听到的声波范围极广，从每秒振动 20 次到每秒振动 2 万次。相对比较，狗的听力范围更为广泛，它们能听到的声波范围是每秒振动 15 次 ~ 5 万次。

维持人体平衡

内耳中还有一种器官，叫做半规管。半规管有 3 根，它们互相垂直。人体和头部的转动会引起半规管内淋巴液的振动，形成神经冲动。神经冲动传递到大脑后，大脑做出反应，通过四肢运动来维持平衡。

问题答案

第 9 页：

哪一组运算正确?　　E

破解密码　A

逃避恐龙　在史前人类出现之前，恐龙已经绝迹。

折纸盒 2

第 11 页：

这里有多少个球?　　五角形：20，正方形：30，椭圆：49，长方形：30，一共有 68 个球。

齿轮转动　第 1 组齿轮中的两个水桶都会下降，第 2 组齿轮的最后一个齿轮逆时针转动。

鱼和鱼钩　B，鱼尾和鱼钩不平行。

第 15 页：

12 根吸管的难题　做一个正六面体，它侧面有 4 个正方形，顶端和底部各有 1 个正方形。

脚不沾地和连环

将 A,B,C 环解开，连接到其余 4 组链条上，这样只需 6 个步骤。

够着它　将模型黏土绑在树上那根绳子的末端，使它摇摆起来。然后握着标杆上绳子的末端，等模型黏土朝你的方向飞来时抓住它。

第 23 页：

哪一个更高?　二者高度一样。

自然界中的伪装

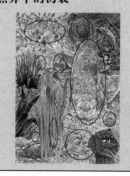

嗅觉、味觉和触觉面面观

　　嗅觉、味觉和触觉器官的功能类似于人的眼和耳，它们也是将收集到的周边环境信息传送到大脑，以便大脑做出判断并运用这些信息。此外，触觉还会向人们提示人体内部的状况。

　　人体在受到外界物理刺激时会产生视觉、听觉和触觉，在受到化学刺激的情况下才会产生嗅觉和味觉。目前人们在嗅觉和味觉方面所进行的研究相对较少，所以对二者的功能机制的了解并不透彻。

嗅觉

　　人类的嗅觉比味觉更敏锐。人类不仅能够分辨上万种不同的气味，还能发觉危险性的气味，从而避开险境；而且嗅觉还在吸引异性方面起着一定作用；人们还通过嗅觉这种能力享受着日常生活中各种令人愉悦的气味。人们的鼻腔顶端分布着对气味敏感的组织，当气体分子接触该组织时，会对此处的数百万个嗅神经末梢产生刺激，随后嗅神经将刺激传送到脑部底端。脑部在接收到该信息后分辨气味，引起嗅觉。

味觉

　　人们通常所说的味道其实是味觉和嗅觉的混合。人们能分辨的基本味道有 4 种：酸、甜、苦、咸，这 4 种基本的味道又能混合出多种味道。味蕾是感受味觉的具体

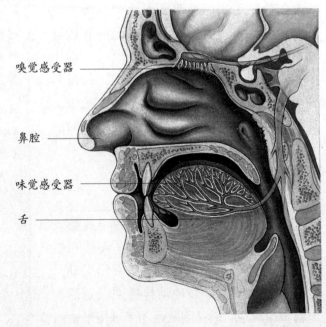

嗅觉感受器

鼻腔

味觉感受器

舌

⊙ 人的嗅觉

嗅觉和味觉是相互独立的，不过二者都是在人体受到化学刺激时产生的。鼻腔中的感受器探测到空气中有气味的分子之后，和感受器相连的神经末梢负责将信息传递到大脑。

细胞，和味蕾相连的神经负责将信号传送到大脑，产生味觉。舌是主要的味觉器官，舌的不同部位可以感受不同的味道。人体的近万个味蕾分布在舌、上颚、咽和喉等部位，食物必须首先溶解在唾液里而后才能产生味觉。

味觉对人类的生存具有重要的意义，当食物中含有腐坏物质（酸味）或有毒物质（苦味）时，即使浓度很低，人们也能够发觉。

触觉

触觉也是大脑接收周围环境信息的一种途径。人们常常把触觉和令人愉悦的感觉联系在一起。除此之外，触觉还能感受疼痛和冷热程度，这种能力对人类的生存十分重要。皮肤和深层组织中分布着触觉感受器，皮肤接触到的物体会对感受器产生刺激，将信息传送到脊髓。各个触觉感受器外围的保护组织不尽相同，它们在皮下分布的深度也有差别，这两个因素决定了某个神经末梢是否会被轻度抚摸、压力、疼痛、震动和冷热等接触激活。触觉消失很快，所以我们常常感觉不到所穿衣物的重量。大脑还通过触觉了解人体内部环境的状况，例如，人体会通过胃痛告诉大脑消化系统出了问题。

味蕾分布

如下图所示，舌的不同部位对酸、甜、苦、咸4种味道的敏感度不同。你可以将少量的咖啡粉末、糖、柠檬汁和盐分别放在舌的不同部位，感受各个部位所尝到的味道。

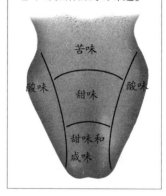

知识库

●鼻腔中分布着将近1亿个嗅觉感受器。

●舌头能感受到溶液中质量浓度为0.5mg/L的某物质的苦味。

●皮肤上遍布着对触觉敏感的神经末梢，每平方厘米皮肤上约有1500个这样的神经末梢。

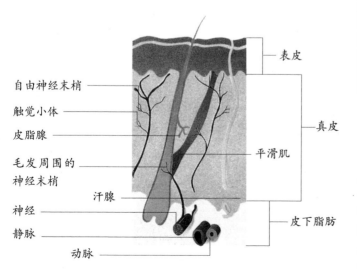

⊙ 触觉感受器

真皮位于皮肤下层，真皮中的神经末梢负责收集温度、压力和质地等方面的信息，并且能感知疼痛。人的面部和指尖的触觉最灵敏。

第二章

思维与心理

本能与天性

人们常说他们对某件事有本能的反应，也就是说，虽然他们之前没有过类似的经历，但他们知道应该做什么。但是，对于本能在人们的行为方式中占多大比例，专家们尚未达成一致观点。

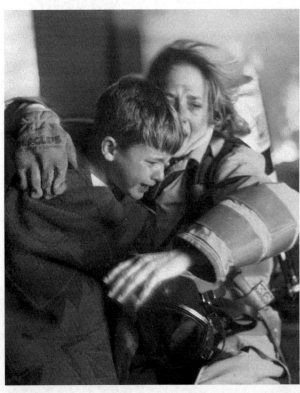

⊙ **关心他人**

当看到别人哭泣时，我们常常会安慰他们。因为人们具有这种关心他人的愿望，所以当家庭中的成员哭泣时，他们会得到照顾，从而消除不良情绪。此外，人们还会对自己家庭之外的陌生人表现出关心。

本能是一种行为模式，出于本能，人们会以某种特定方式做某件事情。本能是与生俱来的，它常常被描述成一种不受人们控制的无意识的力量。当本能被激发时，人们会遵循一种特定的行为模式。有人认为，本能通过基因遗传，目的是增大存活概率。

人类的基本本能包括饥饿、渴和性。如果没有这些本能，人类显然无法存活和延续。

对于本能在多大程度上塑造人们的行为方式，以及后天学习有多大作用，专家们的看法并不一致。例如，有的心理学家认为，攻击是一种持续的本能。他们将攻击比作一桶水，这桶水不停地自动填满，如果得不到疏导，桶里的水就会溢出来，也就是导致攻击行为。

其他心理学家则认为攻击并非一种本能，而是人们生活环境的产物。根据这种观点，城市中心区的暴力事件是由过度拥挤和激烈的竞争导致的。

将你今天做的事情列成清单，总结一下有多少行为是本能行为，又有多少行为是后天学习的结果。

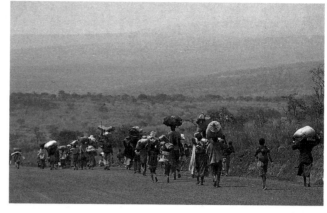

⊙ **生存本能**

这些家庭通过逃离危险区增加了存活的概率。因为子女携带着父母的基因，所以父母有保护子女的本能，通过保护子女的生命安全，父母可以将自己的基因继续留传给后代。

基因的影响

我们的某些本能对于生存的意义似乎比其他本能更重要。我们关心自己以及那些和我们密切相关的人们的生存状况，这很可能是一种本能。那些和我们共有部分基因的人，例如儿女对我们来说是最重要的。这就解释了为什么一个饥饿的母亲会把食物留给她的孩子，因为这样能确保她的基因流传给后代。

一方面，有些母亲遗弃或虐待自己的孩子；另一方面，我们又常常听到人们为了陌生人而拿自己生命冒险的无私行为，我们很难将这种无私的行为解释为本能反应。有一种解释是我们的本能没有想象得那么强烈，我们的经验（即后天的学习）和环境（居住地等）很可能在塑造行为方式的过程中起着同样重要的作用。

专家们一致认为，虽然我们遗传了父母某些特定的行为方式，但是我们可以控制并调整这些行为模式。环境对行为方式的影响可能和本能同样重要。

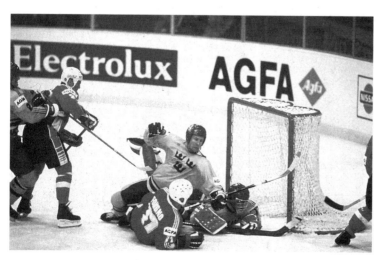

⊙ **攻击本能的宣泄**

许多心理学家认为攻击是一种本能，它在男性身上表现得更明显。如果这种本能不能得到正常宣泄，它就会积累，最终导致更加激烈的攻击行为。体育比赛是一种安全的宣泄攻击本能的途径。

人格类型是如何划分的

　　我们经常用"人格"这个词来描述我们所了解的某个人的性格。我们经常推断他人的行为，如果某人的实际行为不符合我们的期望，我们会说他的行为源于他的某种性格。我们还常常将某些特征归为一类，例如，我们会将安静和羞涩联系在一起。但是我们常说的人格类型划分确实准确吗？

　　当我们描述别人的温和、好斗等种种性格时，常常会用到"人格"这个词。过去有种观点认为我们可以从别人的整体外貌，例如面部特征和体格判断他们的性格。虽然这种判断并非准确可靠，但仍然有一部分人将外貌视为判断他人的基础。

　　为了解释人们之间的共同点和不同之处，科学家提出了各种各样的人格理论，其中有两点是公认的：每个人都有自己独特的人格，这一人格涵盖了各种各样的特征；而且人格具有长期稳定性。

　　在关于人格的理论中，人格特质理论影响较大，该理论研究的是在人们身上得到普遍表现的特征，或者说特质。根据这种理论，确定的以人格类型来划分人

⊙ **马斯洛金字塔**

美国心理学家马斯洛提出，人的行为受到基本需求的驱动。只有金字塔中低层次的需求基本得到满足之后，才会出现高层次的需求，满足了金字塔最高层次需求的人才能说实现了自我价值（自我实现）。

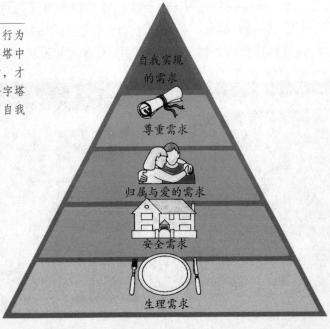

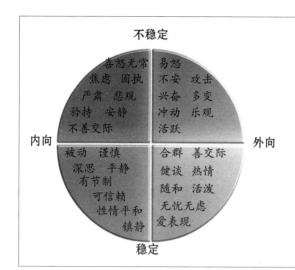

艾森克的理论

　　心理学家艾森克所创立的人格特质理论得到了许多心理学家的赞同。他提出人格主要有两个维度：外向与内向，稳定与不稳定。艾森克认为人格在很大程度上取决于遗传因素，个人特征在出生前已经基本确定。左图是艾森克针对不同特征进行的分类，例如一个属于不稳定外向型的人很容易冲动，并且有攻击倾向；而一个属于稳定内向型的人则是镇静和可以信赖的。你能判断出自己和家人分别属于左图中的哪种人格类型吗？

群的做法是可行的。通过研究具有相似人格的人群，我们可以了解不同特征对行为的影响。我们还能够通过这种方法想象出那些我们不了解的人在某种情况下会采取哪种行为。

弗洛伊德的理论

　　奥地利精神病医生弗洛伊德在 20 世纪初创立的人格理论影响深远。弗洛伊德认为人格分为 3 个阶段：本我、自我和超我。

　　人们最早发展的是本我，本我以自己为中心，是我们性格中的一部分。本我受饥饿等无意识的本能驱动，要求立刻得到满足。例如，婴儿饥饿时会哭泣，直到他得到食物为止。

　　自我在儿童期开始发展，这部分人格试图以社会能够接受的方式来满足本我的需求。例如，在我们饥饿但不能马上得到食物的情况下，我们学会了等待。

　　人格中最后发展的是超我，我们从父母和他人身上学到的是非道德观念组成的超我，超我要求我们的行为趋于完善。

　　事实上，本我和超我都会向我们提出不可能实现的要求，现实的自我能够对这两种要求起到平衡的作用。如今仍然有一部分人接受这种理论，不过这种理论并不是十分科学的，而且不能得到验证。

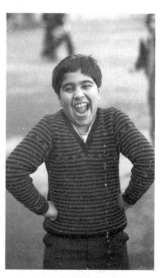

⊙ 他是哪种类型的人？

你会如何描述这个男孩的性格？我们常常根据人们的外表推测他们的人格类型，然后根据人格类型猜测他们可能做出的行为。

别人给我们的第一印象

我们一生中会遇到许多人，所以能对我们遇到的人做出判断是一种很重要的能力。有时我们在和某个人简短会面之后就决定不想再见到此人。我们对别人的印象会受到很多因素的影响，而第一印象往往并不准确，我们可能会因为对某个人的错误印象而失去了认识一个好朋友的机会。

当我们第一次见到某个人时，我们往往会通过搜寻他的明显人格特征来判定他是什么样的人。我们首先关注的是他的主要特征，又称中心特征，这些特征被用来概括描述某个人。例如，我们会说某个人很友好，而另外一个人不友好。

我们首先在脑海中确定他的主要特征，然后在此基础上，根据以往经验添加其他可能的特征。大脑往往会将某些信息归为一类，称为图示。例如，当你听别人说某个人很羞涩时，你大脑中关于羞涩的图示就会启动，你很可能会联想到安静、不善交际、孤僻等其他特征。当我们对某人的了解加深之后，我们会修正脑海中那种粗略的图示。

在评定某人的大体人格时，图示有时是不准确的。当我们判断一个人的中

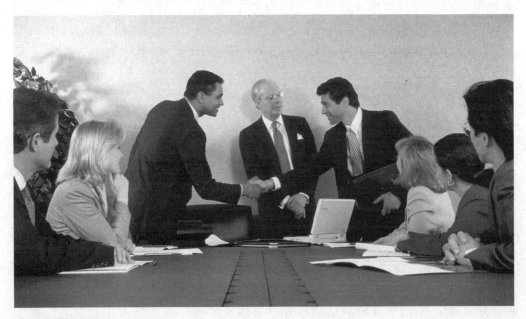

⊙ 第一印象

在见到某个人的几秒钟之后，我们已经从他的衣饰、外貌、声音和礼仪等方面对这个人的性格做出了判断，这种判断会影响我们对他以后行为的推测。

心特征时，往往会发生成见效应。当某些人具备一些正面特征时，我们倾向于认为他们也会具备其他正面特征，反之亦然。例如，如果我们觉得某个人是个招人喜欢的好人，我们可能会认为他的一切行为都应当如此。同理，如果我们对某个人的印象不好，我们很可能会不喜欢他的所有行为。但是当我们更加深入地了解了一个人之后，我们会根据所获得的重要的新信息修正第一印象，改变对他的看法。

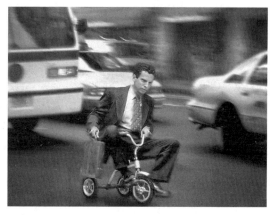

⊙ **理解我们所看到的事物**

当遇到某些不常见的场面时，例如上图，我们的理解判断常常会脱离现实。我们可能会认为图中人是在哗众取宠，而事实上，他很可能是丢失了车钥匙。

印象的形成

　　某些特征在印象的形成过程中十分重要，部分原因是我们受到心理定势（见第 38 ~ 39 页）的影响。我们常常预先设定某个群体会做出某种行为，这种观念就是定势。例如，人们普遍认为男孩比女孩更擅长做游戏，这就是一种定势。

　　此外，非常显著的特征也会在很大程度上影响我们对一个人的印象。例如，当我们看到一个人眼睛发青时，我们会认为他刚和别人搏斗过。无论这种看法是否符合事实，它都会影响我们对这个人的整体印象。

　　他人所身处的环境也会影响我们的看法。如果一群无趣的人中有一个人有点风趣，我们就会对此人印象极佳。

　　作为观察者，你自己的许多状况也会影响你对别人的印象。当你觉得某个人在某些方面跟你相像时，你可能会认为他在别的方面也和你相似，而且他的整体思维方式和行为方式也应该和你没有很大区别。在这个过程中，对我们自己的行为也会产生一定影响。如果我们对某个人有好印象，我们就可能对他很友好，此人也很可能会以同样友好的行为回馈，所以我们都会给彼此留下友好的好印象。

知识库

● 信息呈现的先后顺序会影响最终印象的形成，最先呈现的信息对印象形成影响最大，这种现象称为首因效应。

● 如果别人对我们有好印象，我们也很容易对他们产生好印象。

● 随着相处时间的增长，我们对别人的印象会越来越好。

我们给别人的第一印象

我们在不同的场合会呈现出不同的"面孔",虽然我们有时并没有意识到这一点。然而,即使是在我们刻意努力给别人留下某种印象的时候,我们还是不知道别人究竟是怎样看待我们的。虽然别人不能彻底了解我们的思想,不过有些人很擅长发现我们无意中流露出的信息。

在人际交往中,人们不只观察到我们的相貌,还会关注我们的礼仪、言语和不断变化的表情。我们紧张或者担忧时可能会不自觉地拨弄头发,别人也会注意到我们这种下意识的表现。

我们通常都很在意别人对自己的看法,所以我们总是试图给别人留下一个好印象。自我表现类似于舞台上的表演,我们展现出某种面孔,不断调整自己的服饰、说话方式和用词,以使别人对我们形成某种特定的印象。有时这种表现是刻意的,大多数情况下我们并没有意识到我们在通过调整自我表现来适应某种情境。

我们身处的具体环境也会影响我们的自我意识。例如当我们身处陌生场合时,我们会觉得不自在,所以会更加在意自己的行为和别人的反应,而当我们和家人或朋友在一起时,就会放松很多。

有些人非常在意自我形象,他们能够比较准确地判断别人对自己的印象,并能根据别人的反应调整自己的表现方式。

成功塑造预期形象的能力称为形象管理。你必须清楚各种社交场合的行为举止,并且具备观察自身的能力,这样才能成功塑造你预期的某种形象。

即使你精通形象管理的技巧,你仍然会在无意识中透露某些信息。别人虽然不能准确地了解你脑海中的想法,但是他们会下意识地从你的声音和体态语

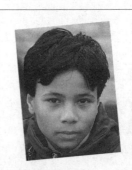
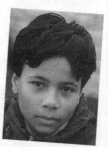

真正的你

因为大多数人的脸并不是对称的(左右脸颊并不完全相同),你在镜子中看到的自己的脸和别人眼中看到的你的脸并不一致。首先,二者是左右倒置的,这种位置的转换将导致产生不同的整体印象。其次,镜子只能从一个角度反映你的脸,而人脸的表情是很丰富的,因为人的面部肌肉运动远远超过其他动物,表情变化非常之快。某些表情在你脸上虽然只持续了1/5秒,但是也会向别人透露某种信息。

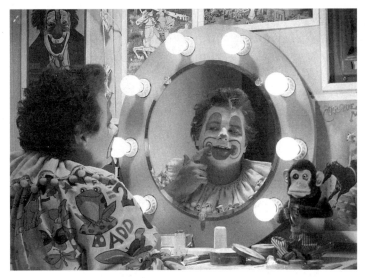

⊙ "面具"

小丑的妆容看上去永远是一张笑脸或哭脸，这张脸可以隐藏真实的情绪。我们在公共场合也会以同样的方式戴上一副"面具"。有时，我们也通过化妆强化某些特征。在另外一些场合中，我们只需将真实的情绪掩藏在一张笑脸之后。

中筛选一些信号和线索，进一步构筑对你的整体印象。

潜意识中的信号

当我们努力展现某种形象时，那些潜意识中的言语信号和非言语信号很可能会泄露我们的真实感受。非言语信号的作用很重要，我们谈话时的表情往往比话语更有影响力。

你的某些行为会透露你的情绪。如前文所述，不住地用手摆弄某个东西的行为暗示了你的焦虑。在我们不认识某个人的情况下，我们也能下意识地通过他的声音判断他的情绪。

我们常会认为别人对我们有某种看法，并以此树立自我形象（也就是我们对自己的评价），但是我们自己的假设不一定符合别人心目中对我们的印象。

服装蕴涵的信息

在我们开口之前，我们的着装已经先一步透露了我们的个性和生活方式。我们常常是根据一个人的着装判断他的职业和地位的。

我们也会通过服装来塑造各种形象。例如在面试时，我们会穿正式的服装。我们也会在婚礼上选择特别的服装，以便使自己的情绪和行为符合这一场合的要求。

一个人的服装往往是社会地位的象征，穿着高尚的人比较容易产生影响力。穿着得体的人，譬如身穿整洁西装的人更容易得到陌生人的帮助。颜色的作用也不可忽视，我们常常将成功人士和灰色、深蓝色以及棕色联系在一起，而不是鲜艳的红色、黄色或绿色。

你受环境的左右吗

　　你对各种情境的反应取决于若干因素，包括你当时的情绪、你的类似经验和社会期望的行为等等。

　　当我们遇到一种新情况或一个陌生人时，我们会运用在过去经验中积累的价值观或信念来做出适当的反应。例如，我们对善恶的判断即属于价值观的一部分。这种价值观又称为自我建设。

　　例如，当我们遇到说话直率的人时，我们可能会觉得他们很粗鲁，让人心烦，也可能觉得他们很坦率，值得信任。我们不仅运用自我建设来判断他人，这种建设还会直接影响我们的行为以及我们和他们的交流方式。如果我们对他们是第一种印象，我们可能会在第一次见面之后回避他们。反之，如果我们对他们是第二种印象，我们可能会在遇到麻烦时征求他们的看法。在这两种情况下，他们的行为是没有变化的，如果我们的自我建设不同，就会对他们形成不同的印象。

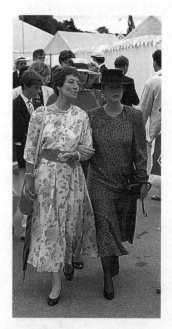

⊙ 正式场合

正式的社交场合要求人们举止庄重自制，人们对这种情境的反应和右上图中的球迷有显著不同。

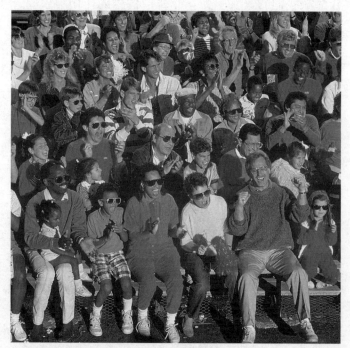

⊙ 网球迷

在网球赛这样的体育赛事中，观众常常衣着随便，任意地欢呼喝彩，有时裁判都需要提醒观众保持安静。

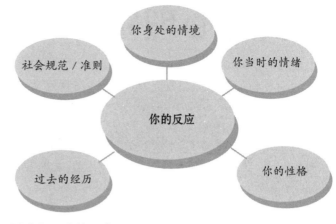

⊙ **影响你反应的因素**

你对各种情景的理解和反应受到个人因素和社会因素的共同影响。

社会角色

通过社会化过程或者和他人融合，我们很早就学到了各种规范，这些规范对我们在各种情境中的行为起指导作用。有些规范是家庭制定的，例如在室内穿拖鞋。另外一些则是社会规范，又称社会准则或文化准则，例如遵守法律。我们期望在各种情境中他人的行为都符合社会规范，同样别人也期望我们做到这一点。

当我们第一次尝试某件事时，例如上学，我们感到手足无措。我们逐渐适应了这个新情境，最终可以自如地扮演这个新角色，这个过程称为角色内化。通过不断学习新角色，我们可以对多数情境做出自动反应。回想一下你每天要扮演多少角色：父母的子女，别人的朋友，公车乘客以及学生等等。你需要扮演好每一个角色，做出各种适当的行为，符合各种特定的情境。如果我们没有扮演好自己的角色，破坏了社会规范，就常常会遭到社会谴责。

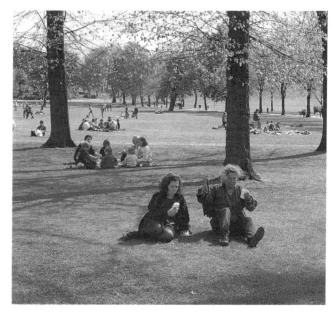

⊙ **保持距离**

我们通常在公共场合和陌生人保持一定距离。如果有人坐得太近，打破了这种非正式规范，我们就会觉得奇怪，并且感到不安。

什么是心理定势

如果有人问："你认为大学生是什么样子？他们一般有什么样的行为？"很少人会回答说："这个很难说，因为每个学生都是不一样的。"我们对某个群体的观点会扩展到这个群体中的每一个成员，这就是心理定势。虽然我们没有意识到自己的心理定势，但是心理定势经常是我们判断别人的基础。

心理定势是指个人对某一特定人群产生的概括而固定的看法。虽然心理定势相当刻板，但是它们的作用仍然是很重要的。我们每天会遇到很多人，接收很多关于他们的信息，心理定势可以帮助大脑对这些信息进行"归档"，这是我们和他人进行交流的起点。

在和他人交流的过程中，我们会得到更深入更准确的信息，从而修正自己的成见。我们的脑海中普遍存在着许多心理定势，或者说成见，它们涉及到各种各样的群体，诸如男性和女性、种族、年龄以及宗教等等。你还能想到其他心理定势吗？

然而，有时心理定势会导致错误的判断。我们之前已经讨论过第一印象的重要性，一旦我们抱着心理定势去观察某个人，我们就只能看到自己期望看到的方面，而忽略与期望相反的方面。例如，在某项测验中，有人前半部分做得好，也有人后半部分做得好，然而，即使后者的总分比较高，我们还是倾向于认为前者更聪明。

心理定势可能会得到自我验证。当我们期望他人有某种行为时，

1. 我们在看到某个人的第一眼后就开始判断此人的性格。我们会关注他的关键特征，形成整体印象。

2. 如果此人属于某个特定群体，我们心目中关于这个群体的心理定势就会影响我们对他的印象。我们会自发启动心理定势，而忽略其他信息。

3. 在心理定势影响下，我们认定此人必然具备其他相应特征，而这种假设常常是错误的。例如，如果某人是素食主义者，我们可能会认为他是个爱护动物的人。

⊙ **心理定势的作用**

我们常常不自觉地运用心理定势给别人下断语。这个自发过程可能会使我们形成对别人的错误印象。

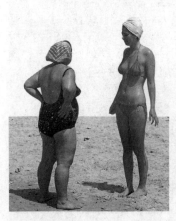

⊙ **人的外表**

我们的心理定势常常建立在外表的基础之上，例如我们常常认为胖人会比瘦人更风趣。

我们就会对他们采取相应的行为模式。例如，我们常常期望女孩温柔可爱，男孩有阳刚之气。

心理定势的变化

当社会角色发生变化时，人们的心理定势也会随之改变。有一些职业曾经被认为是适合男性的工作，现在也有很多女性参与其中。过去女外科医生很少见，人们只能见到男外科医生，这就强化了外科医生必然是男性这一心理定势。随着女外科医生越来越普遍，这种心理定势就被弱化了。

建立在种族基础上的心理定势也很普遍，如果这种定势是负面的，并且被整个群体持有，它就会产生严重的后果。

我们可以通过几种途径修正自己的心理定势。

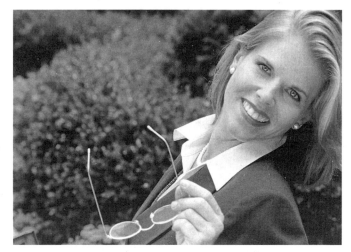

⊙ **眼镜和心理定势**

研究证明，人们常常认为戴眼镜的人比不戴眼镜的人更有智慧，尤其是戴眼镜的女性。比较这位女性戴眼镜和不戴眼镜时的照片，见上图和下图，你是否同意这种观点？

知识库

● 从婴儿出生开始，我们就对男孩和女孩进行区别对待，这种做法强化了我们关于两性的心理定势。

● 别人对我们的印象在很大程度上取决于我们的着装。

● 增加了解是打破心理定势的一种途径。

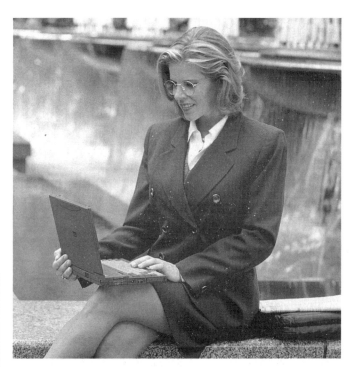

一种方法是增加对个人的了解。另一种方法是社会变革，例如通过颁布法律的手段要求雇主给不同性别和不同种族的求职者以相同的机会。认识到自己的心理定势是做出改变的第一步。

自我意识和自尊

我们都对自身有某些看法，并且对自身寄予某些希望。我们需要别人肯定我们自己的价值，这样我们才会相信自己具备成功的能力，并且相信我们所做的事情是有价值的。

自我意识很可能是我们祖先的一种生存手段。首先，自我意识强烈的人最善于躲避野生动物和其他敌人。其次，富有魅力或有能力的人往往是社会的宠儿，所以能为自己创造这种形象的人具有一定的优势。

婴儿能够辨认出有些东西是永远属于自己的，例如手和脚，而其他东西并非是自己的一部分，它们只能停留一段时间，这就是自我意识形成的开端。

婴儿长成儿童之后，开始理解自身，了解自己具备的能力，开始形成自我形象。

自尊

自尊是指一个人对自我价值的肯定，自尊源于自己取得的成就和他人的肯定。我们需要从小就感觉到自己是特别的，才能培养自尊心。例如儿童需要得到父母的肯定和赞扬，才会感到自身的价值，并且具备发展自身潜力的信心。

如果父母能够鼓励我们尝试新事物，赞扬我们所取得的成绩，将会有利于我们培养自尊心。但是有时父母的期望值过高，他们的孩子会感到只有自己取得一定成绩时才能得到父母的肯定，那么在大多数情况下他都觉得自己是个失败者。这样的孩子会认为自己是没有价值的，很难培养自信心。

我们每个人心中都有一个自我形象，此外，我们心目中还有一个"理想的自己"。如果一个人的自我形象

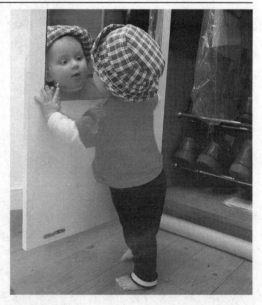

⊙ **自我意识**

婴儿在出生 6 个月后开始形成自我意识，在 18 个月时能够辨认自己的面孔，当别人提到他／她的名字时，婴儿会指向自己的照片。婴儿很快就学会运用代词"我"和"你"，表明他／她已经意识到自己和他人的区别。

自我形象

　　每个人心中都对自己有一个看法，这就是自我形象。自我形象由两部分组成，其一是我们对自己外表、情绪和行为等方面的观察；其二是我们心目中别人对我们的反应，别人的重视会加强我们对自我价值的肯定。我们尝试各种自我表现方法，并观察别人的反应，其中最成功的自我表现将成为自我形象的一部分。但是我们的自我形象不一定是真实的自我，也可能和理想的自我有所差距。

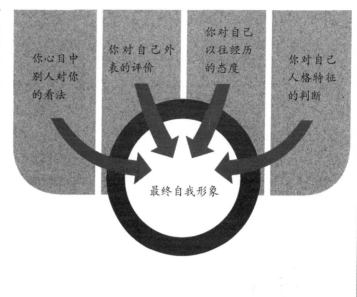

你心目中别人对你的看法

你对自己外表的评价

你对自己以往经历的态度

你对自己人格特征的判断

最终自我形象

和理想形象相差甚远，这个人的自尊心通常比较低，他为自己设立的目标往往不切实际。此外，大多数人的自我形象也是不准确的。例如，某个人在别人心目中的形象可能是成功而且有魅力，但是，如果他认为永远考第一名才是成功，赢得每个人的喜欢才是有魅力，那么他的过高期望也会降低自尊。

　　如果你的自我形象和理想形象十分接近，你就会感到快乐，富有成就感。

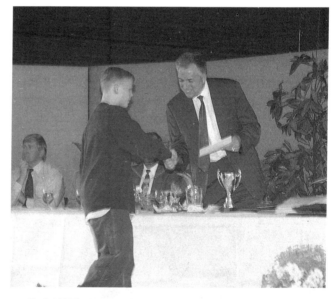

⊙ **公众认可**

如果我们的成就得到他人的认可，我们会愈加肯定自我价值，并且坚持不懈地努力。我们会看重给自己带来荣誉的技能或成就。虽然我们不能擅长所有事情，但我们每个人都有自己的强项。

人类独有的特征

一方面，人类喜欢群居生活，和他人分享各种爱好；另一方面，每个人都不同于他人，并且能够表达这些不同，正是这一点使人类区别于地球上的其他动物。

每个人都有希望，都有恐惧等情感。人类通过文学、艺术甚至战争表达个人情感。但是，无论是远古社会还是现代社会，社会整体利益都被置于个人利益之上。在战争或饥荒期间，生存是首要问题。

在中世纪早期，人们被严格的社会制度所约束。违反律法的人要受到极其严厉的刑罚；农民整日在土地上耕作。在 14 世纪初，欧洲爆发了一系列的大瘟疫，人口急剧减少，出现了劳动力短缺的问题，作为个体的农民们开始为自己争取较好的待遇。

伴随着封建制的解体，个人主义的新时期开始了，这是一个创造性活

⊙ 人群中的面孔

英国伦敦某体育馆外，球迷们在热烈期盼着一场足球赛。人们在人群中的行为和独处时不同，他们会通过穿相同的服装和唱相同的歌曲来表现自己属于这个群体。

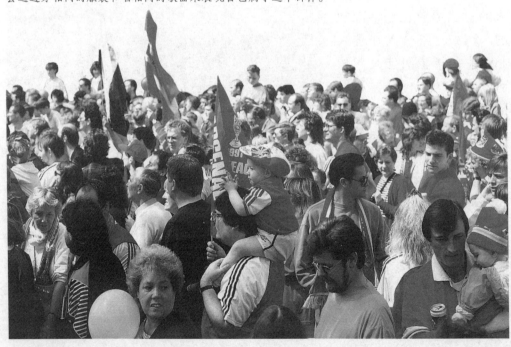

动蓬勃发展的时期。个人不再仅仅是贵族领主和宗教制度的从属，艺术家通过自己的创作歌颂人本身。在 1790 年左右，个人争取权利的斗争第一次取得胜利。心理学这一科学新分支在 1880 年左右建立，以弗洛伊德和荣格为代表的心理学家开始探讨人类思想的奥秘，研究个人在社会中的行为。

反叛还是顺从？

1930 年左右的政治体系，例如法西斯主义曾经试图摧毁个人主义。然而，个人主义在 1960 年左右成为一股强劲的力量。波普艺术、流行音乐、电影以及大众对社会的新态度为个体的特立独行创造了整体氛围。

然而，个人主义也导致了自私和贪婪。1980 年左右许多政治家鼓励人们创造财富，对弱势群体则不予照顾，甚至有人宣称从来没有社会这回事。

个人主义在北美、西欧和澳大利亚表现得尤为突出，这种观念和中国、印度以及日本等国的传统文化格格不入，日本人尤其服从社会传统。

随着世界各国交流频繁，经济日趋国际化和旅游业的飞速发展，不同民族和不同文化逐渐融合，许多东西方传统都发生了转变。

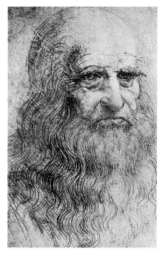

⊙ **文艺复兴天才**

莱昂纳多·达·芬奇于 1452 年出生于意大利，此时已是欧洲中世纪的尾声。他所生活的时代被称为文艺复兴时期，这是一个激动人心的新阶段，学术、艺术和发明不再局限于宗教领域，人们的创造能力得到了极大程度的释放。达·芬奇的一生展现了人类个体生命的巨大潜力，他是人类历史上最伟大的艺术家之一。此外，他还是杰出的剧作者、建筑师、工程师、雕塑家、生物学家、数学家和发明家。

指纹

每个人不仅有自己独特的思维，而且有自己独一无二的体格特征，例如指纹。你可以通过图中的方式拓下自己的指纹和其他人的指纹进行比较。

1. 在白纸上削出一些铅笔屑，用手指沾取铅笔屑。

2. 将透明胶带（光滑面朝上）贴在手指上，拓下指纹。

3. 将透明胶带贴到一张白纸上。

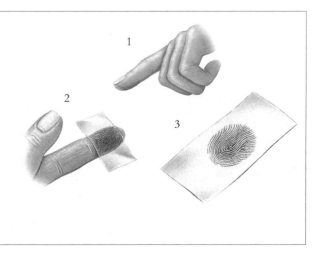

个性的形成与表达

因为人们都有自己独特的信念和价值观，所以会采取相应的思维方式和行为方式，这就是个性的表达。我们能够注意到他人和自己的区别，并且重视那些具有鲜明个性的人。然而，坚持自己的看法和宣扬自己的个性并非易事，当你的看法和大多数人大相径庭时更是如此。

我们通过父母基因遗传到的特征决定了我们的主要人格，但是人格中的一个重要构成部分——个性，是在我们成长过程中形成的。在这个过程中，他人的帮助可能会起到重要作用。我们逐渐形成对各种事物的看法，并且学会通过言语和行为表达自身。

本书第 30 页介绍了心理学家马斯洛的金字塔理论。马斯洛认为，人们生活的目标是最大限度地发挥自己的潜能。作为个人，为自己设定目标是生活中不可缺少的一部分。在达成这些目标的过程中，人们最大限度地开发自己的潜力，成为独特的个体。

他人的个性，即他人的观点与信念和你自己的个性同等重要，对这一点的认识也是个性的一个重要方面。你不能将自己的观点和信念强加于人，正如你不希望别人将他的观念强加于你一样。

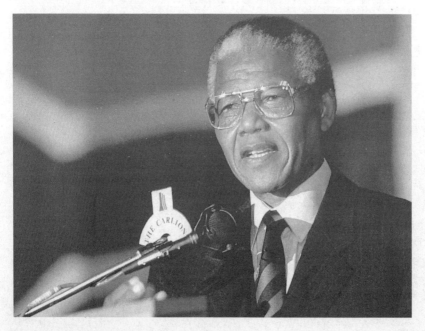

⊙ 领导力

许多领袖人物，例如前南非总统曼德拉表现出杰出的个性。杰出的领导往往目标清晰、意志坚定、不屈不挠地追求自己的目标。

个性形成

个性不等同于标榜自己与众不同，它意味着成熟的是非价值观念，在必要的情况下你应当维护它。

我们的观点很容易受到他人的影响，因此很难坚持表达自己的信念。当你自己的信念和大多数人不同时，情况更是如此。社会压力可能会成为我们发展自己个性的阻力。你可能在社会压力面前改变了自己的行为，尽管这样的行为违背了你自己的信念。例如，在上学时，你可能和别人一起取笑某个同学，尽管你知道这样做很刻薄。

书中介绍群体行为的章节描绘了我们是如何寻求群体的认同。我们常常为了得到群体中其他成员的认同而放弃了自己的想法，转而接受群体的观念。有关实验数据表明，只有少于30%的人愿意支持一个不被大多数人接受的观点，其中包括阿希经典实验（详见本页）。

有些父母也会给自己的孩子施加这样的压力，比如，他们希望孩子将来从事某种特定的职业。但是，如果我们只是为了满足他人的期望而努力，我们就很难发现自己的个人优势。在我们的青春期，虽然有的时候自己的观点会和父母或同龄人的不同，但我们仍然要培养独立思考的意识，树立个人正确的价值观，设定好自己的人生目标。

我们应当自信，遇到问题时能够打破思维惯性，面对社会压力时毫不退缩，这样我们才能建立自己的信念，发现自身的优势。

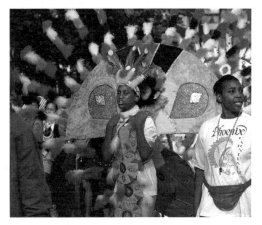

⊙ **个人风格**

有个性的人乐于展现自我，所以他们的着装往往与众不同。不过大多数人的着装并不能反映他们的个性，因为人们选择某种服饰多数是为了向周围的人传达某种信息，他们往往是为了符合集体规范、为了在人群中脱颖而出或者为了给别人留下特别的印象。

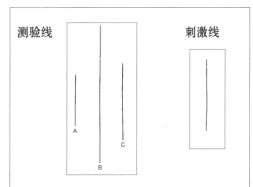

测验线　　　　　　　刺激线

阿希经典实验

这个实验证明了反对大多数人的观点是多么困难。一位心理学家让几组人首先观察左上方的3条线（测验线），然后展示给他们右上方的另一条线（刺激线），最后让他们依次回答哪一条线（A,B或C）和刺激线的长度一样。大多数人已经事先得到指示，故意给出一个错误的答案，每组中只有一个人（实验对象）毫不知情。当轮到他时，他因为和大多数人观点不同而感到不安，参加此次测验的很多人会在这种压力下"屈服"，转而赞同其他人明显错误的答案。

社会化过程中的个体发展

在社会化过程中，人们掌握社交技能，适应社会角色，并且形成价值观，从而成为社会的成员。人们一出生便开始了社会化的过程，这一过程随之贯穿一生。从出生到成年这个阶段中，儿童和青年生长发育很快，并且加深了对自身的了解和对社会的认识，所以这是一个关键性阶段。

社会化是一个渐进的过程，这个过程受到许多因素的影响。父母和其他看护人对新生婴儿的影响最深。随着婴儿的成长，亲属和朋友的作用越来越重要。幼儿园、学校以及其他更广阔的社交圈和文化圈在人们的观念形成过程中起着重要的作用。例如，在大城市中成长的孩子和在农村长大的孩子的经历可能差别很大，所以他们所形成的价值观也可能有很大区别。

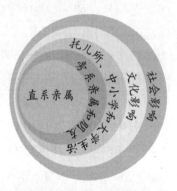

⊙ **影响社会化的因素**

直系亲属对一个人社会化的影响最大，因为我们是通过关爱我们的人了解到社会对我们所持的期望的。随着我们日渐长大，学校和工作也开始影响我们社交技能的发展。

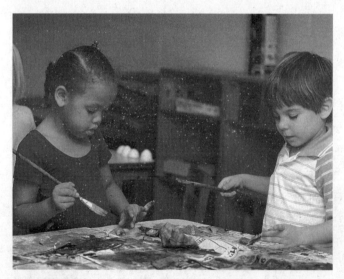

⊙ **童年游戏**

游戏为儿童提供了许多了解自己和他人的机会。游戏是一种鼓励儿童掌握新技能的途径，儿童通过游戏对不同行为进行实践，适应不同的社会角色。在 3～5 岁这个阶段，儿童参加的游戏迅速增多，词汇量也迅速扩大。在以后的阶段，游戏能够帮助儿童学会分享、合作和游戏规则。

早期社会行为和交流

新生婴儿通过许多行为和他们的看护者建立社会联结。例如，婴儿喜欢把头转向熟悉的声音。一些研究表明，刚出生的婴儿便能够区分自己母亲和其他女性的声音。

婴儿对和人脸相似的图形特别关注。

发展阶段

我们的发展要经历不同的阶段，每个阶段我们要面对不同的挑战，发生不同的变化。在我们的成长过程中，随着社交圈的不断扩大，我们的活动范围也越来越广阔，因此也就不再局限于自己家庭内部。然后许多青年会选择离开家庭，他们进入大学，参加工作，和朋友们一起生活或者结婚。

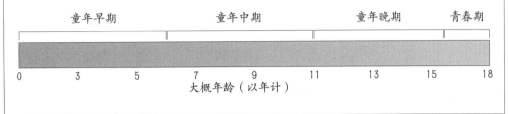

个体发展

社会化过程对我们的发展（所谓发展是指人们一生中逐渐成长并发生变化的过程）有直接影响。在我们的成长过程中，随着经历的日益丰富，我们也掌握了更复杂的社交技能、担任了不同的社会角色，由此形成了不同于他人的价值观。例如，我们的家庭环境会影响我们理解感情和表达感情的方式。

个体发展可以分为3个不同方面：情绪发展、社会发展和认知发展。

情绪发展是指儿童理解自己以及周围人们的情感的能力。

社会发展是指儿童和周围的人们进行交流（即形成联系）的能力。

认知发展是指学习知识和发展推理能力的过程。著名心理学家简·皮亚杰的作品针对儿童如何学习周围世界这一课题进行了详尽的研究。

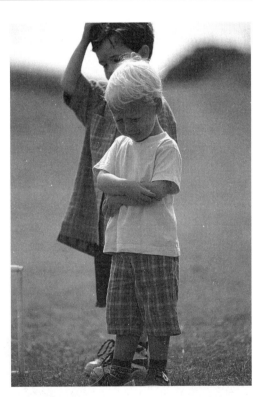

⊙ **悲伤和愤怒**

上图的小男孩不太开心。学习处理自己的负面感情是成长和社会化的一个重要部分。儿童很早就认识到他们有时得不到自己想要的东西。在父母和其他家人的帮助下，我们学会了如何应对这种状况。

群体行为模式对个体的影响

我们一生中会参加许多群体，诸如家庭、朋友圈、体育组、俱乐部，以及宗教和政治组织。人类似乎有一种归属于社会群体的强烈需求，群体对我们的思维方式和行为方式产生很大影响。群体既能激发出人类最优良的行为，也能激发出最恶劣的行径。

我们很早就学会了在群体中和其他成员合作，通过共同努力达成共同目标。群体能够激发我们的潜力，使我们能做到单独一个人时做不到的事情。在童年我们参加的小组游戏中，所有成员都遵循同一规则，而且在游戏中表现出对自己所属小组的忠诚。

在童年之后，我们会参加许多其他团体，这些团体对我们产生类似影响。我们倾向于赞同群体中大多数成员的想法。如果我们加以反对，就可能被群体孤立，失去社会认可。

一方面，群体常常激发成员的价值感和归属感；另一方面，群体有时也会产生负面作用。首先，我们会感到群体弱化了自己的个性。其次，我们所属的群体还会影响我们对待其他群体的方式。不同群体之间常常发生对立，例如不同足球队的支持者之间常常发生冲突。

即使某个群体的是非标准和观念并不正确，如果接受这些观念的成员足够

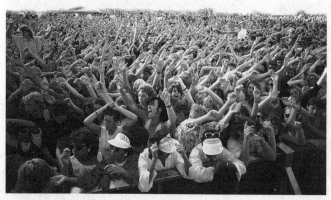

⊙ **自我表达**

当置身于高度兴奋的人群中时，我们会随之激动，不再那么羞涩。我们感到自己成为沧海一粟，不再那么在意别人对我们的印象。这种场合为人们提供了释放情绪的机会，他们可以任意尖叫，挥舞手臂，而他们平时是不会做出这些举动的。

多的话，所有成员都会信以为真，并将这些观念视为自己行动的依据。20世纪30～40年代德国纳粹分子所鼓吹的极端民族主义即是一例。

群体行为

如果我们周围有许多人，单是他们的存在本身就会对我们的行为产生影响，即使我们和他们素不相识。在我们身处人群中时可能会做出自己平时想象不到的行为，因为当人群处于高度兴奋状态时，我们监督、控制自己行为的能力会降低，我们成为了周围环境的一部分。

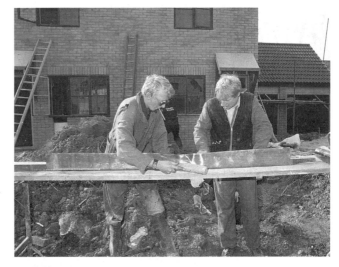

⊙ 合作

对合作的习得是成为社会成员的一个重要部分。和他人合作有诸多益处，这个过程更有趣，遇到的问题大家共同解决，通常可以更迅速地达成目标。

这种群体行为可能会导致激烈的后果，单纯的兴奋可能会在瞬间转为歇斯底里、恐慌，甚至暴力。

旁观者冷漠

我们常常认为自己会毫不犹豫地帮助别人。但是如果附近还有别人在场的话，你是不是会袖手旁观呢？研究证明，这种袖手旁观的现象的确是很常见的。人们把这种效应称为旁观者冷漠，并且为这种效应找出下列两种原因。

首先，我们不能确定情况是否紧急，所以我们先观察别人怎么做。其次是责任分散的因素。因为每个人都知道还有别人在场，所以责任就不会降临到具体某个人身上。每个人都认为会有人提供帮助，而结果往往是所有人都在袖手旁观。

一旦人们意识到旁观者冷漠效应，就不会再受到这种效应的影响。他们会立即提供援助，缓解这种状况。

风险性转移效应

群体做出的决定往往比个人所做决定的风险性要小，这就是风险性转移效应，因为承担该风险责任的是整个群体。

磨砺你的社交技能

我们与他人的交流是日常生活的中心部分。在我们的成长过程中，我们从父母和其他看护人那里学会了如何和他人进行交流，以及在各种社会情境中采取相应的行为方式。

我们在先前的章节已经了解到婴儿的早期社会行为。儿童通过藏猫猫这类简单的游戏学会了在社交中运用视线接触，以及依照顺序做某事。他们还常常扮作医生、护士或西部牛仔，通过这种游戏练习各种行为、语言和手势。

我们的父母、看护人和朋友在我

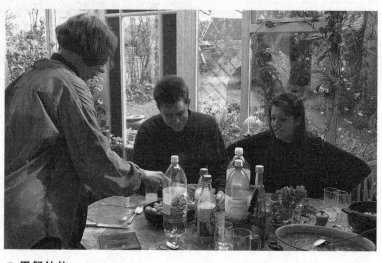

⊙ 用餐礼仪

在欧美地区，人们很小的时候就学会了使用刀叉等正确的用餐方式。长大后他们又掌握了和用餐相关的社交技能，包括穿着适宜的服装，礼貌地感谢厨师或主人。

们学习社会行为的过程中起着最重要的作用。通过观察他人的行为，我们学会了如何应对类似情境。父母在我们很小的时候就教会我们说"请"和"谢谢"，这是我们学习礼仪的第一步。

别人做出的反应

社交技能的重要性在于它能够影响别人对待我们的方式，并且能够帮助我们结识新朋友。别人对我们的反应非常重要，这会影响我们对自己的看法。我们应当学会视线接触（看着说话人的眼睛）、微笑、认真倾听、关心他人的感受等基本的社交技能。

当别人不喜欢我们的行为方式时，我们的家人和朋友常常会提醒我们。我们很快就知道某些行为是不受欢迎的，诸如打断别人的谈话。

我们会对不同的专业人员采取不同的行为方式，例如教师、护士和其他权威人士，我们和这些专业人员之间的关系有时被称为正式关系。

胆怯心理

我们都有过在某个场合感到胆怯的经历，我们会担心自己的行为举止和穿着是否适宜。我们常常通过观察并模仿别人的行为来克服胆怯，或者是向别人咨询。掌握对话技巧是克服胆怯心理的一种重要方式。在成长过程中，我们逐渐掌握了各种场合的行为方式，并且增加了自信。

胆怯有时会阻碍我们结识他人和尝试新事物，在这种情况下，我们对自己的社交技能失去信心，于是更加胆怯。如果我们能够意识到这一点，将有助于我们克服胆怯心理。你可以向家人或朋友诉说你的问题，你会发现不只是你一个人会感到胆怯，这种谈话还常常会帮助你找到克服胆怯心理的方法。

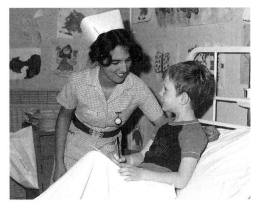

⊙ **正式关系**

这个男孩在医院受到护士的照顾。在这种关系中，护士和病人所采取的行为方式都不同于他们和朋友聊天时的方式。

知识库

● 我们能够很快掌握需要遵循的社会规范和文化规范，这些规范随着具体情境而变化。如果我们违背了这些规范，别人会通过具体行为表示反对。

● 所有人都会在人生的某个阶段经历胆怯和局促不安。

胆怯心理的循环

A认为自己是个缺乏魅力又不善于交际的人。

A假定B只会对有魅力和善交际的人有好印象。A悲观地认为自己不能给B留下一个好印象。

A更加悲观。

胆怯心理会在一定程度上导致社交失败，而社交失败又再次强化了胆怯心理。只有意识到这个循环，人们才能打破它。

A明白B正在形成对他的印象，并因此感到焦虑。

A认为自己给B留下了一个不好的印象。

A的行为表现出胆怯或焦虑。

A想给B留下一个好印象。

成长过程中的几个关键时期

在成长过程中，我们会遇到不同的人，并与之发展不同的关系。我们首先是同母亲发展关系，因为我们在出生前是在母亲的子宫内生长的。我们出生之后，会同自己的监护人形成牢固的关系，称为依恋。同时，我们会同其他家人形成亲密的关系。然后，我们会拥有广泛的朋友圈并且和亲属之外的人交往。

许多心理学家都曾试图确定情绪发展和社会发展的关键阶段，但是他们的理论都只是概括性的，因为每个人都是独特的个体，具体发展时间有所不同。有的人学习技能的速度比较快，有的人身体发育比较快，还有的人开始走路和说话的时间比别人早。

心理学家埃里克森1968年发表了一部关于情绪发展以及社会发展的重要作品。他在书中确定了

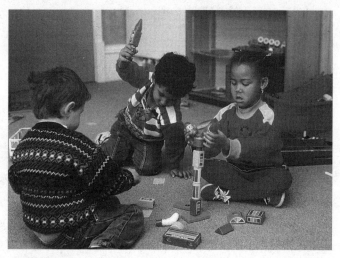

⊙ 幼儿园

这个期间儿童花在游戏上的时间很多，语言能力提高很快。他们喜欢尝试各种新活动，而且乐意创造新事物。这些活动往往是有目的性的，并且能给他们带来极大的成就感。

人们从出生到老年要经历的几个关键性发展阶段。

埃里克森认为，在从婴儿出生到1岁这个阶段，婴儿同监护人之间达成的信任是最主要的关系。

我们信任自己心目中重视的人，这种信任他人的能力对于结识朋友和维持友情是非常重要的，并且有助于我们同他人发展关系。

在1～2岁这个阶段，幼童主要是同他们的监护人进行交流，他们还开始发掘自己的能力，并且在这个过程中形成自我形象。学前3～5岁的幼童开始形成道德感，这种道德感指引着他们对别人的行为，并且使他们能够辨别是非。

从6岁到青春期这个阶段，儿童的主要交流场所从家庭转到了学校，他们在

学校和他人发展了许多新的关系。

从 6 ~ 12 岁这个阶段，儿童对合作的理解加深，并且认识到朋友应当互相帮助。儿童 8 岁之后的友谊开始具备稳定性。当某段友情破裂时，例如某个朋友搬家，他们会为失去这个朋友而感到悲伤。12 岁之后，儿童开始学会欣赏朋友身上的优秀品质。

童年中期

在 9 岁之后，儿童开始和朋友分享秘密，对朋友表现出忠诚，并且肯为朋友做出牺牲。他们开始从别人的角度观察事物，并且开始与别人合作。在这个阶段，儿童对他们的"最好的"朋友可能是极具占有性的。

青春期

自我定位在我们的一生中是很重要的。进入青春期之后，青少年开始生长发育（性成熟），在此期间，他们往往致力于建设自我定位。

通过参与群体活动，青少年认识到自己作为成年人应当适应的角色，开始建立在家庭之外的身份。同时，青少年对抽象事物和假设情景的理解能力在青春期得到发展，并且他们更加注重别人对自己的看法。

许多青少年为自己发育缓慢而担心，其实这是很正常的情况，因为人们生长发育的速度存在个体差异。女孩通常在 10 ~ 14 岁开始发育，男孩的发育通常开始于 12 ~ 16 岁。

在进入成年期之后，青少年开始履行自己的义务和责任。他们的自我定位更加清晰，开始同异性发展亲密的关系，并且确定了若干个人生目标。他们这一时期的主要任务是为适应以后的新角色做准备。

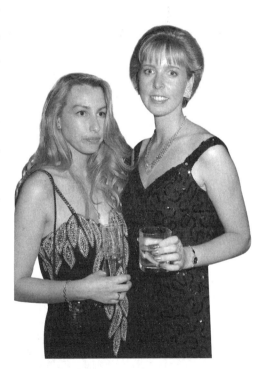

⊙ **进入成年期**

从青春期到成年期是一个转型时期，各种关系都在这个时期得到充分发展。异性之间吸引力加强，我们开始同异性发展较为亲密的关系，并且开始考虑选择人生伴侣。

性别角色透视

　　科学家一致认为，在某些情境下，男性和女性会做出不同的行为。其一是因为男女生理构造有所区别；另外，人们对男性和女性的抚养方式和期望也有所不同，这个原因也许更重要。这些区别导致了男性和女性对某些关系的处理方式的不同。

　　人的行为主要受到两个因素的影响。首先，遗传基因导致了男性和女性不同的生理构造；其次，家庭、朋友和社会对男孩和女孩的行为有不同的期望。人们在视野、价值观和思维方式等方面的差异会对他们的交流方式产生影响。儿童在3岁左右就知道自己是男孩还是女孩，并且能够辨别他们的小朋友的性别。换言之，他们已经意识到男女行为的区别，开始形成关于两性的心理定势。研究表明，这个年龄段的儿童认为女孩应该做饭，打扫房间，并且话很多；而男孩则会给父亲帮忙，还会说一些"小心我揍你"之类的话。

　　儿童很早就开始形成了关于性别角色的心理定势，对父母和周围人们的行为的观察与模仿是他们重要的学习途径。虽然在许多家庭中，母亲在外工作，父亲看护小孩，但是在影视作品和书籍杂志中，关于两性的心理定势表现得仍然很普遍。

　　父母往往会鼓励儿童的某些行为，他们的鼓励会产生重要的影响。父母倾向于对男孩和女孩采取不同的鼓励方式，他们会鼓励女孩跳舞、打扮，和洋娃娃玩耍；而对于男孩，他们常常鼓励他参加运动，而且会给他买卡车模型。

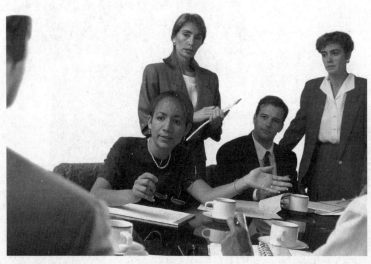

⊙ **工作场合**

过去，女性很少能在公司中担任高级职位，但是现在有许多女性都身处重要职位。女性处理同下属关系的方式可能不同于男性。

　　人们在同别人

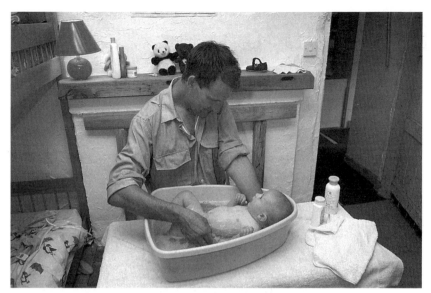

⊙ 照顾孩子

在传统观念中，女性主要承担照顾小孩的责任。不过，如今这种情形已经发生了转变，许多男性开始学习照顾孩子。

发展关系的过程中，会将童年所习得的心理定势以多种方式表现出来。例如，男性的友谊通常是以活动为中心的，他们会在一起做某种活动，例如运动；女性的友谊则通常是以人为中心的，她们会讨论各种人际话题，常常通过谈话或行为表达感情。

我们以上讨论的都是西方社会中的性别差异。在许多其他社会中，人们认为女孩应该照顾别人，男孩则应该自强自立，取得成就。在重视男权的社会中，例如游牧狩猎民族，这种性别差异尤其明显。

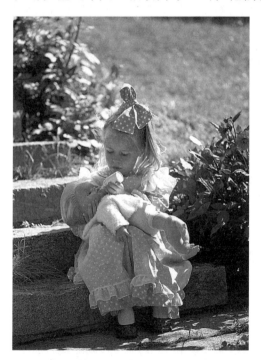

⊙ 学习照顾别人

这个小女孩正在喂她的洋娃娃喝奶，她可能是在模仿她的母亲或父亲的动作。成人通常不会给男孩子买洋娃娃，更不会鼓励他们像女孩一样学习照顾婴儿。

人在职场

男性处理与同事关系的方式可能会和女性有显著不同。虽然女性领导也像男性领导一样坚定和富有竞争力，不过总体而言，女性上司更加心思缜密，也更关心下属（被管理人员）的行为。

不过，所有领导都开始注重提高自己的管理水平，以及激发工作人员的积极性，上述两性区别可能也会不复存在。

理清自己的情绪

　　许多情绪是我们每个人都会经历的，但是每个人的具体体验又有所不同。我们有时能够轻易描述自己的情绪，但是有时情绪亦使我们迷惑不解，以至于无法用语言表达。

　　每个人都会经历各种各样的情绪，其中有些情绪会很快消失，另外一些情绪则会持续较长时间。有时，我们还会感到若干种不同的情绪交织在一起。

　　我们能够运用语言给各种情绪命名，从而将它们区分开来。人们会通过采取行动对自己的情绪做出反应。此外，人们还会同别人讨论自己的情绪，对该种情绪做出解释。倾诉能够帮助我们明白自己情绪的来源，进而理解和描述这种情绪。

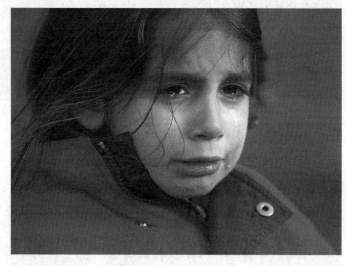

⊙ **描述情绪**

我们对自己情绪的理解包括 3 方面：我们周围所发生的事件、我们当时的想法以及我们的生理反应。这个小女孩可能体验到几种不同的情绪，她哭泣的原因可能是悲伤、害怕、孤单或者愤怒。

　　所有情绪都会导致人体的一些生理变化，有时这些变化会影响我们的正常思考能力，例如焦虑反应。而在我们感到放松或平静时，我们常常不会感觉到具体的生理变化。

　　不同的情绪也可能导致相同的生理变化。人们常常以为恐惧和兴奋是完全不同的情绪。实际上，两者都以脉搏加快为主要特征，这种区分取决于我们对自己的反应做出的解释。我们刚坐上过山车时的感觉是兴奋，但是一想到过山车的俯冲，就会转而将自己的感觉表现为恐惧。在这个过程中，我们的生理感觉是相同的，但是我们的想法却发生了巨大的转变。

　　我们通过 3 方面的信息来解释某种情绪：其一是我们体验这种情绪的情境；其二是我们当时的想法；最后是我们的生理反应。例如，当你看到一只恶狗时，你可能会想到它会咬你，于是你的脉搏跳动加快。（在这个例子中，你的想法和情绪往往组合产生为恐惧。）

情绪的发展

前面已经介绍了我们是如何学会给自己的情绪命名的。所有社会中都存在用来描述情绪的语言。在我们的一生中，我们不断体验着各种情绪，并且学会向自己和别人描述它们。我们对情绪的名称有一致的看法，但是每个人的生理反应都不一样。

人们常常对同一件事有不同的反应，有的人会为某件事恼火，有的人却认为这件事不值一提。人们在性情和经历上的差别会影响他们的情绪反应。一个人的性情决定了他是否容易激动，因此有的人容易情绪化，有的人偏向沉静，还有的人较为忧郁。

我们每个人都有自己不同的经历，当我们遇到和以前类似的情况时，曾有的经历会影响我们的情绪反应。有时我们会意识到自己过去的情绪，从而预料到自己将来在类似场合中的反应。你是否曾经盼望得到某件东西，但是你如愿以偿之后却感到失望？也许是你期望过高导致了失望，也可能是你当时的心境

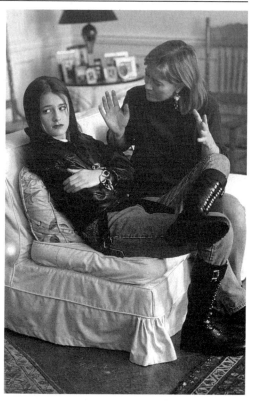

⊙ **理清情绪**

青少年渴望寻求新体验，父母却对子女有天然的保护欲望，所以他们常常需要在两者之间取得平衡。青少年和父母争吵之后，双方可能都觉得自己被误解了。

影响了你的情绪。

有时，我们会意识到过去的情绪对现在情绪的影响。如果某个人会让我们想起另外一个我们所讨厌的人，我们可能会不喜欢此人。不过，我们常常意识不到过去的体验在影响着我们对某个人或某个地方的感觉。

> ### 知识库
>
> ●人们的面部表情主要分为 7 种：愤怒、快乐、惊讶、好奇、恐惧、悲伤和厌恶。这种分类得到了几乎所有人类社会的认同。
>
> ●人的左脸表情最丰富。
>
> ●每个人对情绪的体验都与他人不同。

如何处理情感

　　情感是我们所经历的最为强烈的情绪，情感常常伴随着剧烈的生理变化。对情感的处理并非易事，我们应该学会疏导情感，从而将消极情绪转化为积极情绪。

　　我们通常将激烈的情绪称为情感，有的情感是令人愉快的，诸如快乐；还有些情感是使人不快的，诸如恐惧。我们所接受的教育和社会规范影响着我们对情感的理解和反应。我们通过学习，了解到有些情感是消极的，例如忌妒；有些情感是积极的，例如快乐。

　　通过类似方式，我们学会了如何区分那些受欢迎的情感表达方式和不受欢迎的情感表达方式。在童年时期，如果为了某件东西十分伤心，父母会教导我们哭泣是不能解决问题的，微笑才能使我们感觉好转。于是，我们逐渐学会了在别人面前隐藏或控制自己的许多情感。

防御机制

　　我们在第 43 页已经了解了人格理论，弗洛伊德还认为，我们有时甚至会对自己隐藏真实情绪，这是一种防御机制，我们通过转变看待事物的角度使自己远离不快的情绪。

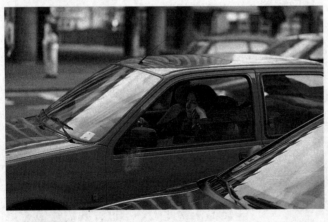

⊙ 交通堵塞

交通堵塞往往让司机心烦意乱。这种状况是我们无力改变的，如果我们不能找到发泄情绪的适当途径，这种心烦意乱就会积累，然后转变为不可抑制的愤怒。

　　在某些情况下，防御机制是有益的。例如车祸幸存者会压抑甚至忘记对车祸的记忆，但是当他们的情感力量恢复时，这部分记忆也会随之恢复，因为他们此时已经能够处理这些记忆。

　　此外，当我们行为失当时，我们可能会给自己找借口，通过这种防御机制来维持自尊。例如，你吃掉了最后一块蛋糕时，你可能会说这是为了让妹妹正常吃晚饭，而不肯承认这是种自私的行为。这种处理情感的方式是不利于我们的健康发展的。

情感能量

我们通过喊叫、歌唱和大笑表达情感，它们都是释放情感能量的方式。如果在某个场合中，我们需要刻意压抑自己的情感，往往会通过其他方式来释放这种能量。

转移情感能量是一种我们常用的方式，我们会在别的地方宣泄自己的情绪。例如，当我们生某个朋友的气但又不能说出口时，我们可能会摔门，也可能会冲着遇到的下一个人发脾气，结果别人会认为我们喜怒无常，难以预测。

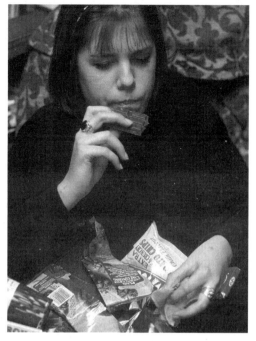

⊙ 食物慰藉

当儿童闹情绪时，大人往往会给他们"曲奇"饼干或糖果，以此安慰他们。儿童长大之后，仍然会通过吃东西来缓解不快情绪。这种反应并不利于情感的健康发展，因为他们仍然没有学会从根本上解决不快情绪。

这种转移情感能量的方式往往是徒劳无益的，因为它并不能帮助我们从根本上解决不快情绪。

在上学期间，我们常常被要求举止符合某种特定模式，因而需要压抑自己的一些情感。我们可以和朋友们一同开心玩耍，也可以参加体育、音乐以及戏剧团体的活动，这些都是释放情感能量的积极方式。

帮助自己

当你体验到某种情感时，立即采取行动未必是最理想的方法。首先，你应当了解这种情感反应的由来，然后你才能有效地处理这种情感。

例如，如果你的朋友因为你迟到而生气，你的第一反应可能也是很生气。如果你立即依照自己的情绪采取行动，你很可能会提醒他，上周他也迟到过。

这种反应是一种防御，你借此避免因为迟到让朋友不快而带来的糟糕感觉。如果你意识到这一点，你就应该道歉，对朋友说明你迟到的原因。如果你的原因是合理的，就应当抓紧这个解释的机会；如果你的原因不合理，你也应当承认错误，并且采取控制措施（避免再次迟到）。

这两种方式都能够使你心情好转，避免不快的情绪。

正确处理各种社会关系

　　人类是喜欢群居的社会性动物，因此会同周围的人形成各种关系。学习如何处理各种各样的关系，以及它们的发展变化，乃是同别人共同生活的重要一环。

　　在我们的成长过程中，我们会认识越来越多的人，然后同他人发展各种各样的关系，其中许多关系会随着时间的推进而发展变化。

　　我们所经历的最早的关系是同家人的关系。如果我们是长子或长女，当我们的弟弟或妹妹出生时，我们同家人的关系会发生一定变化。我们不再是家庭关注的中心，因而通常会感到忌妒和困惑。我们对自己同他人的关系失去了信心和安全感，这就是忌妒的由来。因此，在这段时期，父母应当对长子或长女给予特别的关爱，使他们明白自己依然拥有父母的爱。

　　羡慕这种情绪也会影响我们同他人的关系。当别人拥有我们所缺少的东西时，我们会感到羡慕。我们羡慕的对象不局限于物体，例如朋友的外表也可能成为我们羡慕的对象。如果我们没有意识到自己对别人的羡慕，这种情绪也可能像忌妒一样，成为我们同别人发展亲密关系的障碍。

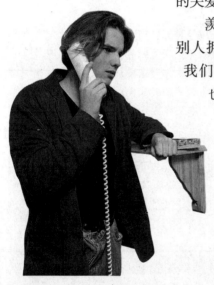

⊙ **通过谈话解决问题**

我们同别人的关系在我们的生活中占据着重要位置。当一段关系发生改变或终结时，我们会感到心烦意乱、生气、困惑，甚至失望。我们可以试着同对方讨论这段关系遇到的问题，这通常是最佳的解决方式。我们还可以向其他我们信任的人倾诉，这种方法对解决问题也会有所帮助。

家庭问题

　　近些年来，在许多西方国家，离婚已经成为越来越普遍的现象。离婚常常会使儿童感到压抑和心烦意乱。由于儿童的年龄和父母离婚背景的不同，使得儿童对别人表达这些情感的方式也会有很大差异。

　　儿童经历不快情绪的年龄越早，他们就越难用语言表达自己的情感。我们会在自己所信任的成人帮助下，用语言表达出自己的情感，这是我们学习复杂情感的一种方式，所以他们对我们具有重要意义。

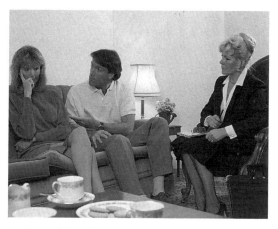

⊙ **父母间的矛盾冲突**

父母之间也常常会产生矛盾冲突，这时向专业人士进行咨询是有益的方法，因为他们在帮助人们解决矛盾冲突方面富有经验。

如果父母离婚后开始同别人发展新的关系，儿童常常会感到许多新的困惑。儿童认为这种新关系会威胁到他们和父母的关系，所以他们会产生忌妒心；而且如果他们以往一直是父亲或母亲关注的中心，这种忌妒感就会比较强烈。

对儿童而言，青春期往往是一段艰难的时期。他们一方面试图脱离父母独立，另一方面又需要父母的支持和帮助。在这个阶段，他们体验着这两种矛盾的反应，所以常常会对父母产生负面的情绪。

孤独感

如果我们不擅长处理同别人的关系，这可能会导致我们感到孤独。你应当首先思考自己能做些什么，这是克服孤独的第一步，也是最重要的一步。如果你总认为没有人会喜欢你，对自己百般挑剔，你将会回避各种社交场合，然后感到更加孤独。你应当反思对自己的负面评价，代之以积极的看法评价自己。即使你没有非凡的魅力或超群的智慧，这也并不妨碍人们对你产生好感。接受各种邀请，到别人家做客，或者请别人来做客，这些都是克服孤独的途径。试着让自己放松下来，做出友好的举动。在别人说话时给予积极回应，你可以通过微笑和点头来表达你对谈话很感兴趣，你还可以通过问问题来使对话继续。关注你和别人共同的兴趣爱好，努力克服你的羞怯（见第51页），才是克服孤独的有效方法。

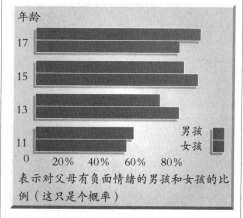

表示对父母有负面情绪的男孩和女孩的比例（这只是个概率）

青春期的不确定性

这张图表显示了对父母产生负面情绪的男孩和女孩的比例，他们的年龄段是 11 到 17 岁。青春期是一个转型时期，青少年常常对父母怀有复杂的感情。一方面，他们在形成自己的身份或信仰，这种身份或信仰是独立于家庭之外的；另一方面，他们仍然在许多方面依赖父母。

学会在快乐或悲伤中成长

所有表达快乐和悲伤的方式都是类似的，它们都是人类生活中重要的情感。快乐可以帮助我们建立信心与自尊，悲伤则使我们了解自己生命中最珍视的事物。

快乐的涵义是很广泛的，它既包括某段记忆所带给你的瞬间的快乐，也包括一种长久的心境，悲伤也是如此。当我们对自己和生活都感到满足快乐时，我们能够更好地处理沮丧和厌倦等消极情绪。我们都有感受快乐的能力，不过快乐的原因各不相同。

天生的性格以及对情境的反应都会影响我们的情绪。我们不能改变自己天生的性格，不过在某些情况下，我们可以选择与之适应的生活方式。比如说一个喜欢待在家里的人，他是不适合做长途司机的。

每个人都有自己的思维方式，它决定了我们对各种事件的理解方式。有些人学会了对所有情况做最坏的思想准备，他们常常感到无法掌握自己的生活，这种心理被称为无助感。这种心理会导致焦虑甚至抑郁症，抑郁症患者长期处于极度悲伤的情绪中。我们将在第58～59页介绍认识和改善消极的思维方式的知识。

有些事情能立刻给我们带来满足感，但是它们不一定能带给我们快乐和成就感。例如，你可能不愿意准备某场考试，而乐意去看望朋友，但是如果你不做准备，就不能在考试中发挥最佳水平，然后你的自尊可能会受到影响。有的事情能带给我们短暂的眼前利益，而有些最终达到目标的事情则能带给我们长远的快乐，每个人都需要在两者之间取得平衡。如果能达到设定的目标，我们就会感到能够掌握自己的人生。成功会让我们有信心进行新尝试，创造新机会，从而能够

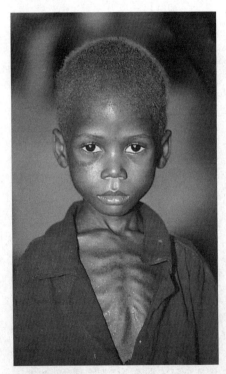

⊙ **同情心**

看到别人遭受痛苦，例如这个饥饿的小男孩，我们心中也会产生类似的情感。通过这种方式理解别人的感受，这种理解就是同情心。

以各种方式获得快乐。

寻求平衡

需要学会改善自己的情绪、放松心情，以及暂时忘记困难，否则我们就会被过度的忧虑所压垮。同时，也应该留给自己时间去感受悲伤，因为悲伤也是一种表达方式，它能够帮助我们了解自己的内心深处。

最剧烈的悲伤称为悲痛，我们常常因为失去的人或物而悲痛。当我们所爱的人去世时，悲痛最为强烈，可能需要几年时间才能从这种悲痛中恢复过来，在这段时间里，我们需要面对一系列情感变化。有些人无法面对这种情感，他们的逃避会导致长期的绝望或精神忧郁。人们在悲伤时，常常认为没有人能够真正了解他们的感受，而那些得不到别人支持的人尤其容易变得抑郁。向朋友或家人倾诉有助于我们接受自己的情感，找出自己悲伤的来源。

悲痛的过程

我们在经历悲痛的过程中，需要顺其自然。在这个过程中，我们会经历一系列感情变化。虽然每个人的具体体验存在差异，但是大体上人们经历这些情绪周期的次序是相同的。

1. 震惊和怀疑

感到茫然，不敢相信某个人已经去世了，正常的日常生活被打乱，眼前的事物失去了真实感。

2. 极度痛苦和绝望

十分悲伤，不断地思念死者。入睡变得困难，无法放松。有时感到身体不舒服。

3. 愤怒和内疚

因为死者的离去而感到愤怒和内疚，觉得自己没有在他生前做到最好。

4. 逐渐恢复

接受了失去死者的现实，虽然仍然有悲伤的感觉，不过开始对未来抱以希望。

◎ **学会放松**

在向目标努力的过程中，我们需要适度的放松，这样才能保持心理的健康。做自己喜欢的事情能够暂时忘记面临的困难。在休息之后，发现看待问题的新角度，从而找到解决问题的方法。

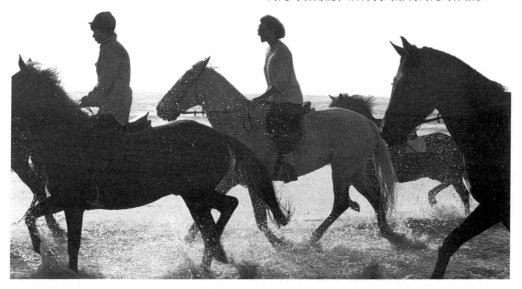

常见的无意识反应

人们在害怕时常常会不自觉地感到胃痛、嘴唇发干、喉结突出、心跳加快，脑海中闪过各种恐怖的画面。焦虑、恐惧和紧张都是重要的本能，它们在适当的情况下能够增加我们的存活概率。

焦虑是一种常见的无意识的反应，当我们身处困境或险境时，就会感到焦虑。我们面临的问题越艰巨，焦虑的程度就越深。当焦虑非常严重时，就转变为恐惧。焦虑这种反应能够使人做好体力运动的准备，以便人们迅速逃离险境，或者同面临的危险作斗争。例如当你穿越高速公路时，一辆轿车飞速地向你驶来，你的焦虑反应会帮助你迅速跳出车道。

所有的艰巨任务都会使我们处于紧张状态之下。在我们的日常生活中，某些紧张是有益的。最后期限、新技术的学习和考试都会使我们紧张，并且激发焦虑

⊙ 恐惧症

对某个不会真正威胁安全的物体或场所的极度恐惧称为恐惧症。例如，对蜘蛛的恐惧就是一种常见的恐惧症。

反应。如果我们有信心达成这些要求，焦虑反应就会唤醒我们体内的功能，使我们有足够精力去完成这些任务。在这样的情况下，焦虑起到积极作用，使我们表现出色。

然而，在过度忧虑的情况下，问题占据了我们的全部脑海，或者我们只关注自己身体的变化，结果导致我们的表现水平降低。我们可

紧张与表现的关系

紧张能够导致有益的人体生理变化，在我们身体被唤醒的状态下，我们能够更加警觉，注意力更集中。但是如果人体被唤醒的程度过高，我们的表现水平反而会下降，如下图所示。长期的紧张会使人精疲力竭。如果高度的紧张积累到某个程度（下图中的x点），将会导致神经崩溃。

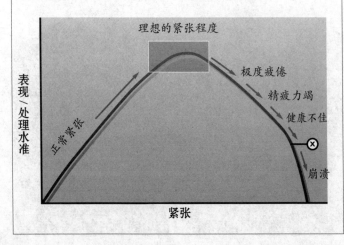

理想的紧张程度
表现／处理水准
正常紧张
极度疲倦
精疲力竭
健康不佳
崩溃
紧张

能担心自己会出丑，或者无法掌控局面。这些消极的想法加剧了我们的焦虑情绪，在随后的事件发展过程中，焦虑又导致我们的想法更加悲观。

在上述情况下，我们把所有的精力都浪费在了担忧上面，所以我们根本没有解决问题的希望。不幸的是，这种不自信行为模式是很难打破的。当我们再次遇到同一个问题时，会记起自己以往的焦虑和无能，然后开始了又一轮失败循环。

同理，长期的紧张会提升我们的整体警觉水平，结果我们轻易就会陷入焦虑。如果这种紧张程度得不到缓解，我们甚至无法完成最简单的任务。

在非常紧张的状态下，我们常常会感到莫名的极度焦虑，这种现象叫做惊悚。惊悚持续时间并不长，但是当时会使人十分害怕。

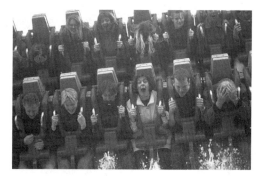

⊙ **享受恐惧感**

通过坐过山车，我们享受到身体被恐惧唤醒的感觉，这是因为我们明白过山车不会带来真正的危险，而且它的持续时间很短。人们在大声喊叫中释放出身体内所积累的神经紧张的能量。

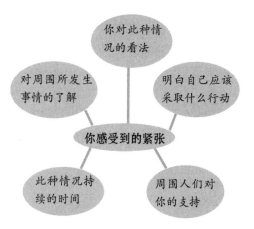

⊙ **影响紧张的因素**

下次你感到紧张时，可以总结一下引起你紧张的因素，以及每个因素对紧张的影响程度。通过了解自己紧张的原因，你就能够做出积极调整，从而控制局面。这种方法可以帮助你减轻紧张程度，提高处理问题的能力。

焦虑导致的生理反应

焦虑所产生的生理反应可能会使人体感到不适。人体在遇到危险时，会迅速产生大量的能量。我们的呼吸和心跳都加快，为肌肉提供更多氧气，为行动做好准备。汗液帮助人体排出运动产生的热量，降低体表温度，人体还通过唾液分泌等各种生理活动转化能量。焦虑就是由这些反应构成：肌肉紧张、心跳加快、嘴唇发干以及胃痛。

当我们意识到这些正常的生理反应时，我们的焦虑程度会加深，情绪也变得更差。我们是否能够积极解决问题就取决于我们能否恰当地控制自己的焦虑情绪。

下一节我们将介绍几种控制焦虑情绪的方法。

人生需要积极心态

　　你对生活持何种态度？你是认为事情总会朝着最坏的方向发展的悲观主义者，还是总能看到事物好的一面的乐观主义者？还是你的态度并不固定？无论你持何种态度，你的心态都会影响到你的情绪、你的行动，甚至你能看到的事物。积极的心态能改变你对各种状况的看法，帮助你达到目标。

　　每个人都有解决难题的策略。当我们充满担忧时，某些策略有助于我们减少不快情绪和消极看法。前面介绍了焦虑反应，在我们遇到真正的危险时，这种反应是很有用的，它能够帮助我们迅速逃离险境，或者使我们集中精力面对眼前的危险。

　　但是，在某些场合中并没有真正的危险，我们却仍然感到焦虑，然后我们自然的反应就是避开这些场合。你可以回忆一下自己曾经回避过的场合或物体，以及你回避它的原因。你可能会发现，你所回避的大多数事物都是不具有危险性的。例如，许多人都会回避人群、会面和棘手的任务。

　　这种对事物的回避往往会加深我们的恐惧感。当我们的恐惧积累到一定程度时，我们会竭尽全力地回避那些使我们恐惧的事物，结果导致我们失去信心，而这又会进一步加深我们的焦虑和挫败感。

　　消极的心态以及不切实际的想法都会加剧人们的焦虑，

你看到了什么？

　　下图的这个水杯是半满的还是半空的？你对这个水杯的看法反映出你的心态：积极、消极或中立。你的心态又会进一步影响你的情绪。

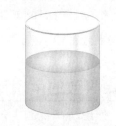

⊙ **看到事物好的一面**

事情常常不按照我们计划的方向发展。这些妇女在雨天仍然保持心情愉快。她们预计到下雨的可能性，并做好了相应准备，所以无论天气如何，她们都会玩得很开心。

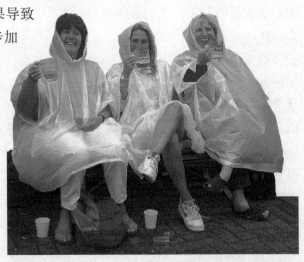

成为他们发挥自己最佳水平的障碍。那些常常自责和自我批评的人会有无助感，他们觉得无法掌握自己的生活。同理，如果一个人希望自己能将所有事情都做到完美境界，他很可能常常会对自己失望。

积极心态不仅可以帮助你缓解焦虑，它还可以帮助你预防焦虑。改变心态需要大量的练习，因为人们常常无意识地产生消极想法。

积极的心态还有助于我们解决问题。不要总认为问题会将你击倒，你应当思考解决问题的方法，努力将问题击破。对问题进行全方位的考虑，然后做出适当的改变。对自己说积极的话语，这样可以消除消极的想法。即使你没有成功解决某个难题，这个努力的过程本身也能够增强你的信心。

积极心态和消极心态

你的心态是积极的还是消极的？这是我们看待问题的两种基本方式，它们常常在我们的无意识中起着作用。一次失败并不意味着永远失败，如果你有积极的心态，就可以将失败转化为成功。

> 我又失败了。我注定是个失败者。

> 我还需要更多练习。只要我不断练习，我就会成功的。

如何达到目标

达到目标的步骤	你的目标和措施
确定你要改变的对象，以及改变的目的。找到你的起点。	我打算减少看电视的时间，以便腾出时间做些别的事。上周我看电视的时间是 22 个小时。
决定最后目标，保证它的可行性。	我的目标是每周看电视的时间不超过 8 个小时，这样我可以有更多时间和朋友相处。
确定完成目标的步骤，每一步都要难易适度。考虑辅助措施。	我打算每周看电视的时间逐次减少 1 小时，并且在每周开始就决定要看的电视节目。
考虑一种记录进度的方式。给自己适当的奖励。	我通过画图表来记录自己的进度。每完成一个目标之后，我都会奖励自己糖果。

提前计划

当你再次遇到难题时，你可以先制订一个行动计划来帮助你达到目标。通过提前计划，你会感到自己拥有控制力；提前计划还可以杜绝不必要的精力浪费。制订切实的目标，并且保持计划的灵活性，以便做出适当调整。

第三章

人际交流

语言学习要持续一生

　　语言是人类最重要的交流形式，语言的学习是人类最重要的学习过程之一。他人通过语言向我们提示潜在的危险，我们通过语言向他人传达自己的思想。尽管我们很早便学会了大部分语言技能，但这种学习仍然会持续一生。

　　婴儿在说出第一个单词之前就已经开始发展语言技能。婴儿的咿呀学语开始于第 4 个月或第 5 个月，在接下来的几个月，他们发出的声音越来越复杂多变。在第 9 个月或第 10 个月时，婴儿已经能够模仿正常言语的升降语调。

　　婴儿 1 岁时还不会说话，但他们能够通过指向某个物体来表达他们的需求。在早期交流中，手势和肢体语言占据着很大比重。

　　婴儿在 12 ~ 18 个月之间开始使用少量单词，到 2 岁时，幼童平均词汇量为200 个单词。在词汇量扩大的同时，幼童开始习得语法（语法是指每种语言中单词的使用规范），他们逐渐能够说出完整的句子，而不仅仅是若干个单词。他们通过运用正确的单词，并进行正确的排序，形成有意义的句子。然后他们开始学

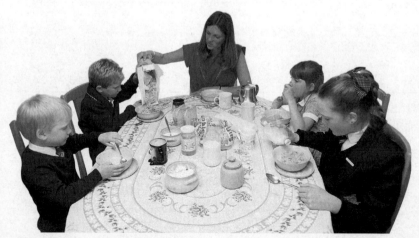

⊙ **群体学习**

人们在群体中谈话时需要运用特定的技能，我们通常是在自己家庭中学会这些技能的，例如吃饭时间。我们在这个放松的氛围中把握住了适当的发言时机，掌握了正确的发言内容，为我们之后进入学校的交流做好了准备。

习字母表和数字，并开始乱涂乱画，他们在学会了画图之后就能够记录自己的想法，这也是一种书写练习。

儿童在学会说话的同时也学会了和他人进行交流。他们开始理解他人的面部表情以及语调的涵义，学习这些信号对他们理解语言是大有裨益的。

在儿童掌握了基本的口语之后，他们马上开始提出问题，并努力理解问题的答案，这种新的能力使得他们能够迅速了解世界。而后，儿童学会了阅读，他们开始从电脑、书籍和其他书面信息中寻求知识。

学习障碍

如果儿童面临一定的学习障碍，例如先天愚钝型患者，则不能达到上述学习的进度。他们所面临的障碍越大，学习语言的进度就越慢。此外，儿童同他人缺乏足够交流也会影响学习语言的进程。在某些极端的情况下，儿童被隔离于正常人际交流之外，他们刚回到人群中时往往是"哑巴"（不能说话或不愿意说话），但是他们恢复正常人际交流之后，很快就能开始说话。

正式学习

儿童对语言的学前学习是一种非正式的学习，他们在上学之后便开始了正式的学习。对许多儿童来说，这是学习阅读和书写的开端。随着这些技能的增长，他们逐渐能够同时进行正式学习和非正式学习，譬如说他们往往在课外继续阅读。随着儿童所接受教育领域的扩大，他们的词汇量也开始增加。此外，他们不仅能够理解字面含义，还能够领会潜台词（隐含的意义），潜台词在所有交流形式中都是至关重要的。

在正式教育结束之后，对语言的非正式学习仍然会继续。因为语言不是一成不变的事物，它永远处在成长变化中，所以对语言的学习是持续一生的过程。

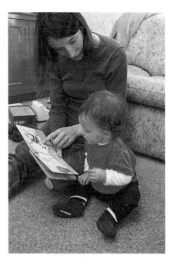

⊙ **学习阅读**

许多儿童，包括这个幼童都是在父母教导下开始学习语言的基本技能的。给儿童讲故事会使他们明白文字是一种符号，他们以后将会学习如何辨认和阅读这些符号。

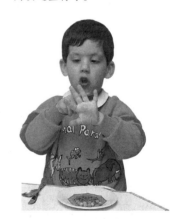

⊙ **学习数字**

这个小男孩在聚精会神地数他的手指头。因为数字的认知模式比较简单，所以它们往往是儿童首先学会的内容。大人往往会为儿童的这种学习态度感到自豪，给予他们积极的鼓励，激励他们学习更多的数字。

学会倾听是一门学问

大多数人生来都具备听力，我们能够听到逼近的危险，也能够听到美妙的音乐，还能够听到别人同我们进行交流的声音。不过，我们并非生来就是一个好听众，适当的倾听仍然是一种我们需要学习的技能。我们在交谈中不仅需要做一个好的说话者，还需要做一个好的倾听者。

倾听也是一种交流技能，不过人们常常低估它的重要性。我们在婴儿期已经开始倾听周围的声音，这是我们同语言的首次接触，我们通过模仿自己听到的声音模式学会了说话。

我们能够听到各种声音：车辆的嘈杂声、人们的谈话声，甚至自己的呼吸声，但是这种被动的活动不能称为倾听，我们甚至有时会意识不到这些声音。只有当声音携带着有用或有趣的信息时，我们才会开始倾听。例如，当一个婴儿哭泣时，别人可能意识不到，但婴儿的母亲却能马上意识到是她孩子的哭泣声。

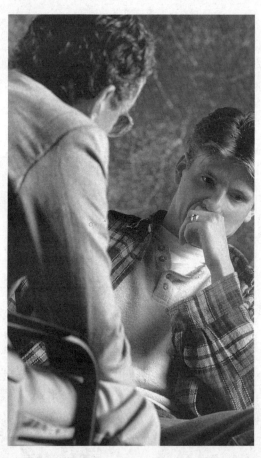

⊙ **专心地倾听**

这似乎是一场严肃的谈话，这个年轻人似乎正在思索他刚才听到的话语。在准确而完整地听完对方的话语之后，他需要对这些内容进行理解，然后才可能提出恰当的问题，或是做出适当的评价，对方在听到这些回应之后将会展开进一步的讨论。

主动倾听

倾听是一个主动的过程，它要求我们投入精力和注意力。在踢足球这样的团体性运动中，队员们需要相互倾听，然后才能确定下一场比赛的安排。在乘飞机时，我们还需要倾听播音中的通告。

在课堂上记录教师的讲课内容是一种最重要的倾听形式。在这个主动倾听的过程中，我们需要认真思考教师讲述的内容，然后记录相关信息。

要耐心倾听

如果我们对某个话题很感兴趣，而且说话人陈述方式得当，我们就能够长时间坚持倾听。优秀的教师擅长在课堂中穿插一些小笑话或问题，从而使学生保持浓厚的学习兴趣并坚持听讲。

在同别人进行交谈时，认真倾听并做出相应回应也是很重要的一环。我们在讨论过程中，往往急于发表自己的意见，以

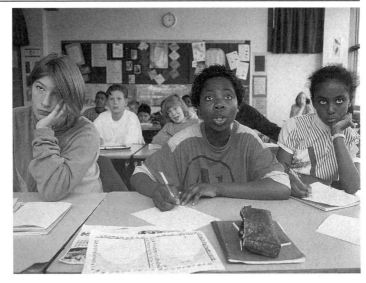

⊙ **认真倾听**

这些学生正在记笔记，以便复习讲课内容。他们必须积极认真地倾听教师所讲述的内容。

至于忽略了别人的说话内容，这种只顾发表自己意见的行为是不足取的。我们应当对对方的说话内容表示出兴趣并做出适当评价，以推动交流的顺利进行。这也是许多以倾听为业务的专业人士，例如法律顾问同客户发展关系的方法。

我们必须保证，我们也要给予其他人足够的时间让他们说话。你可以把下面这个活动作为一个测试，当你的朋友要说话的时候，看看在不打断他的情况下，你能够倾听他讲述多长时间。

声音示警

当我们极度恐慌或身处险境时会发出本能的尖叫，希望借此得到别人的救助。汽车喇叭和婴儿哭泣等声音常常起到示警作用，预防事故的发生。持续、尖锐和重复的噪声会使人情绪波动，如果噪声持续时间过长，甚至会激起听者的愤怒情绪，这也许是一种促使人们去关注这些声音的自然机制。

知识库

● 作曲家贝多芬耳聋，他弹奏钢琴时产生的颤动是他同音乐进行交流的唯一方式。

● 倾听音乐能够降低血压，减缓紧张。

● 我们的听力在 10 岁之后开始逐渐退化。

如何与别人交流

你是否曾经感到自己的发言没有受到倾听或是被误解？为了避免这种情况，你需要选择正确的时间、正确的地点和正确的说话方式，其中以说话方式最为关键。在掌握了这些关键点之后，你就能够准确传达你的观点。

在所有交谈中，我们都需要使别人准确理解我们的观点，所以我们运用各种各样的方法来达成这一目的。在我们同别人进行交流之前，我们总会有意识或无意识地考虑最佳的说话方式。

我们首先会确定最佳的交流形式，譬如说我们是要口头讨论还是写信，我们是要面对面讨论，还是打电话，发电子邮件，然后我们会根据所要传达的信息类型来决定说话方式。如果我们要提出投诉，我们会选择果断扼要的方式；如果我们是和朋友交谈，则会通过友好的方式提供信息。

当面对面交谈时，甚至是打电话时，我们都会采用恰当的肢体语言和面部表情。有时我们不会意识到这个过程，但是它们非常有助于我们得到他人的理解。

我们还可以通过其他许多方式来传达自己的看法，例如我们的服装，播放的音乐，墙上悬挂的图画等，都在辅助我们传达一种信息。视觉信息通常会强化我们传达的书面信息和口头信息，所以，无论是商务人员还是其他个人都在运用这种方式。

采取正确的交流方式

基于各种实际原因，我们也需要选择正确的交流方式。譬如说，我们必须态度坚定才能招到出租车，响亮的口哨声和挥动的手臂最有可能得到司机的注意。在喧闹的舞会上，你必须提高声音，

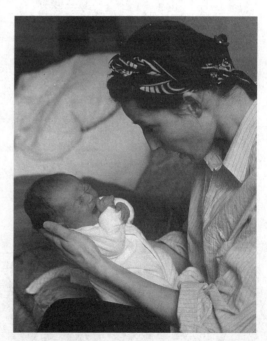

⊙ **哭泣和笑脸**

这个小婴儿已经知道该如何传达自己的想法。当他感到肚子饿、疲劳或不舒服时，他会本能地哭泣，从而引起母亲的注意。这位母亲也在通过笑脸传达她的想法，使婴儿产生安全感。

2月7日 星期六
爸爸和妈妈待在家。我去了黛比家参加派对。

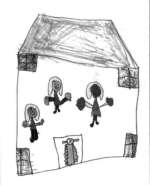

图画信息

儿童常常通过画图这种简单的方式来讲故事，他们有时还在画面上添加文字。这幅画的画面清晰地表达了字面所讲述的故事。

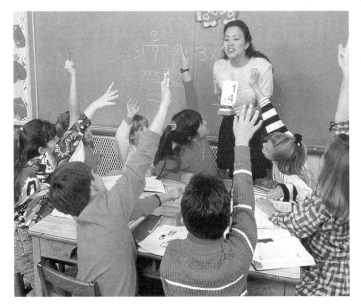

⊙ **肢体语言**

这些学童通过举手表示他们知道问题的答案。他们正在学习运用肢体语言来辅助信息的传达。

别人才能听到你说话。在这些场合中，你可能还需要说话简短些。

在许多场合中，手势仍然是交流的必要组成部分。证券交易所和赛马场都是熙熙攘攘的地方，在这些场合，人们很难进行正常谈话。在商品拍卖会上，人们通过点头、举手或类似方式吸引拍卖师的注意，使交易顺利进行。

此外，你应当在交流中采用对方能够理解的方式，这也是一个有助于你准确表达的重要因素。当你进入一所新学校时，如果你能迅速了解它的传统、规则和条例，你就会很快适应新环境。在你了解了这个学校的人们行事和言谈的方式之后，你就能更好地同教师和同学进行交流，从而顺利地被他们所接受。

克服障碍

有些人在交流方面存在一定障碍，他们的言语能力或书写能力可能受到了损伤，或者是不会使用手势语等其他交流方式，导致他们很难准确表达自己的想法。

在这种情况下，人们常常通过各种精妙的方法来克服困难。英国物理学家霍金因患有神经元疾病不能控制面部肌肉运动，所以失去了说话能力。他在自己的轮椅上设置了一个小盒，这个小盒能够发出单词的声音，他通过这种机械的声音继续表达自己的思想。

如何传达正确的信息

　　我们对一个人的看法不仅取决于他的言语，还有他的穿着、身体语言、生活环境和行为举止。那么我们自己又应当如何传达正确的信息呢？

　　人们常常误解别人传达出来的信息。有时人们还会为了欺骗或激怒别人而故意传达错误的信息。例如许多青少年（14～21岁之间的人）常常穿着怪异的衣服，留奇特的发型，他们想以此引起别人的注意，这是一种反叛父母等上一代人的价值观的行为。

　　在通常情况下，我们还是希望得到别人的理解，所以传达正确的信息是很重要的。然而，要使自己传达的信息取得最满意的效果并非易事。你必须以积极的方式表现自己才能达成某个具体目标。譬如，主人通常在客人到来之前打扫房屋，因为主人不愿传达这样一种信息："我并不在乎你看到一个脏屋子。"传达正确的信息还有助于你培养自信心。

　　有时，你不经意的行为也会传达一种错误的信息。当你和朋友谈话时，如果你的注意力被别的事物吸引，朋友可能会认为你对这段谈话没有兴趣或是感到厌烦。一个精神紧张的人往往会给别人留下疏远或不可信任的印象，尤其是在他避免视觉交流的情况下。

　　如果你能够更加自觉，你就能避免传达错误的信息。因为你对自己了解越深，就越清楚别人对你的印象。

面试

　　你可能为了进入某一所学校或俱乐部参加过面试。在面试中迟到会传达一种消极的信息：我是不可靠的。那么你从一开始就处在一个不利的位置上；在面试时到得太早则会使人认为你是个容易紧张的人。

　　在面试之前，面试者可能已经根据你的书面申请表对你形成了某种印象，

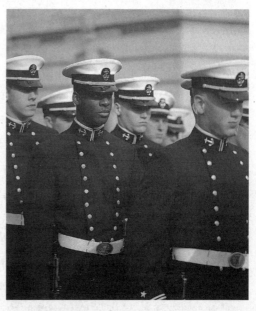

⊙ **清晰的信息**

这是一组海员，他们的制服清晰地传达了这种信息，而且他们的站姿也强化了这一信息。

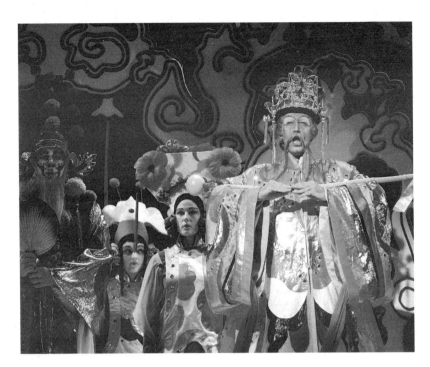

你得到了面试机会这个事实说明你在书面申请表中传达的信息是积极的。

你可以通过着装强化你想要传递的信息。即使你的服饰并不华贵，只要整洁大方就会给人留下好印象，肮脏的衣服或鞋则是不可取的。你的着装传达了你愿意做出努力的信息。

不要忘记面试者也在传达自己的信息。仔细倾听面试者的说话内容，清晰地回答所有问题。如果最后没有成功，你应当努力找出失败的原因——你很可能传达了错误的信息。

在学校

学校是练习传达正确信息的理想场所，培养良好的表达能力不仅有助于你在学校内的生活，而且对你以后的人生也是很有帮助的。

你对课程表现出的兴趣，例如认真听讲和参加课堂讨论，能够使你从课程中获得最大收益，而且你会在这个过程中感到学习的乐趣。

你也可以在书面作业中传达正确的信息：努力保持作业的整洁、有条理；使用正确的语法；使用词典和其他工具书增加词汇量，确定字词的用法正确。

知识库

● 形成对某个人的第一印象需要约 4 分钟，而非语言交流的作用比重高达 93%，其中 55% 取决于穿着，38% 取决于肢体语言和语调，语言的作用比重只有 7%。

● 穿着得体的人常常会得到别人的尊重。

视觉交流的几种形式

我们的眼睛在交流中起着双重作用。首先，我们用眼睛来观察世界，向大脑传递周围环境的信息；其次，眼睛会向别人传递我们的想法和情绪。

我们主要通过眼睛来探索周围世界。眼睛不断地向大脑传递着视觉信息，大脑对接收到的信息进行加工，然后形成视觉。

视觉能够帮助我们辨别安全与危险。例如当我们在街上遇到一条棕色的多毛动物时，可能会认出这是我们邻居家的狗，因为我们知道这是一条友好的狗，所以不必躲避它。在这个过程中，我们先对这条狗进行观察，然后在此基础上做出判断。虽然我们的听觉和嗅觉等其他感官也在这个过程中起着一定作用，但是最先向我们提出警报的却往往是视觉。

观察

我们在同别人交流时也会使用视觉来观察，进而做出判断。我们在同别人开始交谈之前先通过眼睛了解对方的情绪和感受。例如某个男孩答应了父母会早点回家，但是他深夜才回去，在进入家门之后，他只要观察父母的表情甚至眼神就能知道他们是否在生气。

在交谈开始之后，视觉的线索也仍然很重要。我们在交谈时通过观察对方的表情来领会他们的潜台词：他们是否在关注我？我所说的内容是使他们高兴、悲

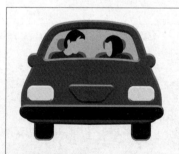

没有文字的故事

这几幅图片讲述了一个故事：一个司机只顾和乘客交谈，以至于忽略了前方有河的警告标志。在所有语言中，图画都具备交流功能，甚至无须文字说明就能被所有人理解。这种方法被广泛应用于广告宣传和提示信息（例如机场通告）中，还能够满足不具备阅读能力的人群的需求。

伤还是生气？我们对别人说话内容的理解在很大程度上依赖于视觉，不过我们常常没有意识到这一点。

视觉交流的其他形式

我们不仅使用眼睛了解周围世界和别人在交谈时的反应，还通过许多其他方法进行视觉的交流。

在文字被发明之前，早期人类通过图画进行视觉交流。现今在某些文化环境中，图片、记号和符号仍然是重要的交流方式。

即使是在文字发达的文化环境中，绘画、海报和雕塑等视觉艺术依然是重要的交流形式。

对书面语言的阅读也是一种视觉交流的方式，这种方式在现代社会中占据很大比例。我们的学习和娱乐的很大部分都是对书本、电脑屏幕和打印资料的阅读。

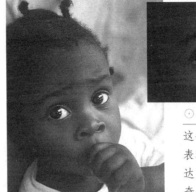

眼睛最真

⊙ **思考**

这个儿童的大眼睛富有表现力，他可能是在表达对看到的事物的惊奇，也可能是在恳求抚慰。我们的眼睛不仅能够观察事物，还能够表现情感。

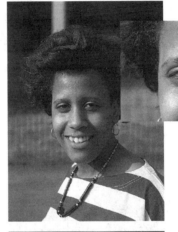

⊙ **快乐**

我们愉快的表情常常能激发别人愉快的回应。视觉的交流通过整体面部表情得到加强。

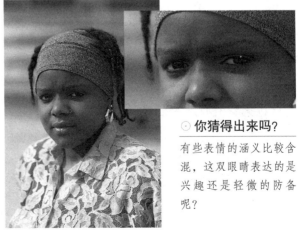

⊙ **你猜得出来吗？**

有些表情的涵义比较含混，这双眼睛表达的是兴趣还是轻微的防备呢？

享受触觉交流

　　触觉也是一种基本的交流方式。有的触觉交流比较正式，例如握手；有的触觉交流比较随意，例如拥抱。我们常常使用触觉表达我们的情感。触觉甚至可以治疗疾病。

　　人类生来便有一种同他人进行身体接触的需求。新生儿往往会形成对另一个人的依恋，通常这个人是他们的母亲，这是一种生存的本能。婴儿在父亲或母亲的怀抱中感到最快乐、最安全，因为他们在同自己熟悉的人进行亲密的接触。

　　在成长过程中，我们的触摸行为逐渐谨慎起来，很少触碰我们不太熟悉的人，因为担心这种看似亲昵的行为会冒犯对方。

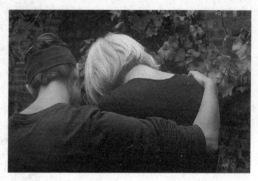

⊙ 令人安慰的拥抱

情侣的拥抱使得女友得到安慰，同时，这位男友也从中得到了宽慰。其实，拥抱是一种能使双方都感觉良好的交流方式。

传达信息

　　人们见面时常常握手，这种行为表达了乐于见到对方的信息。当人们达成一项商务项目时，常常以握手告终，握手这时的含义是合作。

　　亲吻家人或朋友是一种问候形式，它所传达的信息是"我爱你"。恋人常常用手臂环抱对方，因为他们珍视这种亲密感，同时他们以这种方式告诉别人他们的关系。

　　触觉交流有时是随意，甚至是无意识的。你可能会本能地抚摸一个刚经历家庭变故的朋友，以此表达你对他的支持。幼童愤怒或心烦意乱时常常动手打别人，他们长大之后逐渐学会了更好地表达自己情感的方法。

　　对于盲人和视力不健全的人来说，

布莱叶盲文

● 布莱叶盲文是一种供盲人使用的书写和印刷系统，每组凸点分别代表字母、数字或标点符号。盲人通过指尖触摸阅读盲文。

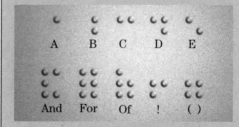

触觉是一种重要的交流工具，例如他们的手杖可以使他们避开路上的障碍物。盲人能够通过触摸别人的手来辨认出他们。人们或动物同盲人之间的身体接触具有重要的安抚作用，能够减缓盲人的孤立感。

在人们失去视力之后，他们包括触觉在内的其他感官会变得十分敏锐。盲人掌握布莱叶盲文系统（上页）之后，能够通过触摸书页上的凸点进行"阅读"。他们熟练之后每分钟能够"阅读"50个字词。

触觉治疗

在医疗业中，触摸也是一种重要的治疗方式。我们去看牙医或足医时，触摸是不可避免的。病人在看医生时常常觉得紧张，因此医生适当的接触很重要，他可以借此使病人放松。

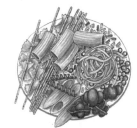 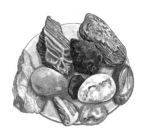

意大利通心粉　　　　石头

触觉告诉我们的信息

触觉不仅在人际交流中起着重要的作用，还能向我们传递周围环境的信息。即使被蒙上眼睛，你也能区分出上图中这两组不同的物体，因为每组物体向你传达了不同的重量、形状和质感。握手的力度往往能够展现一个人的性格，所以掌握适当的力度很重要。握手力度太大会给人留下专横的印象，力度太小则显得自己性格孤僻。

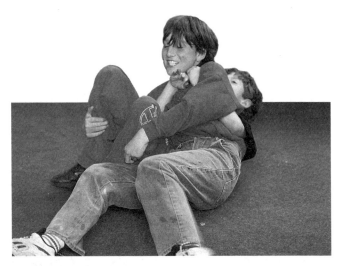

⊙ 信任

这两个男孩在像小动物一样翻滚打闹，他们喜欢这种接触，并且在这个过程中建立信任。

近年来触觉这种治疗方式的使用越来越广泛：反射论者通过触摸人们的脚掌做出诊断，从而治愈身体其他部位的疾病；香料治疗通过在体表按揉精油取得舒缓紧张的效果；针灸通过穴位上针的接触减轻各种疼痛和敏感症状。

不过这些治疗方法都遭到某些医师的质疑，他们认为这些方法没有坚实的药物基础。

肢体语言的交流

别人在倾听我们说话的同时往往还会观察我们，这是我们常常忽视的一点。非言语表达在建立自己的整体形象方面也起着部分作用，它包括服装、修饰、口音、语调和肢体语言（手势、姿势和面部表情等）。恰当的肢体语言有助于你同别人建立良好的人际关系。

我们常常以为只有动物才使用姿势、和信号进行交流，其实人类也有类似的行为，非言语表达在人们激动时尤其常见。

当某个人接到电话里传来的坏消息时，你会看到他的面部表情变化和姿势移动，他还可能将手插在头发中。如果人们对听到的内容不甚理解，他们常常会皱眉，或者把脑袋侧向一边。下次看到别人打电话时，你可以尝试根据你看到的线索猜测他听到的内容。

肢体语言囊括了各种各样的姿势，其中一些姿势比较微妙。不过，一些基本的信号仍然很显而易见。

观察

人们通过合拢双臂或把手臂挡在身体前形成一种屏障，防止别人靠近。不停用脚尖点地的动作透露了紧张或不耐烦。如果某个人站起来同坐着的人说话，通常显示他渴望权力。

如果你能够看懂别人的肢体语言，就可以判断对方是否言不由衷。你可以通过观察对方的反应，或是他的身体朝向你的角度来判断他如何看待你的说话内容。

你需要充分运用你的观察力才能准确地理解别人的肢体语言。同

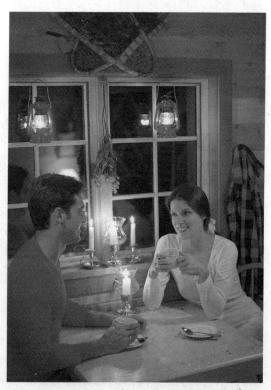

⊙ **愉快和放松**

这一幕情景在餐馆中很常见，双方都在微笑，放松地看着对方的眼睛。这位女士希望取悦这位男士，所以她的身体倾向他的方向。他的身体也没有完全后撤，这说明他在这个场合中感到很惬意。

时，你自己的肢体语言也会反映你的情绪。譬如说你生气时是不是会握紧拳头，或者尴尬时是不是会移开视线。

当人们同交谈对象相处融洽时，他们展现出放松和坦率的姿势，并且保持充分的视觉交流。如果你的交谈对象对你有好感，他的肢体语言、动作乃至语调都会与你相似。

当人们紧张、厌烦或者不舒服时会避免接触别人的目光。人们有戒心时也会移开目光，看着地板，拖着脚走路或者合拢双臂。

隐藏情绪

当你需要隐藏自己的真正情绪时，改变肢体语言是一种有效的方式。例如，人们夜里独自回家时常常会感到紧张，这时你除了采取避开黑暗地界等常见的防范措施之外，还可以通过积极的态度把潜在的危险降至最低。如果你认为自己很容易受到攻击，你的走路方式就会反映出你的心态。如果你故意昂着头大步走，不仅能够增强信心，还可能避开潜在的袭击。

当你需要证明自己的能力时，这一策略同样适用。在压力很大的情况下对自己说"虽然我紧张，但是这件事我能做到"，这有助于你给别人留下放松、自信的印象。

你可以通过观察街头或商店里的人来增强自己理解肢体语言的能力。测测你能够看出哪些非言语线索，观察那些在餐馆中吃饭的人，并判断他们之间的关系。随着观察经验的积累，你对自己的肢体语言所透露的信息也会更加了解。

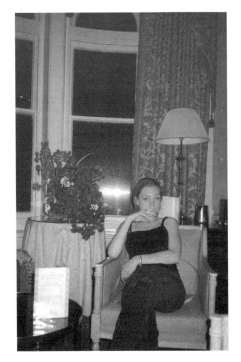

⊙ **不要靠近我**

一个姿势的力量可能胜过一千句轻蔑的话语，这双眼睛在说"不要过来"。挡在嘴巴上的那只手传达的信息是"不要希望我会笑"，这个动作强化了眼睛的效果。手臂挡在胸前，形成一个自我保护的屏障。

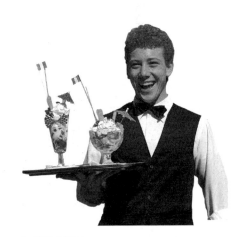

⊙ **笑容满面**

这位服务员成功地扮演了自己的角色，开朗的表情会带给他更多的小费。顾客很可能会以宽容和满意的态度积极回应他的笑容。

留下你的独特印记

人们基于各种原因会在交流中留下自己的印记：每个国家通过国旗和国界宣示对地区的所有权；青少年常常把房间装饰成自己喜欢的风格；艺术家会在自己的作品上签名。这种留下自己标记的方式一方面是为了表达个性，另一方面则是为了得到他人的认同。

人类总是渴望留下自己的印记，这是人类的一个基本特征。我们以各种方式留下自己的标记以达到不同的目的。在人类历史早期，人类通过这种方式捍卫自己的土地，因为土地为他们提供了食物、安身之所和其他宝贵资源。

人们今天仍然保留着这样的行为。每个国家在地图上标出自己的国界线，在自己的领土上悬挂国旗，以此对外宣告对国土的所有权。我们的花园栅栏和门牌号也是一种小规模的"领土"标记。

表达个性

人们喜欢以留下标记的方式来表达自己的个性。两所外观相似的房屋内部往往存在很大的区别，这些区别体现在家具和壁画的选择以及它们的摆放位置上，因为每位主人都试图在自己的房间里打上个性的印记。我们穿着的服装，拥有的物品，乃至签名的方式都是我们在社会上留下个人印记的方式。

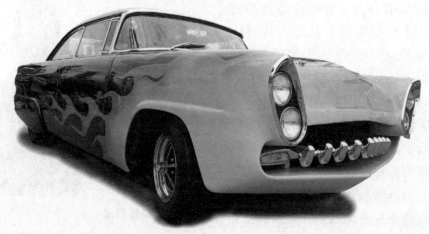

⊙ 标榜个性

这辆车显然不适合那些不喜欢出风头的人，它是用来吸引注意力的。顾客通过订制来改变轿车等大规模生产的商品的外观，他们因而能够在自己的所有物上打上与众不同的标记。

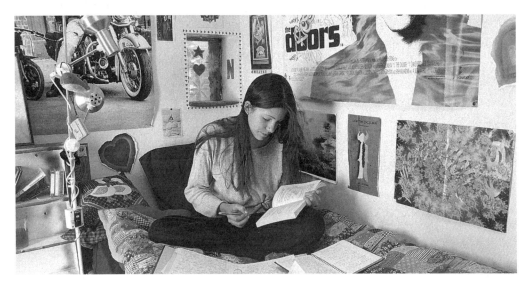

⊙ **个性形成**

这个女孩正处在建立自己个性的重要阶段，她为自己创造了一个个人空间。她所选择的海报反映了她的个人兴趣，而不是她的父母或姐妹的兴趣，这是一种表达自我的方式。

去世的人们会通过墓碑和墓园等方式留下自己的印记，以供后人怀念。还有的人把自己收藏的图书或艺术品捐献给社会，这也是使公众怀念自己的方式之一。

对大多数人来说，生儿育女是留下自己印记的最重要的方式。父母遗传给子女的基因决定了子女很多方面的特征，子女的外表和气质会和父母部分相似。所以虽然我们都是独立的个体，但是我们和自己的父母之间仍存在很多相同之处。

> ## 知识库
>
> ● 某些"领土"标记具有很高的价值。著名艺术家的作品签名不仅表明了作品的创作者，还增加了作品的价值。
>
> ● 中国的长城是世界上最长的边界标志。
>
> ● 每个人的指纹都是一个独一无二的标记。

团体标志

商业团体也像个人一样需要表达自己的个性，达到引人注目的目的，这一点极其重要。

许多公司都竭尽全力建立自己的标志，希望借此给客户留下深刻的印象。许多公司的产品和文具上都印有一个特有的标记，这就是商标，许多商标都是闻名全球的。有些公司还有自己的宣传语（宣传语通常是一个很容易记住的短语）。公司常常通过版权保护自己的设计，防止它们被别人使用。

旅馆这种团体也有自己的标志，它们的正面设计、内部装修和员工制服常常是统一的。这种全球统一的标准会给顾客带来安全感。

第四章

健康与疾病

如何塑造优美体形

　　食物为我们提供生存所需的能量，使人体器官得以维持正常功能；食物还为人体组织提供营养物质，促进生长发育和伤口修复。但是饮食过量则会使人发胖，导致高血压和心脏病。

　　人体需要摄入多种食物才能维持健康。均衡的饮食应该包括适量的碳水化合物和充分的蛋白质。其中碳水化合物是人体主要的能量来源，蛋白质为细胞生长和修复提供了原料。

　　维生素是维持人体健康所必需的物质，其中纤维素起着强化消化系统功能的作用，但是大多数饮食都包含过量的脂肪，导致体重超标。由于每个人年龄和日常活动的不同，人们所需食物量也有显著差别。譬如说一个年轻的运动员所需食物量会超过一个活动量很少的老人。

食物摄入量的控制

　　食物中的能量是以焦[耳]（量词。法定热量单位，简称"焦"。1卡＝4.1868焦。"卡"是"卡路里的简称）衡量的。成人平均每天需要摄入6280焦（1500卡路里）的能量。10岁以上的儿童和青少年正在迅速地生长发育，他们每天需要摄入 8373 ～ 10467

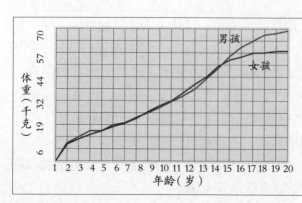

○ **体重和年龄**

这幅图表显示了男孩（绿线）和女孩（红线）从出生到20岁之间各自的平均体重增长。虽然各人体格的差异等因素也会影响体重，但是基本而言，体重低于图中线条所示表示体重过低，高于图中线条所示则表示体重过高。图中还显示出14岁之后的男孩体重超过同龄女孩。

焦（2000 ~ 2500 卡路里）的能量，这些能量主要包含在碳水化合物、蛋白质和维生素中。

然而，青少年往往不喜欢规律饮食，而喜欢快餐和速食，这些食品含有大量的糖分、添加剂和脂肪，而蛋白质含量却很低。食用这类食品很容易导致摄入能量超标，如果食用者缺乏规律的锻炼，过多的能量就会转化为脂肪。

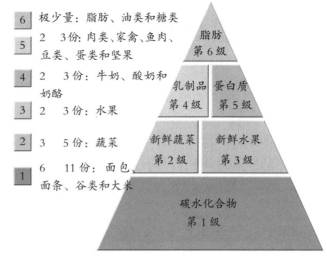

6	极少量：脂肪、油类和糖类
5	2 3份：肉类、家禽、鱼肉、豆类、蛋类和坚果
4	2 3份：牛奶、酸奶和奶酪
3	2 3份：水果
2	3 5份：蔬菜
1	6 11份：面包、面条、谷类和大米

◉ **食物金字塔**

丰富均衡的饮食是保持身体健康的必要条件。这个金字塔标明了各种食物的每日适当摄入量。蛋白质、牛奶、水果和蔬菜均有助于维持人体生理系统的正常功能。

在日常生活中健康的早餐是非常重要的，诸如果汁、谷类食品和烤面包。如果你喜欢吃零食，那么你最好以水果和坚果代替糖果等高脂肪食品。本页的食物金字塔显示了每日均衡饮食所需摄入的各种食物量。

超重

超重会对人的健康构成潜在的威胁。超重的儿童和青少年在成年后会遇到许多健康问题，而这些问题本来是可以避免的。肥胖人群患背部疾病、关节炎、心脏病、循环不畅和呼吸困难的概率较大。

人们为了减轻体重设计了上百种饮食方案，但是大部分并不奏效。最有效的方法是每天减少摄入 2093 ~ 4186 焦（500 ~ 1000 卡路里）能量，在这个额度下你还可以偶尔享受一些零食。

营养不良

我们都在电视屏幕上看到过饥饿儿童的悲惨照片。当人体不能从食物中摄取能量时首先分解脂肪，然后从肌肉中分离出蛋白质。蛋白质缺乏会导致液体潴留，因此营养不良的儿童腹部会出现肿胀。最终心肌衰弱，无力将血液运往全身，导致死亡。

许多人因为受到流行风尚等因素的影响而节食，然而过度节食则可能导致神经性食欲缺乏。这种患者误以为自己超重，拒绝进食。这既是一种生理疾病，又是一种心理疾病，患者可能需要接受治疗才能康复。

威胁健康的因素

我们必须认真照顾自己的身体才能维持生命的最佳状态。许多富裕国家国民的疾病大都是由不健康的生活方式导致的。饮食失衡、高度紧张、缺乏锻炼以及酒精和烟草的摄入都增加了心脏病等疾病的发生概率，严重者甚至会导致残疾和过早死亡。

缺乏锻炼是威胁健康的首要因素。在青春期后期有些人坚持锻炼，从而得以保持健康的体魄；另外的一些人停止了规律锻炼，导致肌肉和关节逐渐衰弱。锻炼能够提高人体的活力，并且能起到预防疾病的作用。

人们所面临的危险

最新研究表明，吸烟人群中至少有一半死亡较早。人们普遍认为吸烟会增加患肺癌的风险，但是很少人知道肺部以及胆囊等部分的恶性肿瘤也和吸烟有关。香烟中的尼古丁会使血管变窄，尤其是腿部血管，严重者甚至需要进行截肢手术。

滥用毒品等物质虽然会给人带来暂时的愉悦感，但是服用毒品以致中毒和上瘾都会影响健康，甚至导致死亡。

酒精也是一种有害物质。酒精作为一种麻醉剂，会使人体的许多功能衰退，诸如大脑活动减少，协调能力降低和反射活动减慢。少量饮酒对心脏是有益的，但是过量饮酒则会使血压升高和心肌衰退。酒精中毒会对肝脏造成损害，导致有毒物质在血液中积留，最终引发死亡。

在某些情况下，我们需要特别防范威胁健康的因素。例如在到某些热带国家旅游之前，游客应当接种霍乱、黄热病和伤寒症等疾病的疫苗。此外，游客还应

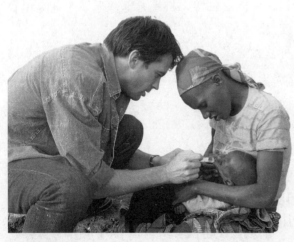

⊙ 接种疫苗

这张照片展示了一个婴儿在接种小儿麻痹症、破伤风和百日咳的疫苗的情形。疫苗的使用大大降低了这些疾病的发病概率。

当咨询医师关于饮用水安全等方面的意见，以避免感染痢疾等当地疾病。

医学进步

发达国家的居民有条件选择健康的饮食，在感染疾病时也能迅速得到治疗。相比之下，不发达国家的居民则没有这么幸运，他们的健康常常受到威胁。不过，随着医学的进步，人类已经通过疫苗接种（见第91页）彻底根除了天花，并大规模降低了麻疹和百日咳的发病率。此外，痢疾的发病人数也大大减少。艾滋病仍然是人类健康的最大威胁，但是性教育的普及正在起到预防艾滋病的作用。

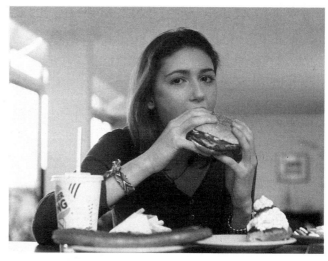

⊙ **速食食品**

许多青少年都喜爱速食食品，但是这些经过多重处理的食品往往含有大量脂肪，所以单一的速食食品不能为人体提供均衡的营养。

知识库

● 天花是第一种被人类彻底根除的疾病。

● 人类发现细菌一个世纪以后才发现细菌会导致疾病。

● 仅2004年一年，饮用水消毒技术就挽救了尼泊尔900个婴儿的生命。

⊙ **饮酒和吸烟的不良作用**

如图所示，吸烟和饮酒过量会损害人体的各种器官。

肺
每天吸烟超过10根的人群中有1/3会感染肺癌。尼古丁还会损害肺部组织，导致呼吸困难。

肝脏
过量的酒精会损害肝细胞，导致肝功能衰竭和过早死亡。

大脑
酒精抑制大脑的活动，并最终导致大脑功能丧失。吸烟会减少大脑的供血量。

心脏
吸烟会堵塞心脏内血管，饮酒会降低心肌的力量。

肾脏和胆囊
吸烟和饮酒都会对两者造成损伤。尤其是尼古丁，常常导致胆囊癌的发生。

血液循环
尼古丁会使血管变窄，尤其是腿部血管，严重者可导致坏疽乃至截肢。

人体的两大杀手

人体常常会受到细菌和病毒等微生物的感染。某些微生物对人体是有益的，例如大肠杆菌能够加强食物消化，但是大多数微生物都是有害的，有些甚至会威胁到生命。

细菌是单细胞的微生物，各种细菌的形状差别很大。细菌飘浮在空气中或存活于水中，如果人们将细菌吸入喉部和肺部，或者饮用被污染的水，人体就会受到细菌的感染。呼吸、打喷嚏、咳嗽以及接触感染区域都是细菌的传播途径。

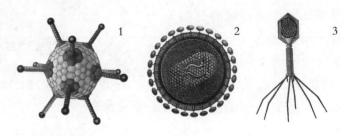

⊙ **病毒的形态**

病毒有多种多样的形态，上图显示了其中 3 种病毒的形态。腺病毒会感染喉咙和鼻子等部位，其特征是尖头构造，见图 1；艾滋病病毒的表面覆盖着坚固的蛋白质，见图 2；抗菌素是一种侵袭细菌的病毒，它的尾部是纤维，见图 3。

细菌感染会形成脓汁，脓汁是一种黏稠的黄色液体，其中含有已经死亡的细菌和人体细胞。扁桃体炎和结膜炎是两种常见的细菌感染，二者都是由链球菌引起的。结膜炎发生在眼睛的部位，感染率很高，患者多为在校中小学生。结膜炎患者眼睛发红，渗出的脓汁会粘住眼睛。细菌感染还可能导致更加严重的病症，包括痢疾、肺炎、梅毒和脑膜炎。

抗生素能够破坏细菌的细胞膜，从而杀死细菌。但是，因为抗生素被大量应用于许多人体免疫系统原本能够自行处理的疾病，结果导致细菌已经开始形成抗药性。

细菌

大多数细菌都有坚固的胞壁，胞壁包裹着遗传物质，但是细菌没有明显的细胞核。胞壁之外往往还裹着一层胞囊。一些细菌还有便于游动的"鞭毛"或"尾巴"。在显微镜下观察时可以看到每种细菌都有自己的特点，图中的4种细菌分别是：引发梅毒的螺旋状菌（图1）；引发霍乱的弧菌（图2）；引发痢疾的杆菌（图3）；以及引发扁桃体炎的链状球菌（图4）。

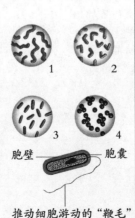

推动细胞游动的"鞭毛"

病毒引起的疾病

病毒是导致疾病的最小作用者，数亿个病毒才能覆盖一个针尖。病毒会导致多种疾病，例如感冒、小儿麻痹症、流感和麻疹。发达国家已经通过疫苗接种基本根除了小儿麻痹症。普通的感冒是由上百种病毒所引起的，因此很难治愈。

抗生素不能杀死病毒，人体必须产生针对各种病毒的抗体才能杀死它们。病毒本身不能繁殖，因此需要寻找寄主，它们进入寄主细胞之后利用其中的营养物质进行复制。当病毒完全占据寄主细胞之后，寄主细胞爆裂，释放出病毒细胞。人体免疫系统能够杀死感冒等病毒，但是不能破坏艾滋病等强大的病毒。

⊙ 艾滋病病毒感染者

艾滋病病毒可能在人体内潜伏多年，到达一定阶段后图中这些症状都会出现。

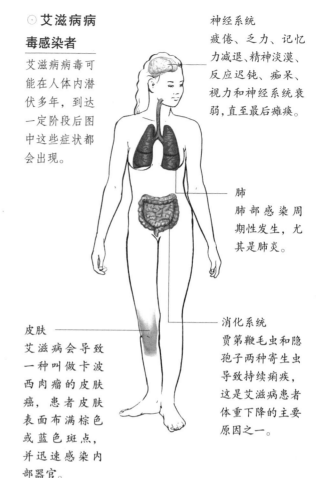

神经系统
疲倦、乏力、记忆力减退、精神淡漠、反应迟钝、痴呆、视力和神经系统衰弱，直至最后瘫痪。

肺
肺部感染周期性发生，尤其是肺炎。

消化系统
贾第鞭毛虫和隐孢子两种寄生虫导致持续痼疾，这是艾滋病患者体重下降的主要原因之一。

皮肤
艾滋病会导致一种叫做卡波西肉瘤的皮肤癌，患者皮肤表面布满棕色或蓝色斑点，并迅速感染内部器官。

细菌破坏细胞的过程

图 1 显示了细菌释放毒素的过程。毒素进入人体细胞后改变细胞的若干化学反应。在白喉症的例子中，毒素通过抑制蛋白质合成破坏心肌。

图 2 表明某些毒素能够使毛细血管中的血液凝结。细胞壁受损也会导致血液渗漏，引发脑膜炎的脑膜炎球菌即是一例。

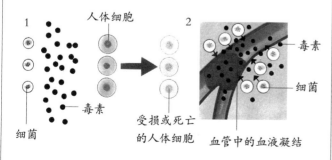

1
人体细胞
细菌
毒素
2
毒素
细菌
受损或死亡的人体细胞
血管中的血液凝结

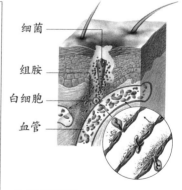

细菌
组胺
白细胞
血管

⊙ 伤口感染

伤口受到细菌感染之后，人体细胞释放一种叫做组胺的物质，组胺会引发炎症反应，并且包裹细菌。这时血管变粗，白细胞穿过血管壁到达组织杀死细菌。

人体的防御战

人们周围遍布着细菌、病毒和其他肉眼看不到的微生物，它们侵入人体之后会进行自我复制和扩散，直到被人体内的防御机制杀死。

空气中充满了各种肉眼看不到的微生物，它们不断地落在我们的皮肤、衣物、食品和其他物品上。大多数微生物是无害的，但是某些微生物会引发感染。感冒和喉咙痛等感染性疾病通常很快就会痊愈，而肺炎等疾病会导致致命的后果。

人体表面存在若干种防御微生物侵袭的机制，其中皮肤的作用最为重要，大多数微生物都无法穿透健康的皮肤。

白细胞

某些微生物能够穿过人体表面的防御机制进入血液或其他内脏部位，在这种情况下，白细胞（见第89页）成为人体的第一道防线。白细胞分为3种，其中巨噬细胞和粒细胞能够彻底吞噬微生物。

淋巴细胞是另一种白细胞，这种白细胞通常在

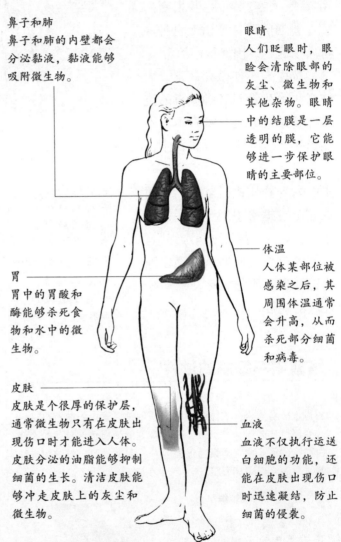

鼻子和肺
鼻子和肺的内壁都会分泌黏液，黏液能够吸附微生物。

眼睛
人们眨眼时，眼睑会清除眼部的灰尘、微生物和其他杂物。眼睛中的结膜是一层透明的膜，它能够进一步保护眼睛的主要部位。

胃
胃中的胃酸和酶能够杀死食物和水中的微生物。

体温
人体某部位被感染之后，其周围体温通常会升高，从而杀死部分细菌和病毒。

皮肤
皮肤是个很厚的保护层，通常微生物只有在皮肤出现伤口时才能进入人体。皮肤分泌的油脂能够抑制细菌的生长。清洁皮肤能够冲走皮肤上的灰尘和微生物。

血液
血液不仅执行运送白细胞的功能，还能在皮肤出现伤口时迅速凝结，防止细菌的侵袭。

⊙ 人体防御机制

皮肤是人体防御机制的重要组成部分。除此之外，防御机制还保护着人体中没有被皮肤覆盖到的部位，使它们免受微生物的侵袭。

骨髓或位于胸腔下方的脾脏中合成。淋巴细胞能够生成一种蛋白质——抗体，抗体能够像钥匙插入锁孔那样牢固地附着在细菌上，然后破坏或杀死细菌。在这个过程中，白细胞在血液和淋巴液中流动并自行复制。

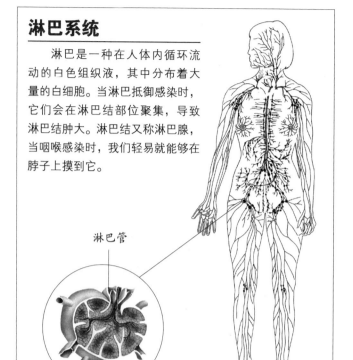

淋巴系统

淋巴是一种在人体内循环流动的白色组织液，其中分布着大量的白细胞。当淋巴抵御感染时，它们会在淋巴结部位聚集，导致淋巴结肿大。淋巴结又称淋巴腺，当咽喉感染时，我们轻易就能够在脖子上摸到它。

淋巴管

淋巴结

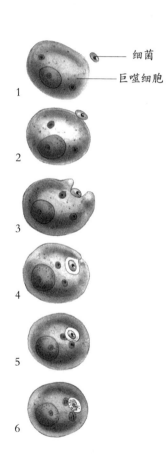

细菌

巨噬细胞

1

2

3

4

5

6

⊙ 巨噬细胞消灭细菌的过程

巨噬细胞是白细胞的一种，上图说明了巨噬细胞消灭侵入人体的有害细菌的过程。巨噬细胞首先吸附细菌，然后包裹细菌，并最终将其消灭。

免疫

当人体受到细菌或病毒侵袭时，生理防御机制被激活，向细菌或病毒中注入一种对人体本身无害的有机体达到破坏它们的效果，这种有机体被称为疫苗。疫苗能够使人体产生抗体，所以接种疫苗能够起到免疫的作用。

针对小儿麻痹症、破伤风、百日咳、腮腺炎和麻疹的疫苗接种已经十分普遍，这些措施大大降低了这些疾病的发病率。世界卫生组织进行的大规模疫苗接种项目已经从世界上彻底根除了天花。

在免疫机制杀死细菌之后，免疫过程中形成的抗体仍然停留在人体内，人体从而形成对该种细菌的终生免疫。当这种细菌再次侵入人体时，抗体就会迅速发挥作用。如今所有的婴儿在出生几个月后都要接受一系列疫苗接种，并且在童年期补足后续剂量。

药物疗法和自然疗法

现代医学已经能够治愈许多过去人们无能为力的重症病。病人在治疗过程中通常需要服用正确的药物，但是所有的药物都会产生副作用，因此许多人转向了各种自然疗法。

医学上所使用的药物数目十分庞大，而且每年都有新药被开发出来。阿司匹林等药物通过降低痛源对脑部的刺激发挥镇痛的作用；吗啡等药物能够降低脑部对疼痛的敏感程度；类固醇能够治疗炎症，因此被用于缓解关节肿大、哮喘以及皮肤问题。

抗生素能够杀死细菌，这是医学史上最伟大的发现之一。青霉素是最早被发现的抗生素，它的发现者是英国细菌学家弗莱明。现在人类已经发现了许多种其他抗生素，并且将它们应用于治疗炎症。在抗生素被发现之前，伤口感染往往会扩散，导致血毒和坏疽（组织坏死）。坏疽需要进行切除手术，甚至会导致死亡，直至抗生素的出现才改变了这种状况。

然而，所有药物都会产生副作用。有些人对青霉素过敏，会出现皮疹症状；阿司匹林可能会导致人体内部出血；类固醇会使人增重。因此越来越多的人转向了其他疗法，但是有些医生并不认同这些疗法的有效性。

针灸

世界上有一半人口都接受过针灸治疗，针灸在中国、日本、新加坡、马来西亚和斯里兰卡等地都很普遍。针灸学认为，有一种叫做"气"的能量在人体内流动，气通过手或脚进入人体，然后向上垂直流动，每股气都会流经一个主要器官。

根据针灸学的理论，当气流在某个器官被阻滞时，这个器官就会发病。针灸师将消毒过的小

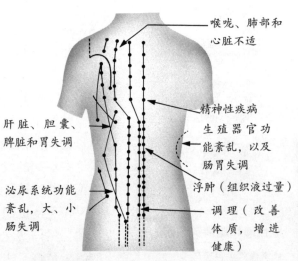

喉咙、肺部和心脏不适

精神性疾病

肝脏、胆囊、脾脏和胃失调

生殖器官功能紊乱，以及肠胃失调

泌尿系统功能紊乱，大、小肠失调

浮肿（组织液过量）

调理（改善体质，增进健康）

⊙ 针灸穴位图

上图中表明了人体背部所分布的各器官的能量最高点。图中的点是人体穴位，将针插入适当穴位就能够起到治疗疾病的作用。

反射疗法

反射疗法是一种古老的疗法，人们认为脚部的各个部位是和全身不同部位相连的，他们通过按摩脚部的不同部位（右侧照片）起到治疗的效果。当病人身体某个部位出现疼痛时，治疗师会按摩脚部的相应部位，"疏导"引起疼痛的能量，达到治愈的目的。

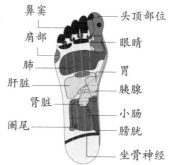

鼻窦 — 头顶部位
肩部 — 眼睛
肺 — 胃
肝脏 — 胰腺
肾脏 — 小肠
阑尾 — 膀胱
— 坐骨神经

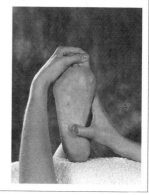

针插入准确的穴位，然后用拇指和食指快速地旋转小针，使更多的气进入人体，以达到恢复能量平衡的目的。

现代针灸学理论认为针灸能够阻止神经传递疼痛，还有一种观点认为针灸能够激发一种叫做脑内啡的镇痛物质。

顺势疗法和草药疗法

顺势疗法的原理和疫苗接种类似，也是将少量的某种物质注入人体，使人体能够抵御该种疾病的侵袭。小儿麻痹症疫苗接种就是将少量小儿麻痹病毒注入人体，使人体产生抗体（见第91页），当人体再遇到这种病毒侵袭时，抗体就会发挥作用杀死病毒。顺势疗法采用药片的形式，其原理与此相同，例如大剂量的土根会引起呕吐，但是土根稀释之后却能抑制呕吐。

草药疗法使用某些植物中天然的化学物质进行治疗。我们现在使用的许多药物都是从植物中提取出来的，例如用于治疗心脏衰竭的洋地黄，它就来源于毛地黄这种植物。

塞浦路斯雪松

刺柏

桉树

薰衣草

⊙ **草药疗法**

草药医学是最古老的医学形式，直到今天仍然有许多人在使用植物汁液治疗疾病，上图是4种常用的草药。草药能够治疗许多病症，包括咳嗽、感冒、胃部不适和关节炎等。

知识库

● 大多中国人都具备一些针灸的基本知识，他们用手指代替针按压穴位，同样能够起到治疗的作用。

● 全世界每年使用8000多万种抗生素，其中1/3都是以青霉素为基础的。

● 据估测，如果发展中国家能够免费使用抗生素，国民的平均寿命将会增加20年。

人体的创伤与自我修复

人体具备惊人的自我修复能力。人体在受到淤伤或擦伤之后都会很快愈合，只有在受伤较为严重时才需要采取医疗措施。

人体受伤的部位通常是皮肤、骨骼以及相关的肌腱和韧带。器官受伤的后果较为严重，诸如眼睛、脑部和肝脏等器官。

伤口

伤口出血最为常见。细胞受损之后，血液中会立即释放一种叫做纤维蛋白原的物质。纤维蛋白原和血液中的血小板结合生成纤维蛋白。纤维蛋白起到覆盖伤口和固定血小板的作用，使血液停止流出。伤口处血液迅速凝结，防止细菌或其他微粒进入人体，然后伤口开始愈合。纤维蛋白在血液凝结处收缩，使伤口边缘聚合并且变硬，于是伤口结痂。在正常皮肤重新生成之后，伤痂自动脱落。

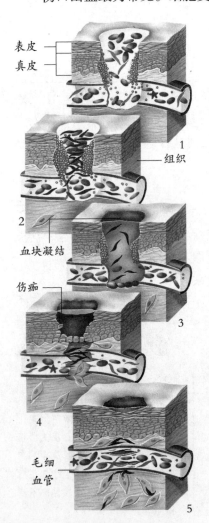

表皮
真皮

1
组织

2
血块凝结

伤痂

3

4

毛细血管

5

新的结缔组织
血小板
红细胞
纤维蛋白原
纤维蛋白
合成血浆的原料

输血

在某些状况下，医生需要采取急救措施防止伤者失血过多，他们通常直接按住伤口。

在急救室中，伤者的伤口被缝合，防止更多出血。如果伤者失血过多，医生便需要将他人的血液通过静脉输入伤者体内，这个过程就是输血。

一般来说，人们的血型分为 A 型、B 型、AB 型和 O 型 4 种。在输血时，需要确保输入伤

⊙ 伤口修复

上图展现了伤口愈合的过程。首先，血液中的血小板和红细胞与受损细胞中的纤维蛋白原结合，致使血液凝结。在接下来的几天内血块硬化结痂。新细胞形成之后，伤痂自动脱落。

者体内的血液和他自己的血型相同，否则他血管内的血液会凝结或生成肿块。医院提倡义务献血，保证充足的血库储备，以救治事故受害者。

骨折

医生通常使用石膏或夹板固定骨折处的骨头末端，骨头在不受到压力的情况下就会自行愈合。另外一种固定方式是借助螺丝钉和胶将金属或塑料支撑物置入伤者体内。如果骨头末端发生错位，医生需要对伤者施行麻醉后将骨头拉回原位。骨折通常几周后就会痊愈。在治疗期间，使用外部支撑物是一种最有效的方法。在胫骨骨折的病例中，医生将钢条嵌入骨折处的上下端，然后

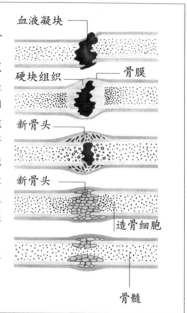

骨头愈合

人体发生骨折后，其周围血液凝结，形成硬块组织。硬块组织是新的骨组织，其外表和骨头类似，但是十分脆弱。硬块组织包裹骨折处，所以骨头在 X 射线扫描下显得肿大。在造骨细胞作用下，硬块组织转变为骨头。骨头逐渐硬化成形，几周之后，肿胀状况消失。骨折通常在 4 ~ 6 周后愈合。

血液凝块
骨膜
硬块组织
新骨头
新骨头
造骨细胞
骨髓

在人体外将钢条连接。由于钢条较重，伤者几天之后才能行走。医生将会在伤者骨头彻底痊愈之后拆除钢条。

如果多处骨折，就需要数种不同的固定递质和接骨板一起使用才能解决问题。

其他组织和器官的再生

因为肌组织能够生成新的纤维，所以肌肉能够再生。肝脏在疾病或事故中受损之后，肝细胞也能够再生。消化系统器官、泌尿系统器官以及肺的表面修复能力都很强，但是肾脏的修复速度很慢。成熟的脑细胞不能再生，但是脑和脊髓之外的神经细胞都能够再生并重新建立连接。

锻炼：身体的保护神

体育锻炼有诸多益处，它可以改善我们的生活质量，并延缓衰老过程。锻炼能够保护关节，使肌肉强健，还能预防年老后心脏和肺等部位发生疾病。此外，心理健康和身体健康也有密切联系，体育锻炼能够增强我们的信心，增加欢笑和幸福。

儿童生性活泼，喜爱游戏、奔跑。我们长大之后，锻炼却逐渐减少。如果我们很早就培养起对运动的兴趣，就可能在长大之后坚持锻炼。从学校毕业以后，会通过参加俱乐部或运动中心等方式来继续我们所喜爱的运动。

锻炼的益处

体育锻炼能加速人体内的化学反应，燃烧多余脂肪。经常进行体育锻炼的人血压低于常人，血液中胆固醇含量较少，因此他们患心脏病的概率也比较低。许多人年轻时意识不到锻炼的重要性，实际上，许多和心脏有关的问题，例如胆固醇的累积在人们年轻时已经开始。锻炼还能改善凝血机制（见第 94 页）的功能，使伤口更快愈合。此外，即使是简单的锻炼也能起到预防关节炎的作用。

选择适合自己的项目

简单的练习便能帮你达到改善健康状况的目的。每天步行 30 分钟，或者每周步行 3 次，每次 1 小时，你的心脏工作效率将提高约 20%，你的血压也会降低约 10%（见第 101 页）。

如果你的运动项目还包括游泳和骑自行车，你的心脏工作效率将提高 30% 左右，同时你的血压会降低 20% 左右。

运动员需要通过锻炼突破自己的身体极限，所以他们能够从中获得更多的健康收益。足球和篮球等团体运动能够最大限度地激发运动员的潜能，当然运动员的个人锻炼也是

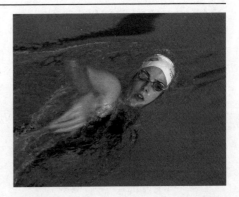

⊙ **游泳**

上图中这位游泳者通过锻炼提高了自己的速度、体力和毅力。她对呼吸肌的锻炼次数增多，这会使她的肺活量迅速增大。同时，游泳能使她保持适当体重，有助于塑造体形。

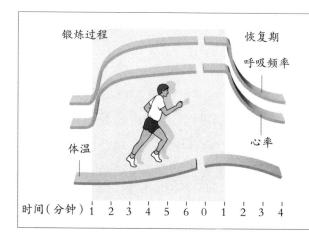

锻炼过程

左图中的跑步者在锻炼过程中心跳和呼吸频率都加快，他每分钟的心跳可能超过 200 次，每分钟的呼吸可能超过 40 次。由于运动产生热量，他的体温也会略微升高。随着他的体力增强，这些指数会迅速降低。恢复期也是衡量一个人的健康状况的标准，健康人的心率和呼吸频率在运动结束后大约 5 分钟内就能恢复至正常状态。

必须的。正常人的平均脉搏是每分钟 70 次，而长期进行高强度锻炼则能使人脉搏降至每分钟不足 40 次，也就是将心脏工作效率提高了。

锻炼的风险性

有一些人死于锻炼，但是这种情况很少见，而且死者通常已经感染病毒或者是运动过度的心脏病患者。我们应当注意到，在参加足球运动的 10 万人中约有 4 人死亡，而从来不进行锻炼的 10 万人中约有 40 人死亡，吸烟的 10 万人中约有 500 人死亡。

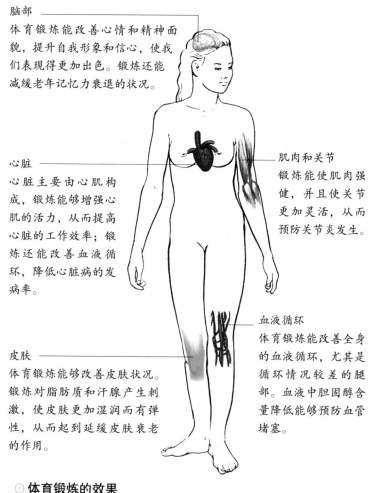

脑部
体育锻炼能改善心情和精神面貌，提升自我形象和信心，使我们表现得更加出色。锻炼还能减缓老年记忆力衰退的状况。

心脏
心脏主要由心肌构成，锻炼能够增强心肌的活力，从而提高心脏的工作效率；锻炼还能改善血液循环，降低心脏病的发病率。

肌肉和关节
锻炼能使肌肉强健，并且使关节更加灵活，从而预防关节炎发生。

血液循环
体育锻炼能改善全身的血液循环，尤其是循环情况较差的腿部。血液中胆固醇含量降低能够预防血管堵塞。

皮肤
体育锻炼能够改善皮肤状况。锻炼对脂肪质和汗腺产生刺激，使皮肤更加湿润而有弹性，从而起到延缓皮肤衰老的作用。

⊙ **体育锻炼的效果**

如上图所示，体育锻炼能够改善人体内许多器官和组织的功能。

运动损伤及其治疗

现在参加体育运动的人越来越多，学校不再是锻炼的唯一场所，很多人都通过运动来丰富自己的业余生活。与此同时，各种运动损伤也会不可避免地增加。不同的运动项目所导致的受伤状况也有所区别，例如足球中的身体接触可能会导致骨折；田径运动员可能会发生肌肉撕裂和韧带撕裂；拳击常常会引起淤伤和内部器官损伤。

和成年人相比，青少年的骨骼比较强壮，而且韧带灵活性好，因此他们很少在运动中受伤。但是许多青少年都热衷于溜滑板、溜旱冰和骑自行车等运动，他们一旦在运动过程中摔倒，就很可能会出现擦伤、划伤、骨折和肌肉损伤等伤病。

骨头受到直接猛烈的冲击或屈曲力时可能发生骨折。手臂和腿部骨骼最易发生骨折，骨折后手臂或腿无法伸直，出现异常弯曲。骨折通常经过 X 射线扫描确诊。骨头发生错位之后，受伤者需要使用外部支撑物。

肌肉撕裂比骨折更常见，它分为肌肉完全撕裂和肌肉部分撕裂两种情况。篮球运动员和棒球运动员的上臂容易发生肌肉完全撕裂，也就是骨骼两端的肌肉和骨骼分离，当他们弯曲手臂时，失去附着的肌肉就会从上臂垂下。

在参加足球或田径等需要奔跑的运动项目时，人们的大腿和小腿部位容易发生肌肉部分撕裂，肌肉部分撕裂常伴有剧痛。在这种情况下，受伤部位肿大，使人们不能继续运动。

人体中的所有关节都是通过韧带固定的。韧带对关节起着支撑的作用，但它

骨折类型

右图介绍了骨折的几种不同类型。第 1 种是单纯骨折，骨头两端没有发生错位。第 2 种是绿枝性骨折，骨头屈曲，但是没有完全断裂。第 3 种是穿破骨折，断骨刺穿皮肤，有感染的危险。第 4 种是嵌入性骨折，骨头两端互相交错。第 5 种是粉碎性骨折，骨头末端裂为碎片。

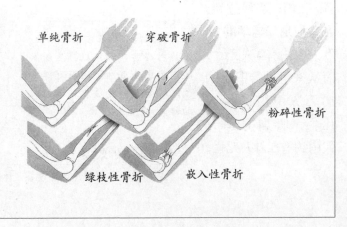

单纯骨折　穿破骨折

粉碎性骨折

绿枝性骨折　嵌入性骨折

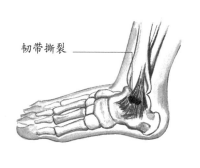
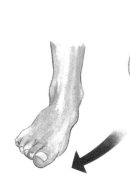
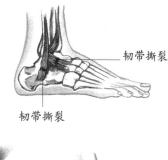

韧带撕裂

韧带撕裂

韧带撕裂

⊙ **踝部韧带撕裂**

脚部的不当扭曲或翻转可能会引起踝部韧带撕裂，导致踝关节肿胀，致使人体无法维持固定姿势。在这种情况下，必须对踝部进行正确的包扎，才能保障韧带复原。

们本身不能像肌肉一样运动。例如膝关节受到膝部韧带的支撑，如果其中某条韧带发生撕裂，膝部就会疼痛肿胀，不能维持固定姿势。

治疗方法

骨折通常需要借助石膏或夹板固定才能康复。

和骨骼相比，肌肉和韧带受伤后的康复速度要快得多，正确及时的治疗更能加速痊愈过程。

肌肉撕裂常常伴有内出血，任何运动都只会使伤情恶化，所以伤者第一天需要充分休息，并且进行冰敷。冰敷能使人体组织降温，起到止血和消肿的作用。为了防止皮肤受到伤害，冰敷时应当使用毛巾。伤者越早进行冰敷，消肿的效果就越好。

用绷带包扎伤口也能起到消肿的作用，但绷带不可绑得过紧。最后伤者还需要把受伤部位抬起固定，使肿胀的组织在重力作用下恢复原状。

在伤口处的疼痛和肿胀消失之后，理疗师将对伤处进行推拿治疗，使肌肉或韧带逐渐恢复力量。

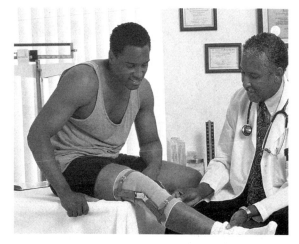

⊙ **膝部韧带撕裂**

这位运动员膝盖部位的十字形韧带发生撕裂。在韧带复原期间，医生会采用夹板支撑他的膝盖。如果韧带撕裂的情况很严重，伤者可能需要接受手术治疗。

心血管疾病诸种

　　人体中的血管构成高度复杂的循环系统，血液循环负责将氧气和养料运送到全身各个组织，同时运走各组织产生的废物。但是，这个精密的系统很容易受到疾病的侵袭，因此会不时发生故障。

　　在循环系统中，除去心脏之外的其他部位都有感染疾病的可能。健康的血液中分布着数百万个红细胞，因此呈现鲜红色。血液流经肺部时，红细胞吸收氧气，然后将氧气运往全身。骨骼中腔的骨髓负责生成血液，因为所有的血细胞都只能存活 80 天左右，所以骨髓需要不断生成新的血细胞。如果骨髓不能合成足够的血细胞，血液将呈现苍白色，不能继续正常运送氧气，这种现象称为贫血。血红蛋白是人体红细胞中负责运送氧气的分子，血红蛋白减少会导致贫血。供氧不足会导致贫血病人呼吸困难。

　　人体受伤失血过多也会引起红细胞数量减少，在这种情况下，伤者可能需要接受输血以维持体内正常血量。

知识库

● 人体内全部血管连接起来的长度是地球到月球距离的一半。

● 据统计，约 10% 的美国人都患有高血压。

● 某些贫血的症状和心脏病类似。

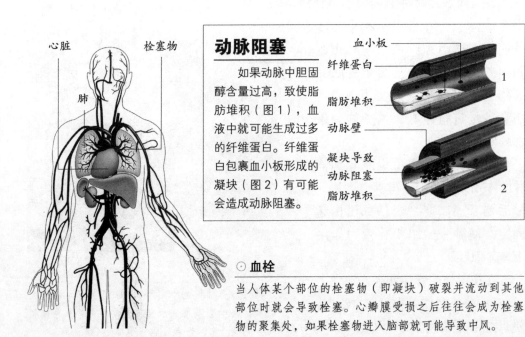

心脏　　栓塞物

肺

动脉阻塞

　　如果动脉中胆固醇含量过高，致使脂肪堆积（图 1），血液中就可能生成过多的纤维蛋白。纤维蛋白包裹血小板形成的凝块（图 2）有可能会造成动脉阻塞。

血小板

纤维蛋白

脂肪堆积

动脉壁

凝块导致动脉阻塞

脂肪堆积

1

2

⊙ 血栓

当人体某个部位的栓塞物（即凝块）破裂并流动到其他部位时就会导致栓塞。心瓣膜受损之后往往会成为栓塞物的聚集处，如果栓塞物进入脑部就可能导致中风。

其他血液疾病

血液中的白细胞具有杀死病菌的功能。当病菌通过呼吸、饮食或皮肤伤口等途径进入人体并造成感染时，白细胞数目就会增多，发挥抵御疾病的作用。

如果人体内白细胞合成不足，就有可能引发严重的炎症，这种疾病称为再生障碍性贫血症。

另一方面，骨髓过度活跃则会导致白细胞不受控制地增长。白细胞数目激增通常是白血病（又称血癌）的症状之一。

其他疾病

血管本身也可能发生病变。腿部静脉壁弱化会导致静脉曲张，这种疾病通常发生在老年人身上。此外，长期站立也会导致静脉曲张，在重力作用下腿部静脉伸长，导致静脉突出并呈现蓝色。

长期盘腿而坐或手术后卧床休息可能会使腿部静脉血液的流动速度减缓，严重时甚至会造成血液凝结，这种疾病称为血栓症。血栓症患者需要通过服药稀释血液，否则小块的血液凝结——栓塞物就可能破裂并流动到肺部，造成胸痛和呼吸困难。

在动脉壁弱化的情况下，它可能向外扩张，形成凸起状，这种疾病叫做动脉瘤。鉴于动脉瘤有破裂的危险，病人需要接受强化动脉壁的手术。

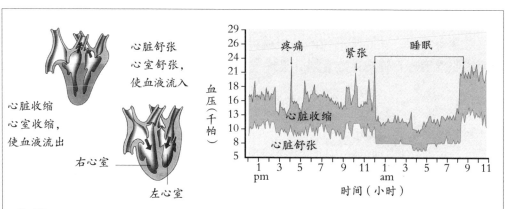

血压

血压是一个衡量心脏运送血液能力的指标数。血压包括收缩压和舒张压两方面，收缩压是心脏收缩使血液流出时产生的压力，舒张压是心脏舒张使血液流入时产生的压力，收缩压高于舒张压。正常的血压是 16.0/10.6 千帕左右，精神紧张和吸烟可能会导致高血压。上图标明了24 小时周期内各种影响血压的因素。

你的心脏健康吗

　　虽然心脏病很少发生在健康的青少年身上，但是人们早年的不良饮食习惯和生活方式都有可能引发心脏病。此外，心脏病往往有家族遗传史，如果你的父母或祖父母曾经患有心脏病，你就需要特别关注自己心脏的健康状况。

　　所有阻碍心脏正常功能的疾病都有可能造成生命危险。虽然有些青少年也会得心脏病（详见下文），不过大部分心脏病患者都是老年人。吸烟、体重超标、缺乏锻炼、摄入过多脂肪和高血压都有诱发心脏病的可能。心脏分流手术和人工心脏起搏器等先进技术是延长心脏病患者生命的重要手段。

青少年心脏疾病

　　先天性心脏病分为几种不同的情形。有些患者体内的主动脉血液流向异常，导致体内缺氧。另外，每200个新生儿中大约就有一个因为心瓣膜形状异常或隔开心脏左右部分的肌肉壁——膈膜上有洞致使心脏不能正常工作，通常这种病情可以通过手术得以治愈。

　　青少年感染风湿热后也可能会对心脏造成伤害。风湿热患者因链球菌感染出现喉咙痛等症状，其心脏部位的组织就可能发生炎症，无法继续正常工作。例如心瓣膜受损后，心脏会逐渐衰竭，最终停止跳动。

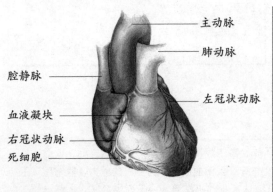

主动脉
肺动脉
腔静脉
左冠状动脉
血液凝块
右冠状动脉
死细胞

⊙ 冠状动脉血栓症

冠状动脉负责向心肌供血，如果冠状动脉被血液凝块阻塞，就会引发冠状动脉血栓症。

动脉阻塞

　　动脉血管内腔，见图1，在健康状况下是宽阔畅通的。吸烟和摄入过量脂肪会使胆固醇和钙质在血管内堆积，从而引发心脏病。患者动脉血管逐渐变窄，见图2，最终形成血液凝块，彻底阻塞动脉。

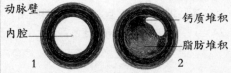

动脉壁
内腔
钙质堆积
脂肪堆积
1　　　　2

冠状动脉血栓症

冠状动脉血栓症是指心肌供血发生故障的病症。如果心肌缺乏足够的养料和能量，心肌就不能正常工作，部分心肌甚至会死亡，导致心脏收缩和心脏舒张出现异常。当病情严重时，患者的心脏会彻底停止跳动，切断全身和脑部供氧，患者在几分钟内就会死亡。

冠状动脉负责向心肌供血。冠状动脉被堆积的脂肪堵塞时会引发心脏病，患者感到胸部剧痛，称为心绞痛。患者的冠状动脉最终会被形成的血液凝块彻底阻塞。另外，精神紧张等因素也可能会引发心脏病。

治疗方法

对于普通的心脏病，患者需要服用增强心脏功能的药物，并纠正引发心脏病的不良生活习惯，包括减少脂肪摄入量、坚持体育锻炼和戒烟等。严重的心脏病患者则需要进行血管重建手术或心脏分流手术。血管重建手术是在患者动脉中放入一个小气球，小气球膨胀后清除血液凝块和脂肪沉积，使动脉恢复通畅。心脏分流手术是用患者腿部的部分静脉替换阻塞动脉，从而使血液恢复正常流动。对于伴有严重心律失常的患者，医生通过在其体内置入人工心脏起搏器使心跳恢复正常。

先天性心膜缺损

有的婴儿患有先天性心膜缺损，患者的一部分血液没有流经肺部吸收氧气便直接在心脏左右两部分之间流动。婴儿皮肤呈现蓝色，并且呼吸困难，必须接受心脏填补手术才能恢复心脏的正常功能。

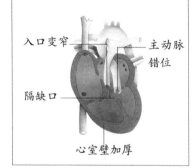

入口变窄　主动脉错位

隔缺口

心室壁加厚

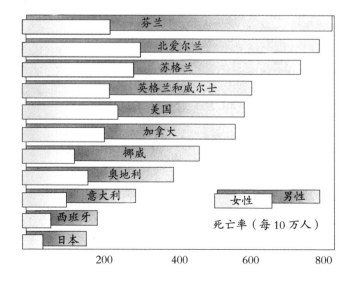

芬兰
北爱尔兰
苏格兰
英格兰和威尔士
美国
加拿大
挪威
奥地利
意大利
西班牙
日本

女性　男性

死亡率（每10万人）

200　　400　　600　　800

⊙ 冠心病在世界范围内的分布情况

左边图表中标明了各个国家的居民的冠心病死亡率。健康的饮食习惯能够减少冠心病死亡率，美国人在减少脂肪摄入量后死亡率明显下降。大体上男性患冠心病的概率是女性的4倍左右。

几种常见的器官疾病

器官是人体的重要组成部分，心脏、脑、肝脏、肺和肾脏等器官在维持生命功能的过程中发挥着重要作用。任何一个主要器官出现故障后都需要进行及时的治疗。

健康的饮食和生活习惯有助于维持人体器官的正常功能，从而使人体保持健康状态，但是疾病、衰老和意外事故都有可能使器官退化甚至丧失功能。

眼部疾病

眼睛外围的结膜是一层肉眼看不到的薄膜，它能够阻挡灰尘和沙砾进入眼睛，从而起到保护眼睛的作用。如果结膜被细菌感染，则有可能引发结膜炎。患者眼睛红肿，需要滴入抗生素进行治疗。

光线经过晶状体后在眼睛后方的视网膜上成像。有些老年人的晶状体出现混浊，致使光线不能穿过晶状体，而是在晶状体上发生折射，这种病症称为白内障。白内障可以通过在患者眼内置入透明的人工晶状体治愈。

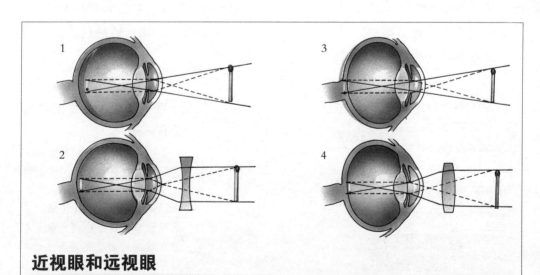

近视眼和远视眼

引起近视和远视的原因是控制晶状体形状的肌肉无力或眼球形状异常。近视眼是指平行光线经过晶状体之后，焦点落在视网膜之前的一种状态。佩戴凹透镜可以使光线分叉后再进入眼球，从而矫正近视眼。远视眼是指平行光线经过晶状体之后，焦点落在视网膜之后的状态。佩戴凸透镜可以使光线聚焦在视网膜上，从而矫正远视眼。

如果晶状体不能准确地聚光，就会导致近视眼和远视眼，这两种状况可以通过佩戴眼镜或隐形镜片加以矫正。

肾脏疾病

肾脏的主要功能是过滤出血液中的废物，并以尿液的形式将它们排出体外。如果尿路出现感染，则有可能引发膀胱炎，患者常表现出尿频、尿急、尿痛等症状。

当尿液浓度过高时，可能形成肾结石，使尿路梗阻，这种状况可能引发肾绞痛，肾绞痛患者需要服用强效止痛药。如果人体肾功能极度衰竭，血液就需要经过仪器的人工过滤，这个过程称为血液透析，患者每周需要进行 3 次血液透析。

1 胸膜炎
肺表面被感染，导致严重的呼吸疼痛。

2 肺炎
肺部被感染，引起高烧和剧烈咳嗽。

3 支气管炎
支气管感染，引起呼吸困难、剧烈咳嗽和气喘。

4 肺结核
严重的细菌感染，导致肺大面积损伤。

5 肺气肿
通常由吸烟引起，肺部丧失弹性，导致呼吸困难加剧。

6 哮喘
常见于青少年，引发剧烈喘气和夜间咳嗽。

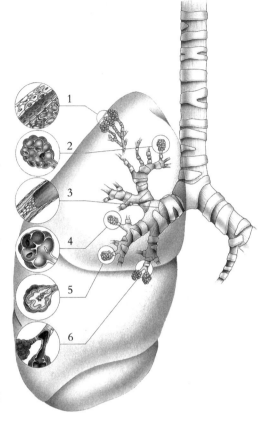

⊙ 肺部疾病

上图介绍了几种主要的肺部疾病。此外，白喉和百日咳是两种常见于儿童的肺病，它们都是由细菌感染引发。白喉棒状杆菌引起喉咙堵塞，致使空气不能进入肺部，同时细菌所产生的毒素使人体日渐虚弱。在采取疫苗接种之前，许多儿童都死于白喉。百日咳损伤患者的呼吸道，引起剧烈咳嗽和呼吸困难。

胃溃疡

胃酸起着强化食物分解的作用，但是吸烟或摄入过量脂肪则会使胃酸分泌过多，以至于侵蚀胃壁，导致胃溃疡。患者感到胃部疼痛，并且胃部可能出血。过去胃溃疡患者需要接受手术治疗，现在只需服用药物便可治愈。

生命中最可怕的杀手

西方社会约 1/5 的人口都死于癌症，其中吸烟引起的肺癌所导致的死亡率最高。保持健康的生活方式能够起到一定的预防癌症的作用，饮食等因素的作用也不容忽视。如今，人们已经能够通过手术、放射疗法或结合药物的化学疗法等手段来治愈越来越多的癌症患者。

在正常情况下，人体内的细胞分裂维持着一定的速度，在这个自然过程中，新生成的细胞数目和因受伤及疾病等原因而老化的细胞数目是相当的。当细胞异常增加时就会引发癌症。

当人体不再能控制细胞分裂速度时，细胞迅速增多，形成肿瘤。医学家根据肿瘤对人体的危害程度将其分为两种：良性肿瘤和恶性肿瘤。良性肿瘤停留在人体某个固定部位，不会对人体产生严重危害。皮肤上的瘊子就是一种良性肿瘤，虽然瘊子可能会逐渐增大，但是它对人体是无害的。恶性肿瘤又称为癌样肿瘤。在恶性肿瘤的生长过程中，癌细胞通过血液循环转移到人体其他器官，然后形成新的肿瘤。如果恶性肿瘤得不到及时治疗，肿瘤就会持续增大，彻底摧毁人体生理功能，最后导致死亡。许多肿瘤会扩散到肝脏，使人体皮肤呈现黄色，这种病症称为黄疸。

有毒化学物质也是癌症的诱因之一。在吸烟过程中进入人体的尼古丁有可能引发肺癌。核武器和核事故中的核物质泄漏会导致一种血癌——白血病。在 1986

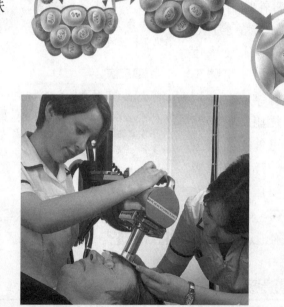

⊙ **放射疗法**

照片中这位女士额头部位患有皮肤癌，她正在接受放射治疗。医生需要将 X 射线对准肿瘤部位，以避免伤及周围皮肤。患者眼部遮盖的铅块起着保护眼睛的作用。

年前苏联切尔诺贝利核电站发生的核事故中，320多万人受到核辐射的侵害。

近年来日光浴的流行使得患皮肤癌的人数增加。20～40岁之间的人群最易受到恶性黑素瘤的侵袭，这是皮肤癌中最严重的一种。此外，皮肤白皙的人体内天然色素较少，因而最容易受到紫外线辐射的伤害并引发皮肤癌。

然而，许多癌症的发生并没有显著原因。各种病毒感染被认为是引发癌症的部分原因。另外，癌症的发生似乎总是伴随着长期极度的精神压力，众所周知，精神压力会使人体防御机制衰退。

癌症的治疗

手术、化学疗法和放射疗法是治疗癌症的3种主要方法。医生必须彻底切除患者体内的全部癌细胞才能成功治愈患者，否则，肿瘤就会重新生长。切除皮肤肿块等手术较为简单，而肺部肿块切除和胸部肿块切除等手术则较为复杂。

如果患者体内肿瘤不具备切除条件，或者肿瘤已经转移到其他部位，那么患者可能需要接受化学疗法，即采用对癌变细胞和组织具有破坏性的药物来治疗癌症。化学疗法本身能够治疗白血病和破坏淋巴结的何杰金氏病等癌症。在治疗其他癌症时，医生还需在化学疗法基础上结合其他疗法。

放射疗法通过放射X射线或中子破坏肿瘤，这种方法能够在不伤及周围健康组织的前提下杀死癌细胞。某些皮肤癌和脑癌能够通过放射疗法得以治愈。

⊙ **癌症的发生**

当香烟的烟雾等致癌物质进入人体细胞后，人体会合成酶这种化学物质来清除它们。在有些情况下，酶未能清除这些有害物质，于是肿瘤开始形成。肿瘤首先在细胞内部迅速增大，在细胞表面没有被破坏的情况下，肿瘤保持良性。反之，在细胞表面破裂的情况下，癌细胞就会扩散到血液中去。如果血液中的白细胞也未能杀死癌细胞，癌细胞就会转移到远处组织，并形成新的肿瘤，见下图1 8阶段。

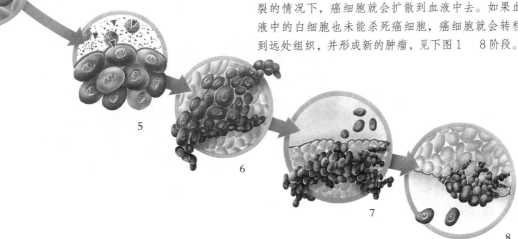

5

6

7

8

第五章　安全保障

如何保障自己的人身安全

　　每个人都需要保障自己的人身安全。从我们幼时起，父母和其他看护人就教导我们安全的重要性。在我们的成长过程中，我们逐渐学会了照顾自己。本节我们将介绍在日常生活中保障人身安全的基本事项，并在其他章节中深入讨论具体的安全保护措施。

　　如何在日常生活中保障自己的人身安全和财产安全是本节关注的内容。本章的其他章节将针对具体情境提出安全建议，并介绍紧急状况下的应对措施。

游戏安全

　　如果你的游戏场所离家较远，也不是公园等公共场所，那么你应当告诉父母你的去向。你应该避免在公路和铁路的周边玩耍。老矿区可能存在积水或发生岩石滑落，老房子年久失修，还可能被毒品贩子选为交易地点，这类场所的危险系数都比较高。此外河流和湖泊也是比较危险的地方。

　　如果在玩耍时发现有任何异常迹象，例如霰弹筒和不明液体瓶，你应当避免和这些物体接触，并告知你的父母或警察。

　　另外，你最好不要逗弄家禽或狗，它们受惊吓后可能会对你发起攻击，尤其是看门狗。

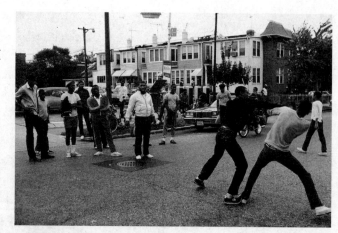

⊙ 远离斗殴

人们之间的争论和误解有时会发展为斗殴，你最好避免牵涉到他人的斗殴中去。如果你看到有人被袭击或被抢劫，你应当立即报警。

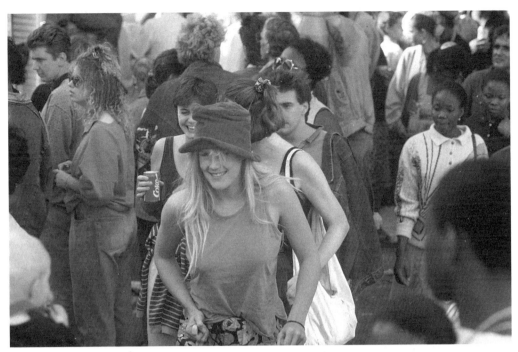

提高安全系数

灯光昏暗的街道和治安不良的地区都是行凶抢劫的多发地点，所以你应当避开这些场所。另外，你最好不要随身携带大量现金，也不要把全部的财物放在一个口袋或手提包里。在餐馆或商场里，要注意时刻看管好自己的外衣和手提包。你不需要使用手机的时候最好把它收起来。

和家人保持联系也是一种安全保护措施。你不仅需要告诉父母你的去向，还应当和他们随时保持联系，以免他们担心你的安全，当你在国外旅行时这一点尤为重要。如果你的计划临时发生变动，你也最好告知父母。

保持健康

保持健康具有非常重要的意义，所以我们应当选择健康的生活方式，《健康与疾病》一章就饮食和体育锻炼等健康方面的问题提供了很多有用的建议。如今烟雾和其他污染对人们健康的危害程度越来越大，因此我们还应该尽量远离这些污染。

⊙ **表现出你的自信来**

当你参加流行音乐会或是身处拥挤的街道时，你的周边会有许多陌生人，这时你应当表现出轻松自信的样子，并保管好你的珠宝、现金和贵重物品。

个人安全注意事项

● 外出时告知别人你的去向和预计返回的时间。
● 随身携带房门钥匙和足够的车费。
● 远离毒品。
● 不要和陌生人同行。
● 记下紧急状况下应该拨打的电话号码。
● 不要携带贵重物品。
● 拉好手提包的拉链。
● 表现出自信的样子。
● 远离某些危险场所。不要四处游逛，以免走失。

109

住宅中应怎样保障安全

人们常常认为自己家里是最安全的地方，但是事实上每年都有无数起事故是在家庭住宅中发生的，受伤者多为儿童和老人。如果人们意识到住宅中潜在的危险因素，就能避免许多事故的发生。

住宅中的事故通常是由于粗心大意或器具使用不当而引起的。如果人们考虑周到，就能够避免许多不幸事故。我们应当照顾好自己的家人，尤其是年老的长辈和年幼的弟弟妹妹。在事故发生时，我们需要帮助受伤的家人，或是向外界寻求帮助。

家庭住宅中发生的许多事故都是由摔伤导致的，应该避免把玩具等物体放置在地面上。如果你看到

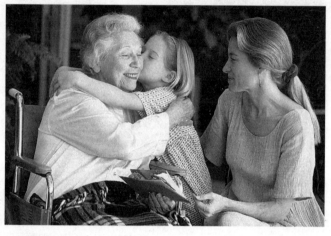

⊙ **照顾好家人**

我们都有责任照顾好家中的长辈，尤其是健康状况不佳或需要坐轮椅的老人。我们应该把日常生活用品放在他们容易够得着的地方。

地面上有洒出的液体，最好擦干地面，以免有人摔伤。

许多日常用品，包括漂白剂、清洁剂、溶剂和去污剂都有可能导致中毒。在使用前，你需要认真阅读产品的安全说明，避免让这些物质进入人体。你应当把这些物质保存在原有容器中，不要将它们转移到饮用水的瓶子里。如果你不再需要使用某种物质，你应当给予适当的处理。关于药品的使用，你需要严格遵循药品说明书上的指示，并把药品放在儿童接触不到的地方。

如果你闻到房间里有煤气的味道，请不要点火或点燃煤气。这时你需要打开窗户让新鲜空气流入房内，或是向外界寻求帮助。

庭院中的安全

你只需记住若干注意事项便能在庭院中安全又安心地玩耍。和在房间里一样，请不要在庭院里乱放花具、自行车等其他物品，以免发生事故。当你用完某件器

具之后，请将它放到适当的位置。

　　每年都有很多不幸的儿童因困在冰箱等电器中而死亡。这些物品都有危险性，家长不应让儿童玩耍，负责的家长应当把不需要的旧家具和瓶子送到垃圾场。

　　另外，有些庭院中的植物也是有毒的，下图中介绍了一些最常见的有毒植物。

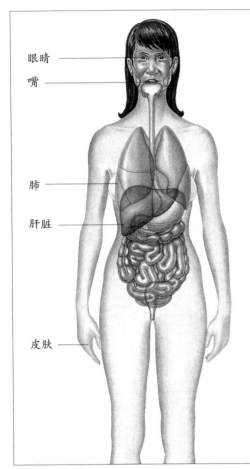

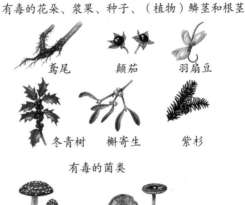

有毒的花朵、浆果、种子、（植物）鳞茎和根茎

鸢尾　　颠茄　　羽扇豆

冬青树　　槲寄生　　紫杉

有毒的菌类

捕蝇草　　毒鹅膏

眼睛
嘴
肺
肝脏
皮肤

预防中毒

　　有毒物质能通过若干种不同的途径进入人体，例如眼睛、呼吸和注射。人被毒蛇等动物咬伤时，蛇毒就会进入人体。有时人们也可能误食毒药。此外，皮肤也会吸收某些化学类有毒物质。这些有毒物质会对人体的肺和肝脏等器官造成伤害。许多中毒事件都是由于误食上图中的有毒植物引起的。如果你不能确定某种植物是否无毒，请不要贸然食用。

家里的安全隐患

● 玻璃制品和瓷器。首先，鱼缸是玻璃制品中最危险的，一旦打碎，就可能要命。其次，花瓶和吊兰也常被人们放在陈列柜的高处，如果瓷盆掉下，击中脑袋就可能造成颅内损伤，危及生命。

● 防滑垫、拖鞋和地砖。如果地或鞋过于湿滑，不慎滑倒后，可能会磕到头或磕在尖锐的物体上，一旦割到动脉或造成其他重大创口，会因流血过多而死亡。

● 电线密集的区域。接线板越多，漏电的可能性就越大，因触电身亡的几率也就增加了。

● 家具的四角。家具的直角很尖锐，如果脑袋，尤其是太阳穴磕在上面，非常要命。

● 金属制品。水果刀、指甲刀、镊子、针等小工具是非常可怕的利器，如果被水果刀割伤动脉，极易导致失血过多而死亡。

路途中需要注意什么

在路途中，你只需注意一些基本事项便能保障自身的安全：步行时你应当注意路面附近的情况；你骑自行车或驾驶轿车时需要遵守相关的法规和管理条例，并确保这些交通工具状况良好；旱冰鞋和滑板有时也会伤及他人，所以使用时应该注意场合。

学生经常在家和学校之间往返，家离学校近的学生需要步行到校，离校较远的学生也需步行一段时间去坐公交车或地铁。当你步行时，还有很多人在乘车上下班、购物或旅行，他们可能正在加大油门冲向目的地，因此你在交通高峰期步行时需要格外小心。你应该在人行道上行走，遵守红绿灯规则，小心过往的车辆。

无论使用哪种交通工具，你都需要正确地保养它。本页介绍了自行车的保养方法（即使是旱冰鞋和滑板也需要主人的精心爱护），它可以保证链条的状况良好和轮子灵活有效。这些保养措施不仅能够保障你在路途中的安全，还能使你从中得到更多的乐趣。

汽车保养得宜和安全驾驶都能起到保护车主安全的作用。刹车、方向盘、车灯和挡风玻璃上的刮水器都是车主需要检查的重点。此外，车主还应该检查安全带和气袋等安全设备的状况，并保持挡风玻璃的清洁。

车主应当小心驾驶自己的汽车，尤其是在人多的地方。具体而言，车主需要遵守最高车速限制、各种交通标志和相关法规。如果你对这些方面

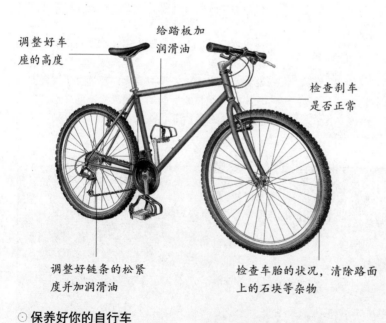

调整好车座的高度

给踏板加润滑油

检查刹车是否正常

调整好链条的松紧度并加润滑油

检查车胎的状况，清除路面上的石块等杂物

☉ 保养好你的自行车

上图中列出了保养自行车时需要注意的事项，保养得宜的自行车安全系数高，适宜于路面行驶。另外，你还需要保护好车灯。

不甚了解，你可以先向驾驶经验丰富的人进行咨询。

出国旅行

出国旅行有许多需要注意的事项。首先，你需要护照、签证或其他证件才能进入他国境内。如果证件到期之后你仍然希望留在该国，你必须得到官方的许可。

你可以到银行或交易所兑换外币，以备国外生活之需。另外，有些信用卡是国内外通用的。

有些国家通过法律限制外国旅客入境和出境时所携带物品的种类或数量。在移民局以及机场、码头和边境线的布告上都有相关信息的介绍。

有的国家还要求外国旅客入境前提供健康证书，以证明其接受了某些特定疾病的防疫注射。如果你对这方面不太了解，你可以向医生、旅行社或该国大使馆咨询。

你还需要注意出入境时不要携带毒品，也不要接受任何人所提供的毒品。除去毒品本身会对人体造成很大伤害这个原因之外，许多国家，对这种违法行为的处罚十分严厉。

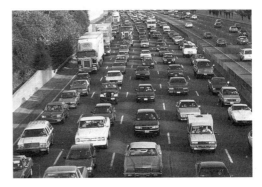

⊙ 过马路

在交通高峰期，高速路上的车辆十分密集，行人过马路时走天桥或地下通道会比较安全。

⊙ 玩滑板

这些男孩看起来对自己的滑板技术十分自信，不过玩滑板时最好穿戴好头盔、手套、护肘和护膝，尤其是那些经验不足的人。

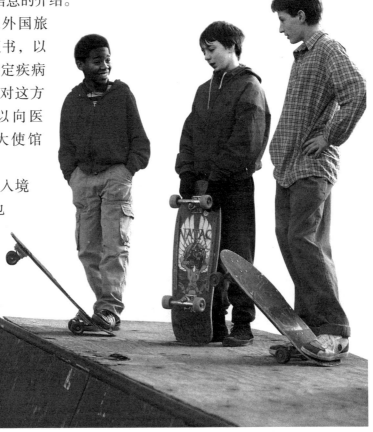

请主动远离有害物质

　　许多地方都有可能存在有害物质，包括后花园、车库和房屋，其主要来源是清洁用品、油漆、燃料和药品。这些用品如果使用不当，被人误食或是和人体接触，其中的有害物质就会对人体产生危害。此外，各种毒品的危害性也很大。

　　家庭中常见的清洁用品，例如氨水和碱液都有毒性和腐蚀性。各种酸也都有腐蚀性，汽车蓄电池中的硫酸即是一例。这些用品都应该储存在贴有标签的容器中，并放在儿童接触不到的地方。

　　油漆，连同油漆稀释剂和油漆清除剂也是有毒的。汽油、煤油和液化石油汽等燃料有毒性，而且高度易燃（有可能着火），应该储存在低温安全的地方，以防着火。

　　在没有得到医生许可的情况下，擅自服药或大量服用某种药物都是对人体有害的，包括像阿司匹林和退热静等温和的止痛药。12岁以下的未成年人不应该服用阿司匹林。

违法药物

　　滥用非医疗性药物是存在于我们社会中的另一个危险因素。人们到达某个特定年龄后就可以合法地购买酒精和烟草，它们会成为许多人长期购买的对象。它们不但会使人上瘾，而且会引发严重的疾病，包括心脏病和癌症。咖啡、茶和可乐饮料中都含有咖啡因，过量摄入咖啡因也是对人体有害的。

　　酒精的作用类似于巴比妥酸盐，二者都是镇静剂，它们能够帮助服用者克服羞怯，增强信心。但是过量摄入镇静剂则会引起昏睡，并且会损害人们的判断力。

　　安非他命和古柯碱等刺激性药物的作用和镇静剂相反。这类药物能使人心跳加速，服用者感到精力充沛，精神极度亢奋。长期使用这些药物则会损害人的身体健康和心理健康。

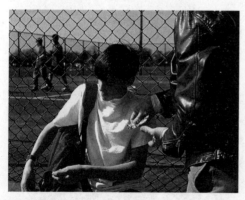

⊙ **杜绝青少年吸食毒品**

某些不法药品经销商向青少年出售会上瘾的毒品，使他们养成服用这些毒品的习惯，以此得到新客户，获得大量非法收入。这种行为是违法的。

服用海洛因等麻醉药物会使人产生睡意以及脱离现实世界的幻觉。麻醉药物抑制人们的正常呼吸，服用过量则有可能导致死亡。摇头丸等迷幻剂也会使服用者产生幻觉。许多国家都将古柯碱、海洛因和摇头丸列为违法药品，携带这些药品的人将会受到严厉的处罚。

毒品上瘾

我们前面介绍的所有药物都会使人上瘾，导致服用者对药物产生生理性依赖。有些服用者还会对毒品形成心理性依赖，他们离开毒品就无法正常生活。人们一旦对这些药品上瘾，就很难戒除。停止服用毒品会引起他们生理和心理上的极度不适，导致抑郁症、梦魇和自杀行为。毒品中使人上瘾的成分危害性极大。此外，毒品还会增加艾滋病和肝炎的感染概率，共用针头的行为也会导致病毒的传播。

拒绝服用毒品是避免上瘾的唯一方法。如果你周围的人在吸烟、酗酒或沉迷于毒品，你很可能会受到影响。幸运的是，大多数人都已经认识到了毒品对生活的巨大危害，因此人们都选择远离毒品。

常见的有害物质

咖啡因——这是一种在咖啡、茶和可乐饮料中常见的刺激性药物。过量饮用这些饮料会引起精神兴奋和失眠。

烟草——烟草中含有的尼古丁和焦油等物质会滞留在人体内。长期吸烟会引起癌症、心脏病以及其他疾病，严重时甚至会导致死亡。

酒精——许多饮料中都含有酒精，酒精是一种有毒的镇静剂，它会使人喝醉，并有可能上瘾。酒精也有可能导致人死亡。

印度大麻——它是从大麻这种植物中提取出来的。人在吸食大麻后精神放松，喜欢说话。印度大麻虽然不会令人上瘾，但是长期服用则会形成心理依赖，并且会对肺和呼吸系统造成伤害。

溶剂——黏合剂和喷雾剂中的某些物质是对人体有害的，滥用这些溶剂非常危险，严重时会引起死亡。

安非他命——通常以药片的形式被人服食。作为一种刺激性药物，它会引起人精神兴奋和丧失食欲。长期服用会引起抑郁症或其他心理疾病。

古柯碱——通常以白色粉末的形式被人吸食，吸食者短期内感到精力充沛，心情愉悦。但是长期服用会引起食欲丧失、失眠和精神病。

鸦片剂——包括鸦片、吗啡和海洛因。它们都是从罂粟汁中提取出来的。海洛因是粉末状的，有白色、灰色、褐色和浅褐色等不同种类，它可以被人吸食、口服或注射。鸦片剂能够止痛，使人产生安宁的感觉。但是长期服用鸦片剂会使人产生生理依赖和心理依赖。服用过量则会导致死亡。

迷幻剂——它们会改变人们的正常心智。梅斯卡林和"魔术蕈"等迷幻剂会使人出现愉快或恐怖的幻觉，还会引发失控行为。长期服用会引起精神病。

设计师迷幻剂——这些药物能起到改变情绪的效果。它们会给服用者带来愉悦感，使之产生饥饿感和患上精神病。据了解，曾经有人因服用一片设计师迷幻剂而猝死。

旅行前需要做哪些准备

你在享受户外活动乐趣之前需要了解一些注意事项。首先，你应该细心地计划好你的行程，并且让家人知道你的去向和返回的时间；其次，你还需要了解你的目的地所处地带和天气情况等方面的信息，带上足够的食物和必需的装备，并且穿着适宜旅行的衣服。

无论是在你家附近行走还是要徒步到达新的目的地，下面这些忠告都能保障你的安全，而且能够使你从旅行中得到最大的乐趣。

首先，计划好你的路线。如果你非常了解你的目的地，可能不需要地图。但是，如果你要去一个陌生的地方，尤其是沼泽地等危险系数较高的地方，你最好携带一张已标明步行路径的地图。在你出发之前，你应该学会看地图，并且了解指南针的使用方法。当你使用地图时，将指南针放在地图上，然后转动地图，直到地图上标出的南北方向和指南针的方向重合，这样你就可以准确地判断方向。你还可以在介绍徒步旅行或户外活动的书籍上了解到其他判定方向的方法。

出发前的准备

你最好在每次旅行前都告诉别人你的目的地和预计返回的时间。如果可能的话，你可以和年长又富有经验的人同行，尤其是天黑之后。你需要穿着合适的衣服，并且携带食物、饮用水和安全设备。下面的注意事项列出了旅行时需要携带的最重要的物品。如果这次活动对参加者体力要求很高，你需要确定自己是否具备足够的体力。

出发之前你还需要了解天气情况。你可以通过报纸、电视、收音机所提供

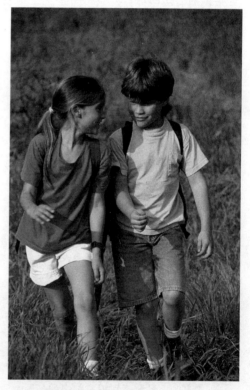

⊙ **出发前要做好充分准备**

这两个儿童为乡间漫步做好了准备。结实的鞋子使他们能够应付坑坑洼洼的地面。他们的大背包中装有备用的衣服、食物，以及万一迷路时可能需要的器具。

的天气预报或咨询电话得到相关信息。如果预报天气恶劣，你应该考虑延迟你的旅行，直到天气好转。当你外出时也需要留意天气的变化。云层、风向和湿度的变化都有可能预示着恶劣的天气即将来临。

旅行中可能发生各种紧急事件，诸如受伤、感染疾病或是迷路。下文中将详细介绍在这些紧急情况下应该采取的措施。

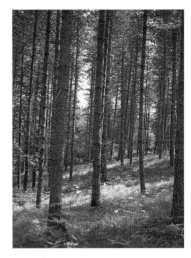

注意事项

在旅行中你需要携带下列物品：
● 温暖又防水的衣服、结实的鞋、手套和帽子。
● 太阳镜。
● 防晒霜。
● 急救箱。
● 塑料布。
● 足够的食物和水。
● 手电筒。
● 口哨——迷路时你可以用它提醒同伴。
● 地图。
● 指南针。
● 背包。

如果你的路程很长，你还需要下列物品：
● 帐篷。
● 睡袋。
● 炉子和燃料。
● 火柴。
● 烹饪器具。
● 更多的食物和水。

⊙ 防止迷路

在森林里很容易迷路。如果林中有路径，就沿着路径行走。地图和指南针能够帮助你判断方向。你还可以根据溪流等有特点的事物来帮助自己记住路线。如果你要沿原路返回，可以在路上用石头或树枝做出标记。

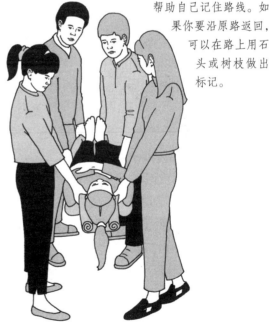

⊙ 临时担架

毯子和被子都能用来制造一个临时担架，这样的担架至少需要4个人来抬。将毯子或被子的边缘卷起，即可充当担架的手柄。将受伤的人轻轻地抬起，然后运送到指定地点。记得要小心地放下担架，防止伤者的头部撞击地面。

在水中，你安全吗

有的人需要在水下工作，有的人在水中进行娱乐活动，此外还有很多普通人在水中游泳。水中的活动通常是安全又有趣的，但是水中也有潜在的危险，这些危险因素来自深水、涌流、潮汐、海上的风以及水中的动物。即使是富有经验的游泳者也有可能遇到危险，尤其是在水温极低的时候。

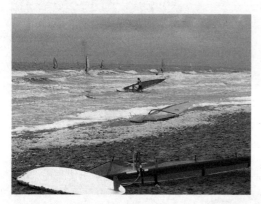

⊙ 海滩安全意识

注意观察海滩上的各种提示，了解安全下水的时间和地点。如果要进行冲浪等运动，应该事先了解风向和潮汐的状况。

每个人都应该学会在水中保证自己的安全。水中发生事故的速度非常快。你刚把船划向海中，下一秒钟船就可能被海浪打翻，于是你马上落入冰冷的海水中。这时你可能吸入大量海水，血压突然升高，体温降低，导致你无法正常游泳。

如果你的游泳技能不娴熟，你就应该适可而止，不要入水过深。游泳者应该注意关于潮汐的各种警告标志。儿童游泳时一定要有大人看护，并且不要随着橡皮圈或充气筏漂流。

喜爱冲浪、风帆冲浪和其他水上运动的人通常都有很好的游泳技能，但是他们遇到涌流或潮汐时也有可能陷入困境。凛冽的寒风会使他们更加疲惫，使他们无法控制滑板，甚至无力回到滑板上。

如果你打算在海滨岩石间的水坑附近活动，你最好从海滩的低处开始，然后攀登到高处，以防被潮汐困住。如果你在岸边发现任何异常迹象，例如冲到海滩上的轮船金属罐，你应该立即通知海岸护卫人员。因为这些物品可能有潜在的危险性，请不要碰触它们。

河流和湖泊中的安全

许多海上安全规则也适用于淡水区域。即使你会游泳，在划船时也最好穿着救生衣。你还需要了解各种浮标和旗帜的含义。例如，它们可能指示出特定航路的方

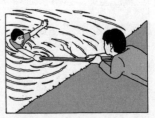

⊙ 救人上岸

在救人上岸时，你也需要注意自己的安全，以免落入水中。你应该将身体贴在河岸上，尽量靠近岸边，然后将长棍或粗绳伸向落水者。

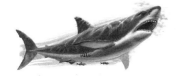

⊙ 鲨鱼

鲨鱼攻击人类的情况是极少发生的，不过你还是应该留意海滩上关于鲨鱼的警告标志。

危险的水中动物

虽然报纸经常大肆宣扬水中动物对游泳者的攻击事件，事实上这种事件是很罕见的，大多数游泳者只是被刺鳐或水母刺伤。鲨鱼在每年的特定时期出现在某些水域。据了解，热带地区的某些圆锥体贝壳是有剧毒的。某些水域中还可能生活着蛇或其他危险的爬行动物。所以，游泳者最好事先对周边水域进行详细的了解。

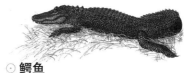

⊙ 鳄鱼

鳄鱼等爬行动物对人类的攻击行为也是极为罕见的，但是你应该避免去鳄鱼生活的沼泽地游泳。

向。如果你忽视了这些标记物，你就有可能误入危险的水域，或是和其他船只发生冲突。

你在水边漫步时需要当心险峻的斜坡或河堤，以及多沼泽的区域。如果你不确定前方是否安全，可以先用棍子探测一下。你去往水边之前应该告诉别人你的目的地。

溺水

空气不能进入人体肺部通常是发生溺死的原因，当水进入肺部或是咽喉肌肉痉挛时就会发生这种情况。

从溺水中逃生的人也需要接受医疗检查，因为即使他的伤口恢复得很好，他的呼吸道仍然有发生肿胀的可能，而这种情况将会导致二次溺死。

援救落水者

你在援助落水者的同时也需要保证自己的安全。你应该尽量停留在干燥的陆地上，向落水者伸出手或长棍，或是投给他结实的绳子。如果落水者已经失去意识，而你接受过相关训练，你可以尝试从水中接近他，这时跋涉要比游泳安全。如果你无法接近落水者，请立即向他人求助。

对落水者的护理

首先，让落水者仰躺，确定他的嘴和喉咙里没有异物堵塞，并将落水者放置在避风处，除去他身上的湿衣服，以防体温进一步降低。记得对落水者采取复苏体位，把他的头部放低，使水能够从嘴部流出，然后将其迅速送往医院。

如何施救和求助

在发生紧急事件时，尽快得到专业救助是最为关键的一点。在急救人员到达之前，你应该尽量让伤者保持舒适的姿势，并防止其伤势加重。

无论是在家里、学校还是在旅途中，你都可能会遇到紧急状况。当你看到别人因犯病或事故等原因而伤势严重时，你应该立即呼叫救护车。此外，如果你见到别人在风帆运动中或游泳时发生意外，你应该立即和海岸护卫人员联系，或是通知在附近海滩巡逻的救生员。如果你不确定应该联系哪个急救部门，你可以直接打电话给警方，他们将会联络相关的急救部门。本章其他部分将详细介绍在各种紧急状况下应该采取的安全保护措施。

许多紧急事件都需要医疗人员或其他的专业人士来处理。如果现场有优秀的急救员，请主动为他提供帮助，因为他可能需要你的协助，或者需要你帮忙疏散围观的人群。

紧急呼叫

在中国，你可以拨打 110，这个电话是完全免费的。接线员将会询问你需要接通警方、消防队还是救护车，这时你需要保持镇定，做出清晰的回答。当你接通相关的急救部门之后，他们会要求你提供下列信息：

你的电话号码。

事故发生地点（建筑名称、道路名称或街区号）。

事故类型（车祸、火灾等）。

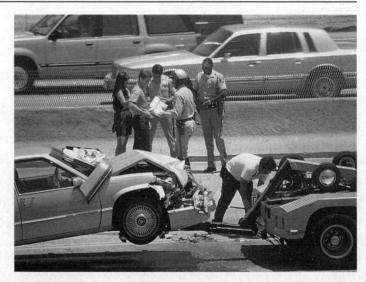

⊙ **路面事故**

在路面事故中受伤的人通常需要得到医疗人员的紧急救治。被困在某个地方的人则需要消防队的援助。当你目睹紧急事故时，请立即联系相关急救部门。你可以安抚车厢之外的伤者，同时你需要保证自己的安全。

受伤的人数。

伤者的身体状况。

危险因素（高压线损害、路面上的汽油等）。

最后，请不要在对话结束之前挂断电话。

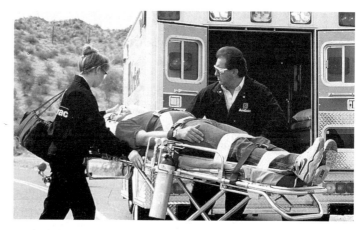

⊙ 专业人员

救护车的救护人员和医务辅助人员都接受过专业训练，他们知道应该如何应对各种事故中的伤者，包括提供相应的治疗方法，以及正确地移动伤者以免加重其伤势。

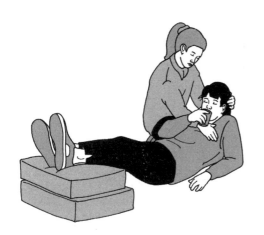

⊙ 虚脱

人体失去过多水分时会导致虚脱。你应当将虚脱的人移到阴凉的地方，将其脚部抬高，然后让他喝下大量的水。

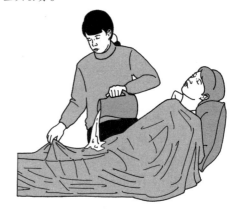

⊙ 中暑

长期处于高温下会使人中暑。当你见到别人中暑后，你应该先除去他身上的部分衣物，在他身上洒上冷水，然后请医生治疗。

⊙ 体温过低

当人们在户外活动或者室内供暖不良时，就有可能导致体温过低。这种情况常见于老人，有时也会发生在婴儿身上，其症状是颤抖、脸色苍白、恶寒和昏昏欲睡。如果有人在室内发生这种情况，用毛毯将他包裹起来，并且让他服用热饮料和吃一些巧克力。此外，患病、饮酒以及在户外活动时着凉也都有可能使人体温过低，同样用毛毯等物将病人包裹起来，并将他转移到温暖的地方。

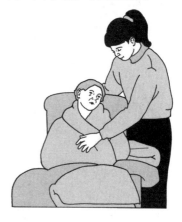

怎样应对火灾

　　火灾是最大的安全隐患，即使是很小的火势也会很快蔓延成大规模的火灾，造成巨大的财产损失，有时甚至会夺去人们的生命。在尝试灭火或救助火灾中的人时，你也需要注意自己的安全。如果你不能成功灭火，你应该迅速离开危险地带，打电话给消防部门，并向他们提供详细的信息。

　　火灾的发生有多种不同的原因，包括电器接触不良、火花飞溅和烹饪意外等。燃烧需要具备3个基本条件：点火（例如火花），燃料（例如汽油、布料、木头或纸张）和氧气（存在于空气中）。美国的消防部门每年都会接到大约250万场火灾的报告。每个人都应该了解如何预防火灾，火灾发生时如何保证自己的安全，如何帮助他人，以及如何联系消防部门。

　　当地消防局必须定期检查公共建筑，消除火灾隐患。此外，消防人员还要在学校示范从火灾中逃生的方法，学校将安排演习，帮助学生掌握这些方法。

一般用火安全

　　如果人们遵守下列安全规则，就能避免很多火灾发生：

不要玩火或者火柴。

在野外生火时要留有一个人看火。全部人员离开时要将火熄灭。

确保火的附近没有易燃物品。

和篝火或烟火保持一定距离。

防止厨房内热油着火。

不要使用接触不良的电器。

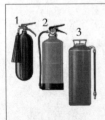

灭火器的类型

　　灭火器可分为几种不同的类型，而且每种灭火器适用的火灾类型也不尽相同。二氧化碳灭火器（左图1）只适用于易燃液体或气体的着火，以及电器着火。干粉灭火器（左图2）广泛适用于各种火灾，它能够隔离氧气，从而达到灭火的目的。苏打酸灭火器（左图3）通过喷水使火焰熄灭，它适用于木头和纸张等材料引起的火灾，而不能用于电器着火。左图中的三角形介绍了燃烧的3个必要条件，灭火器的工作原理就是破坏其中的一个条件或多个条件，从而消除火灾。

氧气　点火

火苗

燃料

火灾发生之后

　　如果你在学校或其他公共场所听到火灾警报器的声音，你应该遵循消防人员的指示，立即离开这个地区。首先，你需要寻找该地的紧急出口。这时你应该走楼梯，不要使用电梯或自动扶梯。如果在别的场合遇到火灾，在火势很难控制的情况下，你也应该立即离开此地，并联络消防部门，并在保证自己安全的前提下尽量通知其他人。离开时关好你身后的门，然后通过紧急出口到达集合地点，直至能够安全离开。

应对火灾的措施

如果火势很小，你可以尝试扑灭它。对于篝火这类木材的着火，只需泼洒大量的水，火就会熄灭。电器着火时不能泼水，而应该使用相应的灭火器。对于热油起火，例如油炸锅着火，你可以将耐火的毯子或湿透的毛巾盖在锅上使火熄灭。在灭火之前，你应该关掉所有烹饪器具的电源开关。

如果密闭的空间内发生火灾，房间内的氧气很快就会耗光，导致房间内的人呼吸困难。此外，有些物质在燃烧时还会释放出有毒的气体。因此，你应该避免进入烟雾弥漫的大楼或房间。

⊙ 火灾中的浓烟

如果你被困在一栋着火的大楼内，你应该尽快找到一个有窗户的房间并关好门。先用毯子或外套堵住底部的门缝，防止浓烟进入这个房间，然后打开窗户呼救。如果逃生时需要经过烟雾弥漫的房间，你应该降低重心，贴着地面行走，因为低处有较多的氧气，而且温度较低。

帮助烧伤患者

如果有人已经被浓烟熏倒，你应该将他移到空气新鲜的地方，使他恢复正常呼吸。对于那些身上着火的人，你应该让他们马上躺下来，露出着火的部位，然后往他们的身上和衣服上泼洒冷水。第 127 页介绍了轻度烧伤的治疗方法。

第 125 页介绍了人工呼吸，如果你已掌握了这种方法，你就可以在必要的情况下帮助伤者恢复呼吸。你应该尽快联络急救部门，请求他们援救。

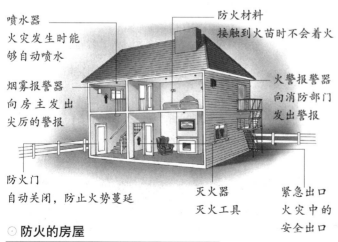

喷水器
火灾发生时能够自动喷水

烟雾报警器
向房主发出尖厉的警报

防火门
自动关闭，防止火势蔓延

防火材料
接触到火苗时不会着火

火警报警器
向消防部门发出警报

灭火器
灭火工具

紧急出口
火灾中的安全出口

⊙ 防火的房屋

如今许多房屋都装有完备的防火设施。

常见呼吸问题的急救

我们呼吸时，空气通过鼻子或口腔进入气管，然后到达肺，我们无须任何思考就能完成这个自发的过程。当呼吸道被堵塞时就会出现呼吸不畅问题，使我们不能吸入空气。这时人体将自发地通过咳嗽除去障碍物，但是有时我们需要在医务人员的帮助下才能完成这个过程。

引发呼吸问题的原因是多种多样的。如果糖果等物体卡住了人的喉咙，堵塞了呼吸道，就有可能引起窒息。另外，心理恐慌和气喘也都会导致呼吸困难。

呼吸困难很可能会导致严重的后果。因此，如果有人出现下列注意事项中的任何迹象，或是失去了意识，他需要立即得到人们的援救。

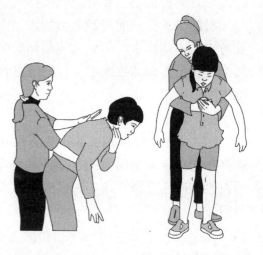

窒息

人体在发生窒息时可能会呼吸停止，致使昏倒，这种情况需要得到迅速治疗。成年人发生窒息通常是由于咀嚼或吞咽食物的方法不正确而引起的，此外，流体有时也会引起窒息。

儿童很容易发生窒息的情况，因此家长需要防止幼童把可能会堵塞呼吸道的食物放进嘴里。同样，儿童在奔跑和玩耍时也不应该吃东西。

换气过度

人们在焦虑不安或恐慌时可能产生不正常的快呼吸或深呼吸，这会使血液

⊙ 儿童窒息

如上图所示，当儿童出现窒息症状时，成人应该使他／她身体前屈，然后尽量让他／她咳嗽，并对准其肩胛骨中间的位置拍击5下。如果这样也不能使其咳出异物，你需要将一只手握成拳头，放在他／她肋骨下的腹部，然后用另一只手握住这边的拳头，用力按压他／她的腹部4　5次，直到吐出异物。之后，成人必须将儿童带去医院接受检查。

注意事项

- 当有人出现呼吸问题时，观察他是否表现出下列行为：
- 他的说话和呼吸有困难。
- 他可能会按住自己的脖子。
- 他的皮肤由于缺氧而呈现蓝灰色。
- 他可能会指着自己的喉咙表示有问题。

中氧气过量，从而导致头晕、手脚颤抖、痉挛或晕倒。你遇到这样的情况时应该将患者转移到安静的地方，让他们对着纸袋呼吸。患者呼出的气体中氧气含量较少，通过再次吸入这样的气体，他们就能逐渐恢复正常呼吸。

气喘

现在患有气喘的青少年越来越多，气喘会使呼吸道肌肉收缩，导致呼吸道变窄，从而造成呼吸困难。灰尘、花粉、食品和药品过敏，以及和动物的接触都有可能引发气喘。

气喘患者通常都随身携带药物，以便控制病情。当他们气喘发作时，你应该帮助他们服用药物，尽量使他们保持平静舒适的状态，并且鼓励他们缓慢地深呼吸。5分钟之后，这种病情应该就能得到缓解。如果这是患者的第一次发作，或者他的病情恶化，或者患者服用药物后没有产生疗效，那么你应该立即寻求医疗救助。

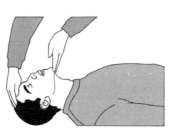

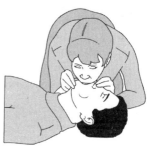

⊙ 恢复呼吸道畅通

抬高患者的下巴，将他的头部倾斜，这样他的舌头就会偏向喉咙的一侧，从而使呼吸道恢复畅通。然后，你应该跪在患者的肩侧，将一只手的两根手指放在他的下巴部位，将另一只手放在他的前额上，轻柔地将他的头部推回原位。如果患者的脖子可能已经受伤，你在移动他的头部时需要十分小心。

⊙ 人工呼吸

人工呼吸的要领是：首先，保持患者呼吸道畅通。急救者捏住患者鼻孔，然后深吸一口气，对准患者口腔用力吹2秒钟，直到他的胸部隆起。吹气停止后放松患者的鼻孔，让他从鼻孔出气，4秒钟之后再进行下一次吸气。如果患者脉搏开始跳动，则按每分钟10次的速度进行人工呼吸，并继续检测他的脉搏，直到医务人员到达。如果患者仍然没有脉搏，医务人员将使用其他方法帮助他恢复呼吸。

复苏体位

首先，急救者应该检查患者的呼吸道，小心地除去其口腔中的异物，并除去其口袋中的易碎物品或体积较大的物品。然后小心地移动患者的身体，使他像下图中那样侧躺，将他的一只脚放到与另一边的膝盖平行的位置，并将这边的手放在脸下面。最后，轻轻地将患者的头部移回原位，从而使其呼吸道恢复畅通。

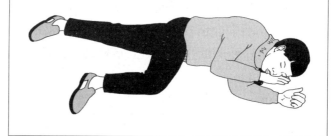

诸种伤后处理方法

　　我们时常会受到一些轻伤,本节所介绍的方法能有效地缓解这类伤势。当人们受到重伤, 或是长期感到某个部位疼痛时则需要尽快去医院接受检查治疗。

　　如果人体受伤时引起皮肤破损, 致使血液从体内流出, 这种情况称为外出血。如果皮肤没有破损, 而血液仍然从血管中流失, 这种情况称为内出血。

鼻出血

　　当人们的鼻子受到重击时, 可能会引起鼻内血管破裂, 导致流鼻血。此外, 高血压也会导致鼻出血。图中介绍了止鼻血的方法, 在鼻血止住之后24 小时之内, 需要防止鼻子受到撞击或挤压。

⊙ 鼻出血

让流鼻血的人坐下, 身体前倾, 以防止他咽下鼻血。然后让他捏住鼻孔, 以加速血液凝结, 10 分钟之后再松开鼻孔。如果这时鼻血仍然没有止住, 再捏鼻孔 10 分钟。

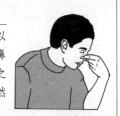

⊙ 嘴出血

嘴部出血的处理方法和鼻出血类似, 让嘴出血的人坐下, 身体前倾, 吐干净嘴里的血水。然后用一个软垫按住伤口, 持续 10 分钟。

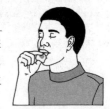

嘴出血

　　舌头、嘴唇或嘴巴内层的伤口都有可能引起嘴部出血。这些伤口可能是被自己的牙齿咬伤, 也可能是嘴部遭受重击造成的, 还有可能是嘴内放入锋利的物体而划伤的。

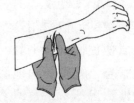

大出血

　　胸部、腹部和腿部都是血管分布密集的部位, 所以这些部位受伤后常会引发大出血。右下图中介绍了处理大出血的方法, 这种严重的伤情需要迅速得到治疗。

⊙ 大出血

急救者应该将伤者的伤口边缘挤压至一处, 并将其手臂抬高到心脏以上位置, 以此减缓血液流失的速度。同时, 在伤者伤口上方放一个软垫, 并用绷带固定好。这类严重的伤者需要尽快送往医院。

头部受伤

　　头部受伤可能会伤及脑部, 后果十分严重。还有可能造成皮肤破损, 导致血液流失, 伤者必须马上去医院接受治疗。

烧伤

　　当某人被烧伤后，医生首先需要清楚他被烧伤的原因，以便采取正确的治疗方案。

　　如果烧伤已经影响到了伤者的呼吸道，就有可能引起呼吸困难。在这种情况下，急救者可能需要对伤者进行人工呼吸。

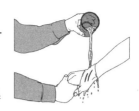

⊙ **给烧伤部位降温**

如果有人被烧伤，请尽快用流动的冷水给患者的烧伤部位降温至少10分钟，以止痛并防止伤势扩散。然后让患者躺下，抬高其腿部，以减少不必要的身体活动。然后马上去医院接受治疗。

烧、烫伤的处理

　　急救者应该帮助患者止痛，以防止伤势恶化或伤口感染。最常用的处理方法是用凉水给烧伤部位降温，并将伤口包扎起来，将患者送往医院接受进一步治疗。

扭伤

　　关节周围的骨头受到韧带这种组织的支撑作用。关节部位的突然扭曲动作，例如落地不当引起的踝关节扭曲，有可能会造成韧带扭伤，而且通常会导致韧带撕裂。

　　肌腱和肌肉本身也有可能发生撕裂，并且导致内出血。

临时绷带

　　在没有携带急救箱的情况下，你可以用枕头套、围巾或擦碗毛巾等材料自制一条临时绷带，其步骤如下图所示。需要注意的是，制作绷带时不能使用过于柔软的材料。这种临时绷带能够起到止血的作用，当患者被送到医院之后，医务人员将会除去绷带，然后对伤口进行治疗。

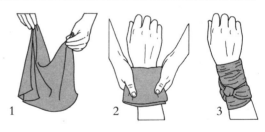

肌肉劳损

　　肌肉伸展幅度过大时可能会引起肌肉劳损，同时导致内出血。如果你没有充分热身就开始进行短跑或其他剧烈的运动，就有可能引起肌肉劳损。

　　肌肉劳损和扭伤的处理方法是相同的。首先，将受伤的手臂或腿摆在一个相对舒适的位置，然后进行冷敷，并将手臂或腿抬高。冷敷的具体方法是将浸在冷水中的毛巾拧干后放在受伤部位上；或是将冰块用布包裹起来制成冰袋放在受

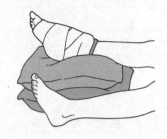

⊙ 扭伤和劳损的处理方法

将受伤者的腿用一个家具用品或援救者用膝盖将伤腿支撑，然后将受伤部位用冰袋冷敷10分钟。如果没有冰袋，可用一包结冰的蔬菜应急。然后将受伤部位用纱布包裹，并用绷带固定。医生检查受伤部位时仍需将伤者的腿部抬高。

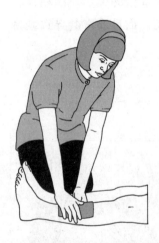

⊙ 骨折的处理方法

对于开放骨折，急救者采取的方法是用纱布盖在伤口上轻柔地施加压力，以达到止血的目的。对于闭合骨折，急救者需要固定受伤的肢体，以防止伤势加重。在这两种情况下，人们都应该迅速将伤者送往医院接受治疗。

部位上。这些处理方法能够起到止痛的作用，并且能够缓解肌肉肿胀和瘀血的状况。如果扭伤或劳损的状况很严重，伤者必须去医院接受治疗。如果伤势较轻，那么伤者只需接受简单的检查和充分休息即可。

骨折

虽然骨头坚韧而且有弹性，但骨头在遭受重击时仍然有可能发生骨折。骨头在遭到剧烈扭动的情况下还有可能发生脱臼错位。骨折可分为两种，如果断骨穿破皮肤，称为开放骨折或穿破骨折；如果皮肤没有受到损伤，称为闭合骨折。

如果有人四肢中的一个部位出现了骨折，如果没有必要的话，千万不要动伤者，也不要动他那个骨折的部位，因为这样做有可能会导致伤势更加严重，而且可能会让伤者感觉非常疼痛。你可以用手支撑着他那只受伤的手臂或腿，并且要保持受伤部位平稳，或者，如果骨折的部位是手臂，你可以把它固定在一根吊带上。这样做有助于保护受伤的手臂，并可以让它处于静止不动的状态。然后，尽可能快地寻求帮助。

包扎伤口的用品

人们处理擦伤和其他各种伤口时，通常是将已消毒的纱布用绷带固定，然后贴在伤口上，这种方法能够起到止血和防止感染的作用。现在的药店都有这种成品出售，而且有各种型号。当你受伤时，为了避免感染和减少失血量，最好用这种方法处理伤口。

毒蛇咬伤

世界上温度较高的地区常常分布有很多毒蛇。美国境内存在响尾蛇、罗曼史珊瑚蛇和铜头蛇等危险的蛇种，当你进入可能有这些蛇类生存的区域时，你需要格外小心。大多数蛇都是在受到惊吓或被人误踏的

三角悬带

　　首先，将受伤的手臂放在胸前最舒适的位置，并用另一侧的手支撑。将绷带的一端放在受伤的手臂下打开，将绷带的另一端绕过颈后（图1）。然后，将绷带下方拿起，将两端在受伤一侧的肩窝处系紧（图2），绷带两端都需塞入平结下方。靠近肘部的绷带需要用一个安全别针固定在正面（图3），这就形成了绷带的一个角，并且能起到固定肘部的作用。如果急救者没有安全别针，可以用一个薄片状的物体代替。急救者应该经常检查悬带，以确保受伤手臂的血液流通。如有必要，急救者还可以解开悬带，重新固定（图4），在这个过程中应该尽量避免拉动受伤的手臂。

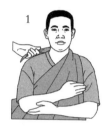 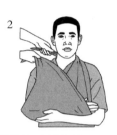 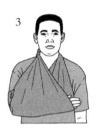 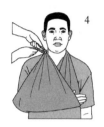

情况下才会咬人，所以当你看到蛇时，你应该马上离开，避免惊扰它。

　　当有人被毒蛇咬伤时，你应该马上求救，并且在医务人员到达之前安抚伤者，帮助他保持镇定。这一点非常重要，因为情绪过于激动会使心跳加快，加速蛇毒在体内的扩散。

其他动物咬伤

　　动物在咬伤人时会在皮肤上刺出较深的小孔，从而将细菌注入人体内，这些细菌有可能会使人体产生过敏性休克。

　　过敏性休克是毒素进入人体后所产生的一种严重的过敏性反应，其特点为血压下降和呼吸困难。患者皮肤转为红色，并且出现斑点，其脸部和颈部还有可能

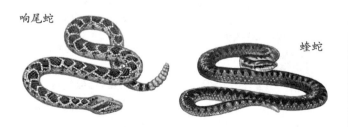

响尾蛇　　　　　　　　　　　　　蝰蛇

⊙ **毒蛇咬伤的处理方法**

当某人被毒蛇咬伤之后，应该尽量让他保持镇定，并让他躺下，使被咬部位低于心脏的位置，这种方法能够防止毒素迅速向全身扩散，伤者必须尽快得到医疗救治。上图是两种常见的毒蛇。

知识库

●世界上毒性最强的生物是生活在澳大利亚海岸边的箱形水母。

●响尾蛇尾部能够发出奇特的响声，借此恐吓敌人。

●蜜蜂的蜇刺只能使用一次，黄蜂的蜇刺能使用很多次。

肿胀。当人体出现上述症状后，必须迅速送往医院接受治疗。

昆虫蜇伤

　　人们被黄蜂、蜜蜂或大黄蜂蜇伤时常常会感到疼痛，被蜇伤的部位也会变得红肿。这种蜇伤本身不会产生危险，但是它有可能导致过敏性休克，其后果非常严重。如果一个人被蜇伤了好几下，他的喉咙和呼吸道有可能会肿胀起来，这种状况必须尽快得到治疗。

　　其他动物蜇伤，例如某些蝎子蜇伤人后可能会导致严重的后果。因为这些动物体内的毒素毒性很强，人在被它们蜇伤后需要接受治疗。

海洋动物蜇伤

　　僧帽水母、海葵和水母等海洋生物会通过它们触须上的蜇刺放射毒液。如果你看到水母或类似生物漂浮在海面上，你应该马上上岸。如果你在海滨岩石间的水坑玩耍，你应该穿上鞋，以防被海葵蜇伤。

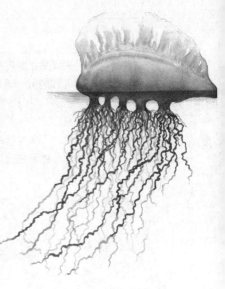

⊙ **海洋动物蜇伤的处理方法**

如果有人被有毒的鱼类、水母或僧帽水母蜇伤，急救者需要让伤者坐下，帮助他保持镇定，并用醋或海水冲洗伤口以缓解毒液产生的不适感。如果蜇伤很严重，伤者需要接受医生的治疗。

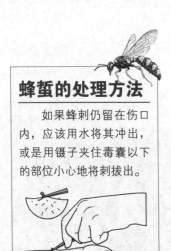

蜂蜇的处理方法

　　如果蜂刺仍留在伤口内，应该用水将其冲出，或是用镊子夹住毒囊以下的部位小心地将刺拔出。

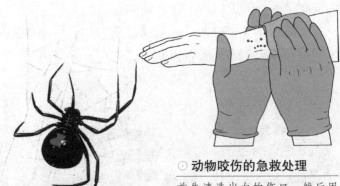

⊙ **蜘蛛咬伤的处理方法**

某些蜘蛛，例如黑寡妇是有剧毒的。蜘蛛咬伤的处理方法和毒蛇咬伤相同。

⊙ **动物咬伤的急救处理**

首先清洗出血的伤口，然后用纱布包好伤口，并用绷带固定。如果你是被狗等动物咬伤的，你有可能会感染破伤风，在这种情况下你应该立即去医院打预防针。

第二篇
不可思议的
人体之谜

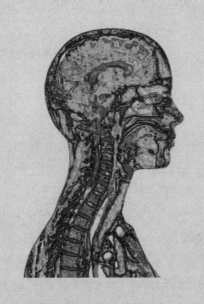

第一章 不寻常的婴儿

在肝脏里发育的孩子

20 岁的纳塞斯·奎塔曾正常地产下第 1 胎，她根本没想到第 2 胎会出现异常。怀孕几个月之后，她在南非小镇的诊所里接受了检查，结果是一切正常。但是 2003 年 5 月，她由于高血压被送到索美塞得医院，检查的结果令全院震惊：离预产期只有 1 周了，纳塞斯的子宫居然还是空的——胎儿是在母亲的肝脏里发育的。全世界的报纸都争相报道这条新闻。

16 岁的实习生琳塞·贝可那天晚上在索美塞得医院的产房当班。"她看起来是个正常的孕妇。"琳塞回忆道。胎儿已经发育了 39 周，其头部在骨盆里应该很容易发现，但是检查的时候，琳塞却找不到胎儿的头部。腹腔中，胎儿的臀部位置偏高。她迷惑不已，报告了医生。医生给孕妇做了超声波扫描，也更加疑惑。他没有发现胎儿的头部，而且子宫是空的。

纳塞斯转院到格鲁特·舒尔医院，在那里的检查结果证实她属于宫外孕，而且胎盘位于腹腔上部。妇产科医师布鲁斯·霍华德是妇科癌症专家，并擅长实施高难度的外科手术，这种情况比较少见，他寄希望于用手术来解决。然而，手术遇到了麻烦。

在进行剖腹产手术的时候，他发现了更大的谜团：纳塞斯所有的器官位置正常（包括空空的子宫），但就是不见胎儿。30 名医生和实习生聚集在病人周围，想看个究竟。霍华德医生找到的不是胎儿，而是"巨大的、扩大了的"肝脏和胎盘。

在正常情况下，卵子受精之后应该通过输卵管到达子宫，并在子宫内发育，但是有时候胚胎停留在输卵管中，形成典型的异位怀孕。胚胎还可能游移到输卵管外面，随机在腹腔中的某处发育，这种情况发生的概率约为十万分之一。纳塞斯就属于这种罕见的情况，胚胎固定在血液丰富的肝脏表面，然后长到肝脏内部，把母体的肝脏细胞挤到边上。尽管胎盘可以保护其中的胎儿，但保护作用还是没有子宫那样强大。所以，胎儿在腹腔中的危险性较高，幸存下来的机会很小。

霍华德医生发现纳塞斯的孩子长在肝脏里后，叫来了肝脏外科教授杰克·克

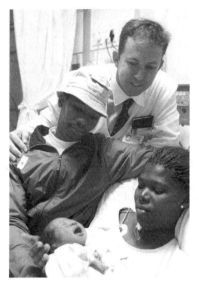

纳拉拉·纳塞斯、她父母和布鲁斯·霍华德医生。全世界在母体肝脏内发育的婴儿中，仅有 4 例存活。

里奇。纳塞斯的肝脏有橄榄球那样大，上面血管丰富，极易出血，所以手术起来相当危险。胎盘包裹在羊膜囊里面，连着肝脏。如果直接摘掉胎盘会导致大出血，所以克里奇教授只能靠手术的临场发挥找到拿出胎儿的方法。凑巧的是，他和霍华德医生在肝脏基部发现了一个直径 5 厘米的"缺口"，在这个狭小的区域胎盘和羊膜囊没有连在一起。这是唯一的突破口。切入之后，孩子的脚先出来了。克里奇教授说："这真是不同寻常，婴儿是从肝脏后面生出来的。"

孩子的左脚先出来，然后是右脚，躯干，胳膊，最后是头。但还有很多工作要做。婴儿受到了损伤，需要让他苏醒；胎盘也开始流血了，所幸专家能够止住血。下面的问题就是该如何处理胎盘和羊膜囊。最后医生决定把它们留在肝脏上不作处理，因为切除它们会给产妇带来太大的危险，一两个月之后它们就会被人体吸收掉。

婴儿纳拉拉（祖鲁语中"幸运"的意思）体重正常，3.91 千克，尽管出生后必须依靠吸氧，但是两天之后她就能自己呼吸了。此前只有 14 例在母亲肝脏里发育的婴儿，但是由于流血的并发症，只有包括纳拉拉在内的 4 个孩子成活。正如克里奇教授所说："她确实是个神奇的孩子。"

霍华德医生指出了发生这件事的部分原因："如果纳塞斯从一开始就像发达国家的孕妇那样接受超声波检查，就会选择流产。然而，现在却是母子平安。"

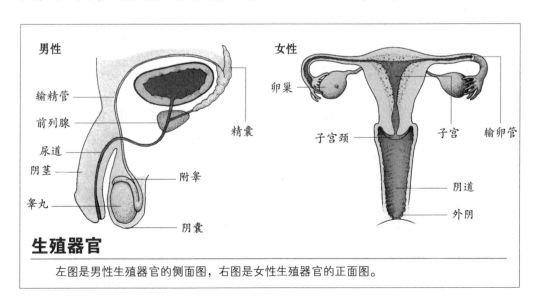

生殖器官

左图是男性生殖器官的侧面图，右图是女性生殖器官的正面图。

5 岁的母亲

　　5岁的小女孩莉娜·麦迪纳腹部出现了巨大的肿块，父母怀疑她长了肿瘤。她家住在秘鲁安第斯山上一个偏远的小村庄里，当地人迷信地认为，她体内有条蛇，蛇长大了会把她杀死，可是巫师们对她的病无计可施，父亲只好带她去了附近皮斯科镇的医院。那里的医生宣布了一个惊人的消息：莉娜腹部隆起是因为她怀孕了。她转院到利马的一家医院，一个多月之后，在 1939 年 5 月 14日——那一年的母亲节，莉娜通过剖腹产顺利分娩了。她以 5 岁 7 个月零 21天的年龄，成为世界医学史上最年轻的母亲，这一令人惊异的纪录保持至今。

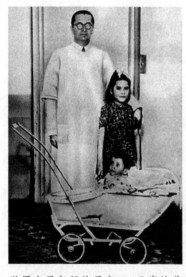

世界上最年轻的母亲——5 岁的莉娜·麦迪纳，摄于 1940 年。站在她后面的是吉拉德·罗札达医生，坐在婴儿车里的是她的儿子，为了感谢医生她给孩子取名叫吉拉德。

　　她的儿子出生时体重 2.665 千克，为了感谢实施剖腹产的医生吉拉德·罗札达，男婴取名叫吉拉德。婴儿很健康，几天之后母子俩就出院了。专家无法确定吉拉德的父亲究竟是谁，因为年幼的母亲给不出准确的答案。而小男孩从小一直以为莉娜是他姐姐，他 10 岁的时候受到同学的嘲笑才发现，"姐姐"竟然是他的生母。

　　罗札达是皮斯科医院的内科主治医师，1939年 4 月初，莉娜的父母怀疑女儿长了肿瘤，所以送女儿去他那里看病。罗札达查看了莉娜的病历，发现她两岁半就出现了月经初潮，4 岁的时候发育出乳房和阴毛。这种情况是典型的青春期提前。女孩的青春期应该在 8 岁至 13 岁之间，男孩是 9至 14 岁，一些研究表明，高加索女孩的青春期可能提前到 7 岁，黑人女孩可能提前到 6 岁。但是一般认为，女孩在 8 岁之前发育乳房、腋毛或阴毛，或者来月经就属于青春期提前。导致这种病症的原因还不完全确定，但普遍认为这是基因造成的，对女孩来说，体脂增加也可能是一部分原因。

　　罗札达医生对莉娜做了进一步的检查，发现了胎儿的心跳，X 射线的结果也证实她怀孕了。剖腹产的时候，医生从莉娜的卵巢中取出一块组织，对组织的解剖结果表明，她的卵巢已经完全成熟了。当时秘鲁著名的内科医生爱德蒙多·埃斯克默认为，小女孩的早熟不仅是由卵巢引起的，一定也和脑垂体分泌的荷尔蒙异常紊乱有关系。

　　莉娜分娩所在医院的院长称这件事"令人惊异"。消息传到美国，一名芝加哥的医生回想起另一个女孩青春期提前的例子，那个俄罗斯女孩在 6 岁半的时候就生了孩子，她的身体当时发育到 10 岁或 12 岁的程度。莉娜奇特的经历被诸如美国妇产科医师大学这样的机构确认是真实的。世界性的展览会在纽约举行，她的家人为了收取 1000 美金同意让她和婴儿参展。她家生活在秘鲁最贫困的省份，还有其他 8 个孩子要养，所以这笔钱对他们来说很诱人。

　　但是秘鲁政府介入此事，声称莉娜和她的孩子"有伤风化"。政府向他们保证会提供经济援助，却从未兑现过，因此莉娜陷入窘迫与贫困之中。妇产科医生约瑟·桑多瓦尔对莉娜做了研究，据他所说，她是个心理正常的孩子，没有任何异常的迹象。她宁可玩布娃娃也不愿意搭理自己的儿子，这对于 5 岁的小孩子来讲毫不奇怪。

　　莉娜于 1972 年结婚，并在首次分娩之后的第 33 年生下第 2 个儿子。1979 年，40 岁的吉拉德死于骨髓疾病，但他的死和他母亲的年龄没有明显的关系。莉娜和丈夫现在住在利马一个称作"小墨西哥"的贫民区，她在那里保持低调，拒绝谈及往事。桑多瓦尔新近出版的书再次激起了人们对这件奇闻的兴趣，同时引起秘鲁政府对此事的关注。莉娜的丈夫罗尔·朱拉多说妻子一直心情沉重，"据我所知，在 1939 年莉娜非常无助，政府从来没有伸出过援助之手"。

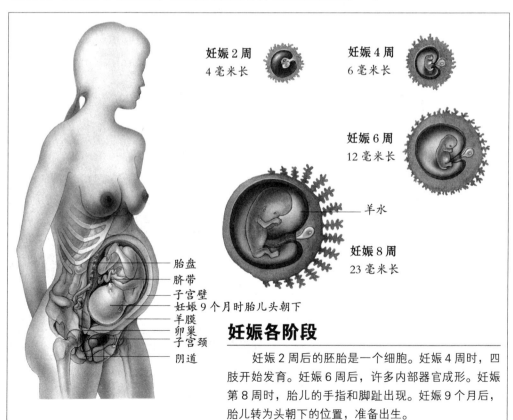

妊娠 2 周
4 毫米长

妊娠 4 周
6 毫米长

妊娠 6 周
12 毫米长

羊水

妊娠 8 周
23 毫米长

胎盘
脐带
子宫壁
妊娠 9 个月时胎儿头朝下
羊膜
卵巢
子宫颈
阴道

妊娠各阶段

　　妊娠 2 周后的胚胎是一个细胞。妊娠 4 周时，四肢开始发育。妊娠 6 周后，许多内部器官成形。妊娠第 8 周时，胎儿的手指和脚趾出现。妊娠 9 个月后，胎儿转为头朝下的位置，准备出生。

麦考伊家的七胞胎

　　1997 年 11 月 19 日，麦考伊太太在美国爱阿华州的迪斯莫尼斯成功产下世界首例活体七胞胎，她早产了 9 个星期。她服用促孕药之后怀上了七胞胎，经过 6 分钟的剖腹产，7 个孩子顺利出生，而且其健康情况令医生惊讶。刚为麦考伊太太做完手术的波拉·马洪医生说："每个孩子都发育得非常好，我觉得这是个奇迹。"

　　爱阿华州卡莱尔市的鲍比·麦考伊在药物的作用下怀上了七胞胎。此前，她和丈夫肯尼在生育方面遇到了困难，所以她吃了医生开的促孕药，并于 1995 年生下了第 1 个孩子米凯拉。后来她怀上了七胞胎，刚听到这个消息的时候，她承认感到"非常恐惧"。医生说可以通过流产减少胎儿的数量，好给其他的胎儿让出空间来生长，但是从圣经学院毕业的麦考伊太太拒绝了这种办法。她说："任何一个孩子都是上帝赐予的礼物，不论一次来 1 个还是一次来 7 个。"

　　夫妇俩说，是对基督教的信仰支撑他们度过了怀孕的艰难时期。曾有 1 周的时间，医生只能听到 6 个胎儿的心跳；还有一次，一个胎儿没有足够的羊水，而羊水可以避免由内脏压力和母体运动造成的伤害。值得庆幸的是，两次危机都顺利地度过了。

　　1997 年 10 月，鲍比·麦考伊被爱阿华州教会医疗中心接纳，这样医生就能一直关注胎儿的情况，同时保证她得到充足的休息和营养。超声波检查表明，胎儿在子宫里面呈金字塔形排列，因为靠近子宫颈的胎儿托着其他 6 个，所以外号海克力斯，又被称为"A 宝宝"。

　　在怀孕 31 周的时候鲍比·麦考伊就决定分娩，这比正常的 40 周的孕期短。虽然多胞胎一般不能足月出生，但是医生考虑到早产儿很容易出现呼吸问题和进食并发症，所以建议她尽可能延长孕期。她的腰围达到了 140 厘米，她无法再坚持下去了，急切地想让孩子出生。她曾经对丈夫说："肯尼，再多一天我也撑不住了。"所以当她在 11 月 18 日晚上开始宫缩的时候，医生决定第 2 天就让她分娩。

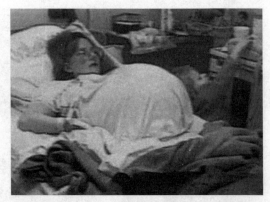

怀了七胞胎的鲍比·麦考伊腰围达到 140 厘米，她太难受了，迫不及待地想让孩子们降生到这个世界上。

在她怀孕期间，中心的医疗人员严阵以待，开了无数次会议，探讨分娩的方式并预测产后的并发症。这是可以理解的：美国上一例七胞胎诞生在加利弗尼亚的一个家庭，1 个胎儿死产，还有 3 个后来夭折；1997 年 1 月，在墨西哥也有一例七胞胎降生，1 个死产，其他 6 个夭折。

麦考伊的手术经过了精心组织，40 位专家参与其中，操刀的是马洪医生和卡伦·德拉克医生。12 点 48 分，A 宝宝第 1 个出生。家人早就给每个孩子取好了名字，肯尼·麦考伊手拿名单等待着宣布孩子的降生，因为他希望每个宝宝在生命中听到的第 1 个声音是父亲念出来的名字。所以，第 1 个孩子一出生，肯尼就向全屋的人宣布"肯尼斯·罗伯特"。马洪医生每取出一个孩子，德拉克医生就切断脐带，小婴儿立即被送出产房，在第 2 个手术室里连接上辅助呼吸的管子。

尽管第 1 个孩子看起来很健康，但是医生来不及歇息，手术刻不容缓。马洪医生说："第 1 个孩子出生后我们必须快速行动，因为一旦切断了通向子宫的血，就可能切断了给其他孩子的供血。"此时，鲍比·麦考伊非常担心，因为前两个孩子出生的时候都没有声音，她害怕出现最坏的结果。第 3 个孩子娜特莉·苏出生的时候哭了，这让她长出了一口气。"至少我知道，有一个孩子是没问题的，"她详细讲述着当时的经历，"实际上我比她哭得还多！"

7 个孩子中有 4 个男孩，3 个女孩，他们在短短 6 分钟内全部出生。最后出生的约耳·史蒂芬由于内出血而情况危急。但是医生给他输血之后，他就好多了。马洪医生对记者说："手术后看到孩子们长得又大又健康，我们太高兴了。"

肯尼斯·罗伯特最重，体重 1.871 千克；阿历克斯·梅，1.219 千克；娜特莉·苏，1.191 千克；凯尔茜·安，1.49 千克；布兰登·詹姆斯，1.446 千克；内森·罗伊，1.304 千克；约耳·史蒂芬，1.332 千克。

全美国都在关注这件事。有人答应给麦考伊夫妇提供 3 万片免费尿布和够 1 年用的日用品；肯尼·麦考伊的老板在当地经营一家雪佛兰车行，说会捐赠一辆新货车；他们的邻居保证在卡莱尔市帮麦考伊家盖一栋新房子；孩子们回家之后还有很多志愿者提供全天候的服务。

尽管麦考伊一家被载入了医学史册，但他们面对的并非坦途。阿历克斯和内森两个孩子的大脑皮质出现麻痹，导致行走困难。内森不拄拐杖只能走 12.19 米，2004 年，医生给他的脊柱进行手术，希望能获得一定程度的行走能力。麦考伊七胞胎不可避免地引发了对受孕疗法的道德标准的争论，尤其是它可能造成多胞胎的后果。卡尔·威尔纳是马里兰医科大学胎儿高级护理中心的主任，他告诫道："一胎多子并非促孕药的目的。不论父母们是否出于道德观念而反对选择性流产，我们都应该想办法避免多胞胎。"

锁孔手术挽救婴儿

　　2001 年 8 月末，爱伯尼·马丁生于苏格兰利文斯顿镇的圣约翰医院，早产了 3 个星期，体重 2.238 千克。她出生 20 分钟后就停止了呼吸，在母亲的怀抱里皮肤开始变成青色。医疗组急忙对婴儿进行了一系列的检查，终于找到她停止呼吸的原因。因为她有先天性的食管畸形，即食管没有连接好。爱伯尼的食管不是从嗓子一直通向胃，而是上半部分在颈部终止，下半部分将气管和胃连在一起。所以，她不能吞咽东西，而且空气能通到胃里面。如果不做手术，她会饿死。这是一种相对少见的缺陷，平均 5000 个新生儿中才会出现 1 例，一般只有常规的手术才能治好。然而，那样伤口很大，会留下大面积的瘢痕。爱伯尼转院到专为病童开办的爱丁堡皇家医院。那里的儿科顾问医师戈登·麦金雷为了缩小瘢痕并加速复原的过程，决定在小患者喉部实施先进的锁孔手术。

　　这种能够挽救生命的手术在英国尚无先例，而且仅出生两天的爱伯尼是世界上做这种手术年纪最小的患者。在锁孔手术中，需要把 3 根直径只有 5 毫米的细

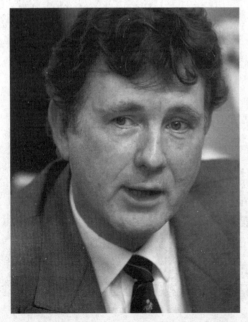

管子插入人体。一根管子载着微型摄像机，另两根管子装着只有针那么大的微缩外科手术仪器。摄像机把爱伯尼胸腔里的影像传送到手术台的屏幕上，麦金雷医生一边看着屏幕上自己的动作，一边操纵仪器。他把食管从气管上断开，再用细密的针脚缝回到食管上半部。普通的手术要打开胸腔必须做出很长的切口，但这个手术只留下了 3 个直径 5 毫米的小洞有待愈合。

　　麦金雷医生回忆道："如果说成人的胸部像鞋盒子一样大，那么在这么小的孩子身上做锁孔手术就像在火柴盒里操作。我们使用像缝纫针一样的狭长装置，让它穿过细管子到达胸腔内部。在里面缝合食管的难度极大，因为活动空

儿科顾问医师戈登·麦金雷利用锁孔喉部手术，拯救了先天不能吞咽的婴儿爱伯尼。

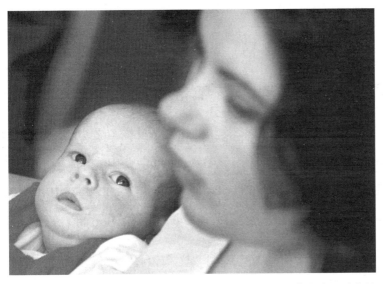

爱伯尼·马丁和母亲阿拉娜。在全世界的锁孔咽喉手术患者中，爱伯尼年龄最小。

间太小了，而且心脏和肺就在旁边。我们使用的是普通的针和缝合材料，但手术空间极小，针不容易回转，把针从一个装置移动到另一个装置也很困难。那是最艰难的一刻，要保证缝合十分精准，手术结束后我们才发现肩膀紧张得酸痛。"

手术5天之后，X射线检查结果显示孩子的食管愈合得很好，爱伯尼已经能喝奶了。术后两周，食管完全愈合，她可以出院了。

爱伯尼继续好转，据她母亲阿拉娜说，她的胃口没有任何问题。幸亏有先进的手术技术，她才有机会获得新生。

⊙ 肺的构造

当空气进入肺，空气通过许多支气管最后到达肺泡。肺泡的周围包围着大量的毛细血管。当血液流过毛细血管时，氧气从肺泡进入到血液，同时二氧化碳从血液进入肺泡，气体交换过程就发生了。

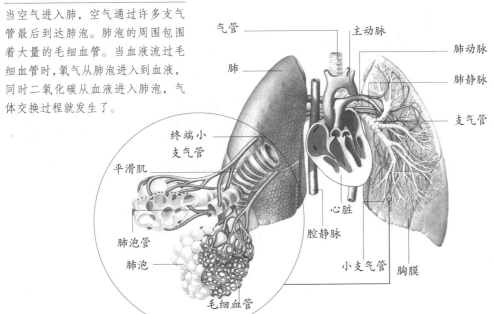

战胜流产的胎儿

诺勒·史密斯得了严重的妊娠高血压综合征，足以致命，医生告诉她如果不在胎儿 26 周大之前做流产她就会死。她不得已同意了结束妊娠，并用药物流产。大家都以为几个小时之后胎儿就会死去，万万没有想到的是，她的孩子娜塔莎竟然活了下来。这个小巧而健康的孩子只在妈妈的子宫里发育了 22 周，出生的时候仅有 567 克重，但她几个月之后就能出院了。在苏格兰奥本市的家中，诺勒高兴地抱着娜塔莎说："她真神奇，简直是个医学奇迹。"

对诺勒和她爱人山迪·卡梅隆来说，经历了 8 个月的磨难后，结局既出乎意料又令人高兴。诺勒怀第 1 个孩子西恩的时候就患上了妊娠高血压综合征，西恩早产了 5 周。妊娠高血压综合征会引起孕妇肝脏和肾脏的问题，在妊娠的后半段出现高血压（血压偏高）、水肿（组织积水）和蛋白尿（尿液中含有蛋白质）。有 7 % 的孕妇患此病，而第 1 次怀孕的人最容易患病。诺勒第 1 胎的时候遇到了这个问题，她相信第 2 胎不会再得病了。但是，怀上娜塔莎之后，在 2003 年的

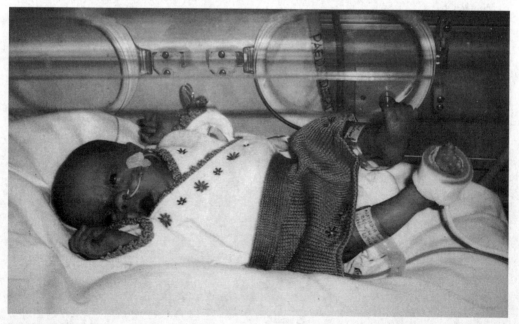

娜塔莎·史密斯在子宫里只发育了 22 周，她刚出生的时候非常小，祖父的结婚戒指可以松松地套在她胳膊上。

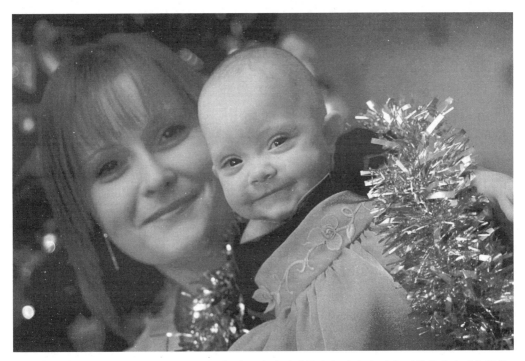

骄傲的母亲诺勒·史密斯和她的孩子娜塔莎。孩子出生的时候太虚弱了，医生都对她的生存不抱希望。

12 月 26 日她发现了流产的先兆。2004 年 2 月，医生告诉诺勒她怀的孩子患脊柱裂的概率将是 85%，并建议她终止妊娠，但她决定继续怀孕。诺勒说："妊娠高血压综合征是 4 月 4 日发现的，但检查表明我从刚开始怀孕就患病了，与流产的先兆和胎儿患脊柱裂相比，还是妊娠高血压综合征更可怕。"

妊娠高血压综合征使娜塔莎在子宫里缺乏氧气和营养，也让诺勒自身的健康处于危险境地。4 月 26 日，格拉斯哥皇后医院的医生告知诺勒，孩子生下来之后要么是死婴，要么只能存活几个小时。由于诺勒健康情况恶化，她住进了重症监护室。

"我可以正常地生下娜塔莎，但是医生说那样的话她活不下来。别的选择只有剖腹产，可是那样会毁了子宫，让我再也不能生育，而且还会使我的孩子夭折。4 月 27 日的一项检查之后，我不知所措。我的肝脏和肾脏极度危险，医生说我必须终止怀孕。我处在生死之间，但是特别想要这个孩子，所以犹豫不决。"

那时诺勒被说服了，但是发现病情没有恶化之后她又有了更大的信心。尽管一再被告知孩子不可能存活，诺勒还是不相信，因为她的腹部深处感觉到孩子在动。"从第 22 周开始，所有的检查都显示她变小了，"诺勒说，"但我不相信将失去她。"

诺勒感到宫缩的时候正和丈夫山迪以及母亲在一起。母亲立刻去找助产士，助产士到的时候娜塔莎已降生到桌子上，被一层完好的薄膜包裹着。这个生命的"气球"包裹着胎胞和胎盘，是它保住了婴儿的命。助产士看到娜塔莎活着，立即把她送去进行特殊护理。儿科医生们把婴儿从薄膜中取出来，并给她通上氧气。

娜塔莎身长只有 15.2 厘米，非常弱小，她祖父的结婚戒指套在她胳膊上都还绰绰有余。她只发育了 22 周，早产 14 周。医生把保育器中的娜塔莎放在诺勒的床边的时候，再次提醒她说，孩子很可能夭折。

诺勒回忆说："在保育器中我只看到那双又大又漂亮的眼睛。医生给了我一些她的照片，告诉我们她只能活几个小时。但是后来几小时延长到了几天，又到了几星期。我们得知她发育得不好，因为低氧，大脑也受到了损伤，但是她没有任何缺陷。她出生得很顺利，虽然长得小，但她是个健全的孩子，长着睫毛、指甲和头发。她睁开了眼睛，会哭，也能自己呼吸。"

8 个月大的时候，娜塔莎健康地长到了 3.889 千克。尽管她还穿着极小的婴儿服，但医生说她发育得很好。她能吃固体食物，而且会做的事情比同龄的孩子还多。诺勒说："她令人惊奇，总是哈哈大笑或者微笑，还喜欢发出各种声音。她去格拉斯哥做常规检查的时候，他们给她吹泡泡，她不仅看着，而且会伸手去抓，把泡泡弄破。医生给娜塔莎听嘎嘎响的东西来测试她的听觉，但我们都知道，她的听觉没有问题。"

顾问医师詹尼斯·吉伯森说："娜塔莎给我们带来了惊喜。她那么小，我们都没想到她能活下来。但是她在子宫里的紧张，意味着她已经为出生做好了防御准备。她真是个奇迹。"

发育 22 周的婴儿存活下来，这自然引发了关于流产的争论——现在英国制定的流产时间限制是怀孕 24 周以内。有人发出呼吁要求进一步限制流产时间，而诺勒说："我其实并不赞同流产。从医学上讲也许人们是有理由这样做的，但从怀孕的第 1 天开始，就应该把它看做孩子。娜塔莎使我们意识到，怀孕那么久还允许流产是多么错误的事。"她的丈夫山迪·卡梅隆接着说："医生说她们两个人至少有一个将发生不幸，而那肯定会是娜塔莎。谢天谢地她们都活下来了，我真的无法接受同时失去她们俩。"

癌症患者摆脱不育

比利时的一名癌症患者由于接受化学疗法导致不育，然而在 7 年后的 2004 年，她成为历史上第 1 个进行自体卵巢移植之后成功分娩的女人。布鲁塞尔的医生说，通过从母亲自体卵巢组织再移植，塔玛拉·图尔拉特才得以出生。这给那些接受了癌症治疗而担心不能生育的女人带来了新的希望。

由于在治疗癌症过程中使用的药物副作用较大，接受化学治疗的女人往往会失去生育能力。即使是年轻女性，不育的比例也在 50% 以上。与此相比，放射线疗法对卵巢的影响更大，能直接导致不育。几年来医学工作者们一直在探索，想让因此而绝育的癌症患者能够怀孕。美国和欧洲的医疗机构将卵巢组织冷冻起来，目的是将它们再移植回生育能力受到影响的女患者身上。她们可以恢复正常的卵巢功能和月经，但是没有人怀孕，直到这名比利时患者的出现。

1997 年 25 岁的欧雅达·图尔拉特因为长了霍吉金氏淋巴瘤而接受治疗。在化疗之前，医生从她左侧的卵巢中取出一层 1 毫米厚的组织，切成几块，放在 –200℃的液氮中冷冻保存。

接受癌症治疗后她停止了排卵，但是 2003 年 4 月她刚刚痊愈就把卵巢组织植回体内，放入右侧卵巢底部。四个月之后，她开始了正常的月经和排卵。

卵子可以从体内取出，用于体外受精（IVF）。这种方法是通过外科手术将卵子从卵巢中取出，在实验室里进行受精，再把生成的胚胎植回她的子宫，发育成胎儿。

但是为了让图尔拉特自然怀孕，医生们采用了将卵巢组织放在输卵管端部的方法，而不是体外受精。自然怀孕后，她于 2004 年 9 月在布鲁塞尔的科里尼克医院成功产下了 3.714 千克的塔玛拉。

图尔拉特夫人做梦也没想到自己能当母亲。1997 年，她刚结婚 1 年就发现自己罹患癌症。就算能死里逃生，化学治疗也可能让她提前闭经，无法生育，她生孩子的愿望由此破灭了。所以，当她得知有这种新技术的时候，尽管只是有可能使她自然怀孕而且尚

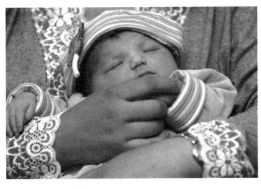

母亲进行卵巢移植组织之后，塔玛拉·图尔拉特出生了。这给担心经过癌症治疗后无法生育的女性带来新的希望。

无成功的先例，但她还是不肯放过这一机会。癌症痊愈之后，医生发现她已经闭经了，所以将卵巢组织放在尚未完全失去功能的卵巢的底部。

鲁汶天主教大学的杰奎斯·唐奈兹教授开创了这种新疗法，他预言这一成功的病例会为面临卵巢提前衰竭的年轻癌症患者打开希望之门。对许多身患癌症的女性来说，不能生育和得了癌症一样痛苦。每年都有 2000 多名只

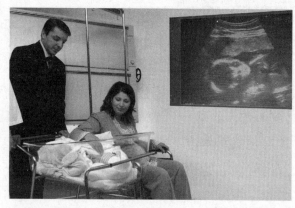

欧雅达·图尔拉特自然怀孕之后，于 2004 年 9 月在布鲁塞尔的一家医院产下了 3.714 千克的塔玛拉。孩子的父亲马理克·波安那提正在感叹新生命的到来。

有十几岁的女性被诊断出癌症。"这给所有必须接受化学治疗的癌症女病患带来了极大的希望，"唐奈兹教授说，"这种技术一定要普及。冷冻卵巢组织其实是非常容易的，但必须按部就班，耐心等待。而且这种方法比体外受精便宜得多。每个接受化学治疗的癌症女患者都应该有权选择是否要保留生育能力，而这个技术就是一种途径。凭借医学的进步，越来越多的女性战胜了癌症。"

比利时的研究人员在《柳叶刀》杂志上说，所有迹象都说明：图尔拉特夫人的卵泡来自移植的组织，并在怀孕之前的月经周期中发育成卵子。检查结果也证明，卵泡的确是在移植的地方发育的，但是在月经周期中，卵巢里缺少可以帮助形成妊娠的条件。

孩子出生的消息引起了广泛的关注，然而某些科学家对这一病例提出质疑，指出卵巢功能由自身恢复并不罕见，所以这次怀孕不一定是移植的结果。纽约康奈尔大学的库特鲁克·奥柯泰博士从一块卵巢植皮上培育出了胚胎，他认为图尔拉特夫人在进行移植之前的两年中已经有 3 次排卵，说明她的卵巢并没有完全失去功能。像她这种年龄的女性接受癌症治疗之后，不孕的危险性只有 12% ~ 47%。他说："我持谨慎的乐观态度，但是在我百分之百确信之前，这个研究的某些地方还需要进一步的解释。我们认为这种疗法从理论上讲肯定会成功，它也很有可能起到了作用，但是还需要更多的证据来证明图尔拉特夫人怀孕是它的功劳。"

后来，唐奈兹教授宣布第 2 例卵巢组织移植成功，这使图尔拉特夫人的病例更说明问题。这个患者 28 岁，得了镰状细胞血症，在放射线治疗之前于 1999 年取出了部分卵巢组织。后来她把组织植回失去功能的卵巢，5 个月之后即 2005 年 1 月，她怀孕了。

欧雅达·图尔拉特并不十分关心怀孕的具体细节。"我非常、非常高兴，"

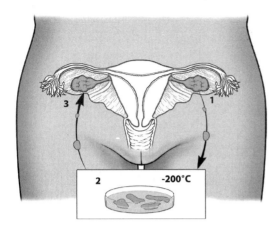

医生从欧雅达·图尔拉特的左侧卵巢取出一层组织，冷冻在 -200℃的液氮中保存，然后再植入她右侧卵巢的底部。

她慈爱地注视着小婴儿塔玛拉，露出微笑，"我一直想要个宝宝。"

尽管这方面的研究迄今为止仅关注于癌症患者，但其他希望延长生殖期的女性也可以利用这个技术。女性生来就可以产生卵子，一生大约排出100 万个，而绝经之后就丧失了排卵能力，怀孕的可能性极小。医生们可以利用这项新技术取出她们的卵巢组织，冷冻，保存，等她们绝经的时候把保存下来的组织植回体内，给予她们再次做母亲的机会。然而，以此为目的冷冻卵巢组织的行为引起了激烈的争论，一部分原因是有的人说这样做不道德（认为它违反了自然规律），还有一部分原因是健康的女性应该慎重考虑是否希望将一个卵巢作废。每一种开刀手术都存在风险，因此，即便几年之后手术推广了，也不能轻易决定把卵巢组织取出来冷冻，留做以后之用。

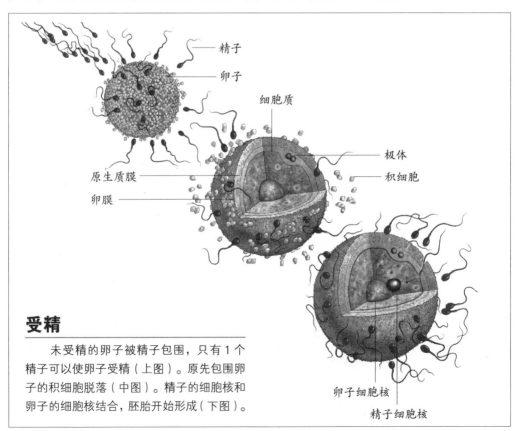

受精

未受精的卵子被精子包围，只有 1 个精子可以使卵子受精（上图）。原先包围卵子的积细胞脱落（中图）。精子的细胞核和卵子的细胞核结合，胚胎开始形成（下图）。

年纪最大的产妇

2005 年 1 月，在罗马尼亚首都布加勒斯特，阿德里亚娜·爱丽斯库刚刚生下一个女婴后说："我感觉自己就像一个普通的女人，任何一个生过孩子的女人。"然而，阿德里亚娜·爱丽斯库和任何母亲都不一样——她生孩子的时候已经 66 岁了，是世界上年龄最大的母亲。这次分娩是借用捐献的卵子和精子通过体外受精实现的，这引起了全球范围的争议。一些人视她为不放弃生育希望的杰出例子；而另一些人认为这是自私的行为，在道德上无法接受。

阿德里亚娜是退休的大学教授兼儿童文学作家，一直想有个自己的孩子。她20 岁结婚，但是当时的生活条件不好，她觉得不是生孩子的时候。4 年后她和丈夫分居，并开始从事理论研究工作。她说："我有做母亲的天性。自打还是个小女孩的时候，我就梦想有自己的孩子。我一直打算等生活好了就生孩子。"但是她明确地决定生孩子之后，想要自然怀孕却为时已晚。1995 年，她听说体外受精技术取得成功。同年，阿德里亚娜就赶到意大利做检查，但因为耗尽旅费而不得不回到罗马尼亚。回家之后，她联系到当时实施了罗马尼亚第 1 例体外受精的艾恩·蒙泰努教授。推迟了绝经期之后，她接受了生育治疗，并在 2001年首次怀孕。然而，4 个月之后，胎儿夭折了。

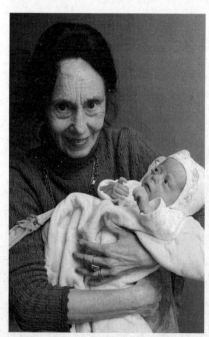

2005 年 1 月，66 岁的阿德里亚娜·爱丽斯库在罗马尼亚的布加勒斯特生下了伊莱莎，成为世界上年纪最大的母亲。

到了她这样的年龄，多数女性已经当上了祖母，但阿德里亚娜对此并不气馁，她用积蓄进行了 9 年的怀孕治疗。在她的恳求下，帕内特瑟布妇产病房的院长波格坦·马里内斯库用匿名捐献者提供的卵子和精子培育成 3 个胚胎，植入她的子宫。但是 10 个星期之后，其中一个胚胎停止了发育，阿德里亚娜只剩下一对双胞胎女孩了。在怀孕第 33 周的时候，双胞胎中又有一个遭遇了同样的厄运，医生不得不将手术计划提前。2005 年 1 月 16 日，阿德里亚娜·爱丽斯库在布加勒斯特的久莱斯蒂妇产医院通过剖腹产下了一名女婴——伊莱莎·玛利亚，婴儿体重 1.446 千克，比 40 个星期的正常妊娠时间提前了 6 个星期出生。新任母亲以 66 岁的高龄超过了一个印度女人 65 岁生孩子的纪录，那个妇女叫赛亚巴玛·马哈帕特拉，由她 26 岁的侄女提供卵子，侄女的丈夫提供精子，受精后她于 2003 年生下一名男婴。

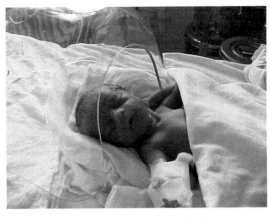

伊莱莎通过剖腹产出生，早产了 6 个星期。她的降生使人们对超过生育年龄的妇女生孩子的道德标准产生争论。

一石击起千层浪，人们由此对超过生育年龄的女人生孩子的道德标准展开了激烈的争论。宗教领导者称这件事是"恐怖的"，"骇人听闻的"，"怪异的"，是"最自私的行为"，指出孩子 18 岁的时候爱丽斯库太太已经 84 岁了。女性机会平等基金会也表示担忧，警告说因为自己的母亲和其他孩子的母亲不一样，小女孩在以后的岁月中可能感到失望，也可能会因为母亲的年龄而痛苦、烦恼。

阿德里亚娜没有料到会出现这么强烈的反对。"我想有个传统的家庭，"她说，"我认为一个女人不论通过什么方法都必须建立家庭。用科学的方法去做既简单又道德。我觉得自己的做法比通过与别人通奸而得到孩子更有道德。这样我可以告诉伊莱莎，我是用体外受精怀上她的，这比给她讲一些糟糕的故事来得更简单，比如被有家室的情人抛弃之类的。这样做符合现代精神——女人可以用另一种方式做事。"她对将来持乐观态度，还说她家有长寿史。

马里内斯库医生支持她的这种做法，说他深深感受到阿德里亚娜对上帝的信仰和对生孩子的决心。他还说，尽管她的年纪已经很大了，但身体状况良好，足以承担怀孕的重任。内科医生们却没那么肯定，他们说，不论从医学上还是道德上讲，这样做都是很危险的，不仅对产妇的身体产生威胁，也对本应由双亲抚养的孩子不利。罗马尼亚的卫生部长强调了这一做法的难度，而且不鼓励对高龄的绝经妇女进行人工授精。尽管伊莱莎出生的时候罗马尼亚没有规定人工授精的最大年龄，但是有一个禁止对绝经妇女实行人工授精的法律正在等待通过国会的批准。

然而，出现的并不全是反对的声音。一些女权主义团体为她的行为拍手叫好，街头巷尾的女人们也想和她接触，因为她们觉得她显然备受上帝的眷顾。阿德里亚娜宣称："我感觉自己改变了一些东西，年轻的女性朋友会认为我是勇敢的。无论如何，有一件事是确定的：每个人的一生中都有一项使命，而我的使命也许就是这个。这就是为什么我证明了如果女人想生孩子就一定会成功。"

起死回生

1984 年 6 月，在美国阿肯色州，19 岁的特里·沃利斯因车祸身受重伤，他从颈部以下都无法动弹，四肢瘫痪，处于昏迷之中。几星期、几个月、几年过去了，他仍旧毫无生气。尽管他的父母每隔一周就从疗养院接他回家一次，并一直同他讲话，但他们也不知道他是否能听懂。19 年中，除了偶然地咕哝几声和眨眨眼，一切还是原样。直到 2003 年 6 月，安吉丽看望他的时候，他忽然叫了一声"妈妈"。

接着特里会说其他的词了——"百事可乐"，然后是"牛奶"，再然后是"爸爸"——不久以后，单词变成了词组和短句。很快，他能够说出想要的任何东西，尽管说得还比较缓慢而且吃力。他女儿安姆波尔在车祸之前刚出生，而现今已经 19 岁了，他的首要任务之一就是接受这个女儿。然而，他还处于时间断层中，想要和他几年前就过世的祖母讲话。他能够清楚地背出她的电话号码，家里其他的事情却早已忘记了，问他总统是谁时，他回答"罗纳德·威尔逊·里根"。但他的家人已经很高兴了，并不介意这个情况。毕竟，他们从未指望他能再度睁开眼睛，更不用说能够讲话了。

那是一段漫长而痛苦的经历。安吉丽回忆起当她第 1 次见到特里躺在医院的时候，注意

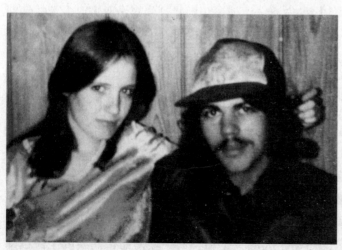

特里·沃利斯和他的妻子仙朵拉，拍这张照片之后的第 4 个月，特里就遭遇了车祸，昏迷了 19 年。

到他的手在动。她曾认为这是个好兆头，却得知那只是大脑损伤的迹象。尽管医生让她准备葬礼，她却从未放弃希望。1985年，当特里的情况稳定下来，她就把他转移到一所疗养院里，每周两次开车往返80多千米，从家里去疗养院看望儿子，年复一年。她说，"这只是一种习惯。这就是我们所做的，但我没有真的认为他能好转。"

后来，在安吉丽的一次探望中，疗养院的工作人员陪着她去特里的房间，并像往常一样问病人来探望他的人是谁。"他就说了一声'妈妈'，"安吉丽自豪地回忆说，"我跌坐在地上了！"不仅是她和护士，特里本人也感到十分惊讶。

要解释特里从1984年以来的思维状态，必须了解大脑本身的一些知识。大脑是非常脆弱的器官，任何震动都会使它压缩或膨胀。在像特里遭遇的车祸那样剧烈震动的情况下，几十亿个组成大脑的神经细胞被拉紧、扭转甚至断裂。钢轨之类的外界物体刺穿头颅看上去很严重，但这种伤害一般仅限于大脑局部。与之相比，车祸虽然没有使皮肤受损，但是对大脑的冲击更具扩散性，也因此更具破坏性。大脑前后晃动，与头颅基部碰撞，在各个冲击点引起大面积的损伤。头部损伤经常伴随意识缺失，在不严重的情况下会造成脑震荡，但仅仅持续几分钟。脑震荡由神经细胞的暂时瘫痪引起，但对大脑没有实质的伤害。而昏迷比较难以定义，这个术语一般用来形容人一直闭着眼睛，无法交流，对指令没有反应。脑干位于大脑基部，如果脑干受损，损伤中断了意识，就会引起昏迷。但是，没有人能够完全解释为什么长时间昏迷的人会忽然间醒来。特里的医生说，母亲持续不断地和他讲话对保持他的思维继续活动有所帮助，但是由于脑干受损，他无法控制身体的反应程度，或者是因为脑干与其他感官的连接出了问题，特里在昏迷中不能做出反应。而他身体的其他部分没有受到影响，功能正常，他没有意识也能呼吸、分泌唾液、消化并排泄食物，因为在丘脑的影响下，所有的这些功能都由神经系统自发控制。事实上，许多从昏迷中苏醒的人都说，他们完全清楚发生在身边的事，但就是不能交流。

特里的康复时间令人惊奇。"真是不可思议"，他父亲杰瑞若有所思地说，"他是在13号的星期五出的车祸，19年后，也是在13号的星期五，他开口讲话。"

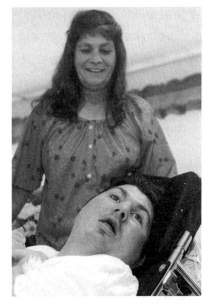

2003年6月，母亲安吉丽看望他的时候，车祸幸存者特里说出19年来的第1个词——"妈妈"。

皮肤脱落的女子

一位年轻的美国女子对抗生素药物产生了严重的变态反应，全身皮肤大片大片地脱落。医生都认为她生存的希望十分渺茫，但是令人惊讶的是，仅仅 3 个星期之后她就出院了，而且几乎完全康复。

29 岁的赛拉·耶根来自加利弗尼亚的圣地亚哥市，2003 年 12 月初，她因鼻窦感染而接受了为期 10 天的抗生素常规治疗，服用了复方增效磺胺。治疗刚结束，她的脸上就开始出现轻微水肿并变色。然后，她嘴唇上起了水疱，眼睛水肿，再后来水疱遍及面部、胸部和手臂。她去看病，医生草率地给她开了扑热息痛来缓解疼痛，并建议她静养，等待恢复。但是第 2 天，她脚上所有的皮肤开始脱落，出现了大水疱，水疱破掉并渗出脓水。她无法行走，只好由母亲凯瑟琳抱出房间。凯瑟琳把她送上汽车赶往医院的时候，眼看着女儿的皮肤正在往下掉。

一天之后，赛拉全身的皮肤都开始脱落，包括内部器官的表皮和口腔、咽喉、眼球表面的黏膜。圣地亚哥市加利弗尼亚地区烧伤中心的医生告诉凯瑟琳·耶根说，她女儿能活下来的机会很小。耶根夫人说："一般来讲，百分之百的皮肤脱落意味着百分之百的死亡率，我们只有为她祈祷。看着她躺在医院里，身上一寸皮肤都没有，真是太可怕了。"

赛拉遭受的是罕见而严重的变态反应，称做中毒性表皮坏死症，即在复方增效磺胺的作用下免疫系统丧失功能。由于患者全身都产生反应，所以皮肤全部都脱落了。更严重的是，皮肤的缺失导致液体和盐分从破损的地方流出，很容易引起感染。烧伤中心的丹尼尔·劳泽诺医生说："皮肤一旦开始脱落，就没办法阻止。看到皮肤一片片地脱落真让人揪心。"劳泽诺医生和他的同事在赛拉的全身覆盖上一层特制的皮肤代替品。用这种人工皮肤包裹了 48 小时之后，赛拉的体表形成了密封层，这避免了感染，并有利于皮肤

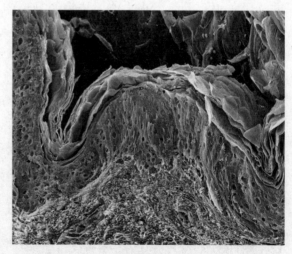

在扫描电镜下，人体皮肤冷冻切片的图像。严重的过敏症使赛拉·耶根所有的皮肤一片片脱落。

的愈合。

她的祖母玛乔丽·耶根提到赛拉的状况时说："我只能用起水疱来形容。如果你起了个水疱，底下的皮肤就会粗糙，变得鲜红。赛拉就是这个样子，但她全身都被水疱覆盖了。我想象不出那有多痛苦。好在大夫担心她忍受不了折磨而犯心脏病，给她注射了镇静剂，所以她的疼痛得到缓解并陷入昏睡。医生还给她吃了让一部分记忆丧失的药，因为失去皮肤对赛拉的打击太大了，但药只是微量的，药效也是暂时的。"

医生还给赛拉服用了防止内出血的药物，不到1个星期，她自己的皮肤就长了出来。几个星期之后，开始逐渐去掉人工皮肤，好让新皮肤代替它。医生预计她很快就能痊愈，而且新长出来的皮肤会和原来的一样结实耐用。估计不会留下瘢痕，因为和烧伤不同，她只有皮肤最外面的一层受到损伤。

赛拉·耶根被公认为是第1个幸存的中毒性表皮坏死症患者，她的所有家人和医生都称其为奇迹。

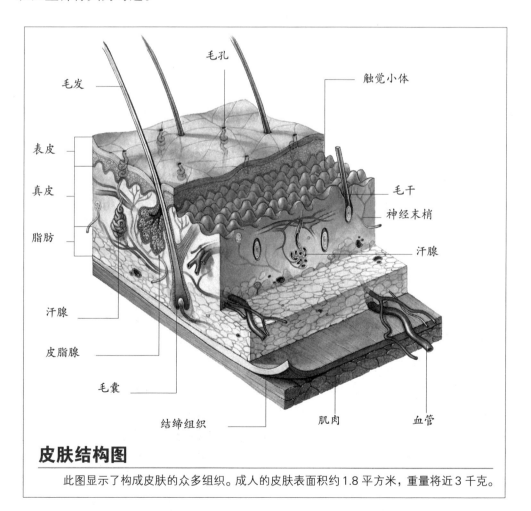

皮肤结构图

此图显示了构成皮肤的众多组织。成人的皮肤表面积约1.8平方米，重量将近3千克。

撞击带来的视力恢复

丽莎·莱德的脑部长了癌症肿瘤，阻断了向眼睛的供血，导致她失明。虽然通过手术成功地摘除了肿瘤，保住性命，她的视神经却遭到永久性的伤害。她 14 岁的时候完全失明，毫无康复的希望。然而 10 年之后，她头部受到撞击，奇迹般地重见光明。她的这种经历让医生感到迷惑。

丽莎 11 岁的时候就被诊断患了癌症。医生发现她脑部的肿瘤之后，估计她存活的概率不到 5%。对癌症的放射线治疗和手术都取得了成功，但是肿瘤一度中断了眼部供血，并压迫视神经，对眼睛造成了伤害。3 年之后，医生从理论上断定她永久失明，她的眼睛只能判断出明暗。

在苦难的经历中她从不放弃恢复视力的希望。她教授其他人关于眼盲的知识，还捐助为她训练导盲犬的组织。通过做这些事，她保持了充沛的活力。她的导盲犬是一条拉布拉多猎狗，名字叫阿米。正是阿米在不经意间给丽莎的命运带来了意外的转机。

丽莎的家住在新西兰的奥克兰市，2000 年 11 月 16 日晚上，24 岁的她弯下腰想亲吻阿米，道个晚安，她的头却重重地撞在咖啡桌上。"我有点失去平衡，"她说，"我的头磕到咖啡桌上，又撞到地板。"她第 2 天醒来的时候，惊讶地发现，10 年来她第 1 次能够看见东西了。"我先是看见白色的天花板。环顾房间……明亮的光线穿过窗帘……窗框……哦，还有颜色……我看到了阿米，她真漂亮。"

丽莎决定暂时保守这个秘密，在后院和阿米玩了几个小时。那天下午她才和家人联系，在电话里她给母亲念了一段烟盒上的健康警告。她母亲璐易丝回忆道："丽莎打来电话，说'我有变化啦。听着。'然后就开始给我念。我惊喜得喘不过气来。"

丽莎还不确定她的视力能不能持续下去。第 2 天，好消息传来，她马上扔掉导盲棍，告诉了更多的人。亲友来到她家向她祝贺的时候，丽莎都认不出他们了。她弟弟已经从 12 岁的孩子长成小伙子了，她也第 1 次看到了相处 2 个月的男朋友是什么样子。

医生无法解释丽莎为什么重新获得视力。人体中不能再生的组织不多，视神经就是其中一种。接下来的检查也显示，她眼睛的损伤情况还和原来一样。奥克兰医院的眼科医师罗斯·麦基透露，尽管丽莎还不能完全辨别颜色，但她左眼已经恢复了 80% 的视力。

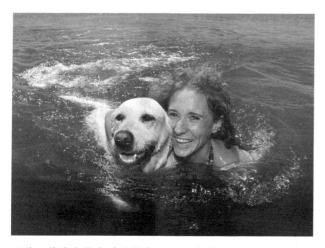

丽莎·莱德和她亲爱的导盲犬阿米在新西兰玩耍。丽莎的头部受到碰撞之后恢复了视力，她把这称为"上帝的神迹"。

丽莎想到了视力可能像忽然恢复那样再忽然消失，但她并不忧虑。"那个医生曾告诉我再也看不见东西了，但同样是他，说现在我的视力恢复了80%。能够眼看着他告诉我这个消息，感觉太棒了。如果我的视力像原来那样忽然消失，我还是会感到幸运和幸福，因为我已经体验到了奇迹，这是上帝的神迹，而且我可以将这个特殊的经历同每个人分享。"

她的男朋友说："她如此坚强，如此热情，我相信那双眼睛总有一天会看见的。你可以感受到，它们能行。"

虽然丽莎·莱德惊人的康复让医学界困惑，但她自己和与她密切接触的人却没那么惊讶。

之前也曾有少数经过磕碰或震动后恢复视力的先例。84岁的老太太艾伦·海德住在澳大利亚的纽卡斯尔，丧失90%的视力已经3年了。1989年，她在公寓里遭遇到5秒钟的地震，震动之后，她发现眼睛又能看见了。

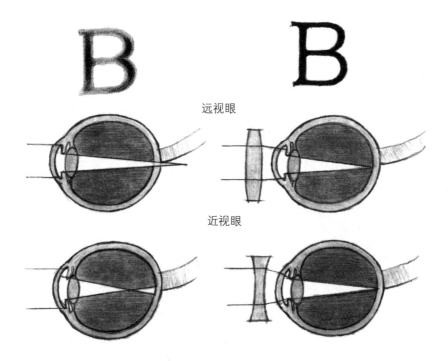

远视眼

近视眼

怀孕的喜讯让听觉恢复

2004 年 4 月，21 岁的埃玛·哈塞尔去浴室洗澡，忽然听到"嘭"的一声，随后她的世界一片寂静。从那开始，她耳聋了 7 个月。直到有一天她得知自己怀孕的时候，她的听觉又意外地恢复了，和消失时一样地突然。

埃玛在南安普敦当保姆，她的苦恼经历开始于本应该快乐的一天——那天她和男朋友凯文·拉夫计划晚上出去庆祝他俩的订婚。准备出门之前，她上楼洗澡，但是 20 分钟后，她发现自己站在浴室里，什么都听不到。而且，她不知道中断的那段时间里发生了什么。

她说："我刚要冲澡，周围的声音都低沉下去，变得非常微弱，后来完全消失。刚开始感觉耳朵里面有模糊的声响，响了一下之后就完全没声了。我搞不清楚这是怎么回事。我记得向楼下的母亲求助，说自己听不见了，可是我不知道发生了什么。有 20 分钟时间是中断的。我猜测是头撞到什么东西了，但是并没有磕碰的迹象。"

在南安普敦综合医院，医生给她做了检查，确认她已经完全失去了听力。医生也不知道她为什么忽然耳聋，但表示这可能是心理问题。所以埃玛去找催眠师，接受精神自由疗法（EFT），这是一种类似针疗法的精神治疗，用指尖而不是针来刺激全身的穴位。她进行了 8 个疗程的 EFT。

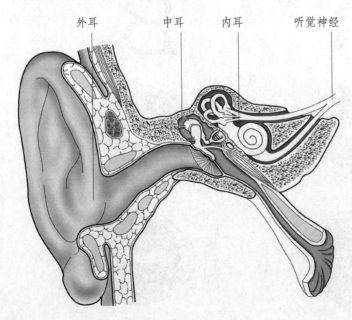

外耳　　　中耳　　内耳　　听觉神经

⊙ 人耳

埃玛·哈塞尔的听觉突然而且彻底地恢复了，这使医生们感到困惑。

后来，11 月 1 日的早晨，她在家里做了孕检，结果呈阳性。这对埃玛来讲是个天大的好消息，因为她曾在 2002 年做过流产，医生说她也许再也不能怀孕了。几个小时过去了，她的情绪一直比较激动，开始坐下来看电视。

"我坐在沙发上看《威尔与格蕾丝》。当时我开了字幕，盯着他们的嘴读唇语，但是后来我感觉能听到他们讲话。我担心是心理作用在捣鬼。我试着敲打手指，看能不能听到，然后给凯文打电话，看能不能听见电话里的声音。我确实听得见，但在惊讶中慌乱地挂断了电话。

"我还是担心，祈祷着'但愿这是真的'。我又给凯文打过去，他没说话。我告诉他这不是沉默的时候！我希望他一直说，好让我相信这是真的。

"尽管希望康复，但这还是太出人

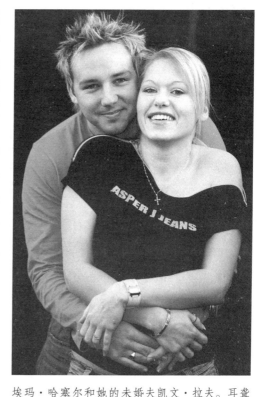

埃玛·哈塞尔和她的未婚夫凯文·拉夫。耳聋 7 个月之后，她得知自己怀孕的消息，立刻惊人地恢复了听觉。

意料了。我没有绝望过，但感觉好转的可能性很小。这件事真是太奇怪了。"

尽管埃玛和专家一样对听觉的忽然丧失又忽然恢复感到迷惑，但她坚信是心理使然。目前对她的耳聋还没有明确的解释，但她恢复听觉会不会和得知怀孕时的欣喜有关依然不能确定？

听力的三大杀手

● 电器辐射：放学路上、公共汽车上、吃饭的过程中，一部分的人们总是一边戴着耳机听歌，由于周围比较嘈杂，许多人都喜欢把 MP3 的声音调得非常大，遮住周围其他的声音。长时间听吵闹音乐损害人的听力，所以听力下降的问题越来越多。

● 心脏衰退：耳与心血管系统之间存在着密切的生理联系，耳与心血管系统的神经分布部位，在大脑和脊髓等处相同或相近。人体在心血管致病因素的影响下，往往使耳蜗早于心肌出现病理改变，并损害耳蜗的功能，引起耳鸣、听力下降。另外，神经细胞对缺氧的耐受力极差，如听神经完全缺氧超过一分钟，就会出现不可逆转的病理损害。

● 噪音刺激：噪音是音高和音强变化混乱、听起来不谐和的声音，是由发音体不规则的振动产生的。从物理学的角度来看：噪声是发声体做无规则振动时发出的声音。噪音或声音过大会刺激耳膜，每天长时间的噪音，会导致听力下降，甚至失聪。

车祸幸存者开口说话

　　1997 年 12 月，艾马利·卡里克斯托和他的孩子在库里提巴附近横穿公路时被汽车撞倒，孩子在这次事故中死亡。车祸使他的腿和手臂部分瘫痪，而且由于头盖受伤，他失去了记忆和语言能力。因为入院的时候他没有携带任何资料，所以库里提巴卡朱拉医院的医生无从知晓他的名字和家庭住址。他们利用电视和报纸确认这个神秘病人的身份，但是没有结果。

　　经过紧急的手术和长时间的加强护理，他被转移到神经科。那时医生已经放弃了确认他身份的希望。但是，他们继续每天为他进行物理治疗，希望促进他的活动能力，还开始对他使用语言疗法。2003 年 9 月 30 日，他正在接受语言治疗的时候，说出了 6 年来的第 1 个字。尽管医生没有发现他恢复记忆的迹象，仍然无法确认他的身份，但是他们还是感到震惊。不久，他把自己的名字告诉了给他洗澡的护士。之后的几个星期，他的语言能力稳步提高，能详细地讲出家庭和家人的情况。医院立即与他们取得了联系。

在人类大脑中，语言功能由大脑半球脑叶前部的一个区域控制。艾马利·卡里克斯托在一场车祸中伤到了头，将近 6 年内无法说话。

　　艾马利的姐姐罗莎芭本以为弟弟已经不在人世了，她得知自从 1997 年艾马利一直在住院之后，感到非常惊讶。"过了这么久，我们都不抱希望了，"她说，"但现在他要回家了，我们会好好照顾他。"

　　比特利兹·阿尔维斯·索加医生曾经治疗过艾马利，他对病人的好转感到惊喜。"他没有失去听觉，因此能够恢复语言能力。他的例子告诉我们，没有什么事是不可能的。"

　　失去说话能力的人，通常被称为哑巴。哑的成因有分先天和后天。先天失聪（聋）者因无法听见并模仿别人说话，多会成为哑巴。后天可以是因为惊吓或脑部受损无法言语，即失语症。失语症是指与语言功能有关的脑组织的病变，如脑卒中、脑外伤、脑肿瘤、脑部炎症等，造成患者对人类进行交际符号系统的理解和表达能力的损害，尤其是语音、词汇、语法等成分、语言结构和语言的内容与意义的理解和表达障碍，以及作为语言基础的语言认知过程的减退和功能的损害。

　　失语症患者是有希望得到改善，重新回归社会的。

失明 43 年重获光明

　　麦克·枚 3 岁的时候，一瓶矿灯油在他脸上爆炸，他的左眼被毁，右眼角膜上也留下了伤痕。在以后 43 年的岁月中，他看不见东西却过得充实而积极。他参加多种体育活动，在大学里取得了国际事务专业的硕士学位，在 CIA 找到工作，还成为了一家公司的董事长，专门为盲人制造语音全球定位系统。这期间他抽空录制了第 1 张唱片，结婚并有了两个孩子，在加利弗尼亚购置了一套房子。那时候，他能够感受到一些亮光，但不能辨认出形状和明暗对比。他曾经写道："有人问我，如果可以恢复视力或是飞到月球上去，我会选择哪一个。毫无疑问，我选择登上月球。因为许多人都拥有视力，而去过月球的人很少。"

　　麦克·枚在 1999 年 11 月开始接受恢复视力的治疗。在旧金山的圣玛丽医院，外科医师丹尼尔·古德曼将一块油炸面包圈形状的角膜干细胞植入枚的右眼（左眼损坏得太严重，无法修复）。角膜是眼球外层的透明部分，覆盖着虹膜和瞳孔。角膜让光线进入并使其折射，辅助晶状体将光线聚焦到视网膜上，简而言之，角膜就是眼睛的窗户。干细胞可以代替伤瘢组织，修复眼球表面，为角膜移植打好基础，而且会在新角膜上形成保护层，防止视线变得模糊。

　　2000 年 4 月 7 日，他解开绷带，第 1 次看到了妻子和孩子的模样。过了一会，他对妻子说："我知道你在微笑，因为你的嘴角是向上的，一个人嘴角向上就代表微笑。"

　　然而，恢复视力的手术对患者的心理可能带来不良影响，尤其是对长期失明的人。一些患者希望自己仍旧是盲人。他们说，视力使他们对世界有了新的认识，发现自己每天生活在可怕的简单行为中，比如下楼梯和过马路。一些人沮丧地再次回到盲人世界，他们更喜欢黑暗的房间和闭着眼睛走路。1959 年，米兰的鞋匠西德尼·布拉福特恢复了视力，他本以为世界是个天堂，但是当他能看见的时候，却为生活中的一点小缺点而烦恼，就像一幅画溅上了污点。他不喜欢妻子的相貌，也看不懂人们的面部表情。事物的真实形象和他想象的不一样，比如大象原来是种"两边都长尾巴的动物"。是盲人的时候，他成功又有竞争力，而现在他获得了视力，反倒感到不适应，精神压抑。心理学家奥丽弗·塞克斯说："恢复视力是个危险的馈赠。这件事左右为难，有的人面对这个世界宁愿再度闭上双眼。"

　　在最近的 200 年中，只有大约 20 个从小就失明的人恢复了视力，他们多数

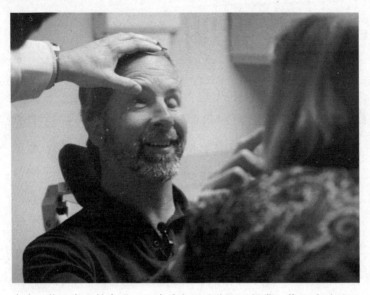

麦克·枚3岁开始失明，眼睛手术之后他取下绷带，第1次看见了妻子和孩子。

人在角膜术后还有轻微的缺陷。在正常情况下，角膜应该是清澈透明的。移植之后，古德曼医生仔细观察了麦克·枚的眼睛，发现晶状体状态非常好。枚对拿掉绷带之后会发生什么事没有任何期望，所以当他发现视力恢复得相当好的时候十分高兴。但是，还是出现了问题。尽管视力的硬件相当标准，但他的大脑还不知道如何处理接收到的视觉信息。术后他召开了第1次商务会议，事后写道："我发现讲话的时候，看着别人的脸容易让自己精神分散。我看到他们的嘴唇在动，睫毛颤动，摇头晃脑，手也摆着各种姿势。开始我还试着往下面看，但是如果有个短头发的女人在场就更让我心烦意乱了。"

枚保持着盲人下山滑雪最快的世界纪录。那时他经常练习障碍滑雪，由教练在前面喊着"左"、"右"引导，以每小时65千米的速度滑下山坡。取下绷带6个星期之后，枚得到了古德曼医生的允许，带着全家去内华达州思雅乐的科克坞山滑雪。那里是他第1次学滑雪的地方，也是后来遇到妻子珍尼佛的地方。

阳光明媚，树木郁郁葱葱（深绿色，比他想象的高很多），山坡四周是美丽的峭壁，他不知道峭壁是逻辑上的几千米远，还是看上去的几百米远。他说："第1次在晴天看到雪，那是最让人兴奋的视觉欣赏。虽然山很美，但是树木的伟岸更加迷人。看着它们长得那么高，好像快要倒下去了，真是奇妙。这个世界是不可思议的，那么新奇又那么熟悉。"他只有一只眼睛能用，分不清远近，但他仍然有一点从阴影和景物轮廓分辨出距离的经验。滑下山坡的时候，他竭力辨认人、标杆和岩石的影子。开始他试图用科学的办法判断地形：如果一片山坡有一面是亮的而且投下了阴影，那么这片地一定是凸起的。但他摔了第1个跟头以后，就禁不住闭上眼睛，用他最熟悉的方式滑起来。

手术后第5个月，检查表明枚能够看出小棒的轻微移动，识别简单的形状。18个月后，他基本能正常分辨出形状、颜色和物体的移动，但是只能辨别出1/4

的日常物体。辨认相貌尤其是个问题。他觉得所有人的脸看上去都很像，包括他的家人。2002年，他说："我分不出长相，也分不清男人和女人的脸有什么不同。本来可以利用一些特征，比如长头发和耳环，但是这些特征现在过时了，所以我暂时把是否修了眉毛当做最佳标准。"他大脑的视觉能力仅仅相当于蹒跚学步的孩子。"我基本上和3岁小孩一样。"枚还把自己当做盲人，一边继续使用拐棍，一边学习如何看东西。"当信息太多又要专心致志的时候，我就闭上眼睛，中断干扰。"

他对移动的概念在各项视觉能力中是最强的。虽然他辨认不出静止的球，但他适应了捕捉移动的球，而且和小儿子玩球是他最大的乐趣之一。然而，他刚获得的低水平视觉却在走下坡路，而不只在滑雪的时候。"忽然间，所有的信息充斥而来，使我注意力涣散，精神紧张。滑雪的时候我不想这样……我到处摔跤。"过马路的时候他也紧张，而失明的时候他是大胆走过去的。

在麦克·枚的奇异经历中，经常有平常的东西使他着迷。他回忆说："有一天我看见前面的空中有美丽的闪光，它们又明亮跑得又快。我问那是什么，原来是尘埃。我对尘埃有了全新的概念。"每天看见新奇的东西使他兴奋，这表明即使困难重重，他也从内心认可了干细胞移植手术。"这种手术也许只适用于一小部分盲人。即使看不见东西生活也是充实的，但如果机会来了，就要抓住它。"

会导致失明的疾病

● 视网膜中央动脉栓塞。这是一种在几分钟甚至几秒钟之内即可造成失明的严重眼病。主要的原因是动脉硬化和心脏病。由于动脉硬化、动脉管壁增厚、管腔变窄，血液在动脉血管中逐渐形成血栓，这个过程是不知不觉之中进行的，一旦视网膜中央动脉形成血栓造成失明。

● 眼底和玻璃体出血。患病时突然感到眼前发黑，呈烟雾状，有时能看到黑色或红色物体在眼前漂动。发病的原因多为高血压、动脉硬化、糖尿病等。眼底出血可发生在眼底的任何部位，如发生在中心的部位，则导致失明。

● 急性神经炎。这是一种急重的眼病，会很快失明。病因是神经的炎症。体内的一些病灶，如副鼻窦炎、扁桃腺炎、坏牙、中耳炎都能引起，流行性感冒、肺炎、糖尿病、脚气病等都可造成急性神经炎的发生。一旦发生神经炎，传导作用即受到影响，造成了失明。

● 急性青光眼。其症状为突然出现眼痛、头痛、雾视、视力严重下降、白眼球充血、黑眼球混浊、瞳孔散大，眼压升高。

致命肿瘤忽然消失

　　布兰登·考诺出生的时候脊柱上就长了肿瘤，医生说不论做什么样的手术都会有相当大的风险。他父母不知如何是好，两年中时刻观察肿瘤是否有恶化的迹象。孩子每次感冒、发热或胃痛的时候，他们都担心是不是肿瘤扩散了，担心肿瘤细胞在摧毁儿子幼小的身体。最后，布兰登病了3个星期，不明原因的发热和腹痛，考诺夫妇终于决定做出行动，给儿子在旧金山联系了手术。但是谁都没有料到的是，手术前的一次检查显示，肿瘤完全消失了。对此，医生也无法解释清楚。

　　布兰登的家在美国乔治亚州的亚特兰大市。克丽斯汀怀孕8个月的时候，医生给她做超声波检查，第1次发现了拳头那么大的肿瘤。她在整个怀孕期间一直生病。她说："怀孕这么久了，我不相信他会出什么毛病。我们惊呆了。"他们当然不知道那到底是什么病，因为布兰登出生5个星期之后，医生才诊断出来那是神经母细胞瘤，一种最危险的儿童癌症。神经母细胞瘤源于神经细胞，多在肾上腺附近出现，非常靠近背部。少数情况下，神经母细胞瘤会在胸部和颈部的交感神经上生长，偶尔长在大脑中。80%的病例在10岁之前，其中多数在4岁前发病。神经母细胞瘤从相对无害到严重恶性有不同的程度，在肿瘤已经蔓延到器官才被诊断出来的孩子中，只有不到40%能再活两年以上。在所有死于儿童癌症的孩子中，有15%是因为得了神经母细胞瘤。

　　做手术摘除长在脊柱上的肿瘤是很危险的，可能引起瘫痪；而另一方面，置之不理会导致死亡。这让布兰登的医生左右为难。最后他们决定，暂时的最佳办法就是通过核磁共振成像（MRI）扫描监测肿瘤的生长情况，因为不满1周岁的小孩易患神经母细胞瘤并发症。考诺夫妇还是找不到最好的治疗方法，每当布兰登身体出了点小毛病或胃痛，或者其他任何可能是癌症的症状，夫妻俩的心情就特别沉重。所有的检查都显示，肿瘤还在那里。

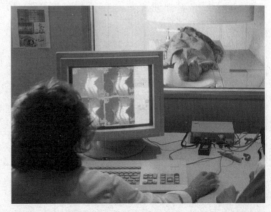

美国医生用常规的核磁共振成像（MRI）扫描技术监测布兰登·考诺脊柱上的肿瘤情况。

克丽斯汀和麦克·考诺对这种癌症知之甚少，在搜集这方面信息的过程中，他们遇到了神经母细胞瘤专家凯瑟琳·马塞医生，她是旧金山加利弗尼亚大学儿童肿瘤系的主任。凯瑟琳转而咨询了她的同事，神经外科的主治医师纳林·格普塔。格普塔对考诺夫妇说，他可以摘除肿瘤而且不会让布兰登瘫痪。但是风险很大，考诺家还是犹豫不决。

到了 2003 年 8 月，离布兰登第 2 个生日还有几个星期的时候，他们经历了一场恐慌。克丽斯汀回忆说："他浑身发热，开始是 37.2℃，后来烧到 39.4℃。他在浴盆里站起来，哭了 45 分钟，说'妈妈，疼，疼！'医生认为肿瘤开始全面扩散了。"虽然克丽斯汀和麦克知道还存在着风险，

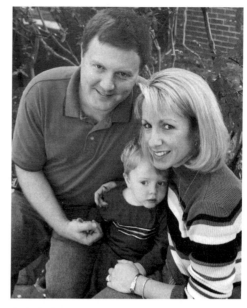

麦克和克丽斯汀·考诺抱着他们两岁的儿子布兰登，孩子的肿瘤在手术前神奇地消失了，这让他们终于放下心来。

但他们决定动手术。所以他们把另一个儿子，5 岁的罗恩留在爷爷奶奶身边，然后带布兰登去了旧金山。在手术计划日期的前两天，布兰登接受了最后一次对脊柱的扫描。那天晚上，医生盯着核磁共振成像仪，不敢相信自己的眼睛：肿瘤消失了，只剩下脂肪组织。

克丽斯汀·考诺说："格普塔医生问我，'先听好消息还是坏消息？'我当然想先听好消息。他说，'好消息是肿瘤不见了。坏消息就是，你们来旧金山只是做了个核磁共振成像。'我欣喜若狂。过了 12 个小时，他们还在说那是不可能的事。真是个奇迹。"

2 年之后医生还是不知道肿瘤忽然消失的原因，但承认他们对神经母细胞瘤知之甚少。布兰登的私人医生布莱德利·乔治说："在我们遇到的在脊柱附近长肿瘤的孩子中，布兰登是唯一一个康复的小家伙。而且在其他儿童癌症患者中，再也没有过神经母细胞瘤这样忽然消失的例子。我们被难住了，根本不知道应该如何治疗。"

马塞医生说，如果运气好，布兰登的肿瘤就不会再出现了。麦克·考诺对儿子意外的暂时康复感到庆幸。他说："我们不想问为什么，只要接受这个礼物就好。"

第三章 超常的能力

具有透视功能的女孩

　　一名 17 岁的女孩自称拥有 X 射线般的视力，震惊了她的家乡俄罗斯和英国、日本的观察家。来自萨兰斯克的娜特莉亚·黛姆季娜自称能看到人体内部，因此可以辨认出一个人内部器官的状况。她说自己有双重视力，盯着一个人看 2 分钟就能从正常视力转变为"医学"视力。但是，她显然不能透视自己的身体。

　　10 岁那年，娜特莉亚切除了阑尾。很不幸，医生把消毒棉忘在她肠子里，所以她不得不进行第 2 次手术。手术 1 个月之后，她忽然相当详细地描述出她母亲的内脏情况，虽然她还不知道各个器官准确的名字。她父母相信女儿的特异功能是由那次拙劣的手术引起的。

　　娜特莉亚的母亲忧心忡忡地带她去精神病医生那里看病，女孩却看出了医生有胃溃疡，而医生的确患有此病。娜特莉亚有超能力的消息传开了，她在萨兰斯克医院接受了严格的测试。在一次测试中，医生让她观察一个病得很严重的女孩。娜特莉亚事先不知道患者的病情，却辨认出了所有的疾病。超声波检查证实了她的判断。还有一次，医生让她观察一位患癌症的女士。娜特莉亚说："我看着她，没发现哪里不正常，只是有一个小囊肿。"后来的检查证明娜特莉亚是对的。虽然很多医生很自然地对此表示怀疑，但医院的主治顾问医师艾莉娜·卡什说："她判断的正确率非常高。"

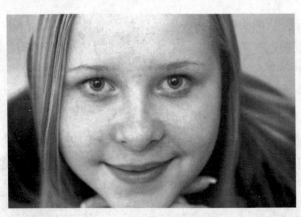

超声波往往发现不了人体黑暗角落里的病症，而娜特莉亚·黛姆季娜却能看得很清楚。对此她自己也迷惑不解。

　　2004 年 1 月，娜特莉亚前往英格兰接受电视节目"早间

162

新闻"的采访。她在那里准确地判断出4个陌生人的身体状况——一个没有左肾，一个脊柱受损，一个脾脏做过手术，还有一个肩部有旧伤。节目里住院医生克里斯·史蒂尔确认了此事。

对人体最黑暗角落中最细微的病症，常规超声波检查往往发现不了，她却能辨认出来。她说："我可以看到人体的整个器官。很难解释我是如何发现具体疾病的，但我能感觉到从受损器官发出的信号。我的第二视力只在白天工作，晚上它就休息了。"

娜特莉亚能够透视人体并生动而详细地描述出来，对此俄罗斯科学家至今也无法解释。虽然在美国她的表现不佳，

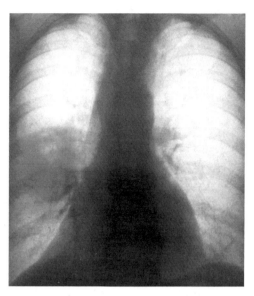

娜特莉亚通过观察就能发现陌生人的病症。她成功地诊断出一位素未谋面的女士可能患有癌症（红色的区域）。

在7个人里只看出4个人的病症，但她通过护照上的照片就能判断出此人得了什么病，这引起了日本科学家的兴趣。从一张小照片上，娜特莉亚立即发现那个人患有肝癌。对面前接受检查的7个人，她还准确地给他们做出诊断。东京大学的木村昌郎教授专门研究有特异功能的人，他说："我们做了全面的测试，发现最奇怪的是她能够对照片运用超能力，即使是护照上的小照片也可以。她观察照片，就能清楚地看到疾病所在。她无疑具有某种我们还不能解释的天赋。"

尽管怀疑者还不完全相信，但俄罗斯的人们却盼望着向她咨询。她每天会接到20多个电话，她家外面也经常有人排着长队。她从不拒绝任何人，也不收取任何报酬。她希望接受进一步的实验来找到一些答案。她说："我没什么好隐藏的，让他们尽管对我做实验吧。也许他们能够找到我第二视力的根本原因。"同时她在莫斯科学院学习医学。"会使用医学术语的话，我最终的判断就能更精确。我必须了解所看到的东西。"

透视功能

超常智能的一种。指能"看"到不透明事物内部结构或被屏蔽事物形象的超常接收功能。其机理是意元体直接接收客观事物的混元整体信息与视觉结合而在第一映象空间呈现出视觉形象。它的出现往往需要开天目。因为事物的混元整体信息在经由打开的天目穴进入意元体的过程中容易引起视觉反应而形成形象，这是其它穴位所不能比拟的。但这仅是一般规律，征诸实际，有些人接收混元整体信息并引起视觉反应有自己特殊的部位和渠道，如开目透视。

电 人

这是个让科学家们困惑了 150 多年的谜：一些人能通过触碰让别人触电，或者像人体磁场一样把金属物体吸引到自己身上，或者神奇地使电器停止运转，这些是如何做到的呢？

加拿大多伦多的一名女子宣称自己有让路灯依次熄灭的超能力；佛罗里达州坦帕的一名女子说她妹妹能中断电路，尤其是她难过的时候，会让汽车引擎熄火；加利弗尼亚一个女子说她能使灯泡爆炸、电脑陷入混乱；俄亥俄州的一名男子说他会让电器运转失常，10 年中，他毁掉了 5 台烤面包机、几辆汽车和无数的电子表收音机。

加利弗尼亚的一名女子说在一次大型圣诞表演中，她只是在装饰一新的房子外面停留了一下，就熄灭了上千只灯泡，电动的圣诞老人、雪人和驯鹿也不动了。多数读者认为这纯属偶然，但这个人还说她总是让电脑系统崩溃（技术人员也找不出哪里有毛病），碰到金属物体就严重触电，而且经常在和别人握手的时候让对方触电。这些怪事的原因还不得而知。会不会发生更神秘的事情呢？

19 世纪中叶，"电女孩"使所谓"电人"的概念被广为报道。14 岁的女孩安吉莉克·考汀住在法国的诺曼底，1846 年 1 月的一天晚上，她和其他几个姑娘在橡木架子上用丝线织手套，架子忽然开始扭摆、振动。大家很快发现，只有安吉莉克在的时候架子颤动，只要她不在旁边，架子就保持静止。随后，她又遇到许多怪事。她要坐下的时候椅子会转到一边，这种力量非常强大，凭一个人的力气都没法压住椅子。她触摸一张桌子的时候，沉重的桌子就升到半空中。她想在床上睡觉的时候，床会猛烈地震动，所以唯一能让她休息的地方是一块铺着软木的石头。只要她一接近物体，即使没有实际接触，物体也会移开。与之类似，站在她身边的人即使没有碰到她也有触电的感觉。她这种能力最强的时候，她的心跳加快到每分钟 120 次。

她父母十分焦急，请医生给她做检查。医生发现，她站在裸露地面上的时候能量增强，而在地毯或蜡布上，或者感到疲倦的时候能量减弱。医生甚至还感觉到她身上吹来的冷风。有时候她的能力消失了，但几天之后又会毫无预兆地恢复。

安吉莉克最后被送往巴黎的科学研究院，在那里，由著名物理学家弗兰高斯·阿拉果带领一组研究人员，对"电女孩"进行了一系列的测试。阿拉果发现安吉莉克的力量在傍晚的时候最强，而且看上去是从左手腕、左肘内侧和骨盆发出的。无法预测地移动和忽然地震动会对她自身产生影响，也会传递到触碰她的人身上。阿拉果注意到，小姑娘对磁铁表现出奇特的感受。她靠近磁铁北极的时候会剧烈地颤抖，而靠近南极的时候什么反应也没有。即使在她不知道的情况下变换磁铁两极位置，她也总是能通过不同的感觉分辨出北极。此外，她还和磁铁一样交替地吸引和排斥轻小物体。阿拉果得出结论，说安吉莉克拥有一种电磁性，而这可能是由某种神经疾病引起的。他写道："……在特殊情况下，人体器官产生一种物理能量，不需要可见的工具就能举起重物、吸引或排斥物体、按照极性规律翻转物体，还能产生声音现象。"

12 个星期之后，安吉莉克·考汀的特异功能永久地消失了。但是她贫穷的父母不听医生的劝告，执意让她参加巴黎的收费演出，用骗人的手段表演曾经真实发生的神秘现象。

安妮·梅·艾博特是另一个以自己的带电能力维生的人，绰号"乔治亚州小磁铁"。她在全世界巡回演出，展示自己惊人的超能力。椅子上坐着一个胖男人，她仅凭手的触摸就能让椅子升起来。实际上，她的功力在很大程度上靠的是纯粹的欺骗手段，但观众信以为真。

1869 年 1 月，一个婴孩在法国的圣尤贝恩诞生，他备受瞩目，因为别人碰到他就会触电，而且从他手指上发出明亮的光线。可惜电婴 9 个月大的时候就夭折了。此后不到 10 年，加拿大安大略的卡洛琳·克莱尔在体重急剧下降之后拥有了带电能力。金属物体会吸到她手上，如果没人帮忙拔下来就一直粘在上面。谁碰到她都会触电，在一次试验中，她把电传给了 20 个手拉手的人。像安吉莉克·考汀一样，她的能力只维持了几个月就消失了，再也没有恢复。同时期的另一个例子是马里兰州 16 岁的学生路易士·汉博格。指尖干燥的时候，他仅凭触碰就能轻易地吸引起重物。大头针在他张开的手掌下晃来晃去，仿佛由磁铁吸引着。

美国《科学》杂志报道了在奥福德新汉普郡的一位女士身上发生的怪事。她患有慢性风湿和神经痛，有一天她忽然开始放电。那天晚上，她把手放在弟弟脸上的时候，从她手指上莫名其妙地发出火花。她站在厚地毯上的时候，手的四周都产生火花。这种现象持续了大约 6 个星期，火花消失之后她的病也神奇地好了。

人类的神经系统确实可以产生电。我们走过厚地毯的时候，身上就可以积累起 10 000 伏左右的电压，但是由于只能产生很少的电量，所以放出的电流也相应很小。由于某种原因，至少有的"电人"看上去能够提高自己的这种电位。

医生对新汉普郡的特异女子做了研究，注意到她在热浪袭来的时候放出的火花最多，而且确定了天气对她有一定程度的影响。另一个理论说人体带电是疾病引起的反应，受身体健康状况影响。但是，除非给出全面并有说服力的解释，否则怀疑论者还是继续把"电人"与"弯曲勺子的人"和"巫师"归为一类。

外国腔调综合征

　　1941年，一位挪威的年轻女子在空袭中被榴霰弹碎片伤到了大脑。开始她遇到一些严重的语言障碍，但她克服这些问题之后，却面临着更加令人苦恼的情况——她忽然只能用浓重的德国口音讲话，并因此遭到挪威同伴的排斥。这是"外国腔调综合征"（FAS）第1个记录在案的病例，这种病出现在极少数中风或遭遇其他头部伤害的病人身上，他们忽然不能再用本地口音讲话了。此种情况非常少见，自从这个战乱年代的病例出现之后，据报道只出现了大约20例。多数病例不经意地变成了德国、瑞典或挪威口音。

　　神经生理学家迪恩·提皮特医生在美国巴尔的摩的马里兰医学院工作，他在1990年公布了一个病例：一名32岁的本地男子在中风几天之后，讲话莫名其妙地变成了斯堪的那维亚腔调。虽然这个人以前对外语一无所知，但他忽然听起来像个斯堪的那维亚人，而且对英语变得生疏。他讲话的时候改变了元音的发音，而且说得比较夸张，比如把"that"说成"dat"，句尾处的音调也上升了。开始他很喜欢自己的新口音，希望能吸引异性，但是4个月后他口音恢复正常的时候，他还是非常高兴又能像个美国人一样说话了。

　　蒂芙妮·罗伯特57岁，中风之后右侧身体瘫痪，而且不能讲话。经过几个月的物理治疗，她的瘫痪好了，尽管还有点困难，但也可以说出话来。第2年她的语言能力逐渐提高，直到和中风前一样流利。但她现在讲话不是原来熟悉的鼻音较重的印第安纳口音，而是英国腔。虽然她从来没有去过英国，但她的腔调成了伦敦音和西方国家的混合口音，而且开始使用一些英式英语。过去她声音低沉，现在的声调却高了很多。她都认不出自己的声音了，亲友也摸不着头脑，陌生人总是问她从哪里来的。有个医生说她对恢复口音做的努力还不够。

　　她尝试过听自己瘫痪前录过的磁带，希望恢复到以前的发音。"开始的两年里，我每天跟着磁带说话，模仿里面自己的声音，可是做不到。我躺在床上哭，醒来还是哭。有时候我觉得失去了意识。当一开始人们问我从英国的哪个地方来的时候，还有一个亲戚问我为什么那样说话的时候，我尤其感到自己的一部分已经在中风的时候死了。"在美国，她说自己是在印第安纳土生土长的，大家都指责她说谎，所以她开始躲避社会交往，最后患上了旷野恐惧症，害怕开阔的地方。她非常绝望，甚至想移居到英国。

后来到了 2003 年，即她中风后的第 4 年，罗伯特太太的朋友发给她一封电子邮件，附有一篇《纽约时报》的文章，内容是珍妮佛·格德博士进行的语言测试。珍妮佛是牛津大学的教授，研究外国腔调综合征已经 15 年了。很多医生认为这种病是精神错乱所致，而格德博士和她的科学家小组确定这属于身体疾病，并在 FAS 研究方面取得了重大突破。

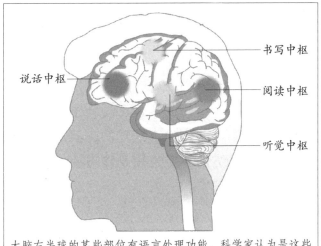

说话中枢

书写中枢

阅读中枢

听觉中枢

大脑左半球的某些部位有语言处理功能，科学家认为是这些地方受损致使温迪·哈斯妮普等人患上了外国腔调综合症。

他们不明白为什么中风痊愈者中只有一小部分人患了 FAS，结果发现 FAS 综合征患者有一个共同的特点——即大脑左半球某些区域受到了小范围损伤，而那里有处理语言的功能。那些部位受损可以引起音调改变，使音节拉长或读音错误。患者事先不需要在新口音所在的地区生活过，因为他们并不真的是那种口音；简而言之就是大脑受损引起语言方式的改变，使他们讲话听起来就像是外国腔调。损伤的具体位置和严重程度也会决定这种病持续几个星期还是几年。

格德博士说:"在口音的改变中我们发现一件有趣的事，就是在人类的意识中，也许对口音和语言有各自不同的评判标准。讲话方式是我们个性的重要部分，也影响着别人对我们的看法。可以理解，口音发生变化给患者带来了伤害。"

罗伯特太太得知自己患的不是心理疾病而是神经疾病，感到很宽慰。她联系到佛罗里达中央大学的杰克·莱斯博士。莱斯博士是研究神经性讲话和语言错乱的专家，他给罗伯特太太做了一系列的测验。他测试了她改变单词重音的能力，还让她用错误的音节重复单词。通过这些测验，他分析了罗伯特太太运用重读音节和升降音调的能力，而这些读法在英语和美语中是不同的。莱斯博士希望确定她是否将错误的音节作为口音的一部分。他发现罗伯特太太用特别的方式应对自己的新口音。每当别人问她从英国哪个地方来的，她就反问道："你猜我是哪里的？"不论对方说的是哪个城市，罗伯特太太都说猜对了。莱斯博士说："从某种角度来讲，她的回答反映出她开始接受了这种口音。这是一种巧妙的应对方法，但也显示出她开始让自己顺从于口音的变化。"

会治病的手

几个世纪以来不少人一直在使用意念疗法，总希望能通过神奇之手使疾病得到治愈。可想而知，正规的医生认为这些治病的人是骗子和庸医。在许多情况下，医生也许是对的，但是由于安慰效应，一些疾病和不适的好转既是心理方面的，也是身体方面的。如果物理疗法没有奏效，也许就只能靠意念疗法了。

爱德华兹是英国著名的意念治疗师，20 世纪 90 年代是他当红的时候，他吸引来的热心观众挤满了容纳 8000 人的伦敦皇家艾博特大厅，人们都想一睹他强大的力量。在爱德华兹身上看不到神秘的动作：他通常只是卷起袖子，把手放在病人的患处。他本来是个商业插画师，被许多媒体报道说拥有治病的潜能之后，才在 40 多岁的时候改做这个行当。 在最早接受他治疗的病人中，有一个得肺结核的小女孩。爱德华兹说，把手放在小女孩头上的时候，他整个身体忽然充满能量，然后能量冲到手臂，从他的手出去，传到了患者身上。这个奇怪的感觉消失之后，他听到自己对女孩的母亲说孩子 3 天内就能下床。这个预言不仅成真了，而且接下来的医学检查也发现女孩完全康复了。

"亲手"疗法相对容易理解，而远距离疗法，即意念治疗师在看不见病人的情况下治病，就很难弄明白了。远距离疗法最著名的代表是美国的爱德格·凯斯，一个颇具争议的人物。他 1877 年生于肯塔基州霍普金斯维尔附近的一个农村家庭，本来是一名销售员，但 21 岁那年他不能说话了，只好放弃工作。他的喉炎反复发作，因此向催眠师艾尔·雷恩求助，希望得到治愈。雷恩使他精神恍惚，让他自己确定病因和适当的治疗方法。凯斯说他的失声是由于心理上的麻痹，可以通过促进发音器官的血液流动来治疗。他红

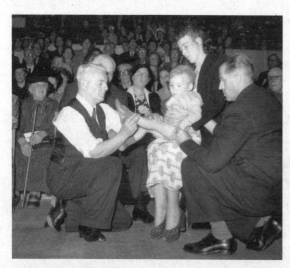

1951 年，在伦敦的皇家艾博特大厅，英国著名意念治疗师哈里·爱德华兹正在给一个 4 岁的男孩治病。孩子的脊柱受了伤，无法行走。

光满面地醒过来，发现自己能说话了。

　　凯斯确定治病是自己的使命，并开始宣传他的服务并收到来自各地的信件。他知道了病人的名字和住址，就让自己入境。他的助手（一般是凯斯的妻子）会念出名字和住址，并告诉他："你将仔细查看这个身体，注意它的情况和任何生病的地方。你要找出病因并提出治疗方法。"凯斯就按照助手所说的去做。他先确定地点，有时候只是街道的名字，然后在精神恍惚的状态中检查病人的身体，描述出各个器官的功能如何，确定患处并指出病因。凯斯自称能看到患者的每根神经、每个腺体、每条血管和每个器官，他坚持认为患者的细胞可以与精神恍惚的他进行内心交流，告诉他细胞的状况。最后，他会提出治疗方法，既包括正统的药物和手术，也包括按摩、深奥的草药治疗、尚未成熟的矿泉水

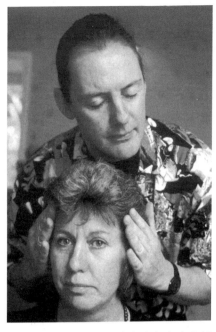

马修·曼宁是当代最著名的意念治疗师之一，他声称只需触摸并集中意念就能加速某些癌细胞的死亡。

疗法和整骨疗法。由于大部分的病人都把写信向他求助当做最后的救命稻草，所以治疗难度很大，在所有的正统疗法都失败之后，他也强调说病人的精神状态对康复有很大帮助。他认为饮食和压力能导致疾病，这在当时是一种革命性的理念。然而很不幸，他还做了一些对自己不利的事：他自称是某个天使的转世，生活在地球上比亚当和夏娃还早。

　　讽刺的是，爱德格·凯斯给别人治病反而影响到自己的健康。他一生中给9000多人看过病，能量的消耗使他精疲力竭。尽管有人警告过他，一天接待的病人超过两个就会致命，但当时美国卷入了第二次世界大战，他平均每天要给6个人看病。1944年8月，他因身体衰竭而病倒了，5个月之后去世。

　　当代最著名的意念治疗师之一是英国巫师马修·曼宁，他声称只需触摸并集中意念就能改变人体皮肤的电阻，加速某些癌细胞的死亡。1981年，在联邦德国的一次旅行中，曼宁为病人治病，医生检查了病人在治疗前和治疗后的情况，发现病情好转了95%。在弗莱堡市，曼宁接待了医学顾问奥托·里皮里克的妻子。里皮里克夫人在一次事故中神经和肌肉受伤，几个月以来一直无法伸直右臂，而曼宁给她治疗了5分钟之后，她就能完全伸直手臂了，这令她丈夫感到十分惊讶。其他病人也说曼宁给他们治好了所有的疾病，不论是声带赘瘤、癌症还是视力下降和枯草热。

人体天线

在都市奇谈中，最常听到的就是人们有时候能通过牙齿听到广播。虽然这种故事常常被认为是异想天开虚构出来的，但是自从马可尼那个时代以来，此类传闻就接连不断，屡次出现。

芝加哥的一名男子说，他小时候掉了一颗牙齿，大约在 1960 年，牙医用金属丝将一个套子拴在他的牙床上。从那以后，他开始明显地听到脑袋里有音乐声，尤其是在户外的时候。他说音乐轻柔而清晰，但他分辨不出是哪个电台。一两年之后，新牙医解下了金属丝套子，音乐也停止了。另一个美国人在 1947 年也曾有过类似的经历，当时她乘火车从家乡克利夫兰去罗德岛上学。她说自己的头部接收到了某个广播电台，并持续了大概 10 分钟，她记得听到的是商业节目，还有一个广播员的声音。她曾有几个牙齿里面填充过银，但她记不清楚是不是在这件事之前填充的。

最有名的例子发生在喜剧女演员露西·鲍尔身上。她说在 1942 年，自己临时用铅填充了几颗牙齿，过了几天，她晚上在加利弗尼亚开车的时候忽然听到了音乐。她写道："我弯下腰去关收音机，但它本来就关着。音乐声越来越大，我才发现声音是从嘴里发出来的。我甚至听出了是哪首曲子。我的牙齿嗡嗡作响，被鼓点敲击着，我以为自己昏头了。我想，这是见什么鬼啦？然后声音开始平息。"第 2 天，她在摄影棚里满腹狐疑地把这件事讲给演员巴斯特·基顿听，基顿笑着告诉她说，那是因为她牙齿里的填充物收到了广播，他有个朋友也遇到过这种事。当然，这个故事可能被好莱坞夸大了，但是在 20 世纪 30 年代和 40 年代，当美国各地安装了功能强大的 AM 发报机之后，的确有许多当地居民说从栅栏的铁丝、浴缸和牙齿填充物上发出了音乐。这完全是民间传说，还是具有科学

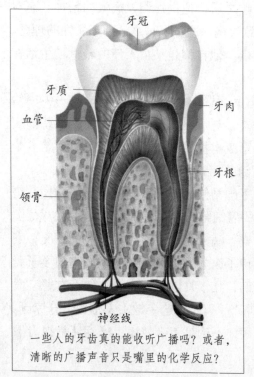

牙冠

牙质

血管

颌骨

牙肉

牙根

神经线

一些人的牙齿真的能收听广播吗？或者，清晰的广播声音只是嘴里的化学反应？

依据的事实呢？

　　一些科学家说，只要有合适的条件，人的嘴完全可以像收音机电路一样工作。收音机电路最基本的构成只需要 3 部分：天线，用来接收广播电磁信号；检波器，一种把无线电波转换成人耳可以听到的声音信号的电子元件；转送器，即任何能实现喇叭功能的东西。他们说，在极少数情况下，人的嘴能够达到这种构造。人体具有导电性，可以充当天线。牙齿里的金属填充物和唾液反应，能像半导体一样检验波音频信号。转送器可以是嘴里任何能振动并产生声音的东西，例如松动的填充物。

　　其他人不认同这种想法，说听起来像无线电波的东西，其实只是一种化学反应，由嘴里的填充物和唾液中酸的奇特作用引起。当然，这只是理想化的情况。

　　不管怎样，虽然通过牙齿听到音乐的报道偶然还会出现，但此类事件的多发时期已经过去 40 多年了。这是否与收音机的过时或与牙齿填充物类型的变化有关呢？我们也许永远都不会知道。

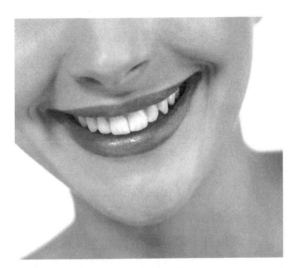

1947 年，一名牙齿里填充了银的美国女子说，她头部接收到了广播电台的节目，持续了大约 10 分钟。

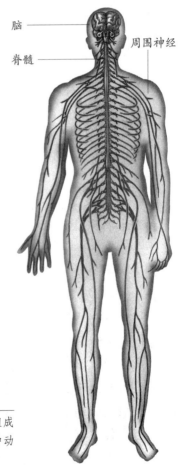

脑
脊髓
周围神经

⊙ 神经的结构

单独的神经细胞被称为神经元。神经元所传导的细微电冲动组成神经信息，感觉神经元会将冲动传入大脑，运动神经元则将冲动传出。神经元的大小和形态多种多样。

第四章 奇妙的人体

怀孕的男孩

阿拉木詹·奈莫提莱福 7 岁之前腹部一直胀鼓鼓的。他的父母以为他得了佝偻病，因为在哈萨克，这是一种常见的儿童疾病。阿拉木詹看起来像个孕妇，在学校受到嘲笑，而他只能无助地看着自己的肚子越长越大。2003 年的一天，他上完体育课之后感觉到身体里有什么东西在动。校医给男孩做了检查，被他的大肚子吓坏了，坚持让他直接去医院。后来外科医生描述说这个孩子就像怀孕 6 个月的孕妇。在医院里，医生检查了他的腹部，认为里面有个巨大的囊肿。第 2 天进行手术，发现有一大块圆东西挤压着阿拉木詹的胃和肺。医生小心地把它取出来，切开包裹在外面的囊皮，看到了黑头发、胳膊、手指、指甲、腿、脚趾、生殖器、一个头和近似成形的脸，但他们还是不能确定这到底是什么东西。

曾有报道说，在成人切除的囊肿里发现了头发和牙齿。维琴妮亚·鲍德温博士是温哥华的儿科病理学家，她对阿拉木詹做出诊断，说他属于重复畸胎。这种畸形十分罕见，在发育早期，双胞胎中的一个在另一个周围生长，未发育完全的胎儿成了另一个健康胎儿体内的寄生物。这个胎儿长 20 厘米，附着在阿拉木詹的血管上，一直生存在哥哥肚子里。

在过去的 200 年中，只发现了 70 例重复畸胎，但鲍德温博士相信实际的畸胎人数比这个统计数字多。

"出现双胞胎的时候，他们对资源产生竞争，也许只有一个胎儿能存活。根据身体结构和双胞胎共有的胎盘的生理状况，环境发展可能对其中的一个胎儿有利。如果血液流动不平衡，就可能出现危险。对身体信号敏感的女人会告诉你，她们发现有什么事不对劲，但不知道发生了什么，但也许任何迹象都没有留下。如果异常双胞胎中的一个在发育早期夭折，它常常消失得无影无踪。"

医生不知道是什么导致了重复畸胎。一种理论说这只是在双胞胎的胚胎发育

中出现的一种危险情况。双胞胎可能由两个
卵子分别受精而来，也可能是由一个受精卵
分裂成两个而来。前者是异卵双生的双胞胎，
后者就是同卵双生的双胞胎。胚种细胞是最
后长成生殖器的细胞，它最早在与胚胎连接
的卵黄囊中发育。在少数情况下，同卵双生
双胞胎的两个卵黄囊是连在一起的。如果一
个胎儿的心脏先发育，健康胎儿的血液就会
传送到卵黄囊，再通过连在一起的卵黄囊传
给发育较迟的胎儿的动脉里。这会使第 2 个
胎儿的心脏停止生长。胚胎进一步发育的时
候，卵黄囊正常地长回胎儿体内。在重复畸
胎的情况下，健康胎儿会把另一个胎儿连同
它的卵黄囊一同收回到体内。如果作为寄生
物的胎儿得到大量的血液供应，像阿拉木詹
的弟弟一样，它就能活下去并长出可以辨别
的特征，例如腿和手指。

范伦蒂娜·弗斯瑞柯娃是负责给阿拉木

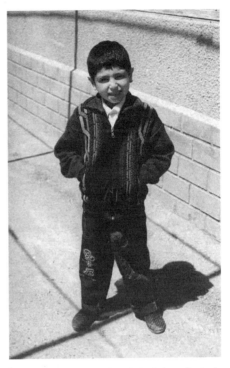

阿拉木詹·奈莫提莱福腹部隆起，他父母
以为他得了佝偻病，但后来发现他腹中怀
有还活着的孪生弟弟。

12 周的双胎妊娠。两个胚胎在同
一袋中。左图中显示的是真双胞
胎（同卵双胞胎），胎儿的性别
相同。

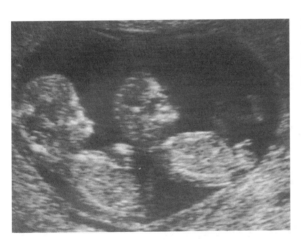

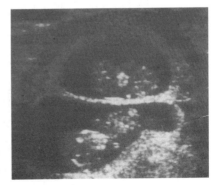

9 周的双胎妊娠。胚胎位于不同袋中。
这是假双胞胎（双卵双胞胎）（右图）。

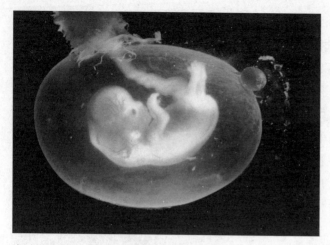

在过去的 200 年中只发现了 70 例重复畸胎。人们认为这是双胞胎在胚胎发育时遇到的一种危险情况。

詹做手术的医疗组的组长，她说："这个病例非常奇怪。我们给他做扫描的时候简直不敢相信自己的眼睛。我们在他体内看到一个轮廓清晰的胎儿，还不小。他寄生在男孩的身体里将近 7 年。胚胎明显是男性的，就这样躺着靠哥哥生存。从技术上讲，胎儿虽然从哥哥身上分离出来之后失去了供给，但它还活着。我们从未听说过这种事。感谢上帝，校医坚持让他来医院。如果继续拖延下去，我们也救不了他了。"

阿拉木詹终于脱离了苦海，他的父母为了让孩子免受心理伤害，没有告诉他"怀孕"的事，骗他说是因为吃了没洗的水果生病了。他母亲格尔娜拉说，孩子问她是不是有什么东西从他肚子里拿走了，她只好让孩子先出去，好编造故事。她啜泣着说："我没听完就让他不要问了。医生告诉我这个消息的时候我险些晕过去。我当时惊呆了，真的不想听到这种事。我们知道他有点超重，但是怀孕……？"

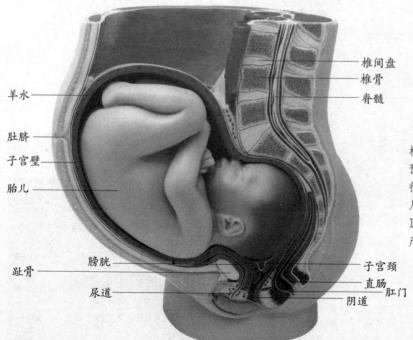

羊水

肚脐

子宫壁

胎儿

椎间盘

椎骨

脊髓

根据科学家最近的预言，虽然还存在很大的争议，但是几年之内将出现第 1 例通过子宫移植产下的宝宝。

趾骨

膀胱

尿道

子宫颈

直肠

肛门

阴道

眉毛有什么用

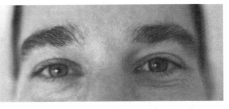

人类的眉毛看上去似乎是没用的零件，但实际上，它们的多种重要功能已经得到了承认。

　　尼安德特人以体毛遍布全身而著称，但是当他们从类人猿进一步进化的时候，大部分体毛已经褪去了，尤其是脸部。人类脸上只有一个地方还神秘地保留着毛发，这就是眼睛上面的眉骨位置。关于这两条栖息在眼睛上的"毛毛虫"，还有一个长期以来悬而未决的医学难题：它究竟有什么用？

　　乍看上去它们没什么用，除了给时髦小青年当做装饰空间，在上面穿钉带环。我们不能用眉毛看，不能用它们听，也不能用它们闻，那么眉毛是用来做什么的呢？

　　事实上，眉毛不是没有实际用处的，科学研究已经发现了至少4种人类长眉毛可能的原因。我们只能用眉毛做少数的几件事情，动眉毛是其中一件，而第1个原因就和它有关。在非语言交流中，眉毛起很大作用。和所有的面部肌肉一样，眼睛周围的肌肉会一直不自觉地随着人的思想和情绪而运动。挑起眉毛表示惊讶，皱眉头表示关注，因此，在某些交流场合，眉毛甚至比言语更有表现力。

　　第2个理论也许是最普遍的，即眉毛可以让雨水或汗水转向，顺着脸颊流下，这样就能保持眼睛干燥，视线清晰。这也解释了为什么除非拔掉眉毛，否则它会一直保持在那里。眉毛和它的弧形有助于引导液体避开眼睛流淌。此外，眉毛还能聚集起来阻挡到处乱窜的汗珠。对于原始人类，保留这一特点显然非常重要，因为如果被汗水迷糊了双眼，就难以逃脱食肉动物的追赶。

　　眉毛存在的第3个原因是，要想让上眼睑工作，构成眼睑的肌肉必须依靠在一个东西上让自己向上拉。这个东西就是眉毛，眼睑肌连接在眉部，就像窗帘缚在横杆上。

　　第4种解释是，凸起的眉骨和其他面部骨骼对脆弱的眼球有保护作用。如果眼球周围没有骨骼的保护，面部受到的任何冲击都可能对眼睛造成危害。

　　关于眉毛还有一个谜：为什么有些人拔眉毛的时候会打喷嚏？这也许是因为我们拔眉毛的时候搅动起细小的灰尘微粒，微粒刺激到了鼻腔内壁，但是也有可能拔眉毛刺激到了掌管鼻道的一组神经。三叉神经是传递面部感觉的神经分支，包括上眼睑和鼻子的感觉。任何对鼻腔的刺激都能使三叉神经兴奋。神经系统受到的刺激传递到脑干上的一组神经元，这里称为"喷嚏中心"。医生推测，即使刺激不是来自鼻腔，拔眉毛也能使整个神经异常敏感，这样，一丁点的刺激都可以到达"喷嚏中心"，引起打喷嚏。

我们为什么打嗝

　　人类打嗝的原因几个世纪以来一直困扰着科学家。打嗝看上去没有任何实际作用，它不仅没有什么好处，还是件讨厌的事，尤其像爱阿华州安东市的查理斯·奥斯伯尼那样，打了 68 年的嗝！1922 年，在杀猪前给猪称重的时候他开始打嗝，一直不见减轻，直到 1990 年——据估算他打嗝达 4.3 亿次。很不幸，他在停止打嗝的第 2 年就去世了。

　　幸运的是，多数的打嗝发作起来并没那么严重，用各种民间方法几分钟就可以治好（喝水、憋气、拍打背部等）。打嗝是由膈肌受到刺激而抽搐引起的。多数情况下，膈肌正常工作。我们吸气的时候它下沉，帮助肺部吸入空气，而当我们呼气的时候它向上推，帮助排出肺中的空气。但是，有时候由于控制膈肌的神经兴奋，膈肌会不自觉地收缩。最常见的原因是吃东西或喝东西太快，身体努力要在吃东西的同时进行呼吸，引起了刺激。当人受到刺激并吸入空气时，咽喉后侧声带之间的空隙（声门）忽然关闭，发出响声。这就是我们打嗝时听到的声音。

　　但是尽管我们完全清楚是什么引起打嗝，但打嗝的具体目的多年来连最杰出的医学家亦感到困惑。科学家们试图找到解释，于是从人类的初级阶段开始研究。超声波扫描显示，两个月大的胎儿在子宫里就会打嗝了，而此时呼吸运动尚未开始。一种理论说，这种收缩锻炼了胎儿的呼吸肌，为出生后的呼吸做准备；另一种理论说这是为了避免羊水进入胎儿肺部。但是，这些理论都没有解释清楚打嗝的所有特征。例如，如果打嗝的目的是不让液体进入肺部，那么和向内吸气相反，像咳嗽一样的向外呼气岂不更奏效。

　　2003 年 2 月，法国科学家提出一种新的理论。在巴黎的一家医院，由克里斯丁·史兆斯带领的研究小组表示，人类打嗝的原因可能跟祖先曾在

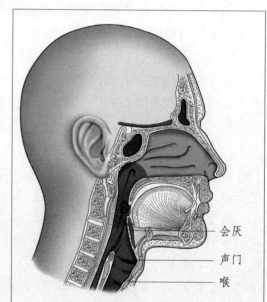

会厌

声门

喉

当膈肌受到刺激引起抽搐并吸入空气的时候，咽喉后侧声带之间的空间忽然关闭，发出熟悉的嗝声。

海里生活的进化论有关。他们指出，某些动物关闭声门并收缩呼吸肌有其特定的目的——呼吸空气的原始动物还保留着腮，比如肺鱼和青蛙，这些动物挤压口腔使水流过腮，同时关闭声门以防止水进入肺。史兆斯说，原始动物控制腮部呼吸的大脑回路可能一直保留到现代哺乳动物身上，包括人类。

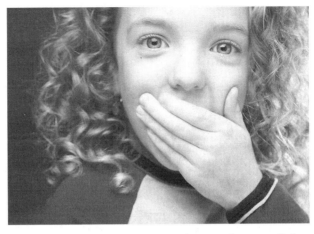

中风偶尔会引起打嗝。在极端的情况下，打嗝可以持续 1 年之久。

研究人员指出，打嗝与蝌蚪等动物的腮式呼吸有很多相似之处。肺里充气或外界二氧化碳水平较高的时候，二者都受到抑制。人类的祖先早在 3.7 亿年前就开始向陆地迁移了，为什么人类现在仍然在打嗝呢？史兆斯认为，控制腮和声门的大脑回路之所以经过多年进化还能保留下来，是因为它对产生其他更复杂的运动模式有帮助，比如吃奶。吮吸乳汁的一系列动作与打嗝相似，关闭声门可以防止奶水进入肺部。史兆斯说："打嗝可能是为了保留吃奶的动作而付出的代价。"

在德克萨斯州，50 岁的肖恩·沙弗自从中风之后就不停地打嗝，持续了 1 年之久。有时候，打嗝与颈部、胸部神经受到刺激有关，而像肖恩这样的打嗝与中风引起的迷走神经紊乱有关。和迷走神经有关的脑细胞与其他膈神经细胞群是有联系的，外科医生怀疑中风使二者的联系变得异常。持续打嗝令沙弗十分痛苦，每天需要注射 10 次镇痛剂或者催吐才能得到些许的缓解。2004 年，他在路易斯安那州立大学进行了开拓性的手术，使用了一种叫做迷走神经刺激器的装置，这种装置能控制对神经的刺激。植入患者体内的发生器产生电脉冲，传导到两条缠绕在颈部神经周围的细线上。植入的装置一启动，沙弗的打嗝就停止了。

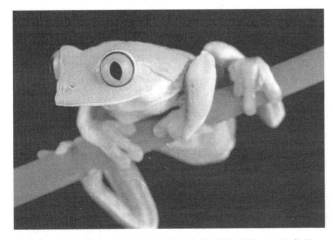

我们打嗝的原因可以追溯到呼吸空气的原始动物，比如青蛙，它们还保留着腮。

打哈欠为什么会传染

　　为什么我们一看到别人打哈欠，自己就本能地也跟着打哈欠呢？虽说一般打哈欠与疲劳和厌倦有关，但在这些情况下，我们没有必要用哈欠来回应他人。毕竟，我们完全能够集中注意力并保持清醒，但是为什么我们看见同一间屋子里的人（甚至电视里的人）开始打哈欠，自己也禁不住要打呢？甚至在读到哈欠或者想到哈欠的时候也是如此。关于这个长期的医学之谜，我们都了解哪些东西呢？

　　罗伯特·普罗文博士在马里兰大学任心理学教授，是世界上研究哈欠最权威的专家之一，长期以来一直在研究这个课题。他发现打哈欠能够打开从耳朵通向咽喉的咽鼓管，调节中耳的气压。打哈欠还有重要的治疗作用，防止手术之后的呼吸并发症。非常有趣，精神分裂症患者很少打哈欠，除非脑受到了损伤；患有严重身体疾病的人除了在康复阶段，也不打哈欠。

　　普罗文还发现，人们看到打哈欠者口部的图片时没有反应，而看着他们的眼睛却使人打哈欠。有一个普遍的假说，说打哈欠是由于血液和大脑中缺氧或二氧化碳太多。而普罗文做的实验表明，人在二氧化碳浓度较高的空气中呼吸时，打哈欠的次数并没有增多，呼吸纯氧气的时候哈欠次数也没有减少，所以他推翻了这个假说。他还观察到奥林匹克运动员在重大赛事之前会打哈欠，由此他又反驳了打哈欠完全与疲劳和厌倦有关的推断。普罗文总结说，哈欠帮助我们的身体在活跃与不活跃的状态之间转换，这就是为什么我们在睡觉前后都会打哈欠。在不同的情况下，打哈欠既可以放松大脑也可以促使大脑紧张。至于哈欠的传染性，他也相信这是我们经过部落生活所留下的，因为一起打哈欠有助于部落内部保持同步。我们疲倦的时候开始打哈欠，这样其他人就意识到该休息了。

　　但是哈欠的传染基本是无意识的，这使打哈欠会传

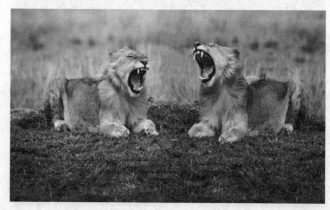

打哈欠不仅是人类的行为。人（或狮子）见到同类打哈欠的时候往往也会做出同样的行为。

染这件事更加神秘。我们对哈欠的反应似乎是由大脑自动引起的。我们见到别人打哈欠，立刻产生模仿冲动，根本没有经过思考。有时候我们也许意识到自己的做法，但不明白为什么。研究表明，成年人看了打哈欠的录像之后，55% 以上的人也开始打哈欠。实际上，仅仅待在打哈欠者身边还不够，多数情况下我们必须眼看着别人打哈欠，自己才会受到传染。为了证实这一点，有研究发现，持续打哈欠的人看到自己脸部图像之后，能更好地推断别人看到自己的表情会怎么想。大脑图像测试也表明，看着别人打哈欠的时候，大脑中与自我信息处理有关的部分非常活跃。

纽约州立大学的进化心理学家戈登·盖洛普对《新科学家》的记者说："人类能够自我理解，也有能力利用自己的经验来理解别人相似的行为和心理状态。我们的数据说明，打哈欠是这些能力的产物。"幼童的行为证明了这个理论。婴儿两岁之前不能认出镜子里的自己，他们就不会被哈欠传染。精神分裂症患者的情况类似，他们不能自我觉察，也基本不会受到哈欠的传染。

最近，芬兰赫尔辛基技术大学的科研小组做了进一步的研究。他们让受试者观看录像，录像中的演员在打哈欠或做其他口部运动，此时用核磁共振成像系统扫描受试者的大脑，根据耗氧量显示出大脑各个部位的活跃程度。然后他们询问受试者在看到图像的时候想打哈欠的程度。研究证实了哈欠的传染基本是无意识的。不论大脑的哪些部分受到了影响，都与有意识地分析、模仿他人行为的大脑回路无关。那些受到影响的大脑回路称作"镜像神经元系统"，当自己做某事或模仿别人行为的时候，它所包括的特殊神经元就活跃起来。然而芬兰的研究者发现，与其他不能传染的面部运动相比，看见别人打哈欠并不能使这些大脑细胞更加兴奋。由此他们得出结论："看见别人打哈欠而引起的大脑活动似乎避开了镜像神经系统的主要部分，这和传染性哈欠会自动使人产生行动的本质一致，而不是像真正的模仿那样，需要对行为有具体的理解。"

赫尔辛基研究小组还注意到，在观察别人打哈欠的时候，大脑左侧的扁桃体结构中有一个区域明显受到抑制。扁桃体区域和下意识地分析面部表情有关。实验者越受到别人打哈欠传染的时候，这个区域就越不活跃。尽管从这个发现中还没有得出任何具体的结论，但是这意味着人们第 1 次找到了感知哈欠传染的神经生理学特征。实际上，除了知道哈欠传染的原因与大脑有某种关系外，这个问题仍然是一个谜。

2004 年，由苏格兰斯特林大学的詹姆斯·安德森领导的研究小组发现，打哈欠不仅是人类的行为：非洲黑猩猩也会打哈欠，所以，也许黑猩猩能为解决这个问题带来一线希望。

关节炎能预测下雨吗

　　目前受阳光照射而患皮肤癌的人数激增，这使我们更加关注天气和健康的关系。大风天看起来总是比枯草热强，然而在温度计的另一端，暴露在极冷的环境中会导致冻疮。最近皮肤癌的危险性备受关注，而疾病和天气的关系至少可以追溯到公元前 4 世纪希波克拉底的年代，许多那个时候的传说中都讲到下雨和疼痛的关系。我们知道，一些人说他们能"预测天气"，在天气晴朗的时候，经常有年过半百的阿婆注视着窗外，抚摩着有关节炎的肩膀，一脸严肃地说："要下雨了。"

　　关节痛和天气潮湿之间有科学的联系吗？目前还没有得到确定的证据。1948年，科学家爱德斯特姆最先对这一问题进行了研究。他发现，风湿性关节炎患者在温暖干燥的环境中感觉很好。1961 年，宾夕法尼亚医科大学的荷兰籍博士约瑟弗·赫兰德做了一个实验，让 12 个人（8 个患风湿性关节炎，4 个患骨关节炎）进入特殊的"天气室"中，里面的温度、气压和湿度可以调节。他们中间有 8 个人之前说自己能预感天气，而这 8 个人中有 7 个在湿度增大、气压降低的时候症状加重。

　　气压降低之后经常出现暴风雨。有一种理论说，大气压降低能引起关节周围的组织肿胀，导致关节疼痛，这可能是细胞渗透性所造成的结果。关节炎患者的血管壁一般渗透性比较好，因此有较多的血液进入组织。血液受到的压力总是比其周围的身体组织大，当外界环境压力降低的时候，就有很多血液进入组织。如果关节已经又疼又肿，那么增加的体液会令疼痛加剧。为了证实这个观点，人们利用放在气压室里的气球作为模拟装置进行了实验。外面的气压降低，气球中的空气就膨胀起来。如果发炎的关节周围也发生类似现象，加剧的肿胀就会刺激神经，引起

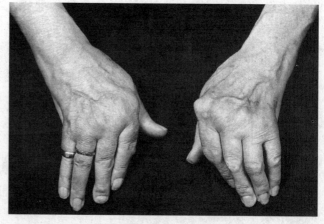

一些人说可以通过他们的关节炎预测潮湿天气的到来，但是，真的有预测天气这种事么？

正常关节和患关节炎的关节

正常的关节靠软骨和滑膜液起缓冲作用。患骨关节炎时，骨质凹损，软骨消失。患风湿性关节炎时，滑膜扩展到关节表面之间。在暴风雨相关的大气压下能导致关节周围的组织肿胀，使关节炎患者的疼痛加重。

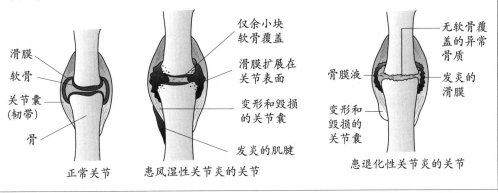

滑膜
软骨
关节囊
（韧带）
骨

正常关节

仅余小块软骨覆盖
滑膜扩展在关节表面
变形和毁损的关节囊
发炎的肌腱

患风湿性关节炎的关节

无软骨覆盖的异常骨质
骨膜液
变形和毁损的关节囊
发炎的滑膜

患退化性关节炎的关节

疼痛。神经对气压非常敏感，即使有微小的变化也会发生反应。

这个解释听起来非常可信，但它尚未得到科学的验证，还只是一种理论。部分原因是气压降低引起的人体关节肿胀程度十分微小，不能用科学手段检测出来。其实，和暴风雨相关的气压变化与乘电梯的时候所生产的气压变化差不多。因为在医学文献中还没有乘电梯使关节炎加重的记载，所以这个解释还没有得到认可。

另一个使天气和健康难以联系起来的障碍是大气状况的变化多端。气压、温度、湿度和沉积物都可能使疼痛加重。而且，患者之间说法不一。有的说天气变化之前感到疼痛；有的说是同时发生的；还有更多的人说变天之后才有感觉。怪不得解决了这个问题的科学家少之又少。

荷兰人后来做的实验对证明关节炎痛和天气有关更加不利，让事情变得扑朔迷离。1985 年，他们对 35 名骨关节炎患者和 35 名风湿性关节炎患者进行了研究。在受调查者不知道的情况下改变气压和湿度，虽然 62% 的人自称对天气敏感，但是结果却是在天气状况和关节痛之间没有找到确定的联系。对 62 名以色列关节炎患者的研究得到了稍稍令人欣慰的结果。风湿性关节炎患者中只有 25% 的人感觉到了天气变化，而骨关节炎患者中有 83% 感觉到了。温度变化、下雨和气压波动都影响着骨关节炎患者的关节痛，他们中 80% 以上的人能准确地预测降雨。其中，女性对天气变化比男性敏感，但一些女性说男人对什么东西都不敏感！然而，美国关节炎研究协会主任弗朗西斯·威尔德最近进行了研究，却没有发现关节炎和天气变化之间有任何有意义的联系。但威尔德保持乐观，他说："我想也许是科学还没能抓住有力的证据。"

即使天气和疼痛之间确有联系，但也可能不是身体的关系，而是心理关系。

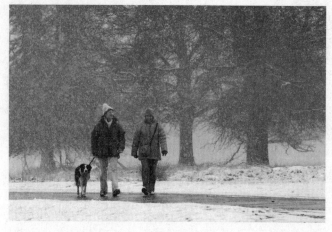

对关节炎患者的测试表明，女性的关节对天气变化的敏感性明显比男性强。

人们在潮湿天气里心情不好，郁闷的情绪可能使疼痛更难以忍受。还有另一种可能，雨天让老年人喜欢长时间待在床上或舒适的沙发里，缺乏运动使他们感到关节僵硬。怀疑者还指出，如果你很想相信一些坏事情，那就真的会发生。有的疼痛和痛苦受心理影响。美国气象学教授丹尼斯·崔西科说："如果你确信天气和疼痛有关，那么，天呐，真的有关。每当气压计读数下降，阴云密布，凉风骤起，如果你想着关节炎又要发作了，那它就真的会疼起来。"

虽然对于是什么使天气潮湿和关节痛联系在一起还有相反的观点，但有一点绝大多数专家都表示赞同：不要急于搬到气候干燥的地方——变换环境带来的压力可能让症状加重，而且经过几个月，身体适应了新的气候之后，感觉不会比原来更好。

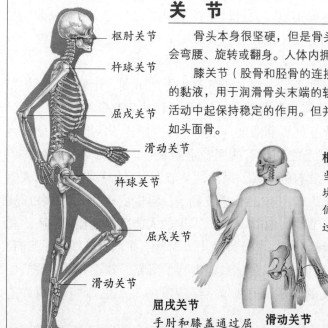

关 节

骨头本身很坚硬，但是骨头在连接处形成关节，这样人体才会弯腰、旋转或翻身。人体内拥有的关节有 200 多种类型。

膝关节（股骨和胫骨的连接处）表面滑膜分泌一种叫做滑液的黏液，用于润滑骨头末端的软骨，环绕在关节上的韧带在关节活动中起保持稳定的作用。但并不是所有的关节都能够运动，例如头面骨。

枢肘关节

杵球关节

屈戌关节

滑动关节

杵球关节

屈戌关节

滑动关节

枢肘关节
当一块骨头的凸起部分随着另一块骨头的环状凹形窝转动时，我们称之为枢肘关节。头部就是通过枢肘关节转动的。

杵球关节
杵球关节的运动幅度最大。肩关节和髋关节都属于这类关节。

屈戌关节
手肘和膝盖通过屈戌关节的作用弯曲。

滑动关节
手腕和脚踝通过滑动关节的作用转动或弯曲。

为什么胳肢自己不会感到痒

　　胳肢并不会引起真正的笑——至少我们胳肢自己的时候不是。因为不论在别人用手指挠你脚底的时候你多么痒，你自己挠的时候却根本没有反应。神经学家几十年来一直对这个问题感到困惑。

　　长期以来，科学家一直认为对胳肢的反应是原始人类的一种防御机理，当陌生而有潜在危险的东西触碰人体的时候，痒的感觉使身体警觉起来。这能够解释为什么最脆弱的部位都怕痒，比如容纳着许多重要器官的腹部，还有重要的颈静脉所在的颈部。

　　后来，对胳肢的研究使人们偶然发现了胳肢自己不会痒的原因：大脑里的某种东西可以预知自身行为带来的影响并使感觉麻木。大脑在感觉到胳肢之前就发出一种叫做伴随发送的信号，这种信号立即对感觉产生影响，使所有感觉变得迟钝。实际上，大脑能够分辨出预料到的感觉和预料之外的感觉，比如分辨出自己胳肢自己和被别人胳肢。

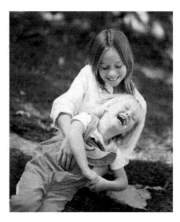

人们认为对胳肢的反应是原始人类的一种防御机制。这就是为什么我们最脆弱的部位都怕痒。

　　任何执行动作的命令都在大脑回路中留下一个备份，用来通知大脑其他部分，为即将发生的动作做好准备。幸亏有这个备份，我们才能做出复杂的系列动作，还可以监控甚至识别自己的动作。但是，这种动作命令的备份几乎必然的具有附加功能：预测并抑制将由动作引起的感觉。自身动作引起的感觉受到限制，大脑才有空闲来接收预料之外的更有价值的感觉。这就是为什么我们走路的时候感觉不到鞋子和脚底之间的摩擦，有石头钻到鞋里的时候却能立即察觉到。这也是为什么我们说话的时候根本没注意到舌头在嘴里动来动去，而咬到它的时候却立刻感觉出来。大脑就像一个检查员，忽略掉次要的东西，而把注意力留给更重要的事。我们在书本或报纸上阅读一句话的时候，眼睛快速地前后扫过，在这种迅速地移动中，大脑检查着视野，所以我们不会感到不适，也不会晕头转向。正是大脑的这种能力让我们能把麦粒从谷壳中挑出来，也解释了为什么挠自己不感到痒。

　　1998年，克里斯·弗瑞史教授、丹尼尔·沃尔伯特博士和萨拉－杰妮·布莱克莫尔3名神经学家为了进一步研究这个问题，在神经学研究院进行了一系列的触觉实验。他们使用了一种机器人，能执行胳肢人的命令，还让16名志愿受试

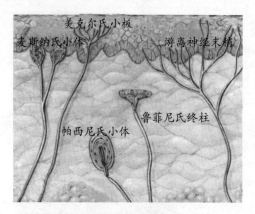

美克尔氏小板

麦斯纳氏小体

游离神经末梢

帕西尼氏小体

鲁菲尼氏终柱

⊙ 隐藏在皮肤里的特别感受器

瑞典研究者比较了大脑对真正受到胳肢和预感到要被胳肢时候的反应，发现即使是预感中的胳肢也会引起反应。

者胳肢自己。机器人用小海绵胳肢受试者的右手心，然后受试者再自己做相同的动作，感觉明显没有机器人胳肢的那么痒。后来不用一只手挠另一只手了，而是先把左手的动作传给机器人，再由机器人胳肢右手，因为中间产生了时间间隔，所以他们自己胳肢自己也觉得痒了。时间间隔减小，感觉也随之减弱，而时间间隔越长，感觉越痒。这一实验结果证实了关于伴随发送信号具有时间性的观点，说明在胳肢自己的动作与实际感觉之间间隔较长的时候，伴随发送的效果就弱。但是只需要0.2 秒的间隔时间，胳肢自己就完全能产生感觉。

下一个任务是定位伴随发送信号的来源，进而找到大脑的检查器。研究人员让一些受试者闭着眼睛仰卧在核磁共振成像仪器中，同时启动另一个装置，用塑料小棒头上的软泡沫胳肢志愿者的左手心。有时候参与者自己操作塑料棒，其他时候研究人员从扫描仪外面操纵小棒。他们比较了不同实验条件下大脑各个部位的活跃情况，想确定大脑的哪个地方控制着胳肢的动作，哪个地方引起痒的感觉。结果显示，自己胳肢自己的时候，头部后侧的小脑区域抑制了所有痒的感觉。小脑在大脑中主要负责保持姿势、平衡和协调动作，但这些实验表明，小脑还有其他功能。自己胳肢自己的时候，小脑的前小脑皮质发送出信号，不让大脑中感知胳肢的身体感官皮质兴奋。而当研究人员胳肢受试者的时候，小脑的这个部位就不活跃了。身体感官皮质在大脑中负责感知外界刺激。别人胳肢我们时，它给身体其他各个部位发出信号，让它们做出反应。但是，如果我们自己胳肢自己，小脑就向它发出信号，不让它产生感觉，胳肢就这样被短路掉了。

只剩下一个问题：为什么被胳肢的时候我们禁不住要笑？有人坚持说，这是反射反应。而包括查理·达尔文在内的其他人认为，这是和别人身体亲密接触的结果。但是伦敦研究者的发现支持前一种理论——我们被胳肢时的笑属于反射行为。

同时，瑞典的一组科学家在胳肢方面又有了惊人的发现。通过比较大脑对真正受到胳肢和预感到要被胳肢时候的反应，马丁·英瓦尔和他的研究小组发现，在两种情况下身体感官皮质的兴奋程度是一样的。因此他们得出结论，预感到胳肢所引起的感觉和真的一样。但是自己胳肢自己的时候就没有感觉了……

是什么使人梦游

据估计，10% 的人曾经梦游过。梦游症在儿童中最为普遍，有 6% 的儿童患此症，而成年人中只有 2%。大部分情况下，梦游者平静地从床上起来，毫无目的地晃悠几分钟，然后再回到床上，既不害人也不害己。但是，偶尔会有令人担忧的后果。

梦游是一种遗传病，而且不知道为什么，梦游的男性比女性多。睡觉时大脑发出的电脉冲记录显示，有两种不同的睡眠类型——REM（眼球快速运动）和 NREM（非眼球快速运动）。在睡眠的整个过程中，这两种类型交替出现。睡眠从 NREM 开始，它构成了成人大约五分之四的睡眠。刚开始是感到睡意，脑电波明显变深而且缓慢，直到大脑的活动和新陈代谢达到最低点。处于 NREM 睡眠的时候人很少做梦。入睡大约一个半小时之后，REM 睡眠的第 1 个阶段开始。此时脑电波活跃起来，眼球运动加快，人最容易进入逼真的梦境。REM 的第 1 个阶段可能持续不到 10 分钟，但随着睡眠的进行，持续时间加长，最后一次可以持续 1 个小时。梦游经常发生在刚入睡时的深度 NREM 状态，或从这种状态中醒来的时候。其实没做梦也会梦游，这便否定了梦游者的行为来自梦境的普遍说法。

梦游的根源在于大脑。负责意识的大脑皮质处于休眠状态的时候，大脑中掌管运动系统和感觉系统的部分却清醒着。伦敦睡眠中心的医学主任爱莎德·伊伯汉姆说："梦游从本质上讲，是因为从睡眠的一个阶段到另一个阶段的转换机制没有起到作用，使人进入'极度清醒状态'。我们不清楚其具体原因，但是它肯定和大脑中复杂的化学反应有关。"

这个时候，人容易从床上起来，混乱而无目的地兴奋起来。他们尽管目光呆滞却睁着眼睛，动作常常既缓慢又笨拙。有的人不仅到处走动，还会说话，穿衣服，上下楼梯，做饭，吃东西，甚至在壁橱等不合适的地方排尿。更危险的是离开家，把汽车开到公路上去。2005 年，一位酒吧老板免受酒后驾驶的判罚，因为他钻进宝马车绕着一棵树兜圈的时候是睡着的。还有个更有趣的例子，一名女子最近忽然发现，梦游中的丈夫正在割草，而且赤身裸体！

人们曾认为梦游完全是心理问题，但现在把它理解为心理因素和化学干扰等生理因素的复杂混合体。在儿童中，4 ～ 12 岁的男孩易患梦游症，尤其是过度疲劳的孩子。梦魇是一种噩梦，能让半清醒状态的孩子尖叫着醒来，它和尿床都与梦游有关。梦魇中出现一段情节的时候，梦游者的行为更加疯狂，可能到处急速

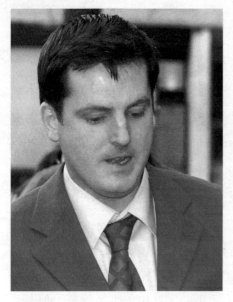

梦游者朱尔斯·劳尔在事发时处于错乱自动性状态,因此被免除了谋杀父亲的罪名。他一点也记不起来袭击父亲的事。

奔跑,撞到墙上。幸运的是,多数儿童经过青春期之后就不再梦游了。在成人中,梦游可能由饮酒或用药过度引起,二者都对大脑的化学平衡有影响。梦游也可能与压力、焦虑(像白天吵架这样的小事)和服用安眠药有关。梦游能持续几分钟到将近 1 个小时,但梦游者普遍对梦游时发生的事没有一点印象。成人阶段才开始梦游的人日后容易患病,而且有一些长期梦游的人把自己缚在床上,想阻止再次发作。虽然成人病例中没有发现共同的神经化学问题,但马里兰州毕士大国家睡眠失调中心的主任卡尔·亨特说,有相当多的人后来患有帕金森病,这说明梦游可能是一种不断发展的神经疾病。

成人梦游的后果相对严重一些,因为它更具有危害性。在美国,梦游者不准拥有武器,因为有了武器,他们会给别人和自身带来太大的威胁。有一个例子说明了梦游者的潜在危险:2003 年,英国曼彻斯特的朱尔斯·劳尔袭击了他 82 岁的父亲艾迪,使其不幸身亡。攻击发生的时候朱尔斯还在熟睡,事后他对此事没有任何记忆。伊伯汉姆医生在审判前对被告做了一系列的睡眠研究,证明他当时的确在梦游。他说:"劳尔先生有梦游史,喝酒之后尤其严重,但他之前从未有过暴力行为。然而,当时他继母刚刚去世,而且他还经受着一些其他的压力。"在发生袭击行为的时候,劳尔先生处于所谓自动性的状态,这表示他的行为是无意识的。他的梦游更多来自内因(比如压力),而非外因(比如药物或饮酒)。由于他处于错乱自动性状态,法庭免除了他的谋杀罪名。

还有个著名的例子,2002 年,摇滚乐吉他手皮特·巴克在一架横渡大西洋的飞机上攻击机组成员,但最后被免罪。法庭相信他由于在刚登机时饮酒并服用了安眠药,所以当时处于非错乱自动性状态而对事件没有记忆。具有讽刺意味的是,巴克所在乐队的名字就叫 REM。

一个普遍错误的观点是,叫醒梦游者很危险。实际上,即使梦游者自己一直在说话,他也不会听到你对他讲的话,所以很难叫醒他们。最明智的做法就是引导他们安全地回到床上。

2004 年在澳大利亚睡眠协会的一次会议上,报告了一种关于梦游的现象。据睡眠医生皮特·布加南描述,他的患者中有一名情趣高雅的中年女子,她有一个固定的伴侣，但是她在梦游中和一些陌生人发生性行为。这个女子完全不知道自己的双重生活，直到他男友在房子附近发现了可疑的避孕套，产生怀疑并最后在某天晚上把她现场捉住。她的情况被诊断为睡眠性行为，一种又称作 REM 行为混乱的错乱症。

在正常情况下，进入经常做梦的 REM 睡眠状态时人体保持不动，但在睡眠性行为状态下不是这样，人会把梦表现出来。因为还没有失去肌肉运动能力，我们其实能做出梦到的任何事情。如果做的事情和梦里的相符，就不会醒来。英国睡眠专家尼尔·史丹利解释说："如果你躺在那儿，梦见正在和妻子性交，而此时你恰好在和妻子性交，梦就不会醒来。你感觉不到发生了什么。"

事实上，人们睡着的时候可能同自己或别人进行性行为（有时是暴力的）。有一名男子想制止自己在晚上的行为而把自己捆住，醒来发现为了挣脱束缚，他甚至弄伤了两根手指。研究这一现象的美国科学家发现，受睡眠性行为影响的患者们没有经过正常的睡眠阶段，而是各自拥有独特的脑电波形式，他们在某个睡眠阶段表现出异常的脑电波，或者睡眠发生短暂的中断。睡眠性行为就发生在睡眠循环中这些暂时中断的时候。很多患者也有梦游史。与梦游类似，睡眠性行为可能是遗传的，也可由酒精和压力引起，但美国科学家注意到，每位患者都有感情问题，如果没有感情问题，他们的睡眠中断就能以梦游或简单地说梦话等形式表现出来。

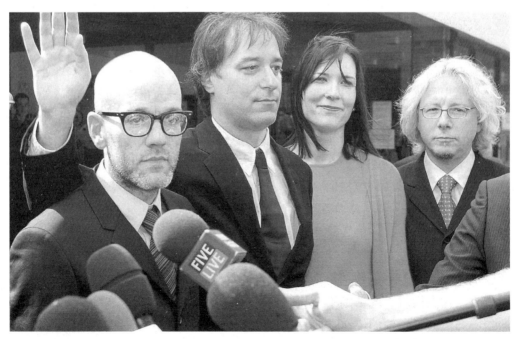

REM 乐队的吉他手皮特·巴克（左二）在飞机上攻击他人但被免罪，因为当时他饮酒并服用了安眠药而引起梦游。

第五章

神奇的手术

鲨口脱险，男童手臂获再植

　　2001 年 7 月一个炎热的夏日傍晚，在佛罗里达西北的朗登海水浴场，正是日落时分。来自密西西比州欧申斯普林斯的 8 岁男童杰西·阿伯格斯特在距离岸边 10 米、齐膝深的水里玩得正欢。他是和姐姐、哥哥们、堂姐妹和婶婶黛安娜、叔叔温斯·弗劳森吉尔一起去度假的。虽然姐姐大着胆子游出去很远，但杰西和其他孩子还是更喜欢蹲在浅浪中玩耍。突然，哥哥感觉到什么东西从他腿边擦过，与此同时，杰西看到了可怕的一幕：一只鲨鱼的鳍从水里冒出来。还没等他反应过来，鲨鱼刀子般锋利的牙齿已经咬住了杰西的右臂。岸边的温斯·弗劳森吉尔听到尖叫声，立即向他女儿和杰西玩耍的地方望去，看到鲜血染红了海面。他发现一条重约 91 千克、长 2.13 米的雄性鲨鱼正用巨大的嘴巴紧紧咬住杰西的手臂，想要游走。弗劳森吉尔不顾一切地冲到海里，抓住鲨鱼的尾巴，用力摇动并向后拉。第 2 次拖拽的时候，杰西挣脱了，被人抱了救上来。他的右臂被鲨鱼从肘关节与肩膀之间咬断了，右腿也被撕下来一大块肉。

　　失去意识的杰西很快被带上岸，即使时间很短，他也已经失血太多，连伤口上都流不出血来了。一个目击者说他的腿就像被咬了一大口的鸡腿似的。他婶婶把浴巾当做止血带，紧紧勒住他的胳膊和腿，又用 T 恤衫把从残破的胳膊中露出来的骨头包好，从而确保他所剩无几的血液不再快速流失。然后，在其他度假者的帮助下，她给孩子实施了长时间的心肺复苏术。她丈夫用手机向急救单位求助，很快，从附近的彭沙科拉浸信会医院赶来了直升机。急救人员对杰西的初步预测很不乐观。他没有脉搏，从临床上讲已经死亡。失血过多是创伤中最危险的情况，一般只有不到百分之一的人能幸存。一名急救人员说："他失血太多了，跟鬼一样白，看上去像个布娃娃。"杰西的眼睛睁开着，但翻着白眼。尽管急救人员当时认为他死了，但还是快速行动，连飞机的引擎都没有关，准备把孩子救起就马上送走。在杰西叔叔的帮助下，他们把他抬进飞机，插入呼吸管，在飞机里继续进行心肺复苏术。他们仅在陆地上停留了 6 分钟，临关上机舱的时候，他们问起被咬断的手臂，但谁都不知道它在哪儿。

　　为了保护海里其他的孩子，温斯·弗劳森吉尔早已把鲨鱼拖上了岸。急救人员问起手臂的时候，一名海滩救护队员想到可能还在鲨鱼嘴里。所以他朝着还在沙滩上挣扎的鲨鱼头部连开 4 枪，让它松开了嘴。然后他用警棍撬开鲨鱼的嘴巴，一名志愿消防员用钳子在食管里找回了杰西的手臂。他们马上将断肢用湿毛巾缠好，外面包上冰块，赶紧用救护车把断肢送到医院，只比直升机晚到了一点。

　　杰西躺在医院里的时候，已经失血将近 30 分钟了。血液中红细胞的主要功能是携带血红蛋白，为全身供氧，因此失血导致他缺少了维持生命的氧气供应。他被直接送到急救室，已经奄奄一息，医疗人员一直对他进行着心肺复苏术。当务之急是输入大量血液。不到 15 分钟，护士就向他体内输入了 1.5 升血浆。一段紧张地抢救之后，在救护车送来断肢的那一刻，杰西终于恢复了脉搏。此时，给杰西输入的血浆总量已经超过了 14 升。

　　伤情稳定之后，下一步考虑的就是如何接上手臂。"奇怪的是，伤口很干净，"整形医生阿兰·罗格斯说，"想不到鲨鱼咬过的伤口会是干净的，尤其是这个从鲨鱼食管里拿出的断肢，伤口居然出奇的齐整，出奇的干净。"然而，手术还是非常复杂，需要仔细地接好一根骨头、三条神经、一根动脉、两根静脉和三组肌肉，杰西的手臂才能恢复功能。罗格斯医生用缝线在断肢上分别给静脉、动脉和神经做标记，同时，另一名整形医生朱丽叶·迪·卡姆波斯把断肢的骨头截下去 2.54 厘米，以便使臂骨能够固定在金属板上，保证手臂的正确位置。然后她在上臂骨、断肢和连接处 3 个地方分别打入两只螺钉，把两边的骨头固定在一起。接下来，罗格斯医生开始连接睫毛般粗细的主神经。连接静脉的时候，他不得不从杰西的腿上取出一根来代替断肢上受损的静脉。松开夹子，血液开始流回罗格斯医生称之为"惨白、冰凉"的手臂。对手臂进行了半个小时的按摩之后，医疗组观察到了反应：前臂上所有的小伤口开始流血。医生说，最难的部分是缝合皮肤。

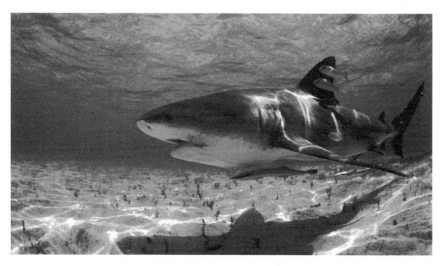

杰西·阿伯格斯特在佛罗里达海岸的浅水中玩耍的时候，一条 2.13 米长的雄性鲨鱼咬掉了他的手臂。

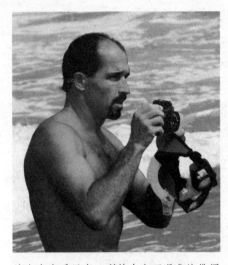

鲨鱼专家爱里克·利特在杰西遇袭的佛罗里达海岸进行考察。幸亏一名救护队员撬开鲨鱼的嘴，帮助取出了孩子的断肢并送到医院，手臂才得到了成功再植。

迪·卡姆波斯医生向《时代》杂志形容说："就像在做拼图游戏。"最终，经过12个小时的手术，杰西被轮椅送到恢复室。

虽然手臂的恢复充满希望，但杰西在受伤和得到医治之间的很长一段时间里严重缺血，这可能对包括大脑在内的器官造成危害。当时医生还不能确定这种危害究竟有多大。

第2天，随着身体状况的好转，杰西被转移到宗教心脏医院，那里有当地唯一的儿科重症监护室。他仍然没有脱离危险，在肾衰竭之后进行了透析。儿科主任坦言道："以他的情况，想渡过难关相当困难。人在心肺完全停止活动30到45分钟之后还能存活下来，是非常罕见的。"

杰西受伤之后的第4天再次进行手术，修复受损的腿部。手术需要去除坏死的皮肤，并用猪皮植皮。由始至终，医生都在关注大脑可能受到的损伤。治疗过程中器官会发生肿胀，但是如果大脑肿起来，使颅内压高于血压的话，血液就不能到达大脑，他就会性命不保。所幸的是，X光电脑断层扫描显示大脑没有肿胀的迹象，虽然其他器官的功能还没有完全恢复，但每天都有所好转。受伤后不到1周，杰西已经从深度昏迷转为轻度昏迷，并对疼痛、刺激和指令有所反应，这说明神经方面有了好转。而且，他已经能够不依靠人工呼吸器，自己呼吸了。

接下来的几个星期中，杰西继续缓慢而稳定地好转。他从昏迷中醒来，虽然清醒的程度还不确定，但他开始注意身边的物体。他的父母大卫和克莱尔开始用轮椅推着他在重症监护室周围散步。杰西刚入院的时候，专家们基本对他的生存不抱希望，更不用说出院了，但是在经历了重重险境之后，他于2001年8月12日顺利出院，回到了家乡欧申斯普林斯。

谁都想象不出前方的道路将会怎样坎坷，但是在家庭的关爱下（大卫·阿伯格斯特放弃了泥瓦匠的全职工作），杰西对战胜伤病充满信心和决心。探望杰西的人说他能不时地说出单个的词，不管谁对他说话，他都报以微笑，这说明他对周围事物的意识逐渐变得清醒。到了2004年夏天，他虽然还不能说出整句的话，但发音更清晰了。他吃某些食物的时候不再需要导管，还会用大笑或微笑回应兄弟姐妹。用黛安娜婶婶的话来讲，他"像草一样"疯长，只有他父亲才能抱得动了。现在他还不能自己坐起来，但可以使用特殊的垫子翻身和爬行。

使用死人的手

　　1985 年，新泽西州的马修·斯科特在一次鞭炮事故中失去了左手，他承认说："那完全是我的愚蠢造成的。"他在 23 岁那年装上了假肢，他本来是左撇子，所以必须训练自己用右手写字。虽然假肢给他的生活带来很大帮助，但也有很多明显的缺点，总是让他觉得不舒服。可是没有别的办法，斯科特只好认命，忍受行动上的诸多不便。后来，他在英国度假的时候，妻子道恩指给他看报纸上的一条新闻，讲的是正在进行的手部移植研究。他们得知在肯塔基州路易斯维尔的犹太医院，医生已经准备好了实施手部移植手术，这尚属美国首例，也是世界上的第 2 例。300 多名患者提出申请，想成为幸运的受捐者，斯科特就是其中的一员。

　　他说："请不要误会我。用假肢生活是完全能够接受的生活方式，但我只是想要更好一些——使用皮肤、骨头、肌肉和肌腱，而不是塑料、橡胶和电池。"在被选中之前，他必须通过许多测试，以确保他达到身体上的要求，并在心理上能接受使用死人的手。最后，在 1999 年 1 月 24 日下午，17 名医生为他进行了长达 14.5 小时的移植手术，在捐献者的手和斯科特的左臂之间把动脉、静脉、神经和骨头连在一起。

　　手部移植是一个有争议的问题。在任何外科移植中，最大的问题就是排异反应。人体的免疫系统对"外来肢体"会自动产生强烈地排斥，这本来是抵御感染和疾病的重要保护机制，却给移植患者带来很大危险。

　　虽然可以利用特效药来抑制免疫系统，但是这会产生严重的副作用，比如引起癌症、糖尿病和高血压。尽管在手部移植之后所使用的抑制免疫药物的剂量不会超过器官移植（诸如心脏、肺、肾脏、胰和肝脏），但是，抑制免疫药物可能会直接导致十分之一的手部移植者在术后 10 年内死亡。医生和医学伦理学家都对此表示关注，认为患者为了用人手代替假肢，应该承担手术的风险和抑制免疫药物带来的不确定后果。这些风险对器官移植来说是可以接受的，比如心脏或肾脏等维持生命的器官，但手不属于这一类。值得为一只手冒生命危险吗？因此对这个手术持反对态度的人说，把尚不成熟的研究应用于实践将会带来恶果。

　　尽管心存疑惧，马修·斯科特还是做出决定，并在后来成为世界首例成功的手部移植者。

　　最初他每周进行 6 次强化治疗，并伴有恶心和消化不良，还经历了 3 个轻微

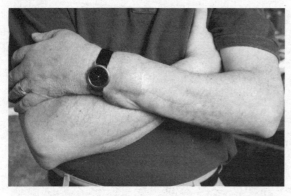

马修·斯科特在一次鞭炮事故中失去了左手，他在300多名申请者中被选中，成为美国第一位接受手部移植的患者。

的排异期，但是，随着时间的推移，这些不适逐渐减轻了。排异反应是通过药物治疗的，5年内唯一的并发症就是拇指患上了关节炎。这是手术之前医生就预料到的。他们说，这实际上是由于他的手指弹性太大了。

手术6年之后，他能用移植的手扔球、接球、开门、转门把手、踢足球、搬家具、端起杯子喝水、拨打手机、写名字、系鞋带等等。每年的检查结果也显示，他的病痛在好转，力气越来越大，感觉不同物体的能力也大大提高了。他的左手能感觉出冷热，也能分辨出粗糙和光滑的质地。

"手部移植消除了我不能做某些事的恼怒和挫败感，"他说，"现在我相信，如果不能做某件事情，通过一些治疗就可以了！我又能完成很多日常工作了，而以前用假肢是办不到的。"移植给他带来的最大方便是能够为孩子鼓掌。"能为孩子鼓掌是件重要而高兴的事。能一边用右手拿东西一边用左手开门也很不错。"

但他注定不能达到常人的水平，而且，尽管抑制免疫药物的剂量越来越小，但他后半生必须一直吃药。然而，他仍然很高兴能有一只新的手，认为不论是心理上还是身体上都值得这样做。

他说："手也许是仅次于声音的最富于表现力的东西。手的触摸和我们使用手的方式都能表达出很多信息。"他妻子说："他非常喜欢敲鼓，现在终于能尽兴地敲了。他的心情好转很多，对自己也更加平和，情绪安定下来。"

实施移植手术的医疗组组长沃伦·C·

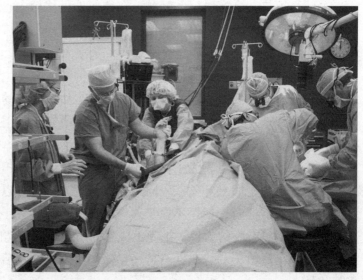

由17名医生组成的医疗组经过将近15个小时的奋战，在捐献者的手和马修·斯科特的左臂之间把动脉、静脉、神经和骨头连在一起。

布雷登巴克说，斯科特的"手部功
能得到了很大程度的加强，拇指也
更有力了"。他还补充道："这是
手部移植手术这么久以来最成功的
一例，感谢马修和道恩。如果没有
他们做的努力，就不会成功。他的
左手和正常的手比起来还有差距，
但是比假肢强很多。"

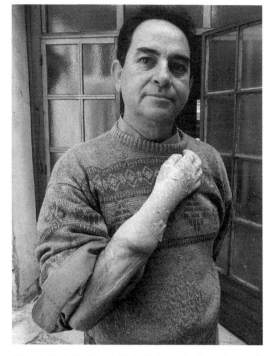

新西兰的克林特·哈勒姆于1998年进行了世界首
例手部移植手术，但新的肢体难以和他的身体相容。

斯科特没有患上严重的疾病或
感染，这为支持移植手术的人提供
了证据，证明药物治疗的发展已经
显著减轻了患者对植入的肢体产生
的排异反应。

布雷登巴克说："这告诉我们，认
为皮肤具有很强的排异性而不能移植
的旧观念是错误的。皮肤的反应确实
比肌肉和肾脏强烈，但是如今的抑制
免疫药物药效很好，在手部移植中可以使用和肾移植相同的剂量。所以，药物的
发展保证了皮肤和其他软组织的存活概率和肾移植一样高。6年来马修的状况告
诉我们，经过移植的手可以保持这么久，而且对于马修，还能继续保持相当长的
一段时间。"

但是，许多医学专家还是对手部移植持怀疑态度。人们希望马修·斯科特
的手术能为进一步的手部移植手术开启大门，而至今全世界只有不到30例此类
手术，手部移植显得缺乏支持。这种怀疑的部分原因是世界首例手部移植的结
果不理想。

新西兰的克林特·哈勒姆于1998年移植了一只陌生人的手，但是新的肢体
难以和身体相容。手的样子让人厌恶，因此他遭到一些朋友的躲避，没能得到大
家的接受。他声明自己感觉比原来仅有一只半手的时候残疾程度更大，后来在
2001年，他要求把新的手截去，因为他"在内心无法接受它"。

对马修·斯科特来说却没有这些问题。他还能想起手术后那个奇妙的时刻，
他醒过来，发现左手上又有手指了。"那里不是一堆空空的带血的绷带，而是包
裹着手指、形状突起的绷带。我永远也忘不了那一刻。"

首例人类舌头移植

　　2003 年 7 月，奥地利医生经过 14 个小时的手术，成功实施了世界上首例人类舌头移植。患者是一名 42 岁的男子，身份保密，在他舌头右侧、腺体、下颚右侧和舌头下面出现了恶性肿瘤。他在维也纳综合医院接受手术前甚至不能张开嘴，他的癌症太严重了，医生只能选择切除术。

　　过去对失去舌头的患者，医生会从小肠截取出一小块组织，移植到舌基上。虽然小肠柔软并有分泌黏液的功能，让患者嘴里感到舒服，但是它尺寸太小，口腔里还是空荡荡的。因此，患者的发音比较模糊，也无法吞咽，只能靠管子进食。奥地利医生希望能通过舌头移植消除这些障碍。他们面临的主要问题是如何有效地抑制免疫系统，防止移植组织发生排异反应。这是个特殊的问题，因为进食导致口腔环境无法保证消毒。但是嘴也可以自然而有效地保持自身清洁。

　　此前，舌头移植仅仅在动物身上进行过，但是很久之前，由 9 名医师组成的医疗组就开始准备把这项技术应用于人类了。科里斯坦·克尔默担任组长，他说："我们计划实施这个手术已经两年了，但我们同时需要患者和合适的捐献者。这种手术与以往的治疗方法相比，一个最大的优点就是使患者又拥有了舌头，并能移动甚至感觉到它。"

　　舌头来自于一位不愿透露姓名的捐献者，因为血型和舌头大小适合患者而被选中。另一个医疗组从脑死亡的捐献者体内取出舌头，马上提供给正在隔壁进行的移植手术，随即对捐献者停止生命维持措施。同时，克尔默的医疗小组在患者两耳之间做了一个切口，切除了舌头。然后他们将捐献者舌头上的肌肉组织、神经末端、动脉和静脉连接到患者嘴里。克尔默医生表示，他们已经把两条负责舌头运动的神经连接好了，还连上了 2 条感觉神经中的 1 条。

　　罗尔夫·尤斯医生是小组中的另一名主要成员，他宣布手术成功时说："舌头现在看起来就像是他自己的——它色泽红润，血液循环很好。舌头只是稍微有点肿胀。这也是一个好征兆，意味着可能还没有发生移植排异反应。

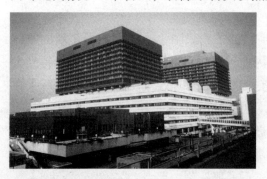

⊙ 维也纳综合医院

2003 年，一名 42 岁的男子在这里接受了世界上首例人类舌头移植。

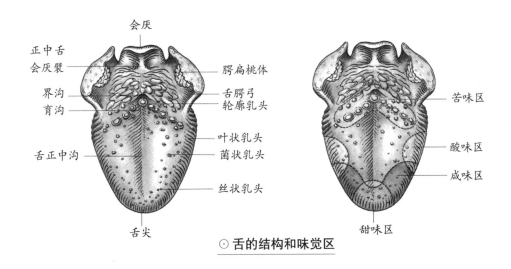

正中舌
会厌襞
界沟
盲沟
舌正中沟

会厌

腭扁桃体
舌腭弓
轮廓乳头
叶状乳头
菌状乳头
丝状乳头

舌尖

苦味区
酸味区
咸味区
甜味区

⊙ **舌的结构和味觉区**

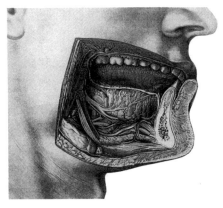

人类下颚的剖面图。经过 14 个小时的手术，医生把捐献者舌头上的肌肉组织、神经末端、动脉和静脉连到接受者嘴里。

我们希望患者最终能正常进食和讲话。他不太可能恢复味觉，但是会有一些其他感觉，而最主要的，能够运动才是理想的效果。患者还年轻，在这个年纪就失去舌头是很残酷的，但是必须切除舌头，因为他的癌症已经到了晚期——他抽烟抽得太厉害了。"

虽然患者以后必须一直吃药来预防排异反应，但手术后还不到 1 个月，他就能学着说话并做出吞咽动作了，他能咽下自己的一部分唾液，还可以依靠气管里的一根管子让别人听懂自己的话。为了配合手术，他还进行了讲话治疗。

根据这个成功的病例，医院计划只要能提高口腔癌症患者存活概率，就进行舌头移植手术，而现在晚期癌症患者中只有 50％ 的人实施手术。每年在移植手术中受益的患者将超过 15 名。在英国，人们必须积极参加器官捐献计划，而奥地利法律规定，医生有权使用任何死亡患者的器官，除非患者特别提出不捐献的要求。

然而，英国移植学会道德委员会主席彼得·罗提醒考虑做这种手术的人说："对许多需要抑制免疫力的疗法必须三思而行。抑制免疫力可能导致感染，从长远角度来讲有产生恶性肿瘤的危险，必须对移植带来的益处和多种危险认真衡量。"

仿生学女子

英国一名中风患者为了恢复手臂运动能力而植入了"仿生学"装置，这在世界上尚属首次。46岁的弗兰·里德来自多西特的普尔市，2005年5月，她在南安普敦综合医院接受了这个开创性的治疗方法，希望能通过电刺激产生运动。

里德太太于1996年和2002年经历了两次中风，左半身瘫痪。后来她基本恢复了运动能力，但是三头肌和手指还不能动。南安普敦大学和美国的一家医疗研究机构——阿尔佛雷德曼恩医院合作，经过长期研究才实施了这项手术。他们希望探索射频微型刺激器这种电子装置的可行性，看它能否促进中风患者恢复运动，并通过训练恢复胳膊和手的功能。局部麻醉之后，医生切开很小的切口，将5个圆柱形的微型刺激器植入左臂，放在她自从中风以后就没有使用过的神经和肌肉附近。装置植入半个月之后，她戴上了射频护腕，这个护腕能把信号从特制的计算机传送到微型刺激器上。按下计算机上的某个按钮，她就可以向"仿生神经元"发出指令，这与大脑向肌肉发出指令的方式相同。

在这种情况下，深层和浅层的肌肉都可以被人为地调动起来，并能更好地控制运动，这对前臂和手的运动尤为有效。大家希望里德太太能够借此伸展肘部和手腕，张开手掌并抓取东西。中风虽然没有影响到她走路，但她一直从事无板篮球运动。想要重返球场就必须学会双手扔球和接球。如果一切顺利，她最终能够摆脱计算机，像大脑发出电信号控制运动那样，自由地让手臂运动。

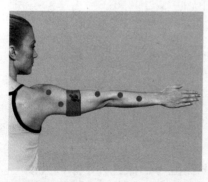

"仿生学"装置的示意图。通过电子刺激，这个装置能帮助中风患者弗兰·里德恢复手和胳膊的运动功能。两台刺激器植入上臂，三台植入前臂。

课题的领导者珍妮·波里芝说，如果里德太太能更好地使用这个系统，她的运动能力就会有所提高。而恢复肌肉并训练肢体识别运动的电信号是问题所在。

波里芝医生说："患者的左臂只能动一点点。她可以用拇指和其他手指夹住东西，但不能松开。我们的目标是帮助她实现够到并抓取东西的功能。现在必须对微型刺激器进行测试，确定让胳膊动起来的时候它需要多大的刺激，比如拿起杯子或梳头发这种运动。在中风患者中，30%～60%的人有上肢功能障碍。直到现在，电子刺激装置还没有得到广泛应用，主要原因是表皮的遮盖使人们难以把电极放在适当的位置来引起相应的动作，而且植入系统需要进行大规模的手术。但是植入了这套系统之后，电极不需要放在皮肤上，被激活的肌肉还可以使动作更自然，更多样化。这种手术的侵入性也比以前的神经植入手术小，而且由于电极非常小，能植入许多不同的肌肉，所以能够使患者做出精确并有力量等级之分的动作，这正是手和胳膊极其重要的功能。这套系统不是为了代替运动，而是帮助训练肌肉，使它们学会运动。如果把微型刺激器植入瘫痪者体内，就不会产生任何作用，因为这其实是一种治疗方法，只能帮助有部分运动能力的人。"

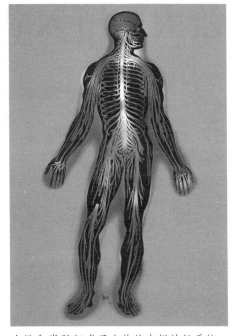

大脑和脊髓组成了人体的中枢神经系统。通过 31 对神经构成的网络，大脑把思维转换成动作。

在美国、加拿大和日本，类似的装置也曾植入患者的手臂或肩膀，这些手术都只利用了 1 台刺激器。但是医生为了协调胳膊和手的动作，给里德太太的上臂植入了 2 台刺激器，前臂植入了 3 台。如果这个系统成功了，日后它还将用于帮助脊髓受伤者学会行走。

四类仿生

仿生学的研究范围主要包括：力学仿生、分子仿生、能量仿生、信息与控制仿生等。

●力学仿生。研究并模仿生物体大体结构与精细结构，以及生物体各组成部分在体内相对运动和生物体在环境中的运动。例如，军事上模仿海豚皮肤的沟槽结构，把人工海豚皮包敷在船舰外壳上，可减少航行揣流，提高航速。

●分子仿生。研究与模拟生物体中酶的催化作用、生物膜的选择性、通透性、生物大分子或其类似物的分析和合成等。例如，在搞清森林害虫舞毒蛾性引诱激素的化学结构后，合成了一种类似有机化合物，在田间捕虫笼中用千万分之一微克，便可诱杀雄虫。

●能量仿生。是研究与模仿生物电器官生物发光、肌肉直接把化学能转换成机械能等生物体中的能量转换过程。

●信息与控制仿生。研究与模拟感觉器官、神经元与神经网络、以及高级中枢的智能活动等方面生物体中的信息处理过程。例如根据象鼻虫视动反应制成的"自相关测速仪"可测定飞机着陆速度。模仿人类学习过程，制造出一种称为"感知机"的机器，它可以通过训练，改变元件之间联系的权重来进行学习，从而能实现模式识别。

给大脑植入芯片

一名严重瘫痪的男子在大脑中植入了能够解读他意识的芯片，这在世界上是前所未有的。这项革命性的植入技术使他通过思维活动就能控制日常事务。神经技术专家希望这种称为"大脑之门"的植入技术最终能够帮助截瘫患者恢复四肢的活动。

马修·纳格尔是一名精力充沛的运动员，但是 2001 年 7 月，美国马萨诸塞州韦马斯附近的一场焰火表演之后发生了冲突事件，马修为了保护同伴而遭到恶意攻击，颈部被刺伤。匕首切断了他的脊髓，他从脖子以下都瘫痪了，只能在轮椅上生活。直到现在，20.3 厘米长的刀片还残留在脊柱中。

22 岁的马修只能靠呼吸器喘息，医生说他的身体不可能恢复运动了，他的前途一片渺茫。然而，科技总是帮助残疾人找到改善生活的途径。约翰·唐诺胡教授是罗得岛州布朗大学的神经技术学专家，从 20 世纪 80 年代以来一直在研究大脑如何把思维转换成动作。了解了神经"兴奋"的过程之后，他的下一个任务是把电脉冲翻译成计算机或机器能够识别的指令。在最初的实验中，他在猴子大脑中植入电极，让猴子学会了使用操纵杆玩电脑游戏。从猴子大脑中发出的电脉冲使它能够移动屏幕上的光标。在成功的鼓励之下，唐诺胡教授准备在人体上进行大脑之门的测试，希望通过把脑电波输入计算机帮助残疾人独立生活。

2004 年 6 月，马修·纳格尔在马萨诸塞州的新英格兰西奈医院接受了 3 个小时的手术，成为第 1 个安装大脑之门的人。他头上钻了一个孔，将阿司匹林药片大小的芯片植入到大脑 1 毫米深的地方，位于感觉运动皮质的上面，人脑在那里产生控制手臂运动的神经信号。芯片上固定着 100 个极薄的电极，可以接收思维活动产生的电信号，然后通过导线输入计算机，对大脑信号进行分析。这些信号再经过解读，转换成光标的移动，使他仅凭思维就能实现对计算机的控制。

在 3 周的手术恢复期之后，马修接受了第 1 次试验。他面对着一台屏幕，上面的光标一直在移动，他随着光标移动方向想象手臂的运动。与他大脑芯片相连的计算机分别记录下光标上、下、左、右移动时他发出的脉冲信号，每个方向都对应着他大脑中一种特有的信号，然后给计算机编写程序，让它能识别出每一种信号，并由此移动光标。例如，他想"向下"，光标就向下移动。虽然马修不能移动肢体，但他学会了通过想象手臂动作来移动计算机屏幕上的光标。计算机屏幕与电视机遥控器面板相似，他只需把光标移动到某个图标上就能选中那个选项。

他把光标放在图标上，等效于敲击鼠标。因此，他能够做一些打开电子邮件之类的事情，而这在以前是无法做到的。提姆·苏根诺在制造大脑之门的网络动力学公司工作，他说："我们实际上是把他的大脑和外部世界连在了一起。"

通过连接到房间各个装置上的软件，马修现在能够开关电视、转换频道并调整音量。他能利用思维控制人造手张开或握紧，还能让机器手臂传递糖果。他甚至能用计算机画画，玩弹球和俄罗斯方块之类的电脑游戏。

有时候，大脑植入手术可以代替药物。神经外科医生在人脑中植入电极，用电信号来减轻长期的疼痛，消除帕金森病、癫痫症和抑郁症的症状。

唐诺胡教授希望大脑之门让重症患者能够通过思维移动轮椅、使用因特网，控制灯光、电话和其他装置，从而大大提高他们的生活质量，最终实现他们对自己肢体的控制。"如果我们知道如何把他的肌肉也装配上，他就能使用自己的手臂了。马修给我们带来了信心，但我们还是要保持谨慎，毕竟，这个技术目前只在他一个人身上得到应用。前面的路还很长，但我们正在前进。"

马修·纳格尔还有更长远的目标，他希望下地行走。他说："我的生活已经发生了改变。我只想走路，用不用拐杖无所谓。我知道，过不了几年就能实现。"

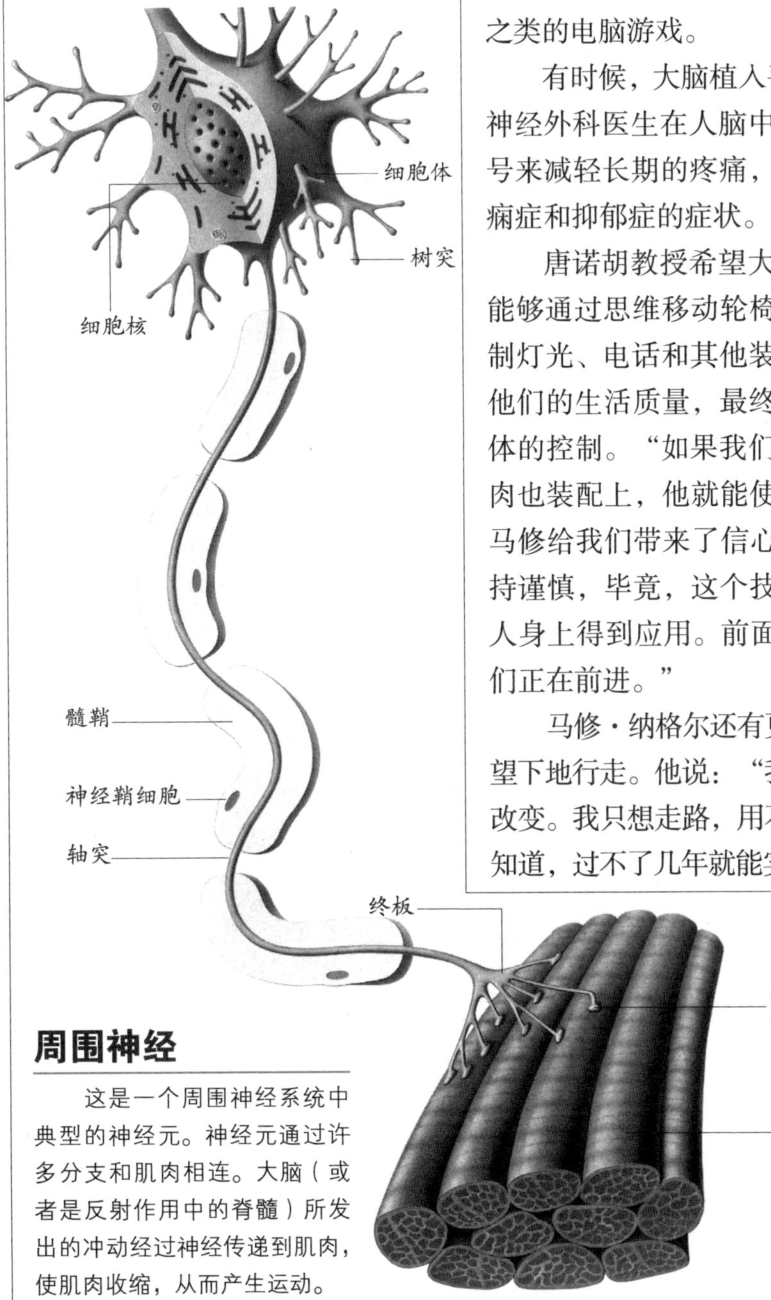
细胞体
树突
细胞核
髓鞘
神经鞘细胞
轴突
终板
突触结
肌肉

周围神经

这是一个周围神经系统中典型的神经元。神经元通过许多分支和肌肉相连。大脑（或者是反射作用中的脊髓）所发出的冲动经过神经传递到肌肉，使肌肉收缩，从而产生运动。

干细胞移植

在现代医学的各种移植手术中，干细胞移植颇具争议。实际上，许多人错误地认为所有干细胞都取自胎儿，所以一听到"干细胞学"就联想到不道德、难以接受的行为。反堕胎团体坚决反对为了收集干细胞而培养胎儿的行为，由此科学家们开始探索如何从成人组织中培养神经干细胞。

在人出生之前，胚胎干细胞产生出构成人体的其他 200 多种细胞。出生后，成人干细胞可以修复体内受损的细胞。人体的再生机理利用自身能力治愈伤口和疾病，保障各种细胞正常工作并应对可能发生的状况——但是对很多疾病它们无能为力。

目前，干细胞学还处于初级阶段。胚胎干细胞有产生 200 种细胞的能力，其功能远远大于成人干细胞，但是人们除了有道德上的顾虑，还担心使用起来可能遇到麻烦。例如，在老鼠身上使用胚胎干细胞，有时会导致大块的肿瘤。而使用成人干细胞危险性较低，因为当患者需要的时候，可以从自己身上收集，不会发生排异反应。科学家现在的目标是找出人体哪个部位能最有效地收集到干细胞。

事实上，在一些手术中已经在使用成人干细胞了。

医院里常规的骨髓移植手术，从本质上讲就是干细胞移植，因为手术使用的细胞符合干细胞的定义，即它们能在人的一生中持续生长并产生神经组织。在探索成人干细胞移植手术的道路上，英国妇女金姆·古尔德是著名的一例。1998 年 5 月，她骑的马在越野的最后一跳中跌倒，她被甩向空中，从此瘫痪。

"我摔在地上，脊柱一下子就折断了，"她说，"医生说我再也不能走路了，我就想：'不会的，出院之后就没事了。'"

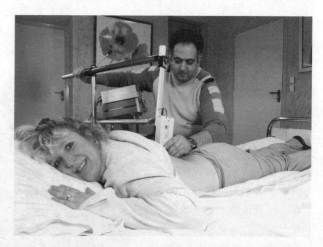

金姆·古尔德因坠马受伤而瘫痪，她接受了实验性的手术，从鼻腔中提取干细胞移植到脊柱里面。

事实证明我错了。事故发生后的几年中，我
整天待在屋里，闷闷不乐。行动受到限制，
不能出去，那真是太难受了。我的整个生活
面目全非。"

古尔德太太尝试了无数的治疗方法都不
见效，最后，她在里斯本接受了实验性的手
术，从鼻腔取出干细胞移植到脊柱里。2003
年 10 月，手术在埃加斯莫尼斯医院进行，
持续了 9 个小时，由加络斯·利马医生主刀。
20 世纪 70 年代末，佛罗里达州立大学的帕
斯奎尔和阿里拉·古拉加德在干细胞研究方
面取得了一些成果，利马医生以这些作为手
术的基础。

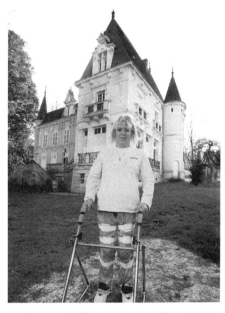

手术之后，金姆·古尔德恢复了一些知觉。
不到一年她就可以爬行了，而现在已经能
够自己站起来。

他们发现，鼻腔里有一部分神经系统负
责嗅觉，那里的神经元在人的一生中能够持
续生长。这一点很重要，因为我们感冒的时
候闻不到气味，但并没有永远失去嗅觉，病好之后又能复原。由此可以推断出，
这些神经细胞属于干细胞。它是神经系统的一部分，终身具有自我更新能力。由
于鼻腔组织里存在干细胞，能持续生长并产生神经组织，所以，它或许能用来修
复受损的脊髓。

利马医生说："我反对使用胚胎干细胞，但并不全是由于道德原因。大自然
让胚胎干细胞增殖，让成人细胞更替、修复，违反大自然的法则是危险的。在这里，
是大自然在起作用，而不是我们。我让患者自己恢复，因为一旦把细胞植入你的
脊柱，它就属于你了。很自然，只要有良好的环境细胞就会生长。一个干细胞在
几个月，甚至几年内都能产生效果，所以我们希望在手术几年之后还能看到作用。
所有患者的感觉神经和运动神经都有不同程度的恢复。他们在受伤以后还从来没
有这样运动过，感觉过。有的人甚至恢复了膀胱及排便功能。"

手术之后，金姆·古尔德的右下半身、后腰和腹部肌肉开始恢复知觉。不到
1 年她就能爬行了。

她说："我现在能很好地保持平衡，还能举起腿向前伸。我已经有 6 年无法
行动了，而这一年的恢复非常显著。如果从别人或胎儿那里移植过来细胞总是会
有危险性的，可能发生排异。但再生治疗是用病人自己的细胞更新、修复自己。
只要有办法摆脱瘫痪，不用坐在轮椅上，我想任何病人都会尝试的。"

金姆·古尔德的情况比较特殊，因为移植使用的嗅觉组织会随着时间逐渐缩

小，这样就需要考虑病人的年龄。而她当时已经 43 岁了，是接受这项手术的病人中年纪最大的。

乔伊·维伦也是利马医生的病人，原本在德克萨斯州教书。1999 年 10 月，在科罗拉多落基山脉附近的峡谷发生了一起可怕的事故，她为了保护家人而受伤。

她回忆道："我的孩子们坐在车的前排，我妈妈坐在后面。前排座位上一共有 3 个人。车开始倾斜，向前冲去，他们眼睁睁地看着我，我立刻跑出去。车就要冲向峡谷了。我跑的时候眼前浮现出孩子们随着车跌落的样子。到了车子前面，我试图用手臂让它停下来，这当然做不到。我记得当时感到车子朝我撞过来。我向后摔下去，脚被车压到了。我在车子下面翻滚，第 3 次挤压的时候我感觉到后背被压坏了。然后我仰卧着，身体被车子的后轮纵向碾过。他们说幸亏我的头歪着躲过了车轮，才没有丧命。当时我 30 岁，我想我这辈子算完了。"

虽然她父亲拉起手闸，保住了孙子们的性命，但乔伊·维伦不幸瘫痪，左半身从腰部以下不能动弹。

手术 9 个月之后她就有了好转，尽管进步并不像她想象的那样大。"我左腿恢复得最好。过去左腿总是冰凉的，而右腿又温暖又有劲；但现在左腿甚至比右腿还强壮，效果显著。我还感到更加疼痛，但是痛觉是最先恢复的感觉，所以这是好事。"她知道还需要长时间的恢复。"我当然希望手术之后能自由行走，像没发生事故一样，但我跟利马医生说，我从来没有任何奢求。"

杰弗里·雷斯曼教授是伦敦大学脊柱修复组主任，他对利马医生取得的成果非常感兴趣。他也研究过能否从患者鼻腔里提取干细胞，并安全有效地治疗脊柱损伤。雷斯曼的研究小组在老鼠身上做过实验。他们切断了老鼠控制前爪的神经，因此它不能用爪子正常爬行，也不能抓取食物。然后从老鼠鼻腔提取了干细胞，植入到受损神经周围。没过几个星期，手术就产生了明显的效果。

雷斯曼教授说："我们使老鼠恢复了爬行能力，还能控制前爪的运动，抓取东西——这正是那些手不能动的患者需要的功能。"后来雷斯曼教授把干细胞植入老鼠脊柱，也得到了同样满意的结果。他们发现干细胞有一种特殊的能力，可以与受损组织很好的结合，在断开的神经纤维之间搭建桥梁。

雷斯曼教授补充道："我们把干细胞移植到受伤部位，那里就恢复了功能。我们第 1 次将这扇大门拨开了一道缝。瘫痪者离开轮椅，中风病人好转，盲人恢复视力，失聪者重获听觉，这些将不再是梦想。如果我们能敞开这扇门，就能发现后面广阔的天地。如果成功，这将是一场革命。"

但他强调病人可能不会完全康复："如果一个人根本不能移动手臂，无法按开关、操作机器、开车，那么手术可以给他的生活带来很大变化，但是可能不会

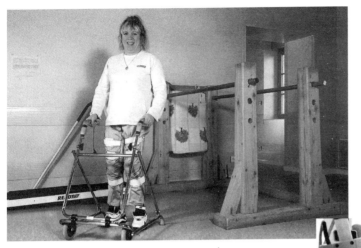

在现代医疗器械的
帮助下，医生能够
监测出病人一开始
的微小的恢复。

干细胞移植使金姆·古尔德恢复了部分行
动能力。在手术之前，她曾被断定再也不
能走路了。

完全治愈。"

同时，韩国科学家公布说，他们用取自脐带血的干细胞为一名瘫痪 20 年的韩国妇女修复了脊柱，病人已经能下地行走了。20 年前，黄美顺在一场事故中腰部和髋部受伤，此后一直卧床不起，但是在 2004 年 11 月召开的记者招待会上，她当场用助行架行走，并对记者说："这对我来说是个奇迹，我做梦也没有想到能够再次走路。"

据称这是世界上第 1 例此类移植手术。他们在婴儿出生的时候采集到脐带血，将干细胞分离出来并立即冷冻，经过一段时间的培养之后直接注射到受伤的脊髓处。不到两个星期，病人的髋关节就能动了，一个月之后，她的脚对刺激产生了反应，她还能利用助行架小步行走。医生对她的恢复之快感到惊喜，但同时承认还需要进一步的研究。

韩国政府资助的脐带血银行的总裁韩勋说："在从冷冻的脐带血中分离出干细胞、寻找与病人基因配对的干细胞等方面还存在技术问题。"与使用胚胎干细胞不同，这种疗法不会引发道德方面的争议，而且脐带干细胞在病人体内基本不会产生排异反应。尽管还需要进行进一步的研究和实验，但鼻腔和脐带干细胞移植也许能为成千上万绝望的病人带来曙光。

离奇的下颌

一名德国患者因为癌症而切除了下颌,后来,医生从他背部肌肉里面培养出了新颚骨,终于使他 9 年以来吃到了第一口固体食物。手术于 2004 年在基尔大学进行,医生首次用患者自己的身体培养并合成出骨骼组织替代品。新下巴在患者肩胛下的钛制金属笼里生长,结合计算机辅助设计和骨骼干细胞技术培育而成。

患者现年 56 岁,于 1995 年动手术切除了下颌上的癌。因为没有下巴,从那以后他只能靠吃软烂食物和喝汤维持生命。然而,移植新下颌之后不到 4 个星期,他就能痛快地享用面包和香肠了。

对这样的病人,医生过去会从小腿或臀部取出一块骨头,削成合适的形状植入嘴里,代替摘除的下巴。像肩胛这种骨骼平坦的部位经常被用到。但是要复制出像下巴这样复杂的三维结构非常困难,而且,骨骼移植会使病人极其痛苦,愈合缓慢,而且被取出骨头的部位会变得骨质疏松并容易感染。这名患者长了动脉瘤,正在服用抗凝血剂华法林,因此医生考虑到从他身上其他部位截取骨头可能导致术后流血,发生危险。他们没有选择截取骨头的手术方法,而是用患者骨髓中的干细胞培育出所需的骨头。

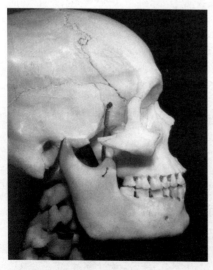

病人 9 年来只能靠吃软烂食物和喝汤维持生命,而移植新下巴之后不到 4 个星期,他就能享用面包和香肠了。

由帕特里克·沃恩克领导的基尔医疗小组首先对患者口腔进行三维扫描,并在计算机上建立起虚拟的下颌形状。根据这个形状用特氟纶材料制成一个模具,并用钛网将其包起来。然后取出特氟纶材料,就得到了和下颌形状相同的空心 U 形钛笼。接下来向钛笼中注入硫酸软骨素、从病人自身骨髓提取的干细胞血和骨骼生长蛋白。钛笼起到脚手架的作用,骨骼生长蛋白可以根据它的形状把血液中的干细胞培育成新的骨骼。新下巴需要形成自己的供血系统,因此把它先移植到一个血管丰富的部位——患者右肩胛下面的肌肉里。沃恩克医生对《新科学家》的记者说:"他对此没有感到不适,而且用那边身体睡觉也没问题。"患者只是注射了抗生素以防感染。

　　医生密切关注着下颌骨的情况，CT 扫描显示，新骨骼发育正常。经过 7 周的生长之后，新下颌骨连同周围的血管和肌肉被取出来。医生进行了 3 个小时的手术，将新下颌骨和患者口中残存的下颌骨根部固定在一起，并将新骨头上的血管与现有的下巴肌肉和颈部血管连接起来。最后用皮肤尽可能地包住新下颌。手术几个星期之后，沃恩克医生说："形状配合得非常好，他对手术结果很满意。他现在又能咀嚼食物了，讲话也清楚了不少，尤其在电话里。"术后不到 9 周，患者已经能吃鱼片了，但他还没有牙齿，所以只能将鱼片撕成小片放进嘴里。骨骼还在继续生长，沃恩克医生希望先取下钛笼，将新颌骨平整之后再植上假牙。

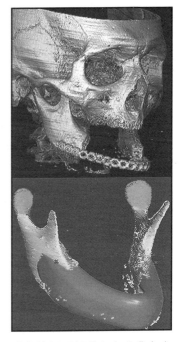

手术将新下颌骨和患者嘴中残存的下颌骨根部固定在一起，并将新骨头上的血管与现有的下巴肌肉连接起来。

　　钛笼植入肌肉的时候，患者自己的组织在其周围生长。沃恩克医生说："因为那是他自己的组织，所以不会产生排异反应。"

　　曼迪·开米普还在子宫里的时候，一种非遗传性先天疾病就使她的颌关节和脸上其他部位发育异常。她的下巴与颌骨移位，导致面部两边明显不对称，并降低了咀嚼、笑和讲话的能力。尽管后来她做了外科整形手术，但受到破坏的左眼和一只没发育好的耳朵还是没有治好。14 岁之前，她先后经历了 18 次手术和治疗，主要目的是修复大范围的骨骼缺失。然而，没有一次手术取得显著效果。后来她有幸遇到了杰伊·塞兹尼可医生。塞兹尼可医生是拉斯维加斯的一名口腔上颌面外科医生，他提出了突破性的移植手术计划，如果成功，这将是曼迪最后一次大手术。

　　曼迪小时候，学校里的孩子们无情地嘲笑她的长相。她说："他们看见我的眼睛，就叫我独眼龙，还让我去参加畸形人展览。"曼迪拿出与病魔作战的勇气来对付这些尖刻的话，她从来没有自卑过。她往来于学校与医院之间，进行了若干次骨骼移植手术，希望补上部分缺失的下颌骨。2001 年，塞兹尼可医生告诉她一个大胆的计划：他想为她实施史无前例的全下颌修复手术。

　　曼迪的下巴缺少了 70% 的颌骨，以前的几次骨骼移植手术一般只能修复 15% 的缺口，而塞兹尼可医生的目标是将缺失的地方完全修补上。他咨询了科罗拉多州移植公司的罗伯特·克里斯坦森医生，他们共同决定使用马蹄铁形的整体填补物修补曼迪大部分的下颌骨。这个计划听起来不错，但是，当曼迪知道这种

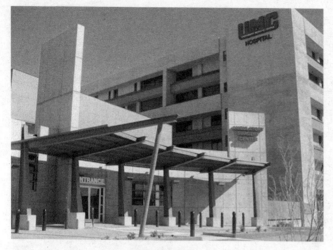

14 岁之前，曼迪·开米普先后经历了 18 次手术和治疗。最后她终于通过移植手术将下颌缺失的部位补好了。

手术还没有在人体上试验过的时候，她产生了疑惧："我这不是成了实验小白鼠？他们知道该怎么做吗？"

塞兹尼可医生打消了曼迪的疑虑，手术 5 个月之前，仔细地对她做了 CT 扫描，然后克里斯坦森根据扫描结果精确地制作出头骨和下颌骨的三维模型。曼迪从模型上第 1 次看出自己未来的模样。她害羞地说："挺好看的。" 全下颌修复移植手术采用高强度的钴铬合金，是曼迪骨骼的理想替代品。

2002 年 3 月 9 日下午，15 岁的曼迪接受了手术。手术进行了 6 个小时，她当晚缠着绷带，戴着呼吸器休息。第 2 天，绷带解开了，她在镜子中看到自己。"我盯着自己说'喔，正常的脸就是这个样子吗？'我再也不用面对原来的那张脸了。我又兴奋又激动。"事实上，她高兴得留下了眼泪，并在便签纸上写道："塞兹尼可医生，我对您感激万分。我一辈子都不会忘记您。"

曼迪不仅要适应新下巴，还要适应新的相貌。"手术之前，尽管样子和正常人不同，但我自己已经看习惯了。现在我变成和其他人一样了，对于自己来讲还是陌生的，真有点混乱。我还要面对别人对我不同的反应。"她说畸形有个好处："那使我关注人们的内在，从不以貌取人，不注意他们的肤色、体重、头发颜色或其他方面。以后我可能会变得虚伪一些。"

塞兹尼可医生说这项手术使他的事业达到巅峰。"能够为医学事业的进步做出贡献令人兴奋，而让我更加高兴的是，曼迪照镜子的时候终于可以感到骄傲了。"

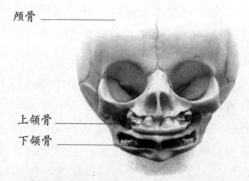

颅骨 ——————

上颌骨 ——————
下颌骨 ——————

⊙ **人体正常的颌骨**

曼迪·开米普患有的一种先天性疾病，导致她的脸部错位，咀嚼、笑和讲话的能力降低。

糖尿病患者的希望

英国有 25 万人患有 I 型糖尿病，即胰岛素依赖型糖尿病。此病多发于 35 岁之前，给患者带来很大痛苦。但是，加拿大专家研究出了一项突破性的细胞移植技术，能够永久治愈这种最严重的糖尿病。

糖尿病是由糖代谢紊乱导致体内血糖水平过高引起的。胰岛素可以帮助人体控制血糖水平。胰腺里的胰岛细胞停止分泌胰岛素或者胰岛素不能正常工作都会导致糖尿病。胰岛素的作用是将一部分葡萄糖吸收到细胞里作为能量供应，另一部分吸收到肝脏和脂肪细胞里储存起来。如果缺乏胰岛素，血液中的葡萄糖水平就会异常升高，使患者排出大量尿液并感到口渴。人体不能储存或使用葡萄糖还会引起体重下降、饥饿和疲劳感。I 型糖尿病发病较快，多发于 10 到 16 岁的人群。往往在人体受到病毒感染的时候，胰腺中负责分泌胰岛素的胰岛细胞被免疫系统损坏，从而基本停止分泌胰岛素。此时若没有注射胰岛素，患者就会陷入昏迷，甚至死亡。而 II 型糖尿病发病较慢，多见于 40 岁以后。胰岛素还在分泌，但数量不能满足人体的需要，这在超重患者身上尤为突出。I 型糖尿病患者每天都要注射胰岛素来保持正常的血糖水平，而 II 型糖尿病患者有时可以通过节食或吃药来控制血糖。

加拿大阿尔伯达大学的英籍医生詹姆斯·夏皮罗完善了这项技术，为 I 型糖尿病患者带来新的希望。二十几年来科学家们一直试图移植胰岛细胞，但未获成功，而夏皮罗医生不仅增加了移植细胞的数量，还使用了特殊的抗排异药物，取得了良好的效果。他先从死亡捐献者健康的胰腺中提取出胰岛细胞，并给患者进行局部麻醉，然后通过门静脉将胰岛细胞注射到患者的肝脏里。胰岛细胞在肝脏中形成自己的血液供应，开始产生胰岛素，这样肝脏就有了胰腺的功能。2000 年，夏皮罗医生宣布有 7 名患者已经成功摆脱胰岛素长达 11 个月。

在这次实验成功的鼓舞下，伦敦国王学院医院的科学家们改进了培养、提取和移植的技术。由于缺乏捐献者，治疗只能提供给那些不适合常

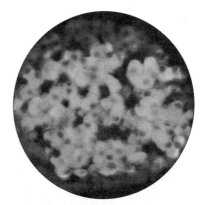

胰腺中的这群细胞称为胰岛，其中心的 β 细胞（绿色）分泌胰岛素。而对于糖尿病患者来说，分泌胰岛素是很困难的。

规胰岛素疗法或者患有严重低血糖症的患者。英国的两名患者接受了手术，但随后还是需要注射少量胰岛素。2005 年，国王学院医院的医疗组终于迎来了期待已久的胜利。

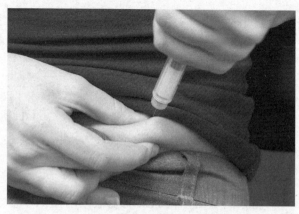

Ⅰ型糖尿病患者每天都要注射胰岛素来保持正常的血糖水平。理查德·雷恩每天必须给自己注射好几次。

理查德·雷恩是肯特州布罗摩里地区的一名商人，于 1976 年诊断出Ⅰ型糖尿病，此后一直依赖胰岛素，每天需要注射 4 次。他的低血糖症经常在一周之内发作 6 次，甚至使他晕厥过去。1997 年，他由于血糖水平过低而晕倒，遭遇到严重的车祸，给脊柱动了大手术。为了控制血糖，医生给他 24 小时供应胰岛素，每隔 6 分钟就注射一次。刚开始，这种做法取得了理想的效果，但是后来血糖症又复发了。他还患上了视网膜病，视网膜（眼睛后面的感光区域）受损，不得不接受激光治疗，而这属于糖尿病极其常见的并发症。由于健康原因，雷恩先生只好放弃会计公司合伙人的工作。几年后，他有机会成为胰岛细胞移植手术的实验对象。一开始他表示不能接受，后来又改变了主意，于 2004 年 9 月进行了第 1 次移植手术。第 2 个月，他再次手术，最后在 2005 年 1 月接受第 3 次手术。

2005 年 3 月，医生宣布：自从 6 个月前的第 1 次手术以来，61 岁的雷恩先生的血糖症就再没发作过。刚手术之后他每天晚上需要注射 3 个单位的胰岛素来保护胰岛细胞，与之前每天要注射 80 个单位相比已经大大减少了，而现在，他根本不用注射胰岛素，成为英国第 1 个彻底病愈的Ⅰ型糖尿病患者。尽管他余生中必须一直服用抗排异药物，但他说这是很小的代价。他现在每天能够轻快地走上 30 分钟，还减掉了许多赘肉。

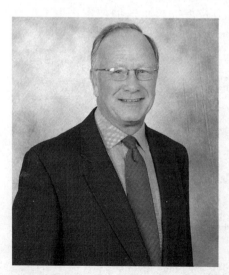

经过细胞移植之后，Ⅰ型糖尿病患者理查德·雷恩再也不需要注射胰岛素了，这在英国尚属首次。

他说："30 年来我的健康状况从来没有这么好过。我再也不用担心走远路了。以前如果我走路忘了带巧克力或者可口可乐，回到家就会累趴下。我妻子原来总是担心我出门之后会有救护车的急救人员给她打电话。如今我们可不用担心了，因为我的身体一切运转正常，就像从来没有得过糖尿病，简直像换了一个人似的。"

斯蒂芬妮·亚米尔是国王学院医院糖尿病医疗组的带头人，她对雷恩先生胰岛细胞移植之后的康复情况非常满意。她说："这次成功激动人心，影响深远。它最终可以使所有的Ⅰ型糖尿病患者摆脱对胰岛素的依赖。"

尽管有雷恩先生的例子，但此项技术尚不完善。许多患者所移植的细胞不能产生足够的胰岛素来控制血糖，因此还是需要补充胰岛素。而且，治愈一名病人需要 100 万个胰岛细胞，也就是说，每个移植手术只有一位捐献者是不够的。英国每年只有 800 个捐献出来的胰腺，远远无法满足 20 多万名等待治疗的患者。缺乏捐献者显然是一个主要障碍，人们希望能利用干细胞培养出更多的胰岛细胞，或者用活体捐献等新技术解决这一问题。

最近，日本医生在后一种方法上取得了进展，首次进行了活体胰岛细胞移植手术。一名 27 岁的女病人自从 15 岁就患有Ⅰ型糖尿病，医生从她母亲的胰腺中移植了胰岛细胞。手术之前，病人由于血糖过低，每两天就会昏迷一次。因为日本人难以接受从死人胰腺中移植胰岛细胞，所以由病人的母亲作为捐献者。开始医生担心捐献者失去太多胰岛细胞之后会患上糖尿病，但京都大学的医疗组说，从母亲胰腺中只需取出不到一半的胰岛细胞就能在 22 天之内治好患者。两个月后，患者一直不需要注射胰岛素，她母亲也没有出现任何并发症。研究人员称，这个手术达到了使用两个甚至两个以上的死亡捐献者的胰腺的效果。他们认为这是由于活体捐献者的胰岛细胞具有较大的潜能。然而他们提醒说，移植手术的效果也许持续不到 5 年，病人以后还可能需要注射胰岛素，但相信她的生命不会再受到血糖症的威胁了。1/4 的糖尿病患者会反复发作低血糖症，他们中有 15% 的人不能通过常规疗法治愈。因此，尽管活体移植术还存在争议，但全世界的糖尿病患者都在密切关注日本的这项研究。

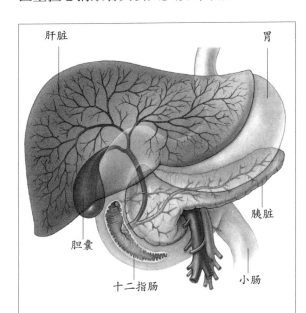

胰脏呈长条状，约有 15 厘米长。胰脏所分泌的胰液中含有的酶具有分解碳水化合物、脂肪和蛋白质的作用。胰液流入小肠的第一部分——十二指肠。胰液中的盐分可以中和胃壁所分泌的胃酸。

胰脏还分泌胰岛素，胰岛素流入血液中，控制着从肝脏释放到血液中的葡萄糖量。

惨遭不幸，3 条断肢被接合

一名 10 岁男孩去参加朋友的生日聚会，却遭遇横祸，两条手臂和一条腿被砸断。医生对他实施了世界上首例同时接合 3 条断肢的手术。

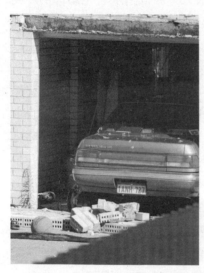

2005 年 3 月，澳大利亚佩思市的 10 岁男童特里·范在朋友家打篮球，忽然车库的墙倒下来，砸断了他的两条手臂和一条腿。

2005 年 3 月，在澳大利亚西部的佩思市，特里·范在朋友家打篮球。在他展示灌篮本领的时候，支撑篮板的砖墙轰然倒塌。边缘锋利的瓷砖和钢管在他手腕以上 6 厘米处将双手斩断，左脚膝盖和脚踝之间被切断。虽然特里大量失血，极度疼痛，但他仍然头脑清醒，情绪稳定。他的朋友们呼叫了救护车，并把断肢捡起来，放入冰袋。救护车赶到的时候，他还有意识，问女司机："我是不是你见过的最严重的伤员？"她回答说人们一般在事故中只是失去一只手或脚，而他的情况显然不同。

佩思玛格丽特公主儿童医院的罗伯特·拉夫医生立即组织了 3 个小组，包括 8 名外科医生和护士等其他 18 名医护人员。每个小组分别负责接合一条断肢。首先，将断肢上所有的坏死组织和砖块碎屑清理掉，然后用钢板和螺钉把每只手臂上的桡骨和尺骨分别固定在前臂合适的位置上。医生们在脚上也进行了类似的处理。由于特里的肢体受损太严重，3 块断肢在接回身体之前被截下来 3 ~ 4 厘米。同时他们找出主神经、肌腱和血管，并修复了大动脉下面的深层肌腱，以便重建血液循环。这些是通过显微手术实现的，使用的缝合线比头发丝还细。手臂断口两边的肌腱也修复了，但是每条手臂至少损失了 20 根肌腱。虽然要接上 3 条断肢，但是医生为了防止断肢坏死，在 6 个半小时之内就完成了手术。第

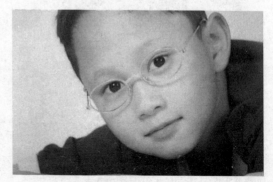

小小年纪的特里·范面临如此残酷的考验，甚至要从膝盖以下截肢，却能保持乐观。

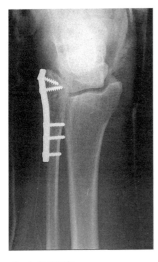

⊙ **内部固定**

为了使特里的骨头尽快愈合，医生在两块骨头末端固定了一块钢板，并且在骨头上嵌入螺钉，起到进一步巩固的作用。在接下来的几周内，特里的骨头会重新紧密结合，然后再由医生拆除金属板和螺丝钉。

2天，他们把特里右侧大腿上的皮肤移植到伤口上。

镇静剂的药力过去后，特里醒过来。这是世界上第1个为病人同时接上3条断肢的手术，所以医护人员看到特里的拇指能够活动的时候异常兴奋。尽管他神经受损，还不能感觉出冷热和刺痛，但是大家都对他未来的伤愈充满信心。

很不幸，虽然手术一开始宣告成功，但几天之后又不得不再切除特里的左腿。因为接合没有起到作用，足部肌肉坏死了，所以要从膝盖以下14厘米处截肢。

"血液还在流向足部，"拉夫医生解释说，"但是肌肉已经坏死了，足部就从内向外整个坏掉了。我们能够加强足部血液流通，但是这不仅对里面坏死的肌肉无济于事，还会使小块肌肉紧缩，脚趾上翘，而且足部仍然无法恢复知觉。即使能防止余下的部分继续坏死，但那样其实还不如截肢。手术之后的前两天，脚看起来还挺好的，可是后来的结果让人失望。"

特里把又一次的挫折看得很淡泊。拉夫医生告诉记者："他明白截肢的必要性，表示完全接受，甚至比医生和他父母还赞成这一决定。"我问他截肢之后会有什么感觉，他说"有一丝喜悦，又有一丝悲伤。"

但是，特里的恢复整体上还不错。两只手的肌肉都保住了，皮肤移植得很成功，而且每个手指很快都能移动1～2厘米了。医生说他们希望给特里的左腿装上假肢，因为膝关节安然无恙，所以他应该可以正常行走。他年龄小，还在长身体，坚信未来是光明的。拉夫医生说："社会上有很多人在使用假肢并能正常行动。所以我们对这次事故感到痛心的时候，这个年轻人却很乐观。"

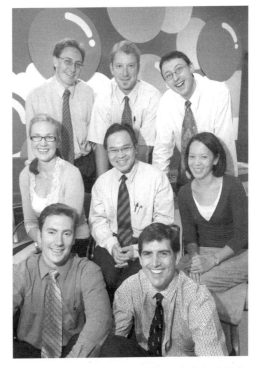

佩思玛格丽特公主儿童医院的医疗小组，他们给特里·范做了精细的手术，帮他接上了两条手臂和一条腿。

公开验尸

　　这场"表演"一票难求。2002年11月寒冷的一天，上千人在伦敦的亚特兰蒂斯展馆外面冒雨排队，希望抢购到170年来英国首次公开验尸表演的门票。这场有争议的表演由德国解剖学教授君特·冯·哈根斯进行，吸引了社会各界好奇的观众。展馆能容纳500名观众，所以只有少数人买到了19英镑的门票，多数人都失望而归。

　　一名72岁的老人将自己的遗体捐献给巩特尔·冯·哈根斯教授名为"人体世界"的尸体展览，这成为验尸表演的焦点。冯·哈根斯6岁的时候就对人体产生了兴趣，那时他患血友病，因头部受伤而住院6个月。他第1次验尸是在17岁，那次经历使他选择了医学事业。20世纪80年代，他开始用自己发明的塑化技术把医学和艺术联系在一起。塑化技术就是将尸体的体液用固体塑料代替，这样不仅能保存组织，还能起到硬化作用，使尸体或器官能摆出任何姿势以供展示。冯·哈根斯本人也打算死后被塑化。1995年，他在日本举行了"人体世界"展览，展出了多种解剖形态的尸体和肢解的人体部分，展览大获成功。2002年5月，他在伦敦举办了为期7个月的展览，吸引了50多万名参观者。

　　但是，冯·哈根斯的计划也受到许多人的反对。英国临床解剖学家协会警告说，没有得到验尸执照就把尸体拿出来并在公开场合表演牵涉到伦理和道德的问题。

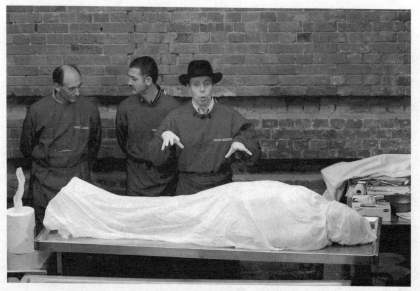

巩特尔·冯·哈根斯教授是位颇有争议的人物，2002年11月，他举办了英国170年来首次公开验尸表演。

英国政府解剖检察员杰里梅·米特斯曾给冯·哈根斯写信说，他和展馆都没有得到验尸许可证，所以根据解剖法案，该验尸表演是非法的。苏格兰法庭也告诫冯·哈根斯教授说表演违法，但他没有屈从，坚持认为表演具有教育意义，而且他正在努力建立"解剖民主"。最后，苏格兰法庭做出让步，请解剖专家到场并监督验尸。

验尸表演显示在展馆中的大屏幕上。冯·哈根斯教授的助手告诉观众，这具尸体的主人生前曾经是一名商人，50岁的时候失业，后来平均每天抽60支烟、喝两瓶威士忌，于2002年3月去世。冯·哈根斯头戴标志性的呢帽，进行了冗长的开场白，解释了验尸的主要目的是找出死亡原因，然后，一把扯下盖在尸体上的白布单，切下第1刀，从两肩到腹部切出了一个Y形切口。观众一阵骚动，冯·哈根斯继而拨开皮肤和皮下组织，再去掉皮下组织上的胸骨，放在铁盘中。

打开胸腔之后，他把心脏、肺和肝脏取了出来。在助手的帮助下，他又拿出腹腔内的器官，包括肠子、肾脏、脾和胰腺。标准的验尸总共要取出8个器官——心脏、肺、脾、肝脏、肾脏、肠子、胰腺和大脑。此时，尸体上半身基本成了空壳，开膛的尸体散发出恶臭，有的观众捂上了口鼻。然后，冯·哈根斯从尸体两耳之间划开头部。观众们屏住呼吸，看着他剥下脸部皮肤，把手伸进颅腔，再用钢锯将颅骨锯开，好把大脑拿出来。他一边锯一边告诉大家，验尸需要相当大的力气。他说："骨头非常硬，锯透颅骨需要一段时间。我能根据声音感觉出应该什么时候停下。"死者的白头发也被锯断了，这时很多人已经捂住脸不敢看下去，而冯·哈根斯还在有条不紊地进行。

中间休息的时候，盛着器官的盘子排列在尸体前面，让观众近距离观察。然后冯·哈根斯开始检查，找出死因。他将器官逐个解剖并做出分析：肺部红肿发炎，可能是慢性支气管炎的结果；心脏和肺比正常尺寸大了1/3；发现一些胆结石；肾脏里面还有一个肿瘤。他还展示了动脉硬化的例子，让观众看到钙沉积在大动脉上，说明死者几十年的吸烟史使动脉明显硬化。在脾和前列腺上没有发现病症，肾结石对死者这样的年纪来说也比较常见。冯·哈根斯最后总结说，鉴于心脏和肺部的肿胀，此人明显死于心肺衰竭。

虽然死因并不出人意料，但是包括很多医科学生在内的多数观众认为这是一次精彩的体验。唯一让他们惊讶的是冯·哈根斯飞快的工作速度，就像一位年轻的女观众所说："干这个其实没有什么高明的技巧。"

第六章 心灵的感应

离体经历

　　医药的进步意味着更多的人能够从死亡的边缘生还。随之而来，越来越多的生还者说，他们手术的时候失去意识，体验到了"濒死经历"。2001 年，好莱坞女星莎朗·斯通脑溢血的时候就有过"白光经历"。"濒死经历"有多种形式——看到上帝发光的轮廓、沿着隧道移动、所有的束缚忽然被剪断的感觉或快速回顾一生经历等等，而最普遍的是"离体经历"，即感到自己离开了肉体，但在身体外面仍然存在感觉。

　　第一次世界大战期间，美国作家欧内斯特·海明威在意大利当志愿救护员，被榴散弹打伤。他倒下去，处于半昏迷状态，就在等待医疗救援的时候，他经历了奇怪的事情。事后他描述说："我的灵魂或者其他什么东西从身体里出去了，就像拎着丝手帕的一角将它从口袋里面抽出来一样。它在四周流动，然后回到体内，我又活过来了。"

　　女明星莎朗·斯通也有过类似的体验。她说："我确实离开了身体。我看见自己躺在床上，四周围着许多人。我知道他们都在尽力让我醒过来。我在他们头上，从房间的一角俯视着下面，看他们给我打针，努力使我好转，忙成一团。我眼前浮现出一生的经历，但不包括赢得艾美奖和其他这种事情。我唯一想做的事就是活下来，因为我不希望让别人照顾我的孩子们。我飘在那里，想着'不，我不能死。我还不想离开孩子们。'尽管觉得自己已经'死'了 30 秒，我还是恳求医生让我回去。我下定决心不能死。"然后，她忽然发现自己又回到身体里了。

　　不仅演员和作家有过这种经历。1937 年，奥克兰·格迪斯给爱丁堡的皇家医学会写信，说自己食物中毒之后躺在床上，经历了奇异的事情。

　　"我忽然觉得自己的意识正在从另一种意识中分离出来，但那仍旧是我。忽然，我不仅看到了自己的身体和床，还看到房间和花园里的每样东西，后来连整个伦敦市都能看到，实际上，我想到什么地方就能看见什么地方。我处在一个自

由的时空里。"他后来回忆起灵魂是如
何回到身体的。"我见到医生离开其他
病人，匆忙赶往我家，然后听到他说：'他
快要死了。'我在床上听得一清二楚，
但是动弹不得，也说不出话来回答他。"

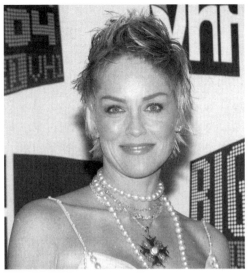

虽然并非所有的离体经历都有相同
的特点，但还是能找出许多共性。事发
的时候患者一般处于睡着、将要睡着或
失去意识的状态。或许由于生病、心理
压力或疲劳，睡眠往往比较浅。然后他
们"醒来"，多数人感到身体麻痹。在
离体经历中，人们试图运动肢体，但是
动不了，似乎只有眼睛功能正常。当时
正在接受抢救手术的人多数会从高处看

好莱坞女星莎朗·斯通说她在 2001 年脑溢血的
时候曾有过"濒死经历"。

到下面自己的身体，还有正在实施抢救的医生。离体经历的持续时间一般不超过
1 分钟，有时候因为害怕离开身体太远而终止。最后忽然感觉被拉回身体，离体
经历就此结束。

离体经历常常与摆脱极度疼痛和严重创伤有关。美国战俘埃德·莫雷尔曾
在亚利桑那州监狱遭到拷打，他在《第二十五个人》一书中描述了当时他为了
脱离痛苦是如何从身体里飘出来的。残忍的警卫经常给囚犯穿上特制的紧身衣，
往他们身上泼水，紧身衣就会收缩。莫雷尔写道："时间久了没几个人能活下来。
只有曾被大蟒蛇渐渐缠紧、险些丧命的幸存者才能理解那种感觉，明白这种酷
刑的痛苦。" 莫雷尔说他被折磨了半个小时之后，忽然感到出奇的平静。他看
到眼前有亮光在闪烁，发现自己从身体中脱离出来。然后他飘过高墙，来到外

有过"离体经历"的病人当时往往有离开身体的感觉，并可以从高处向下看。

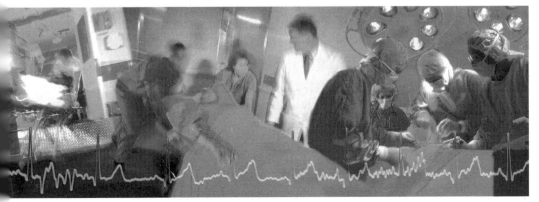

面的乡村。

随后他越飘越远，飘到遥远的异国他乡，飘到太空，飘到海上，在那里他还目睹了船只失事，而且后来证明确有此事。他还看到了一些此后在生命中即将遇到的人，包括未来的妻子。他从国外的城市带回一些信息，而这些信息当时是通过任何渠道也无法获得的。发生这一切的时候，他看起来像在安静地熟睡，警卫用更恶毒的方法也不能让他醒过来。最后警卫停了手，他也发现回到了身体——也许是因为离体经历已经达到了目的。美国作家杰克·伦敦对这件事很感兴趣，并以莫雷尔的故事为基础创作了小说《星游人》。

并非所有的离体经历都伴随着睡眠。20世纪70年代，研究离体经历的权威人物苏珊·布莱克莫在牛津大学学习的时候也体验了一次。她说当时的意识状态"十分奇怪"，感到在树丛围成的隧道中朝着亮光前进，后来发觉自己飘浮在房间里，并看到自己的身体在下面。接下来，她飞出房间，越过大西洋来到纽约。在纽约上空盘旋之后，她又回到牛津的房间，这时候她缩小了，钻到自己的脚趾里。

有些人渴望体验到离体经历，就想方设法地引导自己——尝试清醒地进入睡眠，吃药，或刺激大脑。2002年，瑞士日内瓦大学医院的神经学家在为一名女病人治疗癫痫症的时候，使用电极刺激她的大脑。他们发现，大脑右皮质的脑回受到刺激的时候会多次引起离体经历。最初，病人受到刺激之后感到下沉到床里面，或者从高处坠落，当电流增大的时候，她说自己离开了身体。她告诉医生说，她飘到天花板上，看到自己躺在下面的床上。连在头部的电极还在放电的时候，医生让她看自己的腿，她发现腿越来越短了。弯腿的时候，腿就很快地向脸上甩过来，她不得不躲闪了一下。医生又让她观察伸展的手臂，她说左臂缩短了，而右臂不变。弯曲肘部的时候，左前臂和左手又向脸打过来。瑞士医生总结说，脑回在协调视觉信息与大脑对身体的感觉方面发挥着重要的作用。当二者失去联系，就可能发生离体经历。研究人员还指出，人们在试图检查自己的身体或某个部位的时候，离体经历比较容易结束。

瑞士医生提出这种说法的证据是，一些离体经历者是在身体感觉和对现实的意识发生改变的时候经历的。对离体经历者的故事，我们应该相信多少呢？不能否认它们的存在，同时也没有确凿的证据证明他们真的离开过身体。埃德·莫雷尔故事里的船只失事听起来很可信，然而和其他故事一样，它的可信度还不能通过科学界的检验。除非拿出证据，否则许多科学家仍然认为离体经历只是生动的梦境、幻觉或是由特殊创伤引起的癔病的结果。

幻 肢

在伤口痊愈后的很长一段时间内，80％以上的截肢者仍然可以感觉到失去的肢体。这种感觉可能在刚截肢之后出现，也可能几个月甚至几年之后才出现。1866年，美国神经学家 S·韦尔·米切尔经过对美国南北战争伤员的观察，第1次将这种感觉称为"幻肢"。

幻肢常常表现为刺痛感，并幻觉到与截肢前的胳膊、手或腿形状类似的肢体。残肢被触摸的时候，截肢者经常感到失去的手臂或腿正在受到压力。他们在走路、坐下或伸展四肢的时候会觉得肢体还在正常运动。刚开始，幻觉中肢体的大小和形状与正常肢体一样，截肢者甚至想伸出幻肢拿东西，或者试图用虚幻的腿站起来。但是，一些体验过这种感觉的人说，幻肢的形状会随着时间的推移而发生变化，感觉越来越模糊，有时完全消失，只剩下半截手脚在半空中摇晃。而另一些人说感到幻肢逐渐缩进残肢里，直到完全缩进去。

许多幻肢感发生在截肢断口处受伤之后。因此，一些生来就缺少肢体和从未有过肢体感的人在断口受伤的时候也可能感觉到幻肢。一名18岁的姑娘就是一例。她生来就没有左前臂，某一天她骑马的时候从马背上摔下来，左臂前端着地。此后她产生了幻觉，感到前臂、手掌和手指都还在。她说这种感觉令人愉快而且没有痛苦，持续了1年之后才消失。

另一个病例是一名15岁的女孩，她因癌症失去一条腿，之后她详细地记录下幻肢的体验。手术刚结束的第1天，她在原来脚趾的地方感到痒和刺痛。第2天，给另一只脚按摩的时候，那种感觉减轻了，幻觉中的脚好像睡着了。每次幻肢的感觉都能持续10分钟。10天之后幻肢感开始减轻，并在1个月之内完全消失。然而有些人的幻肢感能持续好几年。

是什么导致了幻肢？有研究显示，我们对肢体的知觉是"硬连线"到大脑中的。肢体的感觉与大脑网络具有对应关系，人们往往从小就把对肢体的印象记在大脑里，肢体被截掉或者失去功能的时候这种印象还继续存在着。幻觉过一段时间后就会消失，因为患者纠正了对肢体的印象。但是如我们所见，一些生来就缺少肢体或4岁之前就截肢的人仍然会产生幻肢感。因为他们对完整身体的印象没来得及印在大脑中，所以幻肢感一般只发生在残肢端部受伤的时候。

伦敦大学学院的科学家最近对这一现象进行了实验，并在实验中对受试者的大脑活动进行监测。受试者把右手藏在桌子下面，一只橡胶假手摆在他们面前，看上去很像是身体的一部分。然后实验者用笔杆同时敲击假手和藏起来的真手，并用核磁共振成像仪器扫描受试者的大脑。仅仅 11 秒之后，受试者就开始将假手看做是自己的，而且稍后让他们指出右手在哪儿，多数人指向假手而不是真手，这说明大脑已经做出了调整。

科学家们发现，大脑中一个特殊的区域——前运动皮质，能通过视觉、触觉和本体感受（位置感）3 种知觉识别身体。但是，当得到的各种信息不一致的时候，大脑更相信视觉信息，因为它是三种知觉中最强的一种。研究主任亨利克·埃森说："此项研究表明，大脑通过比较对外界的不同知觉来分辨自己的身体。可以说，身体本身就是大脑形成的幻想。"

严重的幻肢表现为剧痛、灼痛、痉挛痛或刺痛等。一般认为，幻肢痛由神经末梢受损引起。这些受损神经继续扭曲地再生长，引起残肢异常的神经痛，有时也会改变断肢神经与脊髓神经元的连接方式。有一种理论说，断肢失去的感觉使大脑的神经活动发生改变，有实验结果证实了这种说法。幻肢痛的治疗方法之一是反复触摸断口皮肤，增强那里的感觉和判断力。事实证明此法十分有效，这可能是因为触感代替了断肢以前传递到大脑中的感觉。

虽然断肢痛属于物理疾病，但是在 1996 年，加利福尼亚大学的维拉亚诺·罗摩占罗博士利用心理测试进行了一系列的实验。他让断臂的幻肢痛患者把手臂放进一个镜盒，这样他们就能看到残肢在镜子中的映像，看起来就像是截下去的断肢又回来了。然后再把完好的那只手臂放进镜盒，一边运动手臂一边假想那就是断肢，此时疼痛减轻了。10 个受试患者中有 6 个立即感到幻肢在动，少数人感到幻肢变得灵活。有一名患者甚至通过改变大脑对身体的印象而彻底消除了幻肢。

在另一个实验中，患者想象失去的手臂正在随着面前屏幕上的手臂一起运动。这次实验也获得了成功，并改变了治疗幻肢痛的侧重点，即不再注重受损的肢体本身，而是关注产生痛觉的中心——大脑。

幻肢引起了诸多不便和痛苦，但它也有一个好处：由于患者对断肢的感觉增强了，所以他们可以通过幻肢感更快地学会使用假肢。

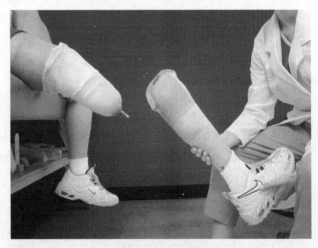

幻肢是截肢者中普遍的感受。很多截肢者坐下的时候，可以感到已经不存在的肢体还在正常运动。

细胞的记忆力

有的人相信"接受移植的病人会继承捐献者的性格特点"，长期以来，许多文学作品利用这种想法渲染恐怖气氛。例如小说家毛利斯·雷纳德的《疯狂之爱》就讲述了这样一个故事，一名钢琴家在事故中失去双手，移植了一名杀人犯的手，所以钢琴家忽然有了杀人的冲动。以前，绝大多数科学家一直认为"记忆可以移植"的说法是荒谬的，但现在越来越多的专家开始相信这种可能性，因为有不少例子证明，接受了器官移植的病人在口味、音乐爱好甚至性倾向等方面发生了明显的变化。

美国心理学家保罗·皮尔萨本人就接受过脊髓移植手术，他对心脏或心肺移植患者、患者亲友和捐献者的亲友做了许多访问，以下是他公布的部分病例：

* 一名 29 岁的女同性恋者吃快餐成瘾，她从素食的异性恋女子身上移植了心脏。手术之后，她说一吃到肉就恶心，而且不再对女性感兴趣，最后与一名男子相爱。

* 7 个月大的男婴接受了心脏移植手术。捐献者是一名溺水而死的 16 个月大的男婴，其大脑左半球患有轻微的脑性麻痹。接受者在移植之前脑部很健康，但手术之后左脑出现了相同的震颤和僵硬症状。

* 一名心脏移植接受者惊奇地发现自己忽然对古典音乐产生了兴趣。他后来得知捐献者生前是一位有造诣的小提琴家，死于一场驾车枪战。

* 47 岁的男子从患有厌食症的 14 岁女孩那里移植了心脏。移植之后，他表现出孩子一样的朝气，像小女孩一样咯咯地笑，而且吃饭之后感到恶心。

人们一般认为只有大脑才有记忆功能，但是皮尔萨根据自己的发现提出：活体组织的细胞也有记忆能力。坎蒂丝·佩特教授是华盛顿乔治敦大学的药理学家，她也认为思维不仅存在于大脑中，而是遍布整个身体，她说："思维和身体通过肽这种化学物质相互交流，大脑中有肽，胃、肌肉和其他所有主要器官中也有肽。受心理影响的网络分布于全身，从内脏到皮肤表面都包括在内。"她相信记忆能传输到网络的任意一个地方。"有关食物的记忆可能在胰腺或肝脏里，它可以通过移植转移到别人体内。"

还有一个特别的例子可以证明细胞的记忆力。一名 8 岁的小女孩移植了被谋杀的 10 岁女孩的心脏，然后她开始做噩梦，梦到凶手正在杀害捐献者。她向警察讲述了梦中清晰的景象，一位精神病专家对此记忆犹新，他说："警察根据小女孩的描述抓到了杀人凶手。犯人证实了小女孩所讲的犯罪时间、地点、凶手的穿着和凶器都完全正确。"

一名年轻男子也遇到了类似的怪事，他接受移植手术之后对母亲说："一切都棒极了。"他母亲说他手术前从来没有用过"棒极了"这个词，现在这个词却成为他的口头语。后来他们得知，这个词是捐献者与妻子吵架之后用来表示和好的暗号。捐献者的妻子说，就在丈夫遭遇事故不幸去世之前，他们刚刚吵了一架，可是现在永远没有和好的机会了。

克莱尔·西尔维亚就是一个最典型的例子，她 40 多岁的时候得了严重的肺病，反复发作。为了挽救她的生命，医生从一名死于摩托车事故的 18 岁男孩那里移植了心脏和肺给克莱尔。手术康复之后，她开始喜欢喝啤酒、吃炸鸡块，而这两样东西她原来都不感兴趣，她还常常做奇怪而清楚的梦，梦中有一个陌生的年轻人。几年之后，她意识到这个年轻人就是器官捐献者，啤酒和炸鸡块是他的喜好。她甚至发现，那个年轻人遭遇车祸的时候衣服口袋里还装着炸鸡块。她对衣服的品味也变了，原来喜欢鲜红和亮橙色，而现在喜欢冷色调的衣服。她还变得异常好斗、容易冲动。

虽然这些事例支持了细胞存在记忆的观点，但仅凭这些还无法说服另一些科学家，他们仍然认为这是术后情绪紧张的结果，或者是为了防止排异反应而服用的抑制免疫药物的作用。怀疑者说，药物会改变饮食口味，而且能够拥有第 2 次生命的复杂感受使一些患者的习惯和爱好发生了变化。美国首席心脏病专家约翰·施罗德说："多数科学家都确信人的心理经验储存在大脑里。器官移植会转移记忆的说法是不可思议的。"那么，究竟谁是对的呢？只有靠时间来证明了。

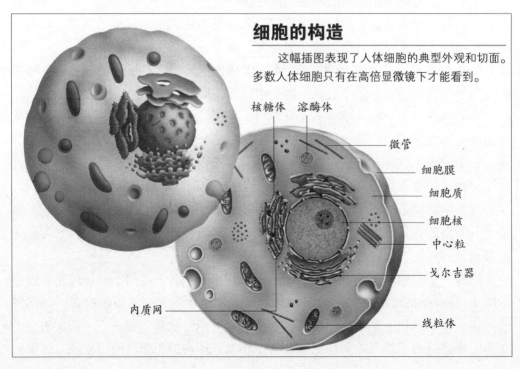

细胞的构造

这幅插图表现了人体细胞的典型外观和切面。多数人体细胞只有在高倍显微镜下才能看到。

核糖体　溶酶体

微管

细胞膜

细胞质

细胞核

中心粒

戈尔吉器

内质网

线粒体

第六感

2000 多年以前，亚里士多德总结出人类有五种主要感觉：视觉、听觉、味觉、触觉和嗅觉。不过，人们有时候会忘记自己还有一种感觉，它被称作本体感受，字面意思是"对自己的感觉"。这个术语是英国生理学家查尔斯·谢林顿爵士发明的，他称之为"神秘的感觉、第六感"。本体感受由神经系统产生，目的是保持方位感并控制身体不同部位的运动。知道自己在哪里，知道自己的手臂、腿和身体其他部位的相对位置，这非常重要。正是本体感受使我们闭着眼睛也能摸到鼻子，并能准确无误地给头部抓痒。

大脑每天接收到大量的感觉信息，为了防止负担过重，必须区分出优先次序。它学会了忽略一些预料之中的信号，并用无意识的部分对这些信号作出反应，比如大脑不去理会走路时部分皮肤受到的伸展。只有新的、没有预料到的信息可以到达大脑有意识的部分。我们的每个动作都是由大脑的指令而来。我们决定做某个动作的时候，大脑的运动皮质发出命令，让相关肌肉做出这个动作，不到60毫秒，感觉系统就把实际运动情况报告回大脑。大脑不停地接收从身体发来的信号，以便及时发现任何身体位置和动作协调方面的错误。例如，即使我们站着不动，也会一直轻微地左右晃动。如果晃动的幅度太大，本体感受信号就给大脑发出警报，使它立即命令肌肉做出必要的调整。

特殊的本体感受器遍布在身体各处，与前庭系统（在内耳中由液体构成的网络，能察觉头部位置、保持身体平衡）协同工作。例如，从本体感受器发出的反馈信号使大脑计算出需要运动的角度，然后精确地命令肢体移动相应的距离。在关节、肌肉和肌腱中的本体感受器能察觉出细微的位置变化。它们从眼睛、耳朵和其他感觉器官得到新信息并传递给大脑，使身体平衡，动作协调。这样就保证了身体各个部位不会孤立地运动。

多数人都不知道我们有这种"第六感"，但它对人体的运动至关重要。如果没有本体感受，我们就无法行走、托举、伸展肢体或舞蹈。尽管大脑最重视从眼睛反馈来的信息，但视觉信号的处理速度远远低于本体感受信号。所以当舞蹈者对着镜子练习的时候，与其依靠镜子中的形象判断动作，还不如自己来感受身体。

幸运的是，虽然我们有时候失去嗅觉或味觉，但很少失去本体感受。然而一旦失去它，将产生严重后果。全世界至今只发现 10 个人不能无意识地协调动作，英国南安普敦的伊恩·沃特曼就是其中一例。1971 年 5 月，他割伤了手指并引起感染，很快连手臂也红肿、发炎了。他开始感到忽冷忽热，全身无力，只好停止了屠夫的工作。当他攒足了力气去修剪草坪的时候，发现自己无法控制剪草机，只能任由它乱跑。一个星期之后，他起床的时候摔倒了，被送往医院。当时他不能正常行动，手脚能感知温度和疼痛，却察觉不到触感和压力。

病毒感染损坏了他控制本体感受和触觉的神经，使他从脖子以下失去所有的触觉。控制肌肉运动的神经还完好无损，但是大脑命令肌肉运动的时候接收不到反馈信号，所以他不知道动作是否执行完毕，只能靠眼睛判断四肢的位置。因此他可以做出动作，却没办法控制它们。他瘫痪了，而更糟糕的是，医生不知道病因。一开始医生将他诊断为末梢神经紊乱，说他很快就能康复，但7个月过去了，他还是行动困难。最后医生说他没救了，下半生只能在轮椅中度过。

感觉系统正常的人可以轻松地前后移动手指，但失去本体感受之后，大脑感觉不出手指在做什么，所以正常人轻松的动作却需要患者大量地思考和计划。沃特曼发现，用视觉来弥补缺失的反馈信号是唯一的解决办法。通过观察自己的身体，同时专注地移动相关部位，他终于可以费力地坐起来了。"我先看看腿、胳膊和身体都在哪里，然后一点点地坐起来。第1次自己坐起来的时候我太高兴了，可是一没留神就险些跌下床。"

对我们认为很简单的基本动作，沃特曼却需要花费很多心思，所以他把每天的努力比作跑马拉松。他必须训练自己看出物体的重量和长度。他试图举起一件

第六感的表现形式

- 曾经做过一些梦，梦境果然真的发生了。
- 曾经到过一个新地方，发现那里的景物都是熟悉的，但从前未涉足过此地。
- 在别人正要开口说话之前，常知道他要说什么。
- 常会有很正确的预感。
- 有时身体会有奇异的感觉，例如皮肤或体内器官的刺痛或有蚂蚁爬的感觉。
- 在电话铃响之前，能预知它就要响。
- 曾经想到一个很久未见的人，果然在两天内就与他相遇了。
- 曾经想到一些生理反应，如窒息感，全身乏力等，不久就发生了灾祸。
- 曾经做过一些色彩缤纷的梦。
- 曾听见一些无法解释的声音。
- 能感觉到别人在后面看着我，独处时候后面老是有人在边上。注：眼睛看不见这个人。
- 能感觉到不远处的地上会有钱。

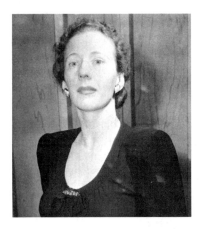

照片中的美国舞蹈家、舞蹈指导阿妮莎·迪米欧正处于事业的巅峰，而30年后，她失去了本体感受，不得不再次学习如何运动。

东西的时候，感觉不出有多重，只有凭眼睛来判断应该用多大力气。他花了整整1年学习站立，并以此为基础学会了行走，成为这种罕见疾病的患者中第1个能够走路的人。通过一步一步地分解每个动作，他还学会了其他动作。

"我先分别练习一些动作，比如抬腿、移动胳膊，然后再同时做，一点点取得进步。熟练掌握这些基本动作之后，就可以在这个基础上学会更多的动作，实际上我能够很安全地到处走动。虽然练习的过程中摔了很多跤，但这是必要的。"

仅凭视觉的缺点是如果忽然没有了光亮，他就会瘫倒在地，直到有了光线才能动弹。

尽管伊恩·沃特曼一直没有恢复本体感受，但他通过几年的练习之后出院，开始了新的生活。他利用视觉训练出了准确估计身体运动速度和方向的独特能力，不仅能走路，还会照顾自己，甚至开车。最后他找到工作并成了家。他成功地克服了看似不可逾越的障碍，除非发生意外状况使他失去平衡，否则见过他的人只是觉得他的动作有一点机械，很少有人怀疑他身体有毛病。但他最近承认说："运动还是要耗费大量的心思，花太多力气。"

伊恩·沃特曼的例子让科学家对本体感受有了更多的了解。沃特曼举起物体的时候对重量的估计相当精确，这使科学家们感到惊讶。一般认为，人们要依靠肌腱和肌肉拉伸程度的反馈信号才能判断出物体的重量和长度。而沃特曼没有这些反馈信号，拿起东西的时候只能用眼睛观察身体对运动的反应。肢体动得越快、越高则说明物体越轻。其实他的眼睛已经锻炼得极为敏锐，能够根据身体反应辨别出不同物体之间1/10的重量区别，而闭上眼睛的时候只能分辨出一半的区别。

美国著名舞蹈指导阿妮莎·迪米欧也失去了本体感受，必须努力训练自己再次学会运动。1975年5月的一天，她想签署一项合约的时候忽然发现手不好使了。她此前曾患中风，虽然没有任何疼痛，但右侧身体失去了感觉和控制能力。扫描显示，中风影响到了丘脑，而丘脑是大脑中负责接收、处理并传递感觉信号的区域。她失去了本体感受。

然而，尽管她已将近70岁高龄，并经历了一次心脏病和若干次轻微中风，却能鼓起勇气与瘫痪作战。像伊恩·沃特曼一样，她用视觉弥补了失去本体感受带来的不便。虽然她没想到能平安度过最后一次中风，但她又顽强地活了18年，甚至重返舞台，在轮椅上指挥舞蹈。1988年，观众对她长时间起立鼓掌，向她的艺术才能和勇气致敬。

安慰剂效应

2004 年，密歇根大学和普林斯顿大学的研究人员做了一个实验，他们电击或击打若干名志愿受试者的手臂，同时用核磁共振成像装置对受试者进行扫描，结果显示出痛感刺激到了某些神经。然后研究人员给他们涂上乳霜，说涂上它就不会感到疼痛。其实那只不过是普通的护肤霜，没有任何镇痛作用。但是受试者再次被击打的时候，都说明显没那么疼了——大脑中的痛觉回路扫描结果证实了这一点，而一般受到止痛药作用的正是这部分大脑回路，这说明他们的疼痛真的减轻了。最后研究人员再次给受试者涂抹乳霜，并告诉他们真相，他们的痛感就没有减轻。

这是一个安慰剂效应的典型例子。安慰剂（"placebo"，拉丁语"我会好起来"的意思）是一种药物或治疗手段，看起来可以治病，却没有实际的治疗成分。常用的安慰剂包括糖药片和淀粉药片。开药的医生知道这些东西里面没有有效成分，但病人相信它的疗效，并说服用之后感到身体好些了。这就是安慰剂效应——病人没有经过有效的治疗，症状就减轻了，这是因为人的期望和信心起到了作用。

加拿大不列颠哥伦比亚大学的研究人员对一组帕金森病患者做了类似的实验。患者接受治疗的时候，他们用正子放射断层摄影术研究患者的大脑。一些人注射了有效药物，其余的人在不知情的情况下注射了对人体无害的安慰剂。他们测量了大脑受损部位释放多巴胺的数量，因为这个指标能反映出药物的疗效。他们发现，注射了安慰剂的患者也分泌了相当数量的多巴胺。事实上，安慰剂效应产生了和药物相同的效果。

安慰剂效应在医学界是一个讨论了许多年的话题。哈佛大学的麻醉学家亨利·比彻博士于 1955 年首次提出"安慰剂"这个叫法，他经过实验统计出结论，安慰剂对 1/3 左右的患者产生了明显的作用。对于某些疾病，比如疼痛、忧郁症、心脏病和胃溃疡等，安慰剂能减轻 60% 以上患者的病情。欧文·基尔士是美国康涅狄格大学的心理学家，他进一步指出，氟西汀和其他同类抗抑郁药物的疗效基本上来自于安慰剂效应。他分析了 19 项抗抑郁药物的实验结果，得出结论说，病人对康复的期望使大脑中的化学物质产生调整，病情好转，这一效果占药物疗效的 75%。

信念是首位的，但安慰剂效应经常是在"双盲"的方式下发生的——不仅患者不知道他们服用的是安慰剂，就连医生自己也不知道。当然，一些患者不太容易接受这个事实，不相信明显缓解了症状的药其实是假药，因为这意味着他们的身体根本没有出毛病，病都是由意识引起的。

实验多次表明，即使患者服用的是假药，通过想象药物的疗效也的确能起到作用。这就是为什么医生开药的时候经常称赞药物非常有效的原因。密歇根大学的肯

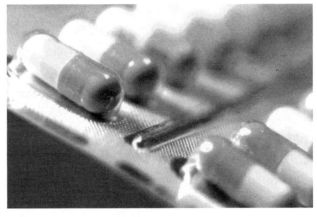

认同安慰剂效应的人说，许多药物没有实际作用，只是患者相信它们有用罢了。

尼思·凯西教授认为，安慰剂实验的结果应该让医生有所启发。"在治疗的时候，医生应该让病人觉得治疗一定会取得成效，这样就会真的收到好的疗效。"

人们研究哮喘症的时候发现，如果医生骗患者说使用了气管扩张器，患者的呼吸就会变得顺畅一些。也曾有人拔牙之后感到疼痛，用超声波镇痛，但医生忘了打开开关，结果患者的疼痛却仍然得到了缓解。

然而，安慰剂效应不仅仅是心理方面的。美国密歇根和加拿大不列颠哥伦比亚的研究都说明，患者对治疗的期望能引起生物化学的明显变化。人的感觉和思想能够影响到神经化学，因此，患者乐观的态度和信念对康复起到很大的作用。有一种理论说，安慰剂效应能促进人体分泌内啡肽，而内啡肽有减轻疼痛的作用。

一些人还认为，治疗过程中病人受到的同情、照顾和关心等等都会引起身体的反应，从而促进康复。美国精神病学家沃尔特·A·布朗对《纽约时报杂志》的记者说："有确切的数据证明，只要处于治疗状态就能产生效果。服用了安慰剂的抑郁症患者有了好转，而正在等待治疗的患者就没有起色。"

对此持怀疑态度的人却认为所谓的安慰剂效应纯属巧合，患者的好转只是属于伤病的自然变化。即使是长期的疾病，不经过任何治疗也可能一夜之间忽然消失。但是，许多研究证明，服用安慰剂比不接受任何治疗更容易使人康复。

在道德方面，安慰剂效应使医生进退两难：即使对病人有好处，医生究竟该不该欺骗病人呢？一些心理治疗师的答案是肯定的，他们认为只要有疗效，人们不会在乎吃下去的是不是安慰剂。

科学家们对安慰剂效应的解释一直似是而非。它可能是物理方面的，可能是心理方面的，也可能是二者的结合。根据他们的说法，安慰剂效应也许还是个谜。不论事实如何，围绕这个话题的讨论还在进行之中。

性过敏

英国模特艾玛·琼斯嫁给了第 2 任丈夫——法国人史蒂芬，艾玛和他做爱之后惊讶地发现自己长出皮疹、头痛欲裂并呼吸困难。她把这些症状归因于第 1 次婚姻破裂的压力，而医生说她和许多妇女一样，对避孕套的乳胶过敏。按照医生的建议，她和丈夫停止使用安全套，但是仍然出现了相同的症状。这一次的诊断结果更加严重：她对精液过敏。

艾玛的问题始于 2000 年，第 1 次婚姻即将结束的时候。那时她的精神受到很大的伤害，身体也开始出现变态反应。之前她喜欢什么就能吃什么，但是忽然间她开始对小麦和面筋过敏。虽然她停止食用小麦和面筋有助于体重下降，但她还是猛增了 12.7 千克。然后她的头发开始脱落，她只好用假发遮住。她和史蒂芬在一起之后才发现自己对性交也过敏。

艾玛把她的初夜献给了前任丈夫，在他们 13 年的夫妻生活中从来不用安全套。后来她和史蒂芬做爱的时候使用了安全套，就开始生病。一开始她没想到这和性行为有关系，第 2 次生病的时候才去看病。医生检查了她的皮肤，认为她对安全套的乳胶过敏，所以腹部和阴部生出皮疹。她的症状还包括类似哮喘的呼吸困难、头昏眼花和头痛。

她和史蒂芬决定用其他方法避孕，但是她失望地发现自己仍旧出现同样的症状。这次看病之后，医生诊断出她对精液过敏。

"别人听说这件事之后在暗中取笑我，"艾玛接受《镜报》采访时说，"但这并不可笑。每次性行为之后我都会生皮疹、极度头痛、发热并喘不过气来。我不知道自己对精液里面的什么东西过敏，但

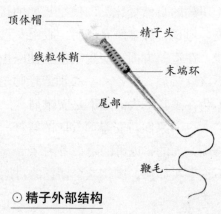

顶体帽

精子头

线粒体鞘

末端环

尾部

鞭毛

⊙ **精子外部结构**

我的确对它过敏。医生让我远离所有的乳胶，我也一直仔细阅读每样东西的标签。我不敢靠近气球，必须保持警惕，因为医生告诫说我的症状可能加重，甚至发生致命的过敏性休克。"

尽管艾玛发现服用抗组胺药物可以缓解变态反应，但她还是精神紧张。乳胶过敏症近年来非常普遍，患者对安全套、胶皮手套和气球都过敏，但精液过敏症实属罕见。男子射精的时候，精液中不仅有数百万个精子，还包含糖、维他命、无机物和蛋白质，用以维持精子的活动。女子的免疫系统偶尔会把这些物质中的一种当做异物，此时身体就产生抗体并释放化学物质，所以阴部感到疼痛和瘙痒。

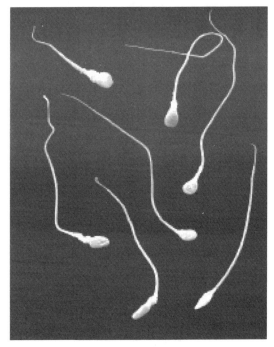

精液中包含数百万个精子、糖、维他命、无机物和蛋白质。艾玛·琼斯发现自己对丈夫的精液过敏。

在极特殊的情况下，会出现更严重的变态反应，导致咽喉肿胀、血压降低、呼吸困难、气喘、眩晕、休克甚至死亡。最近一名 25 岁的罗马尼亚女子因为对丈夫的精液过敏而死亡，使这种过敏症受到关注。这名女子不使用安全套性交的话就会窒息并感到不适，医生让她避免接触精液。然而他们没有坚持使用安全套，最后一次她产生了严重的反应，不治身亡。

精子和卵子

● 睾丸在阴囊内，是一对椭圆形器官。睾丸的主要生理功能是产生精子和睾丸激素。男性体内每天产生约 3 亿个精子细胞，精子形成后进入附睾，附睾是一根蜷曲的导管，精子在附睾中成熟并储存，之后精子离开人体或被分解。精子很小，长约 60 微米，只有用显微镜才能看到。精子的形状似蝌蚪，有长尾，能游动。一个精子就是一个雄性生殖细胞。

● 卵巢每个月排出一个卵子，这个过程就称为排卵过程。卵子经过输卵管到达子宫，在这个过程中，卵子周围的数千个细胞通过纤毛的运动将卵子推向子宫。

危险的吻

　　最近美国科学家发现了一件人们普遍认同的事：亲吻也许很危险。他们说，亲错了人可能会进医院，但不是因为被对方愤怒的配偶殴打，而是对方那天吃了某些食物的缘故。

　　《新英格兰医学杂志》上发表了一篇论文，说如果一个人吃了坚果之后6小时之内亲吻对坚果过敏的人，往往会使对方感到刺痒。在17名受试者中，绝大多数的人不到1分钟就产生了变态反应，但反应比较轻微，只是被亲吻的部位肿胀并感到刺痒。然而，有5个人开始气喘、发热并轻度头痛。最严重的是一名3岁的男童，他被亲吻脸颊之后出现了呼吸困难，被送往急救室。坚果在亲吻者口中停留的时间使研究人员感到惊奇。一些夫妇对此做了防范措施，比如刷牙或使用漱口水，但是这些都不能有效地防止变态反应。

　　在美国，每年有3万人因为严重的食物过敏而去医院就诊，其中有200多人死亡——比死于蚊虫叮咬的人还多两倍。食物过敏症患者中有一半的人对花生、核桃、腰果和杏仁等坚果类食品过敏。对花生严重过敏的人在乘飞机的时候，甚至对旁边吃东西的人也会产生轻微的变态反应。医生也遇到过此类患者，对同一间病房里的人吃花生过敏。

　　贝类也能引起同样严重的反应。有一名20岁的美国女孩对贝类过敏，她和男朋友亲吻之后立即产生强烈的变态反应，因为她男友不到一个小时之前吃过虾。

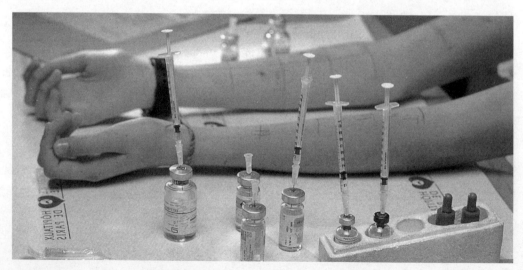

为了帮助确定过敏原，可将液体滴于皮肤表面，用针轻轻刺激，医生可以观察到发生异常反应。

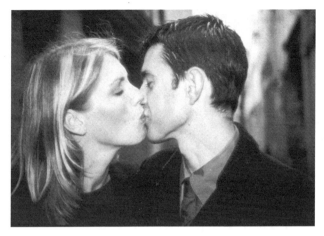

接吻可能引起变态反应——尤其是一方刚刚吃过坚果或贝类食物的时候。

他们都在一家海鲜饭馆工作，她有时给客人上菜的时候得戴手套。她工作的时候反复接触到贝类，曾出现过一系列轻微的变态反应。也许这些轻微的反应使她的免疫系统对甲壳动物蛋白产生了更多的抗体，这与花粉过敏等季节性过敏症相似。她说那

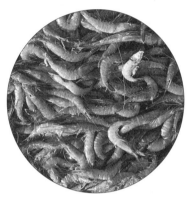

对甲壳类动物过敏是一个比较常见的问题。关于为什么某一个体会对特定的物质过敏我们知之甚少。

天晚上在亲吻之前没有任何症状，但他们拥吻之后她的嘴唇和皮肤立刻出现反应，嗓子也肿了起来，腹部绞痛、恶心并难以呼吸。血液专家大卫·斯丁玛说："应该告诫容易食物过敏的人，不仅吃东西会引起过敏，触摸过敏原、亲吻或抚摸食用了过敏食物的人都可能引起强烈的变态反应。"

意大利那不勒斯市的医生接诊了一名女患者，认为她肿胀的嘴唇也是丈夫亲吻的结果。但是她丈夫没有吃令她过敏的东西，而是服用了抗生素药物治疗感染。医生为了证实他们的观点，又让他吃了相同的药并再次亲吻妻子。20分钟后，她出现了皮疹。她是第1个因为伴侣服用药物而过敏的病例。

那么，这些过敏的事例会使传统的接吻终止吗？专家的回答是：当然不会。美国过敏症专家斯科特·塞彻勒保证说"轻吻脸颊不太可能引起严重的问题"。但是他告诫说，热烈的亲吻会增加过敏的可能性并延长与对方唾液的接触时间，可能导致"非常危险"的后果。最好的办法是一直提醒爱人自己有过敏症，并在接吻之前检查对方吃过什么东西。

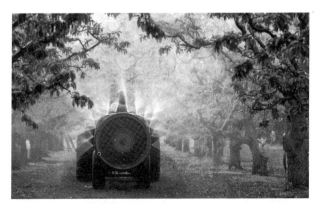

专家认为，人体如果长期接触诸如杀虫剂之类的化学物质就可能丧失解毒功能。

复合化学物质过敏症

对这种病有许多种叫法：复合化学物质过敏症；自发性环境过敏症；整体过敏综合征；环境过敏症；生态病；整体免疫紊乱综合征；化学免疫缺乏综合征；20 世纪病。从每个名字都能看出这种病的原因、病理或症状。但是对这种病的定义和名字难以统一，阻碍了人们对它进行科学的认识。

然而专家们普遍赞同的一点是，这种疾病是近代才出现的。这种广为接受的理论说，第二次世界大战之后，新的化学产品得到了广泛使用，包括杀虫剂、香水、涂料、胶、溶剂、塑料、地毯、香波、清洁剂、药物、肥皂、咖啡因和食品添加剂等等，不计其数。这些产品已经融入了日常生活，在我们吃的食物里、穿的衣服上和呼吸的空气中，它们无所不在。许多化学产品的潜在毒性没有得到充分的测试，导致人体产生不良反应。20 世纪 50 年代，芝加哥的过敏症医师赛隆·伦道夫就发现了一些人因为环境而生病，此后不到 10 年，环境污染成为严重的健康问题。70年代，建筑业的发展提高了房屋建造的效率，这使新式建筑中的通风方式发生变化。通风方式的改变和材料中化学物质的挥发导致了我们现在所说的病态建筑综合征，所以在办公室工作的人们经常会产生头痛、恶心和其他变态反应。

复合化学物质过敏症（MCS）的症状与传统的过敏症相似，但是由于不同的人对不同的产品发生反应，所以人们对此病的表现多种多样。MCS 的症状包括呼吸困难、偏头痛、皮疹、头晕、恶心、疲乏、失眠、疼痛、注意力不集中和健忘等。女性比男性更容易患上 MCS。科学家认为，虽然女性容易患病可能是因为比男性接触更多的化学产品，例如化妆品和清洁剂，但是男性分泌的睾丸激素掩盖了他们初期的症状和身体的预警信号，直到病情严重了才会发现。希拉·罗素就是一个著名的例子，她是 20 世纪 70 年代流行乐组合的歌手，忽然间她对人造纤维、塑料和经过加工的食品产生过敏，导致水肿和呕吐。因为她似乎对身边所有的东西都过敏，所以她只能住在英国布里斯托尔一所黑暗的房间里，里面的空气是经过过滤的。但是她的体重还是下降到 39.9 千克，一度连抬头的力气都没有了。

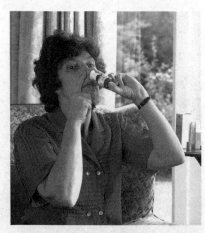

包含小剂量激素的鼻喷雾剂可以用来预防过敏症状。这些药物应经常使用。

是什么使人体产生如此强烈的反应？临床生态学家认为，人体长时间暴露在某些化学物质中会导致身体失去解毒能力。有一名 MCS 患者无法去除体内的化学物质，因为这些物质进入他身体的速度比被排出去的速度还快。化学物质储存在人体一些含有脂肪的组织中，例如心脏、肝脏和大脑。人们刚开始对某些物质没有变态反应，但是一旦体内处理毒素的功能受到破坏，就抵挡不住化学物质了。这说明患者的免疫系统失灵了，因此对其他人没有影响的东西却可以对他们造成伤害。一位科学家试图给 MCS 下定义，他描述说"它是由多种化学物质引起的多种器官的慢性疾病，表现出多种症状，影响到多种感觉"。

让事情变得更加复杂的是，有证据表明，MCS 及其相关的病症不仅仅由化学物质引起，还和病毒、情绪过激、创伤（尤其是儿童时期受到的创伤）、肝脏损伤和代谢紊乱有关。一些专家还确定地说，MCS 的一部分病因是心理方面的，多数患者同时还患有抑郁症或焦虑症。最近，多伦多大学的研究人员发现 MCS 也与恐惧症有关。

虽然 MCS 常常与过敏症联系在一起，但它与过敏症在一个重要的方面表现出很大的差异。研究人员做了一项实验，他们事先掩盖了过敏原的特征，比如溶剂的气味，然后让不知情的 MCS 患者密切接触过敏源，结果一部分患者没有出现症状。作为对比，他们也对花粉或坚果过敏者做了类似的实验，这些过敏者接触过敏源的时候都出现了症状。由此，多伦多的研究人员意识到 MCS 的病理有认知的成分，并观察到 MCS 的症状和恐惧症相似，所以他们决定研究一下这两种病是否有联系。此前曾有研究显示，恐惧症患者对一种称为缩胆囊肽的化学物质很敏感。缩胆囊肽是在人的内脏和大脑中产生的。在内脏中，它有助于消化；在大脑中，它与忧虑和愤怒的情绪有关。它被看作恐惧基因的媒介，意思就是它会使恐惧症患者发病。但是，对于没有恐惧症的人，缩胆囊肽不会引起发病。实际上，用它可以判断出一个人是否患有恐惧症。MCS 和恐惧症有许多相似之处，所以研究人员想看看它们在基因方面有没有联系。

我们每个人都有两种缩胆囊肽的感受器——A 和 B。B 类有 15 种不同的变种，称作等位基因。遗传密码决定了我们携带的是哪种等位基因。在恐惧症患者中，携带 7 号等位基因的人所占比例比正常人高。因此，克伦·宾科勒博士领导的多伦多研究小组对 11 名 MCS 患者进行了测试，并与 11 名正常人进行比较。MCS 患者中有 41% 的人携带 7 号等位基因；而正常人中，这个数字只有 9%。

显然实验的测试对象数量有限，要想给 MCS 在心理方面的因素下定论还需要做大量的工作。但是，宾科勒博士认为她的研究方向是正确的，她有信心找出这个令人烦恼的疾病的病因。"我觉得心理和身体的差别是人为提出的。它们其实是一个整体，不能单独看待。"

蜜月鼻炎

喷嚏是由鼻腔或上呼吸道受到刺激引起的。这种刺激可能是呼吸道发炎所致，发炎的原因多种多样——普通的感冒、流行性感冒和枯草热；吸入灰尘或胡椒粉之类的刺激物；也可能是黏液造成的。这些情况很常见，但是有一种罕见的情况也能引起喷嚏——"蜜月鼻炎"，一种和性有关的过敏症。

医学杂志屡次刊登过这样的事情：一些人在性行为之前忽然开始剧烈地打喷嚏。他们多数是男性，有时甚至不用性交，只进行性幻象就能导致打喷嚏和持续流涕。一些专家说，这是由于鼻腔内壁属于勃起组织。性刺激使鼻腔内壁充血，引起流涕。所以，人一旦性兴奋就可能流鼻涕或打喷嚏。

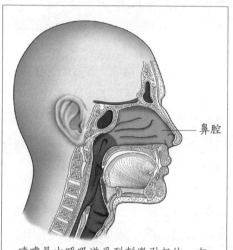

鼻腔

喷嚏是由呼吸道受到刺激引起的。有一种鲜为人知的刺激叫做"蜜月鼻炎"，它与性有关。

在更严重的情况下，性刺激会引发哮喘。这种仅由性兴奋引起的哮喘称为"性交后哮喘"或"性行为诱发哮喘"，人在情绪紧张或焦虑的时候最容易发病。"性交后哮喘"这个词可能让人误会，因为在性行为之前的亲密接触也可以引起"性交后哮喘"，这一点与蜜月鼻炎类似。实际上，性交后哮喘经常阻碍人们正常的性交过程，因此使人更加焦虑，病情加重。为了证明这种症状不是由运动引起的，研究人员做了一项实验。他们让患者们爬两层楼梯，这个运动消耗的能量与性

为了识别出引起哮喘的过敏原因，患者要同时接受一些不同皮肤检查。对于大多数哮喘患者来说，要证明哮喘是由过敏引起是很困难的，虽然许多医生相信所有的哮喘都可以用过敏来解释。

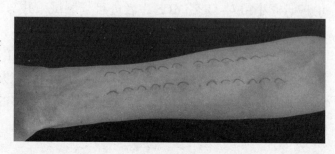

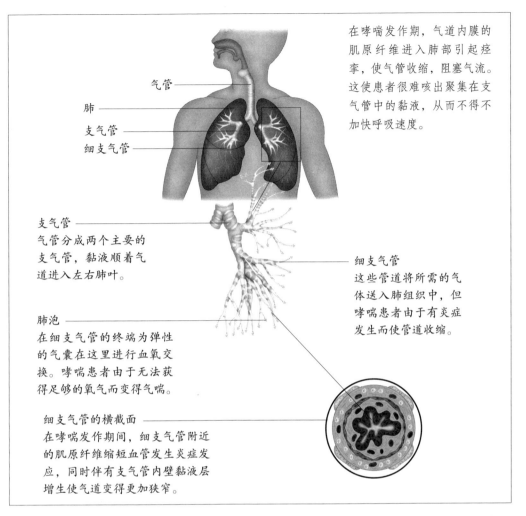

气管

肺

支气管

细支气管

在哮喘发作期，气道内膜的肌原纤维进入肺部引起痉挛，使气管收缩，阻塞气流。这使患者很难咳出聚集在支气管中的黏液，从而不得不加快呼吸速度。

支气管
气管分成两个主要的支气管，黏液顺着气道进入左右肺叶。

细支气管
这些管道将所需的气体送入肺组织中，但哮喘患者由于有炎症发生而使管道收缩。

肺泡
在细支气管的终端为弹性的气囊在这里进行血氧交换。哮喘患者由于无法获得足够的氧气而变得气喘。

细支气管的横截面
在哮喘发作期间，细支气管附近的肌原纤维缩短血管发生炎症发应，同时伴有支气管内壁黏液层增生使气道变得更加狭窄。

交相当。患者并未出现哮喘症状，说明哮喘的原因是情绪激动，而不是身体的运动。

伦敦圣乔治医院的医生在《皇家医学杂志》上发表了一篇文章，详细讲述了一个例子，说明性行为和鼻炎有关。一名男子吃了伟哥想改善性生活，结果鼻子流血不止，住院将近1周。这名男子年近花甲，他告诉医生说，在第1次流鼻血之前的几个小时，他有过激烈的性行为。为了增强自己的性能力，他曾服用了50毫克剂量的伟哥。医生此前也遇到过一个类似的病人，那人吃了伟哥之后流了两天鼻血。

这两名患者都有高血压，显然这是导致严重流鼻血的危险因素。医生们提出，伟哥不仅对阴茎产生作用，还对鼻子有影响。与蜜月鼻炎比较之后，他们认为伟哥可能使鼻子的静脉扩张，增大了严重出血的危险性。

脸部畸形患者重现笑容

最近出现了一种用于儿童整容手术的新型填充物，不论在事故中受伤还是先天严重畸形的孩子都会受益。这项革命性的发明已经给 50 名儿童带来了笑容，其中包括一名先天患有下颌肿瘤的婴儿和一名自从出生就一直无法张嘴的 12 岁女童。

诺丁汉大学的史蒂夫·郝杜教授和俄罗斯特罗伊茨克激光与信息技术研究院的瓦莱迪密尔·波波夫博士合作，开发出了聚乙烯羟基磷灰石填充物。2005 年初，研究组在莫斯科对 18 个月到 18 岁年龄段的孩子进行了临床试验。12 岁的柯森妮娅·高迪娃就是其中的一名小患者，她出生的时候张嘴过度，下颌受伤。一直以来她只能用吸管吃东西，言语不清，没法刷牙，而且营养不良导致其身体瘦弱。经过 5 个小时的手术，医生摘除了受损的骨头，并在她脸部植入了 5 厘米的填充物。9 天之后，她就能毫不费力地张开嘴巴、吃东西、笑，并能像其他女孩子一样和朋友聊天。她说："手术前，如果我想张嘴就必须先把头向右歪，但是现在容易多了。我能和朋友们一样讲话，还能正常地吃饭。"

维塔里·罗金斯基教授是俄罗斯权威的颅脑上颌外科医师，是他实施了这次试验性的手术。他说："现在柯森妮娅可以正常进食，她会长成一个健康、漂亮的姑娘。"

15 岁的阿娜拉·珍苔米萝小时候下颌发育不良，她也接受了罗金斯基教授的

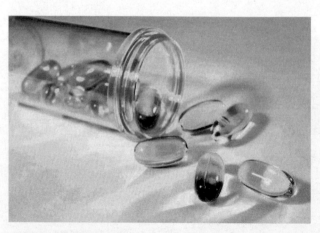

药物可以提高新陈代谢率，减少自由基的产生，从而使人的寿命延长 30 年。

治疗。他给小姑娘进行了一系列的手术，在最后一次手术中植入填充物。他说："这种填充物使我们能做一些原来无法完成的手术。它易于调整和变形，使我们的工作更加得心应手。"

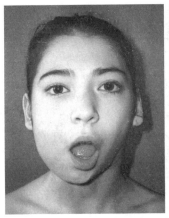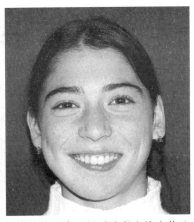

阿娜拉·珍苫米萝玛在做植入手术前后的照片。新型的聚合填充物已经给一些脸部畸形或受伤的孩子带来了灿烂的笑容。

在莫斯科的圣维拉德玛儿童医院，医学家在手术之前给小患者做检查。他们根据 X 射线和断层摄影术（一种成像技术，能给出器官或部位的剖面图像）制作出受损部位的塑料模型。这种固体模型是通过激光立体成形这种高科技工艺制成的，它能帮助医生在开刀之前就对手术制定出精确的计划。医学家计算出需要去除多少骨头之后，用立体成形技术做出适合患者的聚乙烯羟基磷灰石填充物。这个过程几个小时就能完成，而且能做出复杂的模型。模型被送交医院后用激光扫描聚合物的表面，描绘出填充物的轮廓。这个过程反复进行上百次，直到模型完成。最早在莫斯科进行的手术只是矫正下颌和颅骨的变形，但是这种填充物适用于全身任何地方的骨骼。植入手术成功的关键在于所使用的类矿物质，它用来使聚合物坚固并保证与骨头结合良好。协同研究人员还发现了增加填充物孔隙率的方法，这对新骨骼生长非常重要，而且便于用高压二氧化碳排除聚合物中的毒素。如果不能增加孔隙率，植入手术就会给患者带来损伤。

波波夫博士兴奋地说："我相信在未来几年内，聚合物将取代手术中使用的钛。现在我们找到了提高聚合物强度的方法，它已经成为理想的填充物。我们的技术可以使手术更快、更有效率，这对患者有好处，也为医院节省了时间和金钱。"

虽然聚乙烯羟基磷灰石填充物取得了良好的效果，但是在孩子成长和骨骼发育的过程中，它们可能需要更换。考虑到这一点，英国和俄罗斯的科研小组开始探索可生物降解的填充物，它可以随着受修复骨骼的生长而逐渐溶解。郝杜教授说："如果我们能够研究出来这种材料，孩子们做一次手术就够了，而不用做很多次。这对他们来说显然非常有利。"

寻找心脏病基因

　　人类每个细胞的细胞核中都携带有 5 万多个基因。人类所有的基因都来自父母。通过卵子和精子，母亲给予我们一半的基因，父亲给予我们另一半基因。而父母遗传给每个孩子的基因配型都不一样，因此兄弟姐妹之间在外表、性格和健康等方面存在差异。基因包含着身体成长发育的所有信息，能影响甚至主宰各个身体器官和系统的功能。从头发、皮肤和眼睛的颜色到寿命，基因决定了我们的生活。

　　心脏病是现代社会中对人类健康威胁最大的杀手之一。心血管内壁受到堵塞容易导致心搏停止，从而中断了向其他重要器官的血液供应。动脉狭窄或硬化称作动脉硬化症，而冠状动脉硬化症就是引发心脏病的主要原因。虽然环境和生活方式等因素能够导致心脏病，但是各种基因也是导致心脏病的重要因素。和心脏病有关的基因有 30 多种，但是在 2003 年，美国医生又发现了一种基因，它普遍存在于有长期心脏病史的家庭中。克利夫兰医疗中心宣布，他们发现了第 1 个能够引发冠心病的人类基因。人们称它为"心脏病基因"。

　　唐·史蒂芬森一家来自爱荷华州，他们的前辈亚瑟在45岁那年猝死，若干年后，亚瑟的儿子唐在打野鸭的时候心脏骤停。唐幸运地活了下来，刚开始他以为家族的心脏病史可能是由于饮食和运动习惯导致。他有很多亲属患有心脏病，因此他引起了医生的关注。

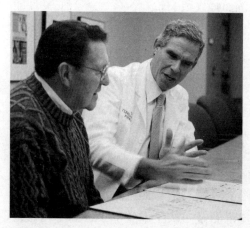

埃里克·托普医生（右）正在向唐·史蒂芬森解释他的基因情况和家族的心脏病史。正是托普医生的研究发现了一种特殊的心脏病基因。

　　2002 年，唐到克利夫兰医疗中心治病。医疗中心的埃里克·托普医生是心脏科主任，当时他和其他同行一样，正在为发现心脏病基因而寻找一个大的家族病例。唐告诉医疗中心的一名心脏病医生说，他们兄弟姐妹 10 个中 9 个有心脏病。托普医生查看了他们的病历，注意到唐的亲属中有 8 个人在 59 到 63 岁之间患上了心脏病，其中有 4 个人于 61 岁患病，两个人于 62 岁患病。他说："这很惊人。心脏病一般发病于 50 到 60 岁之间，但是这个家庭的人基本在同样的年龄患病，这显然是基因的作用。"

在一个家庭里心脏病这样普遍，而且有足够多的心脏病幸存者——包括心脏病 3 次发作的 76 岁高龄的依蕾妮，他们愿意为 DNA 测试提供血液，因此对托普医生和他带领的 50 名研究人员来说，史蒂芬森一家是上天赐给他们的礼物。在 1 年多的时间里，他们从 21 名史蒂芬森家庭成员（只有一个人拒绝参加）的几十亿个基因信息中进行筛选，并比较他们中心脏病患者和极少数没有心脏病的人的基因，希望找到导致心脏病的基因。托普医生对最后的结果感到惊讶，因为从来没有人把这种基因和心脏病联系在一起，那就是 MEF2A 突变基因。

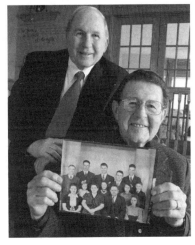

爱荷华州约翰斯顿的史蒂芬森·马文和唐兄弟俩，还有他们摄于 20 世纪 40 年代的全家福。他们的兄弟姐妹中有 9 个人患有心脏病，包括唐。

他们发现，MEF2A 基因会产生一种蛋白质，使动脉壁变得脆弱，因此动脉壁容易形成动脉硬化斑。一旦冠状动脉中出现阻塞，就可能引发心脏病。每个患病的家庭成员体内都发现了这种致病基因。托普医生说："尽管这可能是极少数的情况，但是它为发现其他引起心脏病的重要基因创造了条件。"这一发现意味着将来医生能够通过简单的血液测试来检查病人的基因，并建议可能患病的人注意避免胆固醇和高血压，因为这两种因素都容易导致心脏病。

实际上，"心脏病基因"比托普医生开始估计的更普遍。第 2 年，医疗中心进一步的研究表明，美国所有心脏病和冠心病患者中，2% 以上的人携带有各种 MEF2A 突变基因。

克利夫兰医疗中心的心血管基因组主任王青医生说："找出新的 MEF2A 突变基因是一个重大的发现，因为它使我们向解开心脏病的基因之谜前进了一步。发现心脏病患者中有 1% 到 2% 的人携带 MEF2A 突变基因很重要，因为这有利于发展对这些患者的基因检测技术。改变生活习惯和预防性的疗法将帮助患者避免或延缓心脏病的发作。"

在研究冠心病的同时，斯德哥尔摩的基因学家宣布他们发现了第 1 种与自身免疫性疾病和心血管病有关的基因。自身免疫反应就是免疫系统误把自己的组织当做异物入侵，并向它们进行攻击，从而引起炎症——这是关节炎、糖尿病和多发性硬化症的根本原因，也是动脉硬化症的主要病因之一。卡罗琳斯卡医学院的医学家发现，免疫系统靠一种蛋白质来抵抗疾病，而 MHC2TA 突变基因可以使这种蛋白质减少。他们对 4000 多人进行了研究，包括患者和健康者，结果显示，39% 的心脏病患者、29% 的关节炎患者和 14% 的多发性硬化症患者携带有这种突变基因。

脸部移植还遥远吗

　　器官移植长期以来一直引起人们的好奇和争议，它因为挽救了生命而受到赞扬，但同时也因为破坏了个人特征而遭到批评。1998 年，法国医生实施了第 1 例人类手部移植手术，这是第 1 次有患者冒着终身服用抑制免疫药物的风险来防止非致命部位坏死。从那以后医学界进行了许多例手部移植，效果有好有坏，其他移植手术也相继出现，比如为患者保留讲话能力的喉移植手术和第 1 例人类舌头移植。全脸移植术需要从已经死亡的捐献者那里取下整个脸部（包括鼻软骨、神经和肌肉），然后移植到因烧伤或其他伤害而严重毁容的患者脸上，这是一个全新的挑战。

　　以前人们曾经在脸部做过再植手术。1994 年，印度北部一名 9 岁的女孩在一次可怕的事故中失去脸部和头皮。她父母用塑料袋装着她的脸火速赶往医院，医生成功地将血管连接好，并为她再植了皮肤。但是严重毁容的人一般只能从身体其他部位切下一小块皮肤组织移植到脸上。一些烧伤患者为了修复面容不得不做 50 多次这样的皮肤移植手术，效果却不理想。然而，全脸移植为恢复容貌和脸部功能带来了希望。

　　因一时冲动想了结生命，而瞄准自己的脸开枪，结果无法自我了结，却造成接下来的 15 年人生必须过着如同歌剧魅影里的男主角一样，不敢在众人面前露脸。这样的故事发生在 1 名美国男子诺里斯身上，幸运的是，因为善心人士的器官捐赠，让他透过医学技术而重新获得第二张脸，而手术后 6 个月，他几乎已经是一位"型男"了。

　　脸是人的重要特征，它是使我们区别于他人的最明显的特点，也表达着我们的个性。通过脸就能看出一个人的出身、血统和民族。人的情绪基本上都能通过面部表情表达出来，例如高兴、生气和焦虑的表现分别是微笑、咆哮和皱眉。缺少了这个信息系统就很难进行社交，因此人们盼望着能够出现恢复面部运动的移植手术。脸部包括多种具有特殊性质的皮肤，例如眼睑和嘴唇内侧不适合一般的皮肤移植，因为它们不能移动而且很敏感。对于脸部肌肉基本完好的患者，如果能连同皮下脂肪和深层血管移植整个脸部，他们饮水、进食和保持眼睛湿润的能力将大大提高。而对于深度毁容的患者，脸部移植也有可能修补面部肌肉，恢复必要的面部活动。

　　尽管许多国家的医生都希望能够实施面部移植手术，但是长达 24 小时的手术难度太大了。脸部运动一共要调动 50 多块肌肉，仅仅微笑就需要 17 块肌肉。做全脸移植的话，医生需要移植从发际线到下颌、两耳之间的皮肤、鼻子、嘴、唇、眼眉、眼睑、皮下脂肪、部分肌肉、鼻软骨和神经。然而最大的危险是排异反应。人体最难移植的组织就是皮肤，因为皮肤作为身体的第 1 道防线对外来组织异常敏感。这一点阻碍了外部器官的移植，例如手部移植。由于医生不知道免疫系统会对移植的皮肤产生多大的反应，所以使用抗排异药物具有一定的危险性。而接受器官移植的患者中，有 15% 的人不愿意服用抗排异药物，因此脸部移植的问题变得更加麻烦。一旦新的脸部组织受到排异，其伤害就不仅是精神上的，还是致命的。

人们还对带着一张死人的脸到处走有所顾虑。医生不知道移植后的脸与捐献者原来的脸有多相似，但是如果它使某些人回想起死者，就会引起精神方面的问题。英国移植学会道德委员会主席皮特·罗说："患者遇到的主要问题在于接受新的相貌。他们接受了新面孔，就可能连同别人的身份也一起接受，这就会对潜在的捐献者造成不良影响。捐献者曾是活生生的人，我们对尸体应当保持尊重。"

还有一个问题就是，需要接受捐献的人不少，捐献者却难找。捐献者的家人可能不同意移植，因为他们认为那样对死者不敬。有的人注意到，如果可以有偿提供死者的脸部，那么志愿提供器官的人就会减少。因此人们一致认为，只有死前表示同意捐献的人才能作为脸部捐献者。寻找合适的配型也同样困难。血型、大小和其他指标都要仔细考虑之后，才能最终确定将哪个捐献者的脸部移植给哪个患者。死者家属也可能需要更多的时间来做出这种重大决定。

早在 1967 年克里斯迪安·巴纳德医生进行首例心脏移植手术的时候，热心于推进脸部移植的人就指出了类似的问题。脸部移植看似只是为了改善外貌，并没有挽救生命那么重要，但人们能否接受脸部移植呢？这还是个问题。

全脸移植

全脸移植是一项技术很高的手术，世界上第一位接受全脸移植的是西班牙男子奥斯卡。2010 年 7 月 25 日康复出院，他第一次揭开层层包裹的纱布，将术后的面貌展示在世人面前。

31 岁（2010 年）的奥斯卡是西班牙一普通农民。5 年前，因为不幸遭遇一场枪击事件，脸部严重毁容，此后奥斯卡无法正常呼吸、进食及谈话。2010 年 3 月，西班牙巴塞罗那医院的 30 名专家经过 2 年的计划后，对奥斯卡进行了长达 24 小时的全脸移植手术。所有脸部皮肤、肌肉、眼睑、鼻子、上下唇、上下颚、牙齿、颊骨都进行了移植。

据医院介绍，奥斯卡在接受全面换脸手术前曾先后接受过 9 次局部修复手术，但是都以失败告终。最终，在一位名叫巴莱特大夫的率领下，一组医生经过长达 24 小时的一系列神经肌肉和美容手术，成功地向患者面部重植肌肉、鼻子、嘴唇、上颌骨、软口盖、全部牙齿、脸颊骨等面部功能器官。

这是世界上首例全面换脸手术。

未来的视力

世界上大约有 1000 万人角膜受损或者失明。许多由于事故或疾病而失明的人只是角膜受到损伤，而眼睛其他部分的功能正常。通过简单的青光眼手术或者稍微复杂一些的角膜移植手术，他们中的一部分人就能重见光明。

每年约有 10 万人接受角膜移植，但是出现排异反应的危险性较大，而且一旦病人发生了排异反应，再次移植就很难成功了。现在，有另一种解决办法，就是使用人工角膜进行移植。

这种手术需要先将人工角膜安装在捐献者相关的组织上，然后摘除病人受损的角膜，治好影响视力的缺陷，例如去除白内障，最后把人工角膜连同相关组织一起缝合在适当的位置。因为在人工角膜和病人组织之间使用了捐献组织作为"连接物"，形成三明治一样的结构，加强了人工角膜与病人眼部的结合，所以人工角膜可以取得成功。在传统的移植手术中，移植的是整个角膜，出现并发症的时候，移植片就会出现浑浊，阻碍光线进入眼睛，导致视力下降。

人工角膜的想法由来已久，19 世纪就有人提出来了。20 世纪 40 年代末以来，人们使用了许多种聚合体材料和移植技术，但是没能在人体上取得理想的效果。因此人们还要继续寻找合适的角膜材料。

20 世纪 90 年代末，澳大利亚西部狮子眼科学会的研究人员研制出了世界上第 1 种可变形的人工角膜。这种角膜由复合软塑料制成，优于以往的硬性人工角膜，因为它像真的角膜一样可以变形，更加耐用，而且可以整个植入人体而无需分成几部分移植。王明旭医生在田纳西州纳斯维尔的王氏眼科诊所使用这种新型的人工角膜实施了移植手术，他说手术初期的成功率达 80%。

美国哈佛大学的眼科专家克莱斯·达尔曼经过 15 年的研究，也发明了一种新的人工角膜。他用聚甲基丙烯酸甲酯制成角膜，这种材料也用于隐形眼镜。尼康·萨杜拉科是乌克兰的一名兽医，1966 年，他的角膜被化学物质严重烧伤，导致失明。他从未放弃恢复视力的希望，

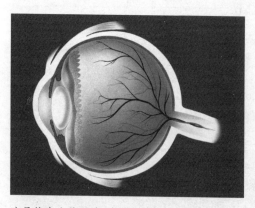

这是健康人的眼球。角膜（最左边的白色弧形体）是眼睛主要的聚光结构，光线通过它进入眼睛。利用角膜移植手术可以修复角膜受到的损伤。

但是一直没有找到有效的治疗方法。2003年，他搬到加利福尼亚生活，因为他的两个女儿都在那里。2004年5月，尼康在萨克拉曼多接受了两个小时的达尔曼角膜修补手术。手术的第2天，盖在他右眼上的绷带解开之后，他终于亲眼看到了已经长大成人的女儿欧兰娜，上次看到女儿的时候她还只有5岁。手术之前，他的视力非常微弱，只有正常视力的人闭着眼睛时能感觉到光线强弱的程度。手术之后，他的视力恢复得很好，不论挂钟上的数字还是人脸上的细微之处，他都能看到。尼康说："在过去的38年中，我什么都看不见。但是现在我看得到每样东西，周围都是好看的颜色和人们。没做手术的时候我只能摸孙子们的小脸蛋，现在我可以看到他们长得有多漂亮了。"

罗斯玛丽·柯林斯来自伊利诺斯州芝加哥市，她也是达尔曼角膜修补手术的受益者。罗斯玛丽患有角膜疾病和青光眼，双眼视力越来越差。实际上，她的左眼已经失明13年了。在这期间，她做了多次手术，包括角膜移植，但以失败告终。后来到了2004年春天，她在左眼植入了人工角膜。手术的第4天，她的视力就恢复到驾驶的视力要求。医生对她的恢复程度感到惊喜。

她兴奋地说："以前收到别人送来的花，我只能闻花的香味，但是现在我可以看到它们了！这影响到生活中的许多小事。例如每次我往牙刷上挤牙膏的时候都会弄得到处都是；倒水或咖啡的时候，也经常溢出来。而现在我让家人帮我做什么事的时候，他们就会说，'你能自己做了'。我不敢闭上眼睛，害怕醒来发现这是一场梦。"

200年来，眼科医生一直渴望能够使用人工角膜治好失明。今天，人们拥有了精密的仪器、有效的药物和长期的跟踪护理，人工角膜移植的前景十分光明，那些用传统角膜移植未能得到治愈的病人也看到了希望。

奈杰尔·福尔伍德在兰开斯特大学从事英国人工角膜的研究，他坚持认为，虽然最近这项技术取得了成功，但是还存在着很大的提高空间。现在他希望用含水量较高的聚合体制成角膜。他想对人工角膜做出改进，这样它就能和传统的角膜一样植入人体，完全和眼睛结合在一起。他的目标是在2010年之前研制出这种角膜，他预计道："如果我取得了成功，人们就不用苦苦等待捐献者，直接从聚合体材料上切下来一块就行了，这和在白内障手术中使用塑料透镜相似。"

这些技术的进步给角膜受损者带来了希望。

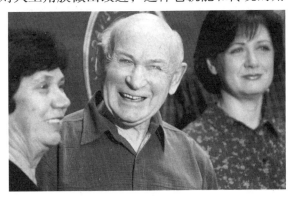

尼康·萨杜拉科和他的夫人克拉迪娅（左）及小女儿欧兰娜，他正在讲述通过人工角膜移植恢复视力的经历。

未来的子宫移植术

　　大约有 15% 的夫妻不能生育。多数不育可以用体外授精（IVF）和植入精子来解决。但是在英国，每年有 1.5 万名女子向生育专家求助之后却失望地发现自己无法怀孕，因为她们的子宫受到了损坏。这可能是子宫切除手术或癌症治疗的结果，也可能是她们生来就没有子宫。她们中间只有 200 人左右选择体外授精代孕，也就是使用她们自己的卵子和丈夫的精子，但是由别的女人帮助怀孕生子。在一些地区，代孕还不能被人们接受。

　　然而，很快就会有一种全新的方法帮助女人怀上自己的孩子了，这就是子宫移植。科学家最近预计说，在几年之内将出现第 1 例通过子宫移植产下的宝宝，但是这种观念引起了争议。

　　早在 2000 年世界上就出现了第 1 例子宫移植。接受手术的是 26 岁的珊迪·阿拉比亚，她剖腹产之后大出血，只好切除了子宫，但是她还想生孩子。移植的子宫来自一名 46 岁的捐献者，这一复杂的手术在吉达的法哈德国王医院进行。手术非常顺利，术后患者通过服药来防止新子宫出现排异反应。肾移植患者服用的也是这种药物，她们中就有许多人成功怀孕。在荷尔蒙的刺激下，珊迪的子宫内壁增厚到 18 毫米，足够怀孕所需，她还来了两次月经。但是可能由于子宫在

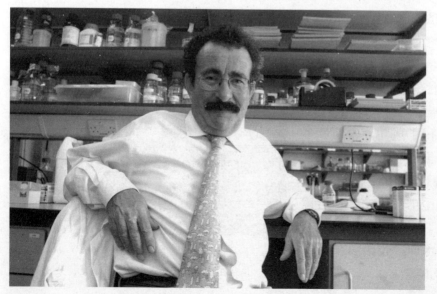

生育专家劳德·罗伯特·温斯顿公开反对子宫移植，他认为，不论从身体还是道德上讲，这项手术目前都是危险的。

盆腔中发生了移位，出现了血液凝固问题，因此 99 天之后医生不得不把子宫切除掉。

瓦法·弗吉教授是移植小组的带头人，他说尽管手术过程极其复杂，但这是一个"良好的开端"。其他妇科学家也表示赞同，说这种手术大有前途。理查德·史密斯是切尔西和威斯敏斯特医院的顾问妇科医师，他对《守护者》报说："他们取得了很大的成绩。他们证明这项手术在技术上是可行的。"谈到患者终身都要服用抑制免疫力药物，他说："我们一直认为，患者植入子宫，生下一两个孩子之后，子宫就可以取出来了，她们的服药时间只有几年。"

皇家妇产科医学院的皮特·鲍文希姆金斯也表示，他相信这项技术的发展最终能让没有子宫的女性成功生育。他说："病例的子宫存活时间长达两个月经周期，这说明第 1 个难题已经解决了。"

然而，权威生育专家劳德·温斯顿反对将珊迪·阿拉比亚列为成功的病例。他说，血液凝固证明整个移植是失败的。"在以后的子宫移植过程中，如果把血液正在凝固的组织植入盆腔，患者的生命将受到威胁，还可能出现血栓症。不论在英国还是美国，从道德上讲这种行为都是不对的。"他还说，这个手术激起了不育女性的生育希望是"很遗憾"的事。"许多女性在生育年龄失去了子宫，还有的女性天生就没有子宫。但是，这种手术不能帮助她们。"

劳德·温斯顿一个主要的反对理由就是，在 50 年的试验中，正是因为血液凝固这个问题，子宫移植一直无法成功，包括动物试验。虽然劳德·温斯顿对手术表示反对，但是 2002 年，人类子宫移植还是前进了一步：瑞典科学家在老鼠身上进行了子宫移植并使之成功怀孕，这是第 1 次通过子宫移植使动物怀孕。这项研究是由哥德堡大学的麦茨·布兰斯罗姆教授领导的，他确信可以用从老鼠身上获得的成功经验为人类进行类似的手术。他说："已经生育过的亲姐妹或母亲可以作为合适的捐献者，因为这样免疫和血液类型更容易配合。然后，你可以用植入的子宫怀上孩子，而你自己就曾在其中度过胎儿阶段。"他设想得很长远，甚至说最后可能把子宫移植到男人体内，然后注射荷尔蒙使之怀孕。但是，对子宫移植表示怀疑的人暂时还顾不得考虑男人生孩子的问题！

关键在于，子宫移植不同于其他器官移植，它并不是生存所必需的手术，因此它是不正当的，尤其是考虑到服用抑制免疫药物的危险性。然而，数千名生育年龄的女性拥有良好的卵巢却没有子宫，对她们来说子宫移植的重要性不应该受到轻视。这正如美国妇科学家路易斯·G·基思在《国际妇产科学报》上所写的："某些人认为生育下一代是一生中最重要的事，所以对她们来说，为了生孩子而移植器官虽然不是生死攸关的，但也绝非轻率或可有可无的。"

克隆人

干细胞技术的发展为许多严重疾病的治愈带来了希望，例如糖尿病、脊柱损伤、帕金森病和运动神经疾病。成人体内存在干细胞，例如我们的骨髓里面就有造血干细胞，不断为身体补充着红细胞、白细胞和血小板。但是，在胚胎中发现的干细胞种类更多，而且便于挑选出特定的细胞，用于治疗疾病甚至培养成移植所用的器官。就像在本书其他部分讨论过的，除了道德问题，收集胚胎干细胞还存在着另外一些问题，但是，科学家们仍然对治好世界上最严重的疾病满怀信心。

与其他移植一样，胚胎干细胞移植面临的一个问题就是组织排异，而这正是克隆所解决的问题。治疗性克隆就是仅仅以得到干细胞为目的创造人类胚胎，而不是为了创造一个新的人类。用这种技术可以克隆出患者的 DNA，得到干细胞并使它们在所需组织内生长。科学家希望，这能够解决移植引起的排异反应。通过克隆胚胎得到干细胞也为科学研究提供了试验对象。但是有很多人反对任何形式的克隆人类胚胎或器官。反堕胎组织和天主教会把胚胎干细胞研究称为"非法的、不道德的、没有必要的"。2001 年教皇约翰·保罗二世访问美国的时候，他对布什总统说，这种研究与杀婴一样罪恶。华盛顿一直争取美国立法禁止所有的克隆行为，而以英国为首的其他国家却允许医学试验性质的克隆。

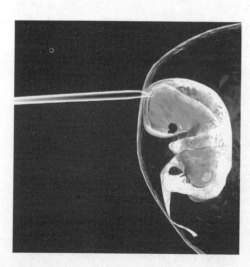

尽管克隆人类胚胎提取干细胞可以治疗疾病，但它仍然属于现在医学中最有争议的问题。

这些问题都始于多利羊。1997 年，爱丁堡罗斯林研究所的伊恩·威尔姆特教授从一只普通成年绵羊身上提取细胞，成功创造出世界上第 1 个体细胞克隆动物。这一突破性的研究引起了许多人的效仿，全世界许多家研究机构的科学家都开始尝试克隆各种各样的动物，而一些科学家宣称他们将克隆人类。这激起了道德方面的争议，多数想克隆人类的研究者强调说，他们研究的目的不是用克隆技术创造人类，而是为了研究战胜疾病的方法。但是在 2001 年，意大利生育学医生塞维利诺·安提诺里和美国学者潘诺斯·扎弗思宣布了他们的克隆人计划，引起了争论的热潮。同年，人类生育与胚胎机构决定使治疗性克隆合法化，但规定研究结束后必须消灭所有用于试验的胚胎。实际上，胚胎在发育 14 天之前就被消灭了，而且发育得从不超过针头大小。但是，许多反对者还是强烈要求区分医疗性克隆和生殖性克隆，并担心医疗性克隆可能导致产生克隆婴儿。反堕胎组织认为道理很简单：胚胎从存在的那一刻开始就是人类，完全没有理由为了试验而创造人类。

2005 年，维尔姆特教授得到批准，可以从克隆的人类胚胎中采集干细胞用于治疗运动神经疾病（MND）。运动神经负责将信号从大脑传输给身体各处的肌肉，但是运动神经受到疾病的侵害之后就会导致肌肉无力。由于神经退化，尽管患者还保持清醒，但是呼吸、吞咽方面的肌肉运动会受到不同程度的影响。因此，MND 患者确诊之后一般只能存活 2 ~ 4 年。

早在 130 年以前人们就发现了 MND，但是医学家至今还不知道病因。2% 的病因是一种称为 SOD1 的基因缺陷，8% 是遗传性的，因此 MND 具有基因基础。维尔姆特教授和他的研究小组正在研究一种克隆技术，叫做细胞核置换，就是将人类卵细胞的细胞核取出，用皮肤细胞之类的体细胞核代替，然后把卵细胞培育成胚胎。由于置换进去的细胞核来自 MND 患者，所以胚胎也患有 MND。胚胎发育到 6 天大的时候就被消灭了，在这 6 天的时间里，研究人员从中提取出干细胞，并培养成受 MND 影响的神经细胞。在这些细胞生长的时候，科学家第 1 次有机会对 MND 从开始作用到最后摧毁神经细胞的整个过程进行观察研究。维尔姆特教授说："这是一个强大的研究工具，我们的目标是弄清楚这种疾病。我们希望有一天能够由此找到治疗的办法。"

克隆的反对者获悉这个消息之后表示反对和愤怒，他们说科学家应该用其他方法来研究 MND，例如研究由于遗传疾病而体外受精不成功的胚胎。但是，伦敦国王学院胚胎植入遗传分析中心的皮特·布劳德教授指出："胚胎植入遗传分析表明，MND 与囊肿性纤维化和亨廷顿氏病这些遗传疾病不同，在发育出干细胞群之前胚胎就已经受到了影响，所以，除了使用克隆技术，没有其他办法能培育出合适的运动神经干细胞。"

2005 年 5 月，纽卡斯尔的科学家在阿里森·莫多克教授的带领下，宣布了英国第 1 例人类胚胎克隆。

鉴于对克隆人类胚胎的争论不断升温，医学道德学家、宾夕法尼亚大学生物伦理中心主任亚瑟·卡普兰表示，他相信争论会分成两个问题：治疗性克隆和生殖性克隆。"我认为最大的问题是：这样做真的就是创造了人类吗？能以备受争议的摧毁的办法让其他人受益吗？这才是关键所在。" 在以后的几年中，这个问题似乎还要继续讨论下去。

人体产生的臭氧

最近，加利福尼亚斯克里普斯研究院的科学家发现，人体可以产生臭氧。他们说，有一种人体免疫细胞称作嗜中性粒细胞，也叫人体免疫蛋白或抗体，在它参与的某种生理过程中人体会产生臭氧气体。人们认为体内臭氧的出现和发炎有关，因此这项研究对治疗炎症具有重要意义。

臭氧是一种化学性质活泼的氧，作为示踪气体存在于大气中。人们对它了解最多的就是它在平流层中吸收紫外线的重要作用，在那里，臭氧集中在臭氧层，为地面的生物抵挡太阳辐射。在工业地区和城市中，臭氧还弥漫在空气中，是烟雾中的危险成分。但是以前从未在生物体内发现过臭氧。

克里普斯研究院的理查德·勒诺和保罗·温特沃斯发现，当抗体遇到稀有而活泼的纯态氧，就可以产生臭氧和其他化学氧化剂。他们还发现，抗体产生的氧化剂能够在细菌细胞壁上打洞，从而杀灭细菌。这让免疫学家感到惊讶，因为一个世纪以来，人们一直认为抗体蛋白是由免疫系统分泌在血液里的，仅仅负责区分出病原体并把杀菌的免疫细胞吸引到发炎的部位。但是，克里普斯研究院的科学家还不知道为什么纯态氧会对抗体产生作用。

到了 2003 年，温特沃斯和波纳德·巴比奥确定了纯态氧的来源——可以释放氧化剂的嗜中性粒细胞。在免疫反应过程中，嗜中性粒细胞把氧化剂注入细菌和真菌，从而吞噬并杀灭它们。这说明抗体提高了嗜中性粒细胞的杀菌效果。嗜中性粒细胞不仅杀灭了细菌，还为抗体提供了转化成臭氧的纯态氧。

进一步的研究证明，人体产生的臭氧是使胆固醇堵塞血管的一大原因。如果在堵塞心血管的胆固醇沉积或胆固醇斑的地方出现少量的臭氧，臭氧就会与胆固醇反应，使胆固醇斑长大，很可能引起发炎并进一步损坏血管。人们希望由此发明一种检查血管疾病的新方法，通过化验血液中的成分来确定胆固醇和臭氧是否发生了反应。消除臭氧的药物也可能成为对付血管疾病的新武器。

温特沃斯医生说："我们正在研究这一发现对其他发炎症会产生什么样的影响，例如风湿性关节炎、多发性硬化症和阿尔茨海默病。"

如果能够利用臭氧来治疗疾病，它将与空气污染物氧化一氮、有毒的一氧化碳和其他许多气体一样，用于显示身体状况并调节人体功能。费瑞德·莫拉德医生曾因为发现了氧化一氮的作用而获得诺贝尔医学奖，正是他的发现使治疗阳痿的伟哥问世。

第三篇
我们的身体是如何工作的

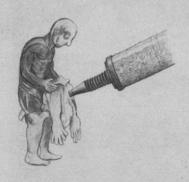

第一章

构建生命

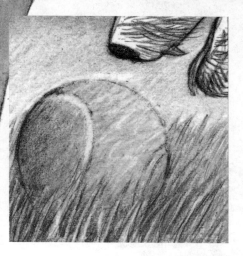

原子到底有多小

　　所有的事物，包括昨天的午餐、这本书、珠穆朗玛峰、小猎犬黑点，甚至遥远的星系，都是由原子构成的。原子非常小，但是为了形象地认识到有多小，我们来举个例子：在曼哈顿一端的巴特里公园的草坪上有一个网

巴特里公园

球。如果把网球看做一个原子，那么一个正常的体细胞的大小相当于从这里到中央公园动物园，即 5 英里（800 米）的距离。

先撇开大小不谈，每个原子都是一个独立的实体。我们回到刚才提到的那个网球，想象一下如果它失去它的橡胶外壳，只剩下绒毛。

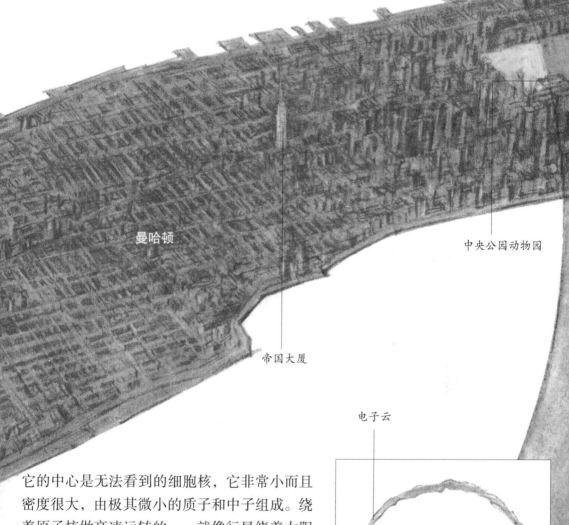

曼哈顿

中央公园动物园

帝国大厦

电子云

原子核 ——

它的中心是无法看到的细胞核，它非常小而且密度很大，由极其微小的质子和中子组成。绕着原子核做高速运转的——就像行星绕着太阳转那样——是更小的粒子电子。电子每时每刻都在运动，因此不可能对它精确定位，正因如此，为了方便，我们用"电子云"或"云"来描述它的运动。不同的原子中这些粒子的数目不同，我们可以此区分不同的原子。

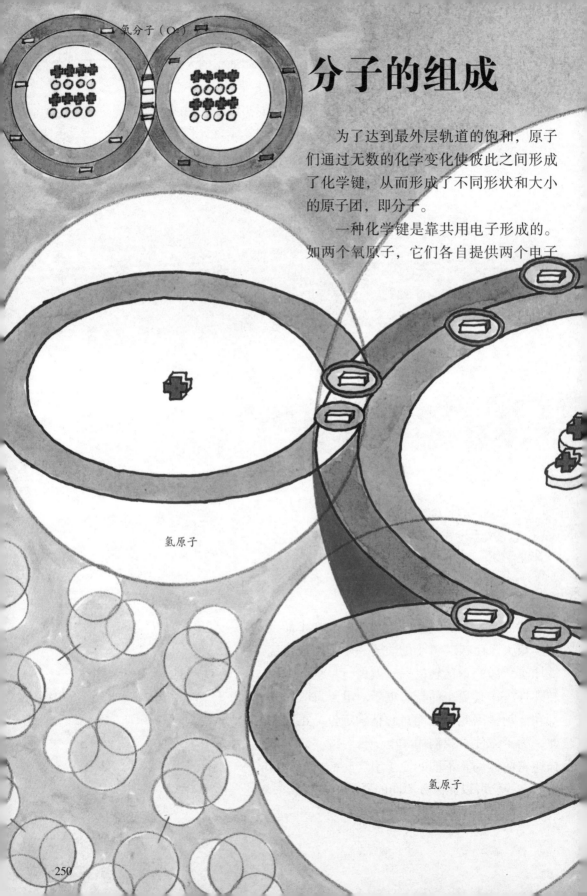

分子的组成

为了达到最外层轨道的饱和，原子们通过无数的化学变化使彼此之间形成了化学键，从而形成了不同形状和大小的原子团，即分子。

一种化学键是靠共用电子形成的。如两个氧原子，它们各自提供两个电子

氢原子

氢原子

共用，那么都可使自身的最外层达到饱和，如此就形成了氧分子（O_2）。

但是大多不同的原子才会产生相互作用。只带一个电子的氢原子再需要一个电子就可以排满。如果氢原子和氧原子都提供一个电子，氢原子就稳定了。若有第二个氢原子加入，那么就形成了一个水分子（H_2O）。

原子间的共用电子对并不是平均分配的，水分子中也是如此。由于氧原子核较大，其对共用电子的吸引力就大些，最终导致氧原子略带负电而氢原子略带正电。

由于异性相吸，一个水分子中的氧原子就会与另一个水分子中的氢原子互相吸引。尽管形成的这种化学键比较弱，但它们使所有的水分子集合到一起就形成了液态水。在细胞中液态水是化学反应发生的场所。没有水，就没有生命！

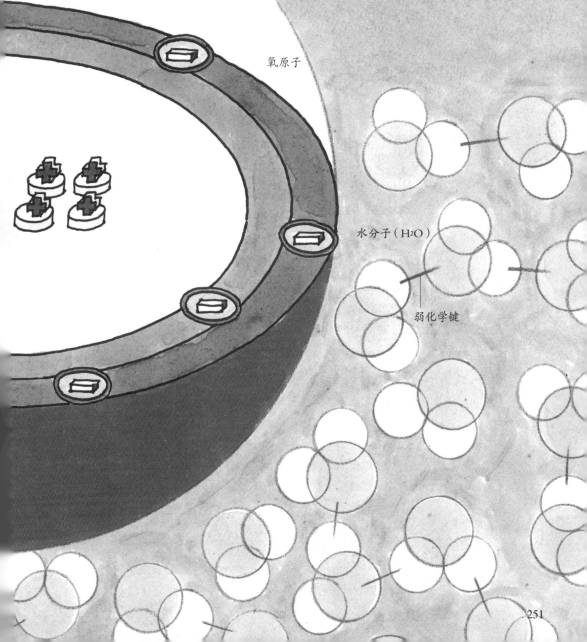

氧原子

水分子（H_2O）

弱化学键

离子和溶液

　　大部分原子都"幸福地"连接形成分子。其中很多要共用电子才能形成化学键，还有一些可以通过其他方法。比如，钠原子在最外层轨道上只有 1 个电子，而氯原子有 7 个电子。如果钠原子把这唯一的电子给了氯原子，那双方都能达到稳定。这时钠原子的质子数就多于电子数从而带上一个正电。而获得了一个电子的氯原子就带上负电。带电的原子是离子，带有不同电性的离子互相吸引。刚才的例子中，Na^+ 和 Cl^- 的结合形成氯化钠，也就是常见的食盐。

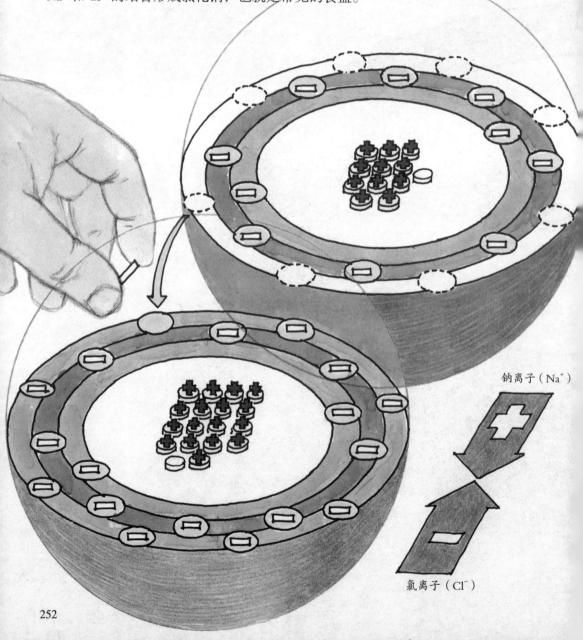

钠离子（Na^+）

氯离子（Cl^-）

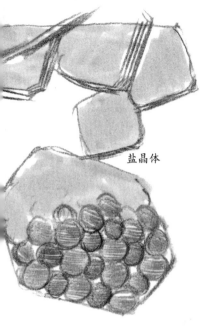

盐晶体

所有的分子都有使自己运动的能力。把氯化钠溶入水中后，来回振动的氯化钠分子就会被高速运动的水分子包围。由于水分子略有极性，带负电的一极将 Na^+ 包围并隔离开，带正电的一极将 Cl^- 也包围并隔离开。这种作用将盐晶体溶解而形成盐溶液。

水可以溶解盐类分子的能力对我们身体正常运转是至关重要的。比如，Na^+ 在驱动和控制身体活动中起着关键作用。部分由共用电子形成的分子也可以溶解，但这种情况只发生在分子中一部分带正电而另一部分带负电的时候，这种分子叫做极性分子。有一种极性分子——葡萄糖，即人体能量的主要提供者，主要就是通过与水分子相连接形成葡萄糖溶液而发挥作用。

溶解在水中的离子和分子随机地运动，自发地从

水

盐溶液

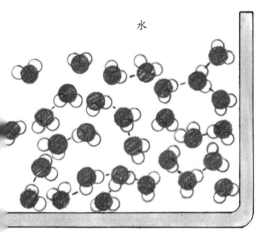
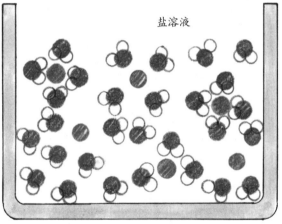

高浓度区域扩散到低浓度区域，直到分布达到平衡，这个过程叫扩散。它同样发生在气体中，而气体分子移动得更快。这就是为什么如果有个人在房子的一角放了一个屁，过不久所有的人都会闻到气味。

扩散

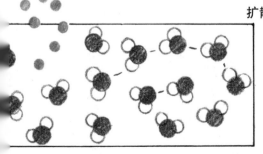
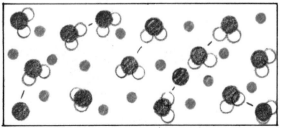

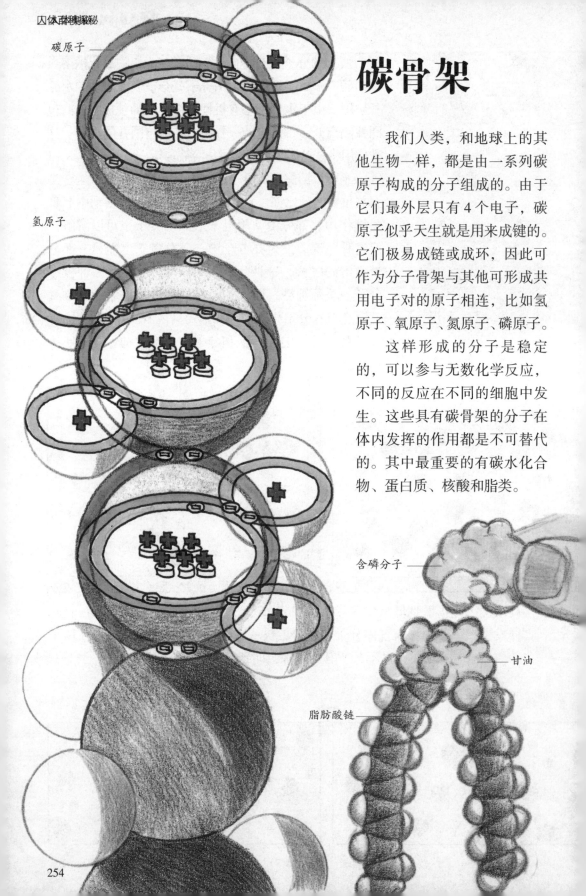

碳原子

氢原子

含磷分子

甘油

脂肪酸链

碳骨架

　　我们人类，和地球上的其他生物一样，都是由一系列碳原子构成的分子组成的。由于它们最外层只有 4 个电子，碳原子似乎天生就是用来成键的。它们极易成链或成环，因此可作为分子骨架与其他可形成共用电子对的原子相连，比如氢原子、氧原子、氮原子、磷原子。

　　这样形成的分子是稳定的，可以参与无数化学反应，不同的反应在不同的细胞中发生。这些具有碳骨架的分子在体内发挥的作用都是不可替代的。其中最重要的有碳水化合物、蛋白质、核酸和脂类。

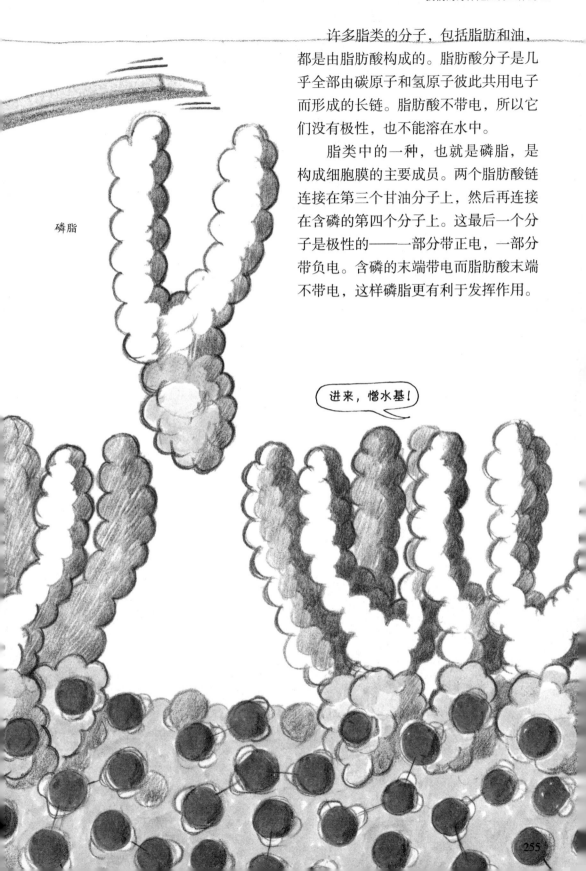

许多脂类的分子，包括脂肪和油，都是由脂肪酸构成的。脂肪酸分子是几乎全部由碳原子和氢原子彼此共用电子而形成的长链。脂肪酸不带电，所以它们没有极性，也不能溶在水中。

脂类中的一种，也就是磷脂，是构成细胞膜的主要成员。两个脂肪酸链连接在第三个甘油分子上，然后再连接在含磷的第四个分子上。这最后一个分子是极性的———部分带正电，一部分带负电。含磷的末端带电而脂肪酸末端不带电，这样磷脂更有利于发挥作用。

磷脂

进来，憎水基！

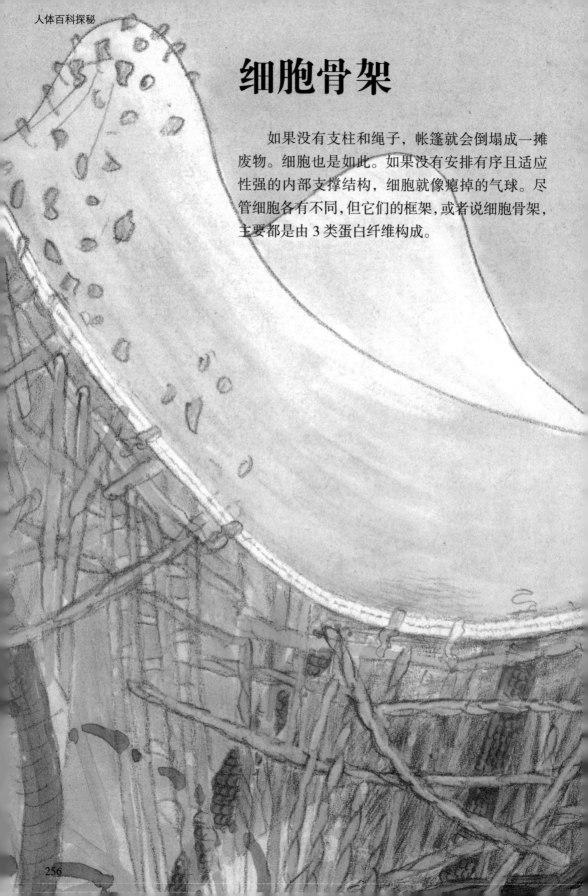

细胞骨架

　　如果没有支柱和绳子，帐篷就会倒塌成一摊废物。细胞也是如此。如果没有安排有序且适应性强的内部支撑结构，细胞就像瘪掉的气球。尽管细胞各有不同，但它们的框架，或者说细胞骨架，主要都是由 3 类蛋白纤维构成。

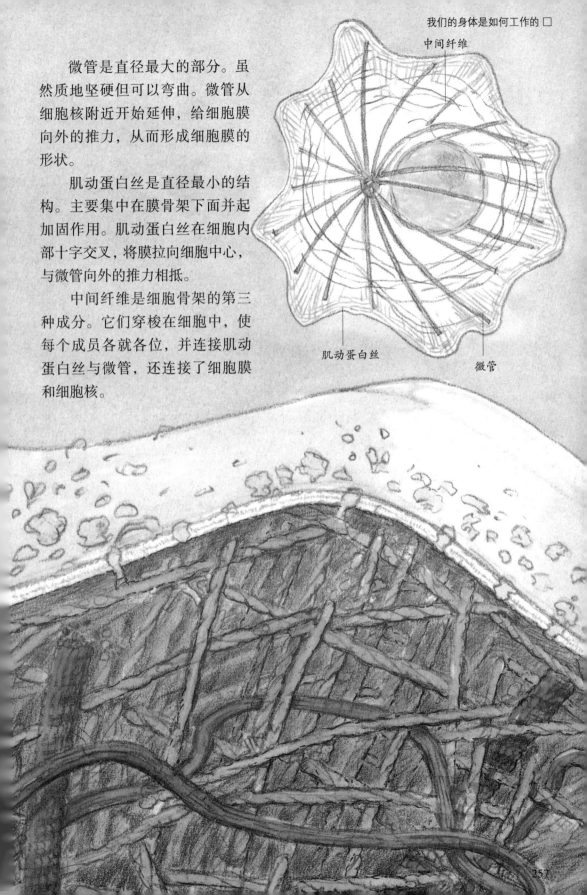

中间纤维

微管是直径最大的部分。虽然质地坚硬但可以弯曲。微管从细胞核附近开始延伸，给细胞膜向外的推力，从而形成细胞膜的形状。

肌动蛋白丝是直径最小的结构。主要集中在膜骨架下面并起加固作用。肌动蛋白丝在细胞内部十字交叉，将膜拉向细胞中心，与微管向外的推力相抵。

中间纤维是细胞骨架的第三种成分。它们穿梭在细胞中，使每个成员各就各位，并连接肌动蛋白丝与微管，还连接了细胞膜和细胞核。

肌动蛋白丝

微管

257

缠绕链

细胞骨架不仅要支持细胞，在力发生改变时它还要重新排列。为了实现它的职责，细胞骨架的各种成分都由容易聚集或分解的不同蛋白质亚基构成。

两个蛋白质亚基链像一对珍珠链那样缠绕，形成肌动蛋白丝。

蛋白质亚基粘成一排从而形成微管。这些微管肩并肩地排在一起但微微交错，形成了螺旋墙。

缠绕的蛋白质短链端端相连形成了互相盘旋的蛋白质长链，这就是中间纤维。

肌动蛋白丝

中间纤维

微管

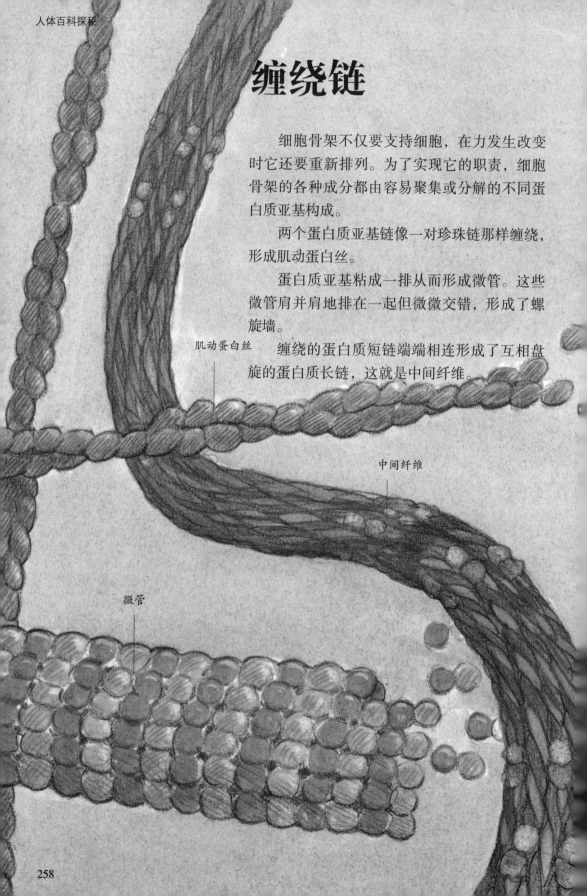

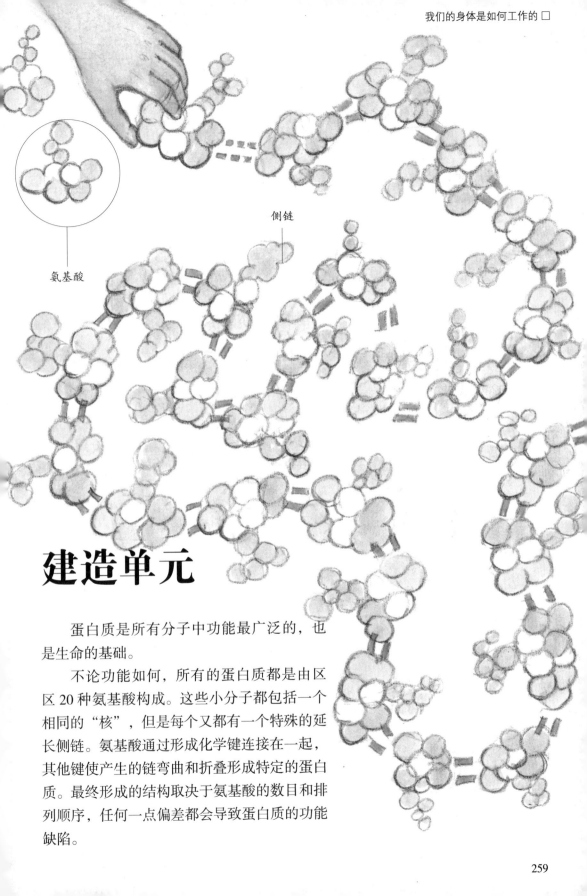

氨基酸

侧链

建造单元

蛋白质是所有分子中功能最广泛的，也是生命的基础。

不论功能如何，所有的蛋白质都是由区区 20 种氨基酸构成。这些小分子都包括一个相同的"核"，但是每个又都有一个特殊的延长侧链。氨基酸通过形成化学键连接在一起，其他键使产生的链弯曲和折叠形成特定的蛋白质。最终形成的结构取决于氨基酸的数目和排列顺序，任何一点偏差都会导致蛋白质的功能缺陷。

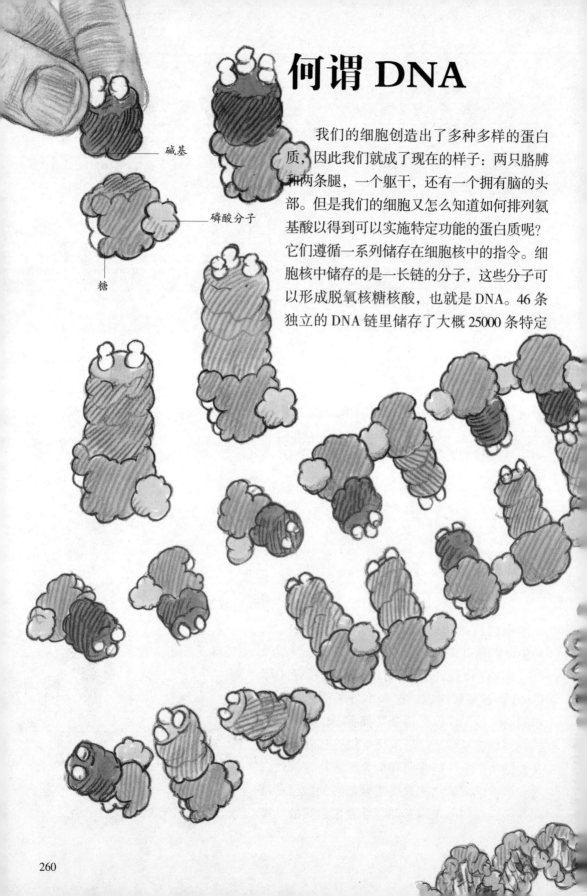

何谓 DNA

碱基

磷酸分子

糖

我们的细胞创造出了多种多样的蛋白质，因此我们就成了现在的样子：两只胳膊和两条腿，一个躯干，还有一个拥有脑的头部。但是我们的细胞又怎么知道如何排列氨基酸以得到可以实施特定功能的蛋白质呢？它们遵循一系列储存在细胞核中的指令。细胞核中储存的是一长链的分子，这些分子可以形成脱氧核糖核酸，也就是 DNA。46 条独立的 DNA 链里储存了大概 25000 条特定的指令，每一条指令都是一个基因，每一个基因都可指导形成一种蛋白质。

核苷酸是构建 DNA 的基础，每个核苷酸都由 3 部分组成：糖分子、磷酸分子和碱基。相邻的核苷酸通过糖分子和磷酸分子连接在一起，形成碱基部分的支架。碱基有 4 种：腺嘌呤（A）、鸟嘌呤（G）、胞嘧啶（C）、胸腺嘧啶（T）。它们排列顺序的不同会形成不同的蛋白质。

一条单链 DNA 分子并没有自己的功能，它很快就会像蛋白质一样乱成一团，为了使指令清晰明了，另一条平行链与第一条链通过相对碱基之间较弱的键连接。这种连接具有很强的特异性：A 只能与 T 相连，C 只能与 G 相连。分子间其他力使形成的梯

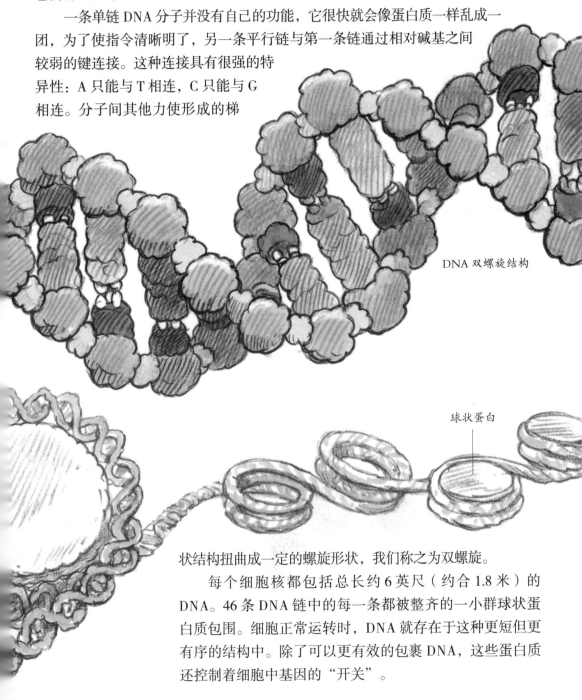

DNA 双螺旋结构

球状蛋白

状结构扭曲成一定的螺旋形状，我们称之为双螺旋。

每个细胞核都包括总长约 6 英尺（约合 1.8 米）的 DNA。46 条 DNA 链中的每一条都被整齐的一小群球状蛋白质包围。细胞正常运转时，DNA 就存在于这种更短但更有序的结构中。除了可以更有效的包裹 DNA，这些蛋白质还控制着细胞中基因的"开关"。

复制的指令

由于对 DNA 的损害极易影响细胞的正常功能，这一套宝贵的指令永远都不能从细胞核的指令库中消失。即使可以，细胞核表面的孔也不够大，不能使这种大分子通过从而进入细胞质中。

执行这些指令要靠"天才复制手"核糖核酸，也就是 RNA 完成。当含有相关基因的 DNA 片段开始解旋、双链分离而暴露出碱基的时候，复制即开始了。其中一条链做模板，自由的核糖核酸与对应的碱基相连。同时，这些核糖核酸通过糖和磷酸基团连接起来。复制得到的是短小的 RNA 单链，可以通过核孔。

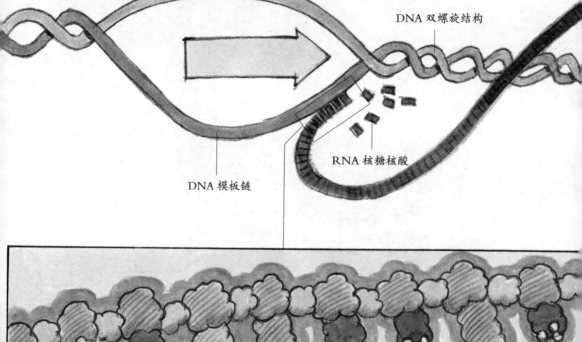

DNA 双螺旋结构

RNA 核糖核酸

DNA 模板链

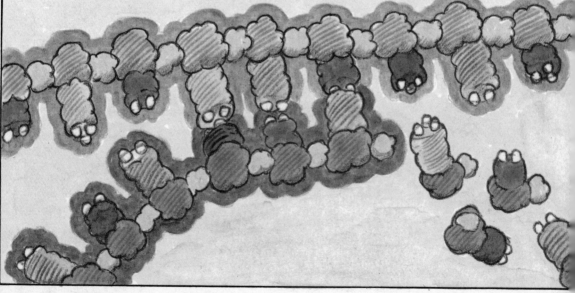

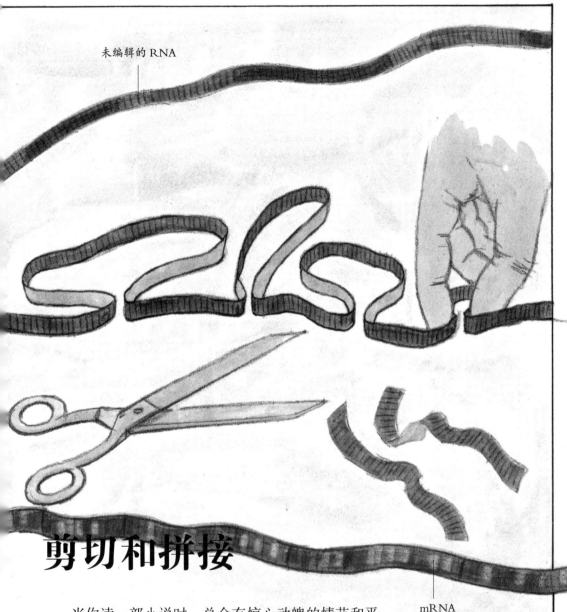

未编辑的 RNA

mRNA

剪切和拼接

当你读一部小说时，总会有惊心动魄的情节和平平常常的段落。基因也是如此，它的有意义的片段和众多无意义的片段掺杂在一起。而且由于基因是被直接复制的，RNA 也是如此。在离开细胞核进入细胞质之前，RNA 必须被编辑一下。酶将不需要的片段剪切掉，再把需要的片段拼接在一起。由此产生的 RNA，我们称为信使 RNA（mRNA）。

蛋白质的产生

　　离开了细胞核进入细胞质之后，mRNA就可以被翻译成一个特定蛋白质的氨基酸片段。这个信息是用碱基"写"出来的。一次可以"读出"3个碱基，每3个碱基都代表一种特定的氨基酸。

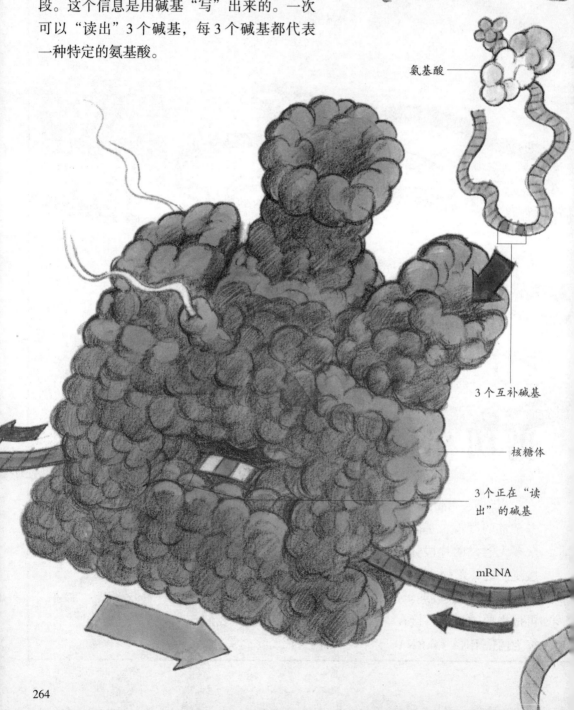

tRNA

氨基酸

3个互补碱基

核糖体

3个正在"读出"的碱基

mRNA

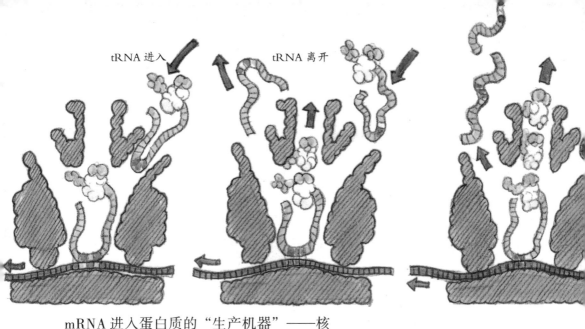

tRNA 进入　　　　　　　　tRNA 离开

mRNA 进入蛋白质的"生产机器"——核糖体之后开始翻译。3 个碱基一旦就位，就有一种特定的氨基酸被另一种 RNA——转运 RNA（tRNA）送入核糖体。tRNA 上的 3 个碱基与 mRNA 上 3 个碱基是互补的。然后核糖体暴露出接下来的 3 个碱基"喂"给 mRNA。一个新的氨基酸进来——它互补的 tRNA 编码与这 3 个新的碱基相匹配——与第一个氨基酸连接。这个过程不断的重复进行，并渐渐推动着新形成的蛋白质链——它具有精确的氨基酸序列——进入细胞质，在这里被折叠成独特的结构。通常一个单 mRNA 链同时穿过一系列核糖体，这样可更高效地产生蛋白质。

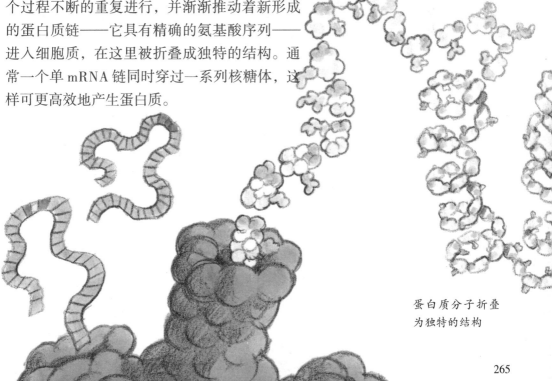

蛋白质分子折叠
为独特的结构

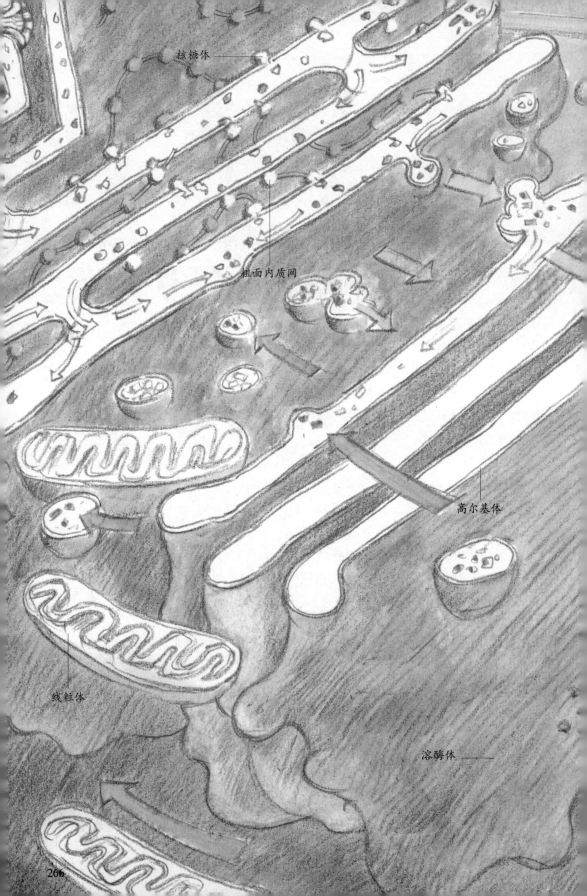

核糖体

粗面内质网

高尔基体

线粒体

溶酶体

266

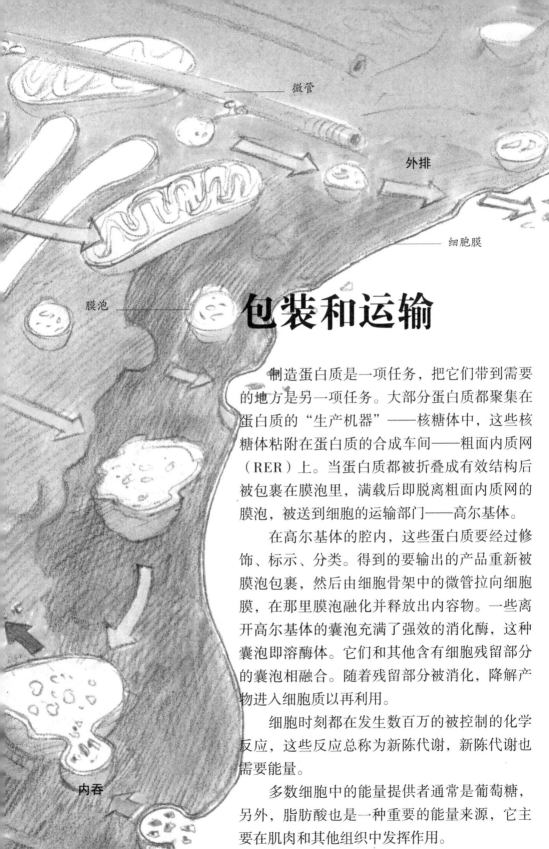

微管

外排

细胞膜

膜泡

包装和运输

制造蛋白质是一项任务，把它们带到需要的地方是另一项任务。大部分蛋白质都聚集在蛋白质的"生产机器"——核糖体中，这些核糖体粘附在蛋白质的合成车间——粗面内质网（RER）上。当蛋白质都被折叠成有效结构后被包裹在膜泡里，满载后即脱离粗面内质网的膜泡，被送到细胞的运输部门——高尔基体。

在高尔基体的腔内，这些蛋白质要经过修饰、标示、分类。得到的要输出的产品重新被膜泡包裹，然后由细胞骨架中的微管拉向细胞膜，在那里膜泡融化并释放出内容物。一些离开高尔基体的囊泡充满了强效的消化酶，这种囊泡即溶酶体。它们和其他含有细胞残留部分的囊泡相融合。随着残留部分被消化，降解产物进入细胞质以再利用。

细胞时刻都在发生数百万的被控制的化学反应，这些反应总称为新陈代谢，新陈代谢也需要能量。

多数细胞中的能量提供者通常是葡萄糖，另外，脂肪酸也是一种重要的能量来源，它主要在肌肉和其他组织中发挥作用。

内吞

267

宏伟的分裂

我们每个人都是从一个单独的细胞开始的。母细胞经过这个过程将自身分裂为两个相同的子细胞，如果没有细胞分裂，我们都只能保持原状。子细胞中的一个或者两个接下来再作为母细胞进行分裂。这个过程重复上百万次之后你就获得了足够的细胞。

细胞分裂不只轻而易举地产生了更多可促进我们生长的新细胞，还产生了可以弥补那些由于细胞自身衰老或夭折造成空缺或修复一些缺损的新细胞。

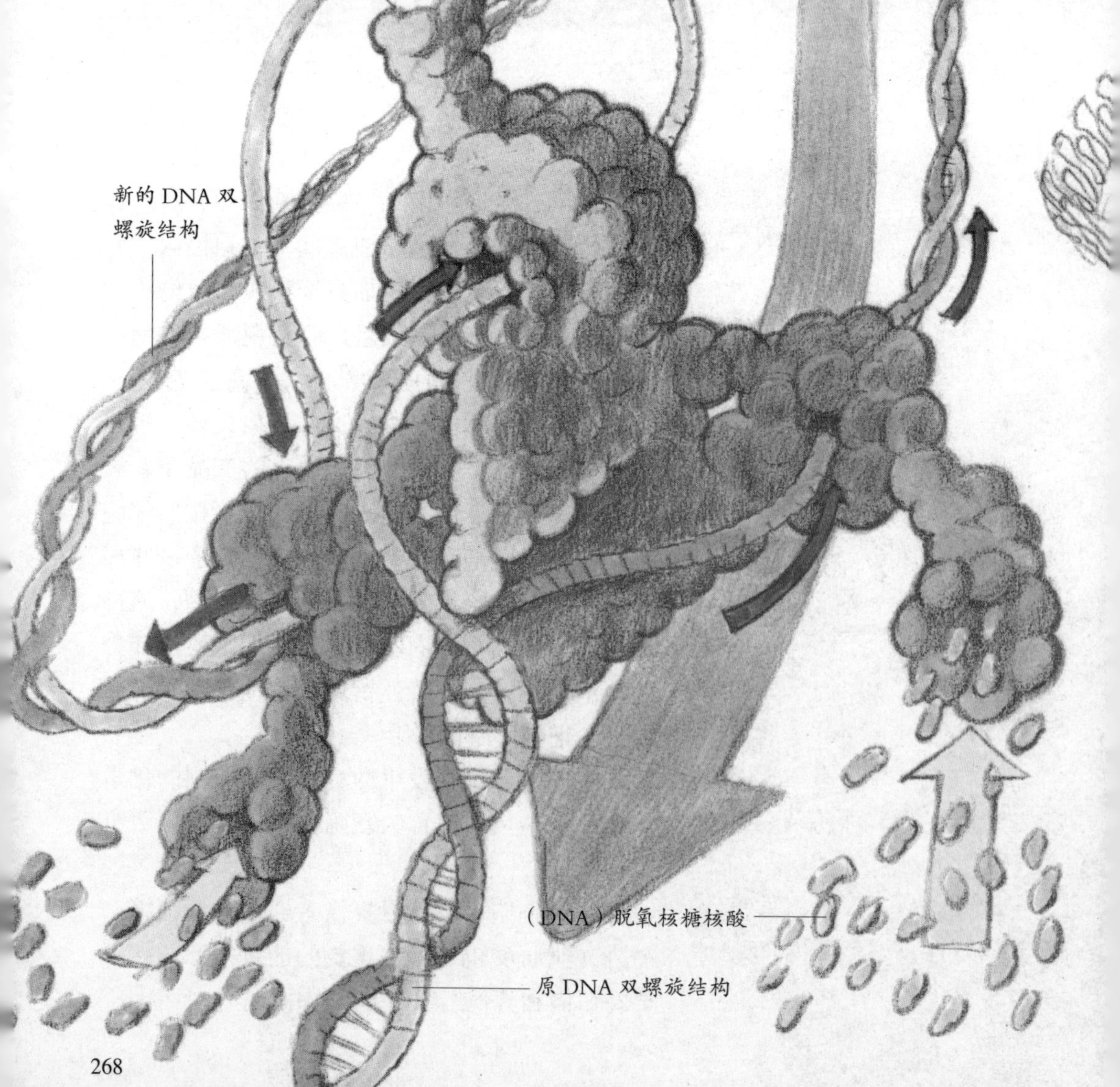

新的 DNA 双
螺旋结构

（DNA）脱氧核糖核酸

原 DNA 双螺旋结构

DNA 复制

　　每个母细胞都必须在分裂前十分精确地复制出自己的 DNA，确保每个子细胞中各有一份，只有当细胞都遵从正确的指令工作时，它们才能构建出一个人体。

　　当一种主要由酶组成的分子装置装配到 DNA 分子的一端时，复制开始。它小心地打开一小段 DNA 使双链上的碱基都暴露出来。自由浮动的脱氧核糖核酸就按照这些被打开的碱基的互补排列顺序，精确地连接到这些链上。随着这个装置不断向前，每条结合了完全匹配的新同伴的 DNA 链缠绕形成一个双螺旋，这样就产生了一对相同的 DNA 分子。

　　被不同的蛋白质包装之后，每条链继续缠绕，弯曲成一种更紧密的结构。这两个相同的被高度压紧的链叫做染色单体，它们相连形成染色体。

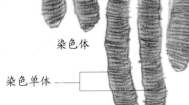

染色体

染色单体

269

另一个开始，另一场秀

　　组成每个细胞指令元件的 DNA 分子都是很脆弱的，它们很容易就遭到破坏。只有经历了一系列预设的过程后才能将细胞一分为二，并确保每个子细胞里都有一份完整、相同的全套 DNA。

　　不过在细胞分裂之前，必须要形成新的蛋白质，线粒体和其他部件都要完成复制，DNA 也要完成复制，并储备足够的 ATP。这些准备工作都发生在细胞间期。间期结束后，细胞就进入了分裂期。分裂期分 5 个阶段，阶段之间没有显著的间隔。在有丝分裂早期，DNA 浓缩为不易被破坏的染色体，以利于分裂和重新分配。

　　染色体完全被复制和分裂之后，细胞在有丝分裂结束后终于分成了两个。回顾细胞分裂的"剧情"，此刻你或许以为这场秀到此为止。但是就在你还未来得及为细胞分裂欢呼之时，新一轮的细胞间期已经开始了。

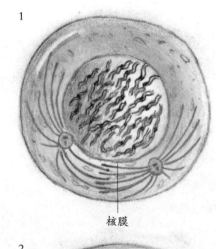

1

核膜

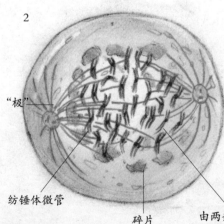

2

"极"

纺锤体微管

碎片

由两条染色单体
形成的染色体

1. 前期

　　细胞分裂一开始，每一对被复制的 DNA 都浓缩变短，形成交联的染色单体，两个染色单体构成一个染色体。细胞正常的细胞骨架被拆除，而被纺锤体取代。纺锤体可以决定分裂的方向。

2. 前中期

　　随着核膜的解体，发出纺锤体微

管的两端继续运动，最终
在细胞的两端形成"极"。
从两极发出的微管在细胞
中央相遇且将对应部分重
叠。接下来每条染色单体
都被拉向两极。

3. 中期

在纺锤丝的牵引下，
所有46条染色体聚集在
赤道面（即两极的中点形
成的平面）上跳着精心设
计过的告别舞蹈。

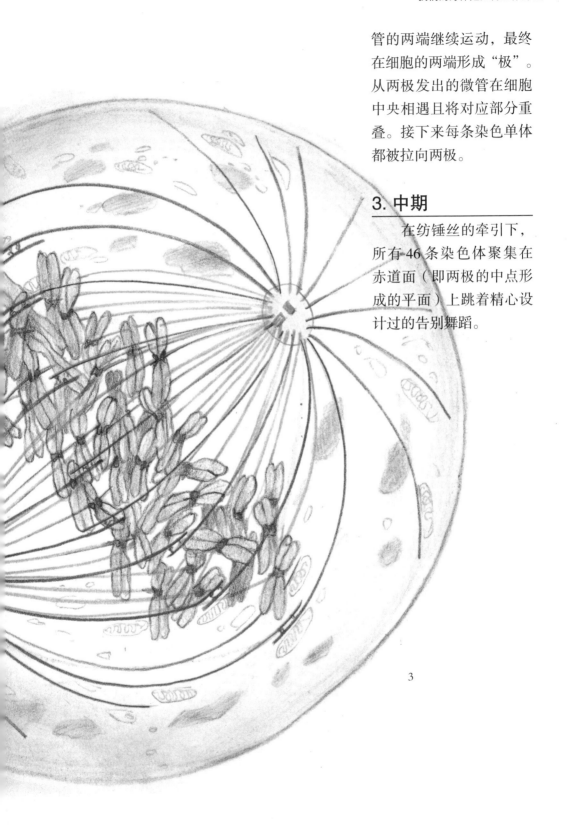

3

4. 后期

　　突然，染色体的每条染色单体分离。每条染色单体都成为一条染色体，重叠的微管将两极越推越远，而染色体渐渐向相反的两极运动。

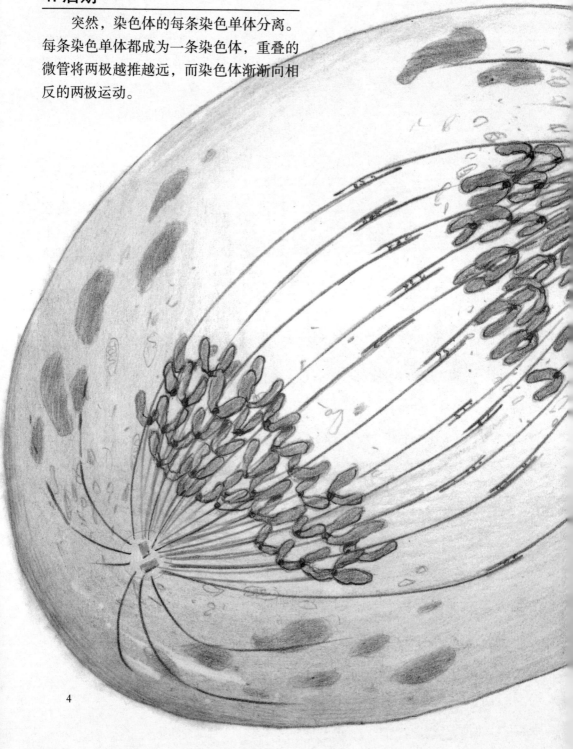

4

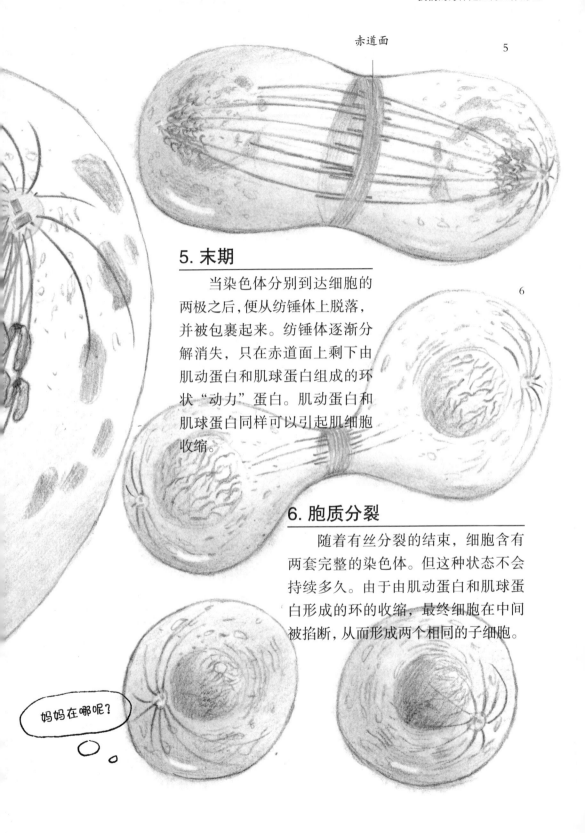

赤道面

5

5. 末期

　　当染色体分别到达细胞的
两极之后，便从纺锤体上脱落，
并被包裹起来。纺锤体逐渐分
解消失，只在赤道面上剩下由
肌动蛋白和肌球蛋白组成的环
状"动力"蛋白。肌动蛋白和
肌球蛋白同样可以引起肌细胞
收缩。

6

6. 胞质分裂

　　随着有丝分裂的结束，细胞含有
两套完整的染色体。但这种状态不会
持续多久。由于由肌动蛋白和肌球蛋
白形成的环的收缩，最终细胞在中间
被掐断，从而形成两个相同的子细胞。

妈妈在哪呢？

第二章 出色的"交通运输网"

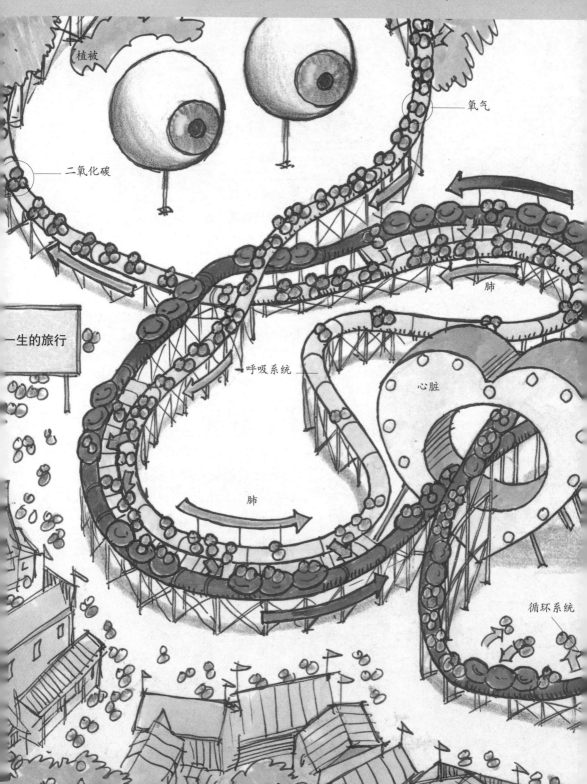

供应链

　　这个星球上的大多数有机体日日夜夜都会消耗氧气排出二氧化碳，我们也是如此。氧气被消耗的同时，树木、蕨类植物和大量其他植物通过光合作用会产生新的氧气。在白天，这些植物吸收二氧化碳，利用阳光中的能量，并与水结合生成自身的食物。光合作用，和其他新陈代谢过程一样，产生废物，而对我们来说这个废物很幸运地是氧气。

　　为了供应充足的氧气并将它们带到所需的地方，我们的细胞构建了一对不同却相互依赖的系统。第一个是呼吸系统，它将氧气吸入肺并将废气二氧化碳呼出。第二个系统是循环系统，它将肺中新鲜的氧气运送到每个细胞中并带走废物。

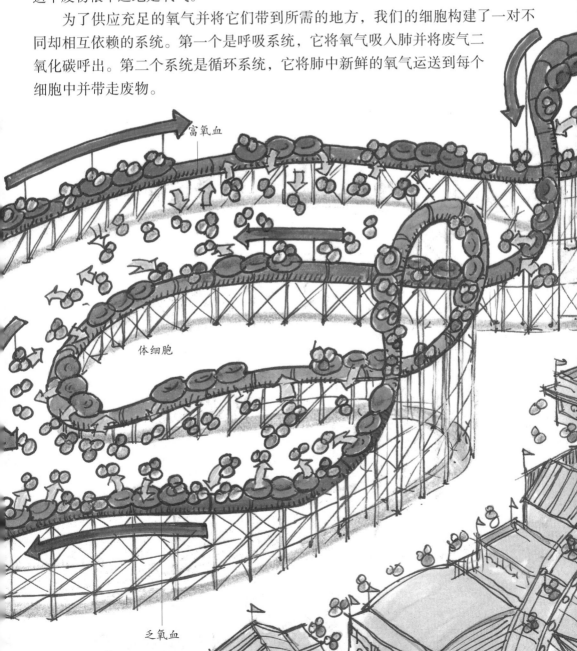

富氧血

体细胞

乏氧血

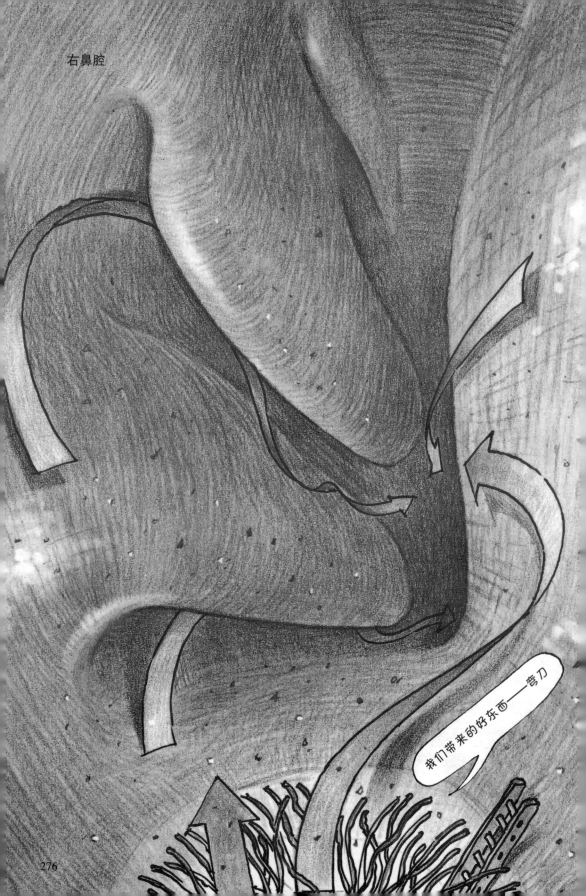

鼻子的任务

　　我们呼吸的空气中充满了灰尘、皮屑、昆虫的躯体、衣服纤维、花粉粒，更不要说细菌和其他微生物了。而我们脆弱的肺需要的气体必须干净，而且还要温暖潮湿。

　　在我们鼻腔的内表面都覆盖着一层可分泌黏液的膜。吸入空气时，大粒子被一团杂乱的鼻毛滤掉。在进入鼻腔的过程中，气流被很多弯曲的突出物打断，剩下的所有粒子都被黏液吸住。这些细小的像毛发一样的突出物叫做纤毛，它们从一边摇摆向另一边，将"脏"黏液向后清除，气流通过鼻腔进入咽，再到喉部，继而通向胃部消化的地方。

　　在清扫过程中，空气被血管释放的热量加热，而潮湿的鼻内层挥发出的水蒸气则将其湿润。

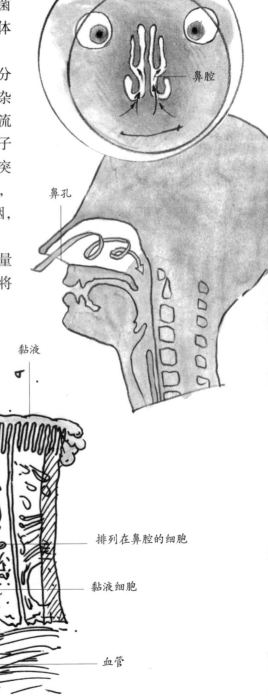

鼻腔

鼻孔

纤毛

黏液

排列在鼻腔的细胞

黏液细胞

血管

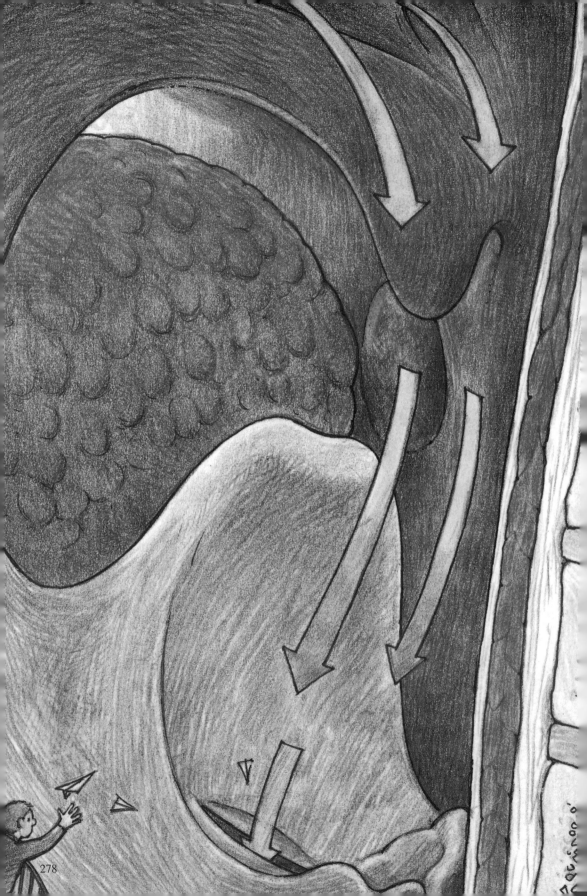

开放的气体通路

对于气体和食物的旅行，它们有一个共同的必经之路——咽。鼻腔中刚被清洗过的新鲜空气穿过咽、喉和气管到达肺；而口腔中的食物离开咽部经食道到达胃。当我们吞咽食物或喝水时，片状的会厌软骨暂时遮在喉部，阻断呼吸。这样可以使食物进入到正确的管道中从而避免意外。

"C"形软骨环使气管更坚固，防止它在我们吸气时瘪掉。软骨支撑在气管的后面，当食物通过食道时，食道暂时压迫气管。

从鼻子开始的气体滤过过程在气管还会继续进行，黏液和纤毛能够阻挡所有不需要的物体。然而在这之后，充满灰尘和细菌的黏液会上排到咽部，然后很快进入胃中被消灭。

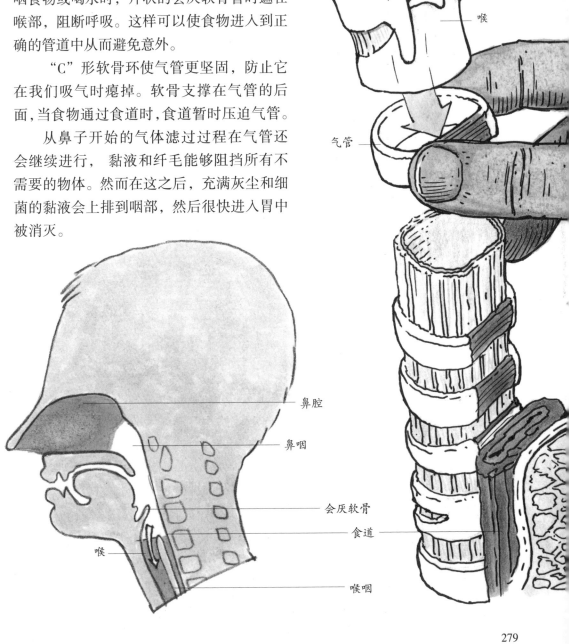

会厌软骨

喉

气管

鼻腔

鼻咽

会厌软骨

食道

喉

喉咽

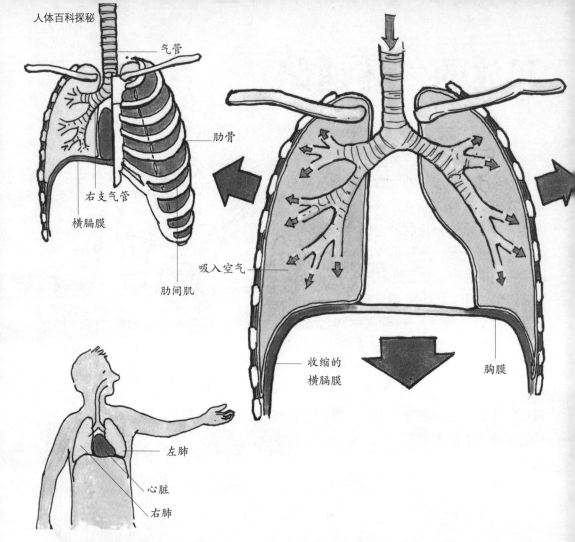

气管

肋骨

右支气管

横膈膜

肋间肌

吸入空气

收缩的
横膈膜

胸膜

左肺

心脏

右肺

深呼吸

　　在胸腔的内部和心脏的上部，气管分开形成左、右两条支气管，这是进出肺的通道。肺和心脏"坐"在横膈膜上。横膈膜是一片穹形的肌肉，将胸腔与下面的腹腔分隔开。肋骨和脊柱后面的胸骨相连，肋间有肌肉相连，构成笼子一样的结构，将这3个器官保护起来。每个肺被两层胸膜包裹，内层连着肺表面，外层连着胸腔和横膈膜。两层之间狭小的空间内有润滑液，使得它们可以贴紧滑动而不被拉开。

　　肺要靠横膈膜和肋间肌的拉动来扩大空间吸入空气。当横膈膜收缩时将肺向下拉，而肋间肌收缩则会引起肋骨和肺向上向外移动。随着肺内的空间增大，肺内的气压降低到低于体外气压。气压的差异使外界的空气通过鼻子进入肺中，从而带进新鲜的氧气。

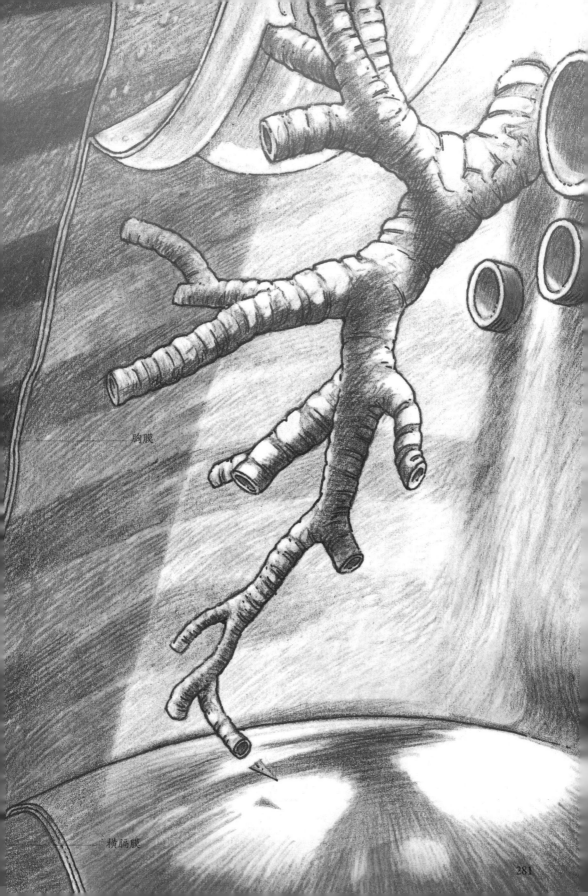

胸膜

横膈膜

"超级海绵"

直接进入肺部后，每条支气管又不断发出分支形成一堆小支气管分支系统。这些小支气管又不断发出分支，形成甚至不如头发粗的细支气管。

细支气管的末端是像葡萄状的肺泡，它们就像充满空气的小"气球"，构成了肺的大部分，使肺像海绵一样柔韧。这些肺泡和气管都嵌在弹性结缔组织中，这样便于呼吸时肺的扩张和收缩。血管在两肺中交织成错综复杂的网，使肺呈粉红色。

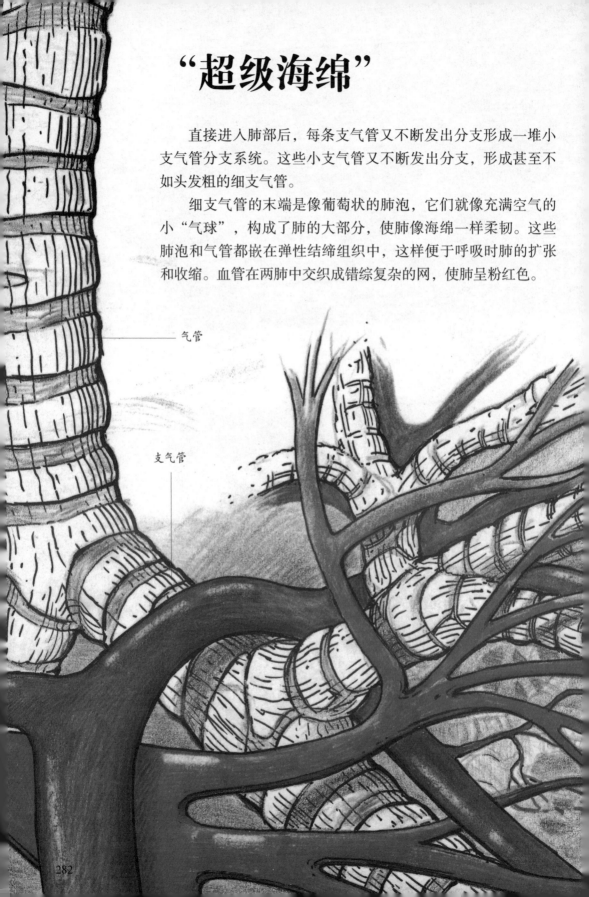

气管

支气管

　　肺泡是进行气体交换的主要部位，周围包围着毛细血管网，血液将二氧化碳倾倒出去并摄入氧气。尽管它们很小，这些单薄的相互连接的气袋占据了肺内的大部分空间。如果我们将两肺里的肺泡全都展平，我们会得到一个大概9米高、7.7米宽的长方形的湿润的上皮细胞，血液在一面流动，而空气在另一面。

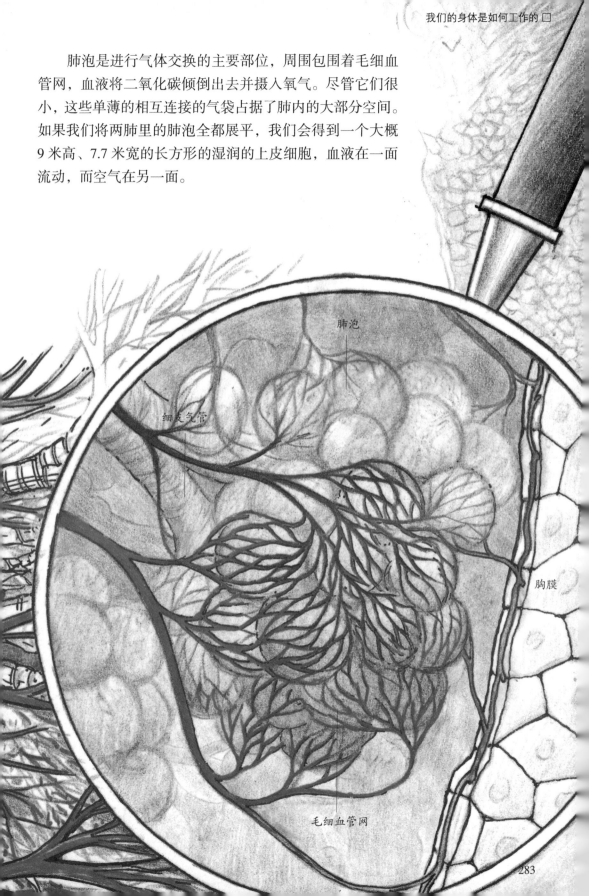

细支气管

肺泡

胸膜

毛细血管网

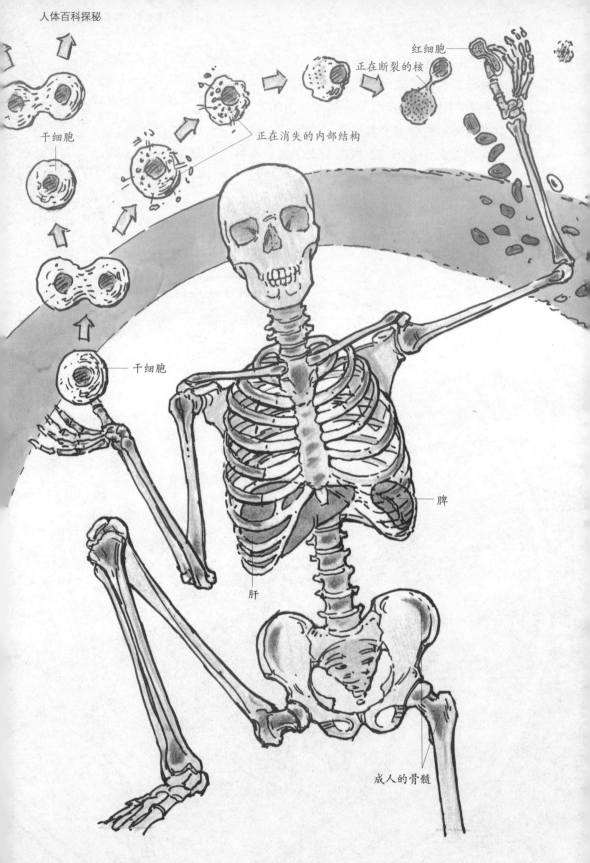

干细胞

正在断裂的核

红细胞

正在消失的内部结构

干细胞

干细胞

脾

肝

成人的骨髓

引人注目的红细胞

　　红细胞的生命短促而充实。骨髓是红细胞的诞生地，每秒钟可以生成约 200 万个红细胞。在骨髓里，发育中的红细胞产生尽可能携带的血红蛋白，甚至将细胞核逐出细胞外。当它进入循环系统后，适合尽快摄取和释放氧气。

　　每个红细胞在体内旅行一周大概要 120 天的时间，其间多次经过脾，最终永远留在那里。血红蛋白分子被分解，它包含的铁和氨基酸被重新利用，而剩下的部分转变为胆色素，并通过血液运输到肝以被消除。

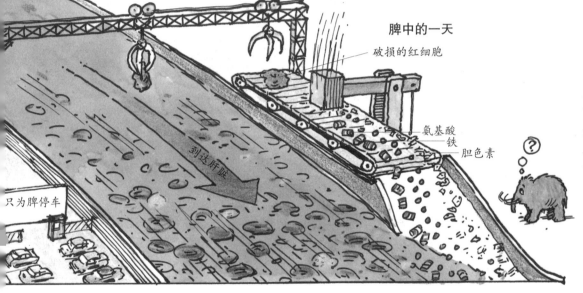

脾中的一天

破损的红细胞

到达肝脏

只为脾停车

氨基酸

铁

胆色素

铁　　血红素

球蛋白

氧

血红蛋白

四个双活力单位

　　血红蛋白是一个复杂的携氧分子，由 4 个亚基组成，每一部分都包括一个血红素基和球蛋白。血红素吸收一定波长的光而反射其他光，使血红蛋白显红色。折叠的球蛋白分子将血红素基完全包裹，然后再与另外 3 个相同的亚基连接，从而形成存在于每个红细胞中的 2.5 亿个血红蛋白中的一个。通过这 4 个血红素基，每个血红蛋白可以携带 4 个氧分子。我们体内数以万亿计的红细胞每一个都可携带 10 亿个氧分子，这个总数着实令人吃惊。

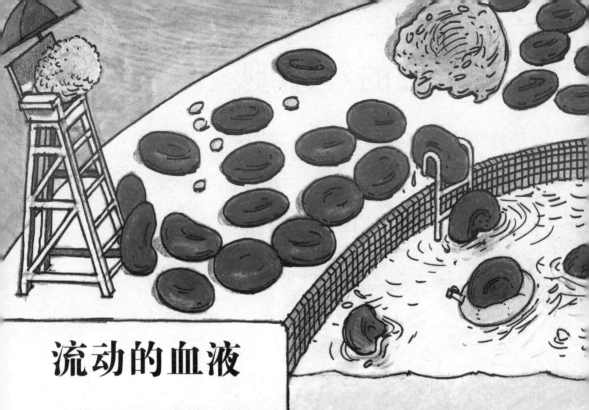

流动的血液

血液是唯一一种由漂浮在稀薄的液体中的细胞组成的结缔组织。血液能给细胞运输基本物质并运走它们的废物，又能在体内传播热量，保持体温恒定在 98.6° F（37℃）。还具有修复漏洞的能力，并且是一大批细菌的杀手。

血液看起来是红色的，实际上是一种半透明的、稻草色的液体，这些

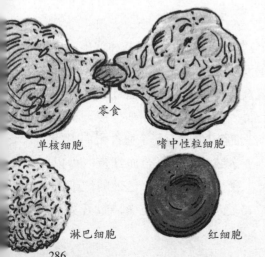

零食

单核细胞　　　　　嗜中性粒细胞

淋巴细胞　　　　　红细胞

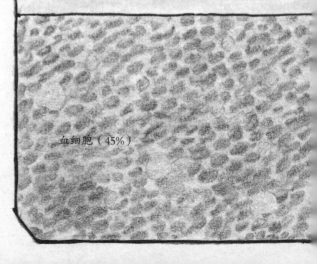

血浆（55%）

血细胞（45%）

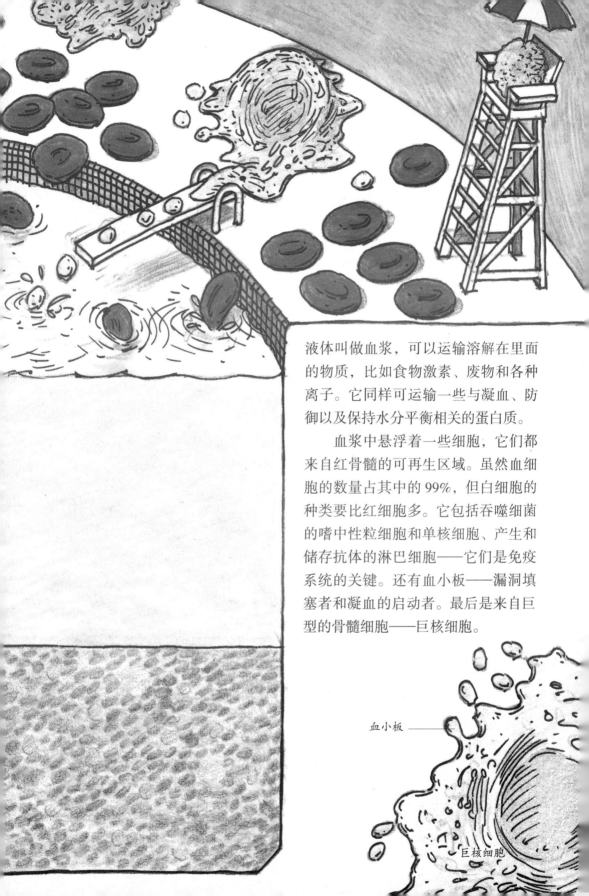

液体叫做血浆，可以运输溶解在里面的物质，比如食物激素、废物和各种离子。它同样可运输一些与凝血、防御以及保持水分平衡相关的蛋白质。

血浆中悬浮着一些细胞，它们都来自红骨髓的可再生区域。虽然血细胞的数量占其中的99%，但白细胞的种类要比红细胞多。它包括吞噬细菌的嗜中性粒细胞和单核细胞、产生和储存抗体的淋巴细胞——它们是免疫系统的关键。还有血小板——漏洞填塞者和凝血的启动者。最后是来自巨型的骨髓细胞——巨核细胞。

血小板

巨核细胞

"朋友" 还是 "敌人"

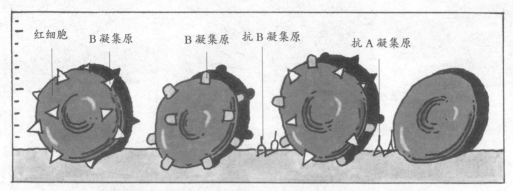

红细胞　B 凝集原　　B 凝集原　抗 B 凝集原　　抗 A 凝集原

正如我们都有自己的身份一样，我们的红细胞也是这样。它们表面连着特定的凝集原——由糖类和蛋白质组成的分子标记。这些凝集原的有无决定了一个人的血型。A 凝集原代表 A 型血，B 凝集原代表 B 型血，A 和 B 凝集原同时存在代表 AB 型血，没有凝集原的就是 O 型血。

输血时 A 和 B 凝集原都特别重要。血浆中存在着凝集素，可以粘附任何"外面"的细胞或是蛋白质，并将它们标记以进行消灭。这样就会产生问题：A 型血中存在抗 B 凝集素，而 B 型血中存在抗 A 凝集素。如果不小心将 B 型血输给一个 A 型血的人，那么其中的抗 A 凝集素很快就会被冲淡，因此不发挥作用。但是受血者血浆中的抗 B 凝集素会使输入的 B 型红细胞凝结在一起，凝块会阻断血管产生痛苦甚至是致命的后果。

AB 型血的人既没有抗 A 凝集素也没有抗 B 凝集素，因此他几乎可以接受任何血型的血。O 型血的人既有抗 A 凝集素又有抗 B 凝集素，因此他只能接受 O 型血。实际上由于 O 型的红细胞上不存在 A 凝集原和 B 凝集原，它可以输给 A 型血的人、B 型血的人和 AB 型血的人。

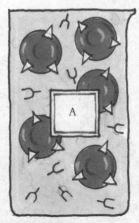
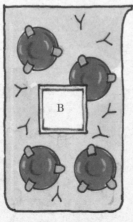
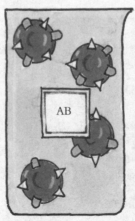
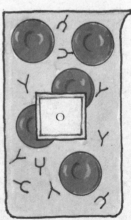

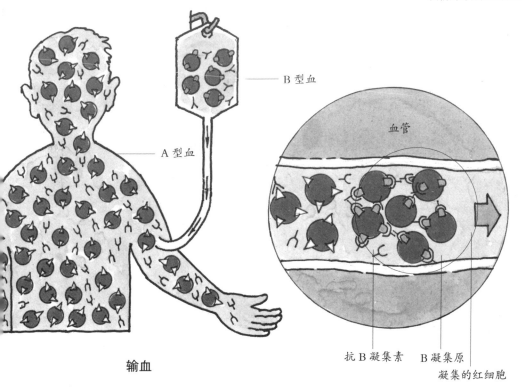

输血

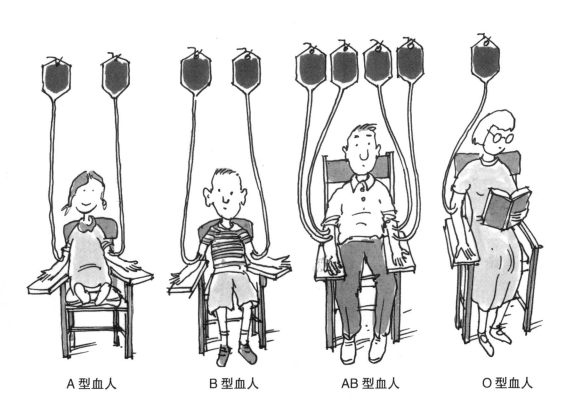

A 型血人   B 型血人   AB 型血人   O 型血人

循环中

从脚趾到牙齿，一个由充满血液的生命管道组成的广阔的传递系统，如果没有了心脏这个强大的输送血液的"泵"，这个系统将瘫痪。

心脏有左右两半，每一半都分成了两个腔，分别是心房和心室。心房接收血液并传送到心室，心室将血液送出心脏。一个红细胞需要 60 秒完成一次往返，每次往返中都要进出心脏两次。

心脏的每一半都将血液泵入一个独立的血管循环网中。在第一个循环的开始，心脏的右半边将氧气已被耗尽的血（蓝色）泵入肺，在这里将获得新鲜的氧气。然后富含氧的血（红色）离开肺回到心脏的左边，完成这个循环。继而血液又进入第二个循环，这个循环要比第一个大的多，可以在整个身体流动。

动脉将血液从心脏带到肌肉组织、结缔组织和其他各种组织，毛细血管将血液穿过组织，静脉将血液带回心脏。

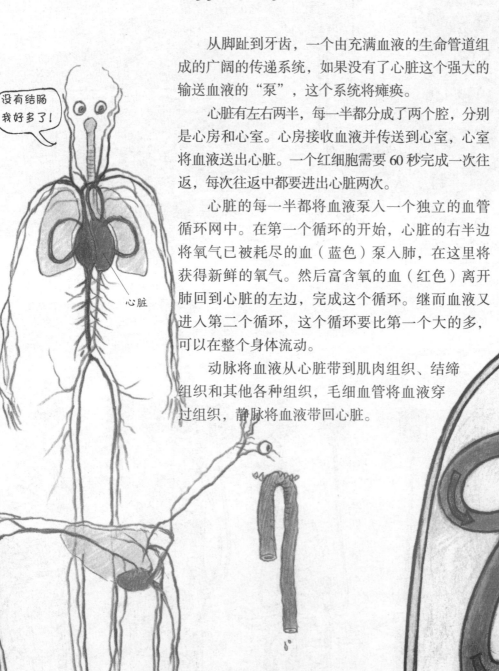

没有结肠我好多了！

心脏

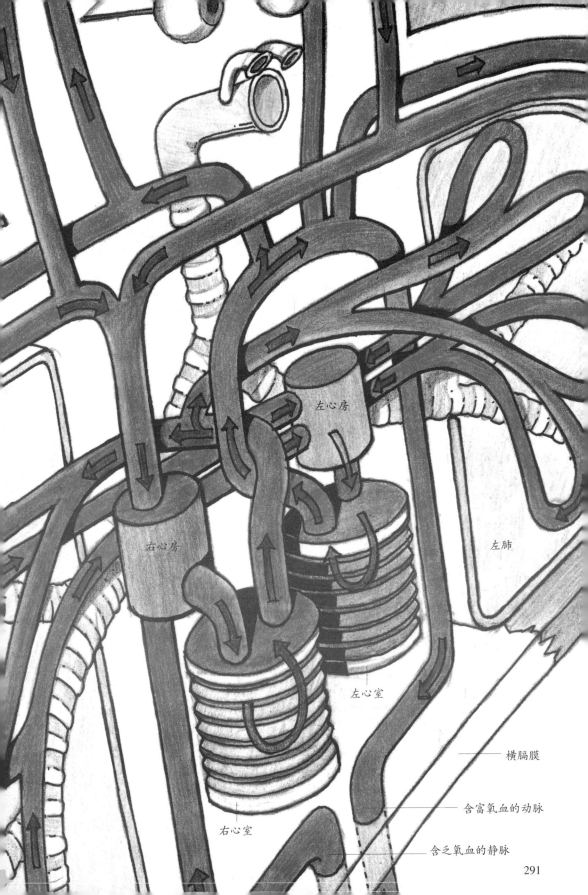

左心房

右心房

左肺

左心室

横膈膜

含富氧血的动脉

右心室

含乏氧血的静脉

291

不知疲倦的心肌

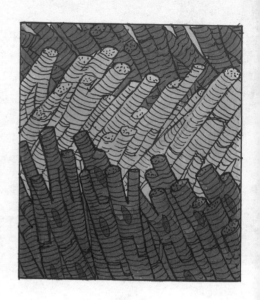

心肌

　　心脏4个腔壁主要由心肌组成，这种肌肉只存在于心脏中。心肌由有分支的肌细胞紧密相互连接组成，外面有结缔组织纤维将其包裹成束使它更坚固，这样可以避免心肌在细胞收缩的时候撕裂。

　　试一下把你的拳头不断地握紧，你会感觉到参与这个运动的胳膊和手上的肌肉一会儿就酸了。但是心肌的细胞可以不间断地工作一生，因为它们天生就比其他的肌细胞具有更多的能量。心肌细胞中有1/4的空间都被大号线粒体占据。

　　线粒体释放能量所需的大量的氧和燃料由心脏自身专用的血液提供。主动脉的第一个动脉分支——离开心脏左边的主动脉——在这个供应线路中是相当重要的，它们是两条冠状动脉。如果这条供应线路被阻断或是出了什么问题的话，心脏和整个机体很快都会出现毛病。

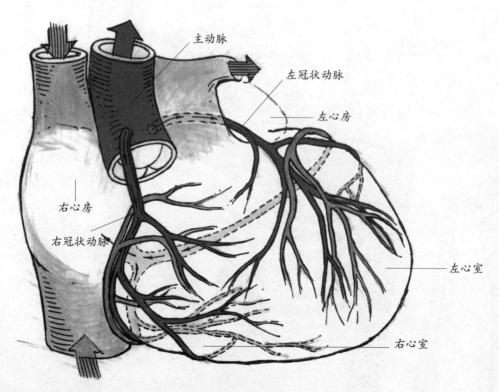

主动脉

左冠状动脉

左心房

右心房

右冠状动脉

左心室

右心室

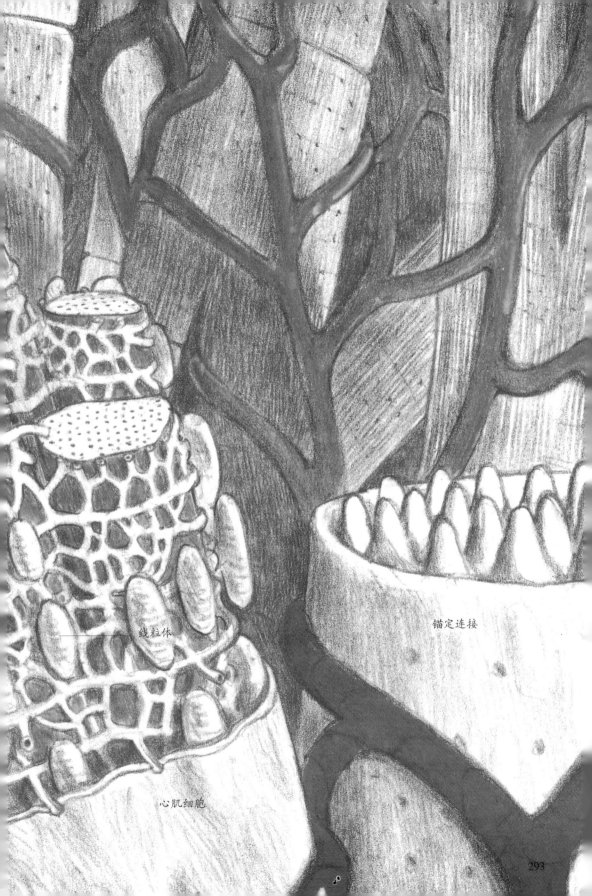

线粒体

锚定连接

心肌细胞

跳动的心脏

心脏的正常运转取决于两片特殊的瓣膜，这两个阀门可以确保血液的单向流动。虽然这两片瓣膜很薄，但是它们的弹性足以承受一生的撞击。

两个心室的出口处——这里只显示左心室——有由3个袋子形成的瓣膜保卫着。当心室收缩的时候，血液流进动脉产生的压力将每个小袋子都冲到壁上。当心脏舒张的时候，血液流回心室并充满口袋，使它们膨胀起来并封闭了开口。

心房与心室之间的瓣膜由向下的片状垂悬体组成。当心室收缩时，血液被推向这些垂悬体，迫使它们关闭。胶原蛋白组成的腱索将垂悬体锚定在这个位置，防止它们像大风中的雨伞一样被吹得里外倒换。这种看似脆弱却出人意料的坚固的结构确保血液不流回心房。

在心脏每次跳动的过程中，两边的心室和心房都以相同的频率收缩和舒张。

主动脉

左心房

瓣膜

瓣膜

左心室

腱索

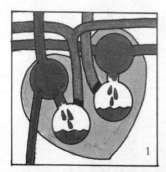

1. 心脏的4个腔都处于舒张状态。体循环中的乏氧血进入右心室，从肺过来的富氧血进入左心房和左心室。在每个周期最后一次心跳时，离开心脏的血液会产生向后的压力，这个压力使瓣膜将心室的出口关闭得严严实实，从而防止血液的回流。

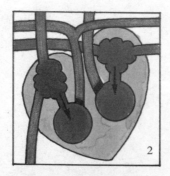

2. 现在两个心房一起收缩并将残留的血液挤进心室。

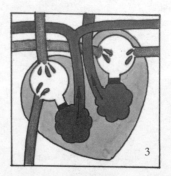

3. 两个心室一起收缩，迫使瓣膜打开，乏氧血从心脏的右边泵出进入肺，富氧血从心脏的左边流向全身各部。同时心房与心室之间的瓣膜被牢牢地关上，以防止血液流回心房。

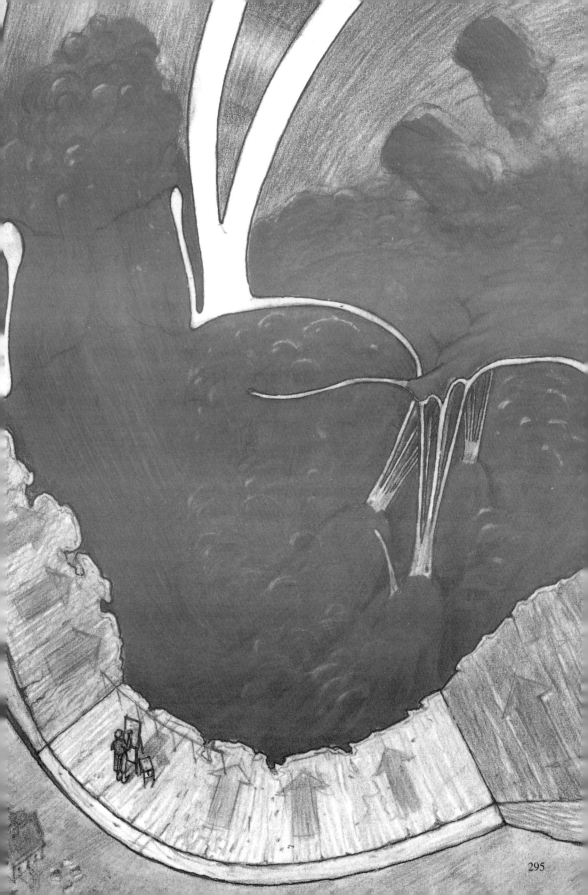

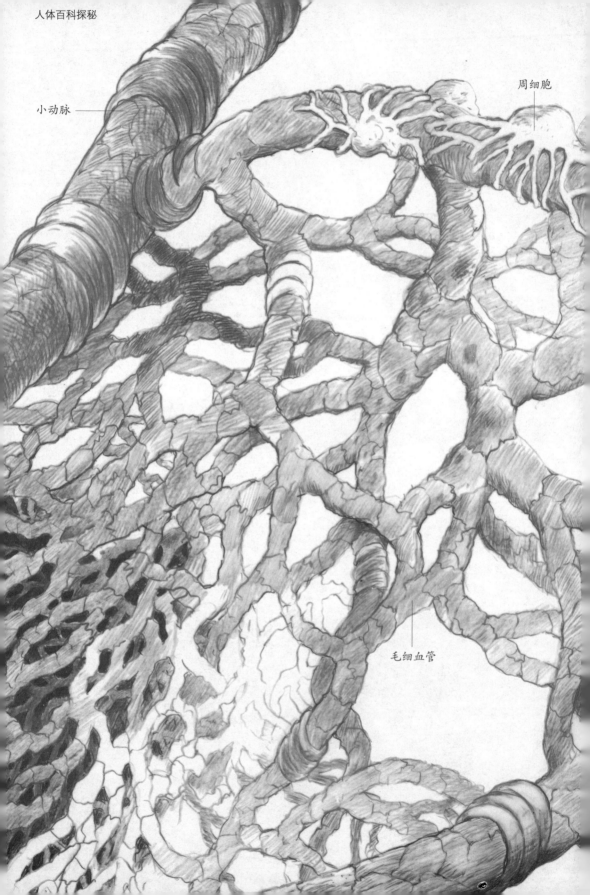

小动脉

周细胞

毛细血管

传递服务

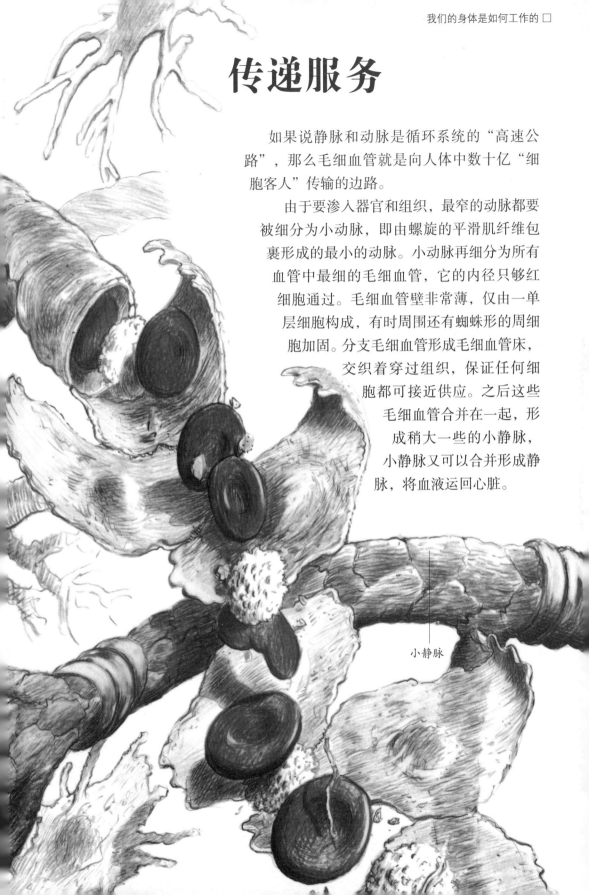

　　如果说静脉和动脉是循环系统的"高速公路"，那么毛细血管就是向人体中数十亿"细胞客人"传输的边路。

　　由于要渗入器官和组织，最窄的动脉都要被细分为小动脉，即由螺旋的平滑肌纤维包裹形成的最小的动脉。小动脉再细分为所有血管中最细的毛细血管，它的内径只够红细胞通过。毛细血管壁非常薄，仅由一单层细胞构成，有时周围还有蜘蛛形的周细胞加固。分支毛细血管形成毛细血管床，交织着穿过组织，保证任何细胞都可接近供应。之后这些毛细血管合并在一起，形成稍大一些的小静脉，小静脉又可以合并形成静脉，将血液运回心脏。

小静脉

血液回流

　　不论血液是从肺还是从身体其他部分流回心脏，都要通过静脉。离开组织后，静脉逐渐合并，直径越来越粗，最终形成两条大静脉，两条都注入到右心房。上腔静脉从脑、胳膊和身体上部带回血液，下腔静脉将血液从身体其他部分带回。

　　静脉和动脉一样有单层的壁，只是要薄许多。静脉中的血压比动脉也要低很多，因此不需要像动脉那样有厚厚的壁以防止心室收缩时血管爆裂。然而血压低的不利结果是离心脏较远的血液容易因为重力回流。为了克服这个缺点，就像心室可以控制出口一样，大静脉中也有瓣膜来把守。当血液向后流时，血液冲压在两个瓣膜上，阻止更远处血液的回流。

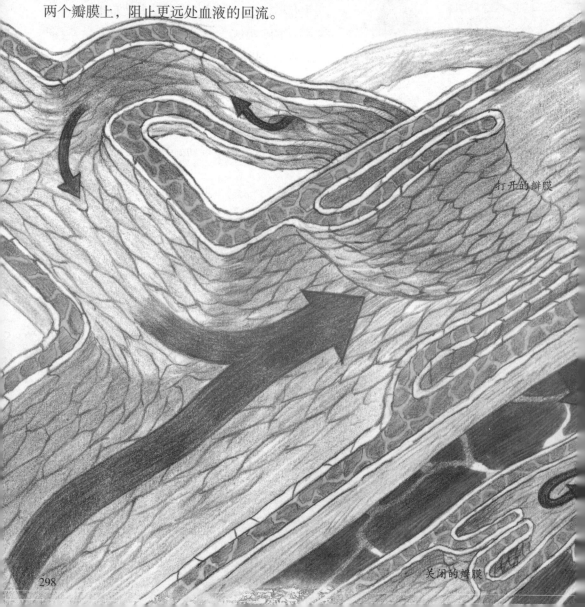

打开的瓣膜

关闭的瓣膜

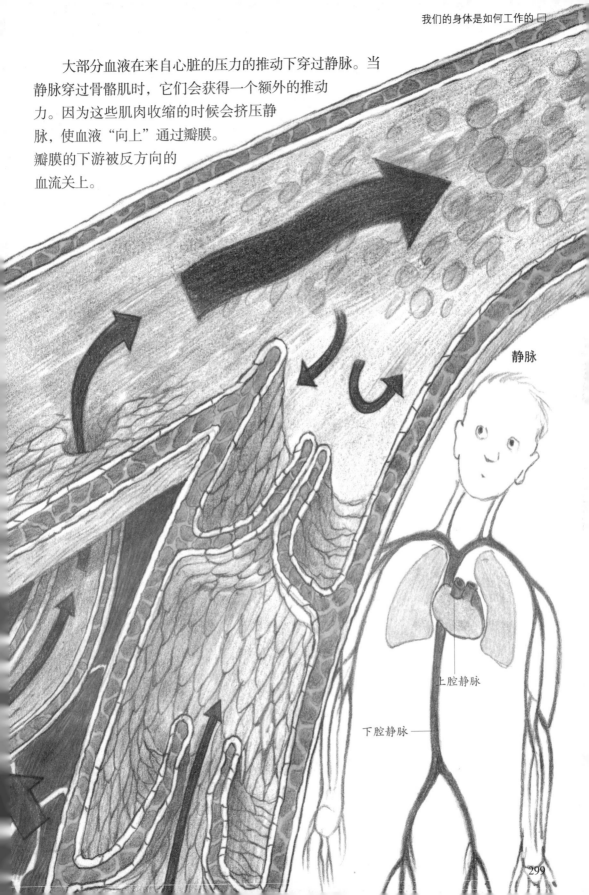

大部分血液在来自心脏的压力的推动下穿过静脉。当
静脉穿过骨骼肌时，它们会获得一个额外的推动
力。因为这些肌肉收缩的时候会挤压静
脉，使血液"向上"通过瓣膜。
瓣膜的下游被反方向的
血流关上。

静脉

上腔静脉

下腔静脉

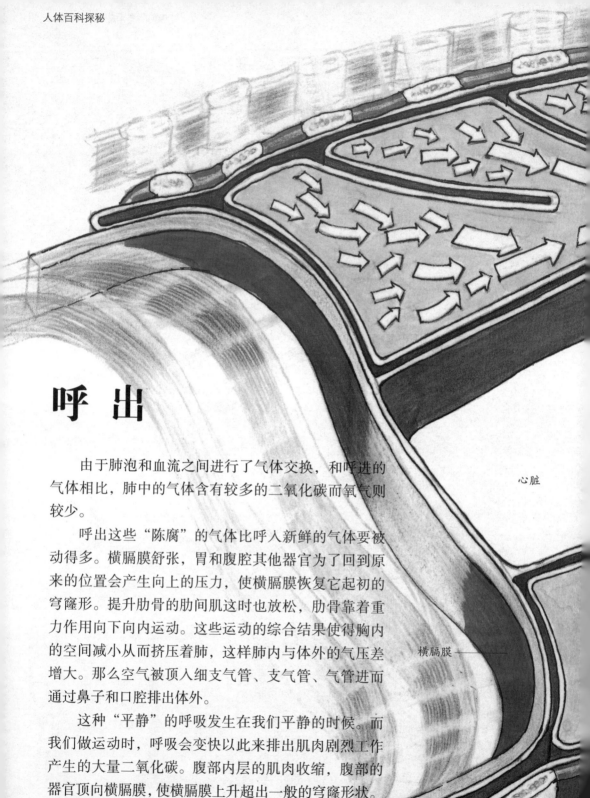

心脏

横膈膜————

呼 出

由于肺泡和血流之间进行了气体交换，和呼进的气体相比，肺中的气体含有较多的二氧化碳而氧气则较少。

呼出这些"陈腐"的气体比呼入新鲜的气体要被动得多。横膈膜舒张，胃和腹腔其他器官为了回到原来的位置会产生向上的压力，使横膈膜恢复它起初的穹窿形。提升肋骨的肋间肌这时也放松，肋骨靠着重力作用向下向内运动。这些运动的综合结果使得胸内的空间减小从而挤压着肺，这样肺内与体外的气压差增大。那么空气被顶入细支气管、支气管、气管进而通过鼻子和口腔排出体外。

这种"平静"的呼吸发生在我们平静的时候。而我们做运动时，呼吸会变快以此来排出肌肉剧烈工作产生的大量二氧化碳。腹部内层的肌肉收缩，腹部的器官顶向横膈膜，使横膈膜上升超出一般的穹窿形状。而同时肋间肌将肋骨向下向内拉。这样胸部的空间更小，气体可以被更快地排出。

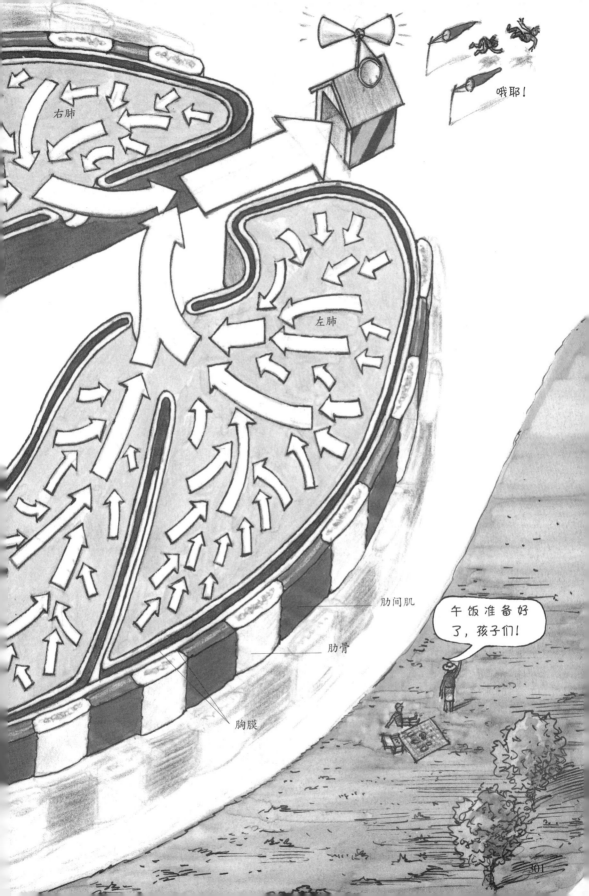

发出声音

无论你是在唱歌、喊叫还是在自言自语，从口中发出的声音都是喉产生的。说话的时候你可以触摸一下脖子前面靠下的部位，会感觉到喉在颤动，这就是它在工作。

喉由软骨组成。完整的"C"形软骨环固定在气管的上部，弯曲的甲状软骨板连接在环状软骨旁边，两小片杓状软骨位于环状软骨上部。一对韧带延伸在甲状软骨和杓状软骨之间。我们看不到它们因为每个韧带都被折叠的膜埋了起来。这些膜是我们的声带。

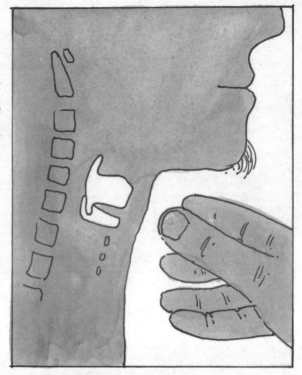

正常呼吸时，这些韧带相隔很远。当我们需要语言来交流时，喉周围各种复杂的肌肉将带动各种软骨使声带封闭和拉紧。平稳的呼吸频率被从肺中有控制的冲出的气流突然打断。这时关闭的拉伸着的声带发出嗡嗡的震动声音，这个声音被放大然后又被"管风琴"咽和鼻腔赋予声色，随后由舌头、嘴唇和颊加工为可识别的词语。声带被拉的越紧越近，那么发出的声音越高；气体流出的速度越大，那么发出的声音越大。

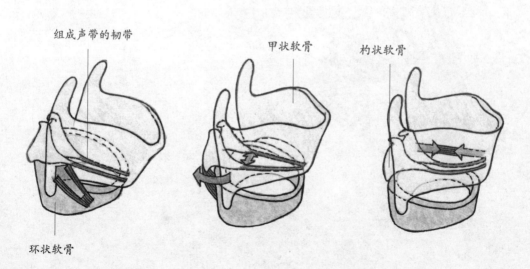

组成声带的韧带　　　　　　　甲状软骨　　　　杓状软骨

环状软骨

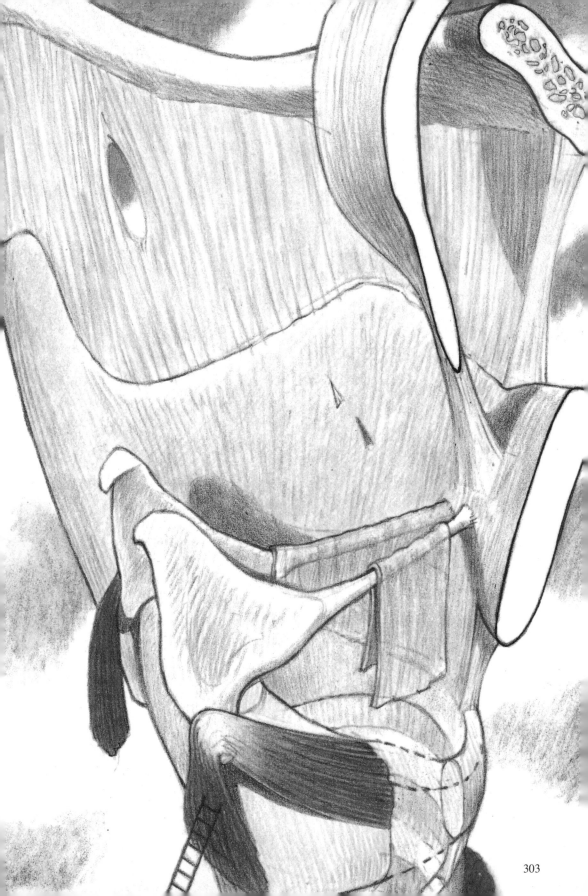

303

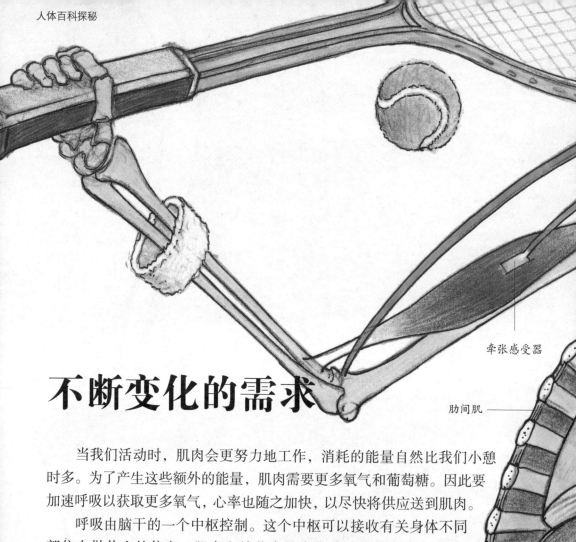

牵张感受器

肋间肌

横膈膜

不断变化的需求

当我们活动时，肌肉会更努力地工作，消耗的能量自然比我们小憩时多。为了产生这些额外的能量，肌肉需要更多氧气和葡萄糖。因此要加速呼吸以获取更多氧气，心率也随之加快，以尽快将供应送到肌肉。

呼吸由脑干的一个中枢控制。这个中枢可以接收有关身体不同部位在做什么的信息。肌肉和关节中的牵张感受器告诉中枢肌肉在多么努力的工作，而肺部的感受器则显示它们有多膨胀。肌肉收缩逐渐加快，那么产生的废物二氧化碳也越来越多，大血管的血管壁中的感受器可以对二氧化碳的上升水平发出警报。作为对所有这些信息的回复，中枢给横膈膜、肋间肌和腹肌发出指令，指示它们加快呼吸的速度和深度。

虽然基本心率由心脏自己控制，但是它可以受到脑干另一个中枢——心搏中枢的影响而加快或是减慢。这个中枢同样接收二氧化碳感受器传来的信息。所以，当机体越来越活跃时，心搏中枢会告诉心脏的窦房结和房室结加快速率。

腹肌

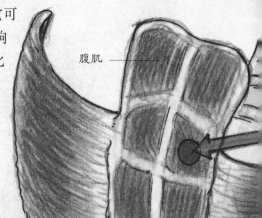

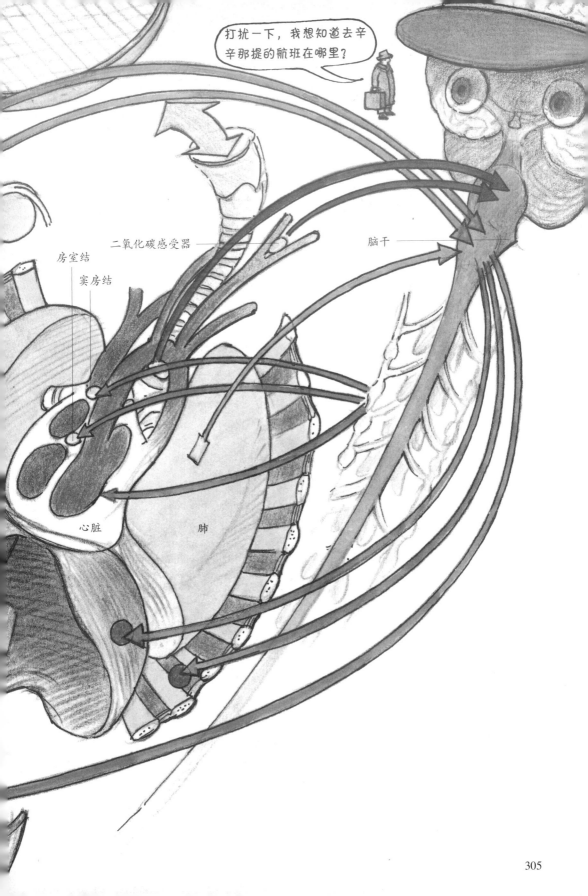

第三章

人体"加工厂"

食物与能量

今天的菜单上有黄油烤鲷鱼、意大利通心粉、蒸椰菜和西红柿片，也可以炒个面条豆腐，做个意大利火腿匹萨，还有咖喱鸡饭，或者来个乳酪煎蛋加炸薯条和生菜。选择和混合方式是无穷的，也是重要的。颜色、形状、气味、味道及对不同食物的印象把我们诱惑到饭桌前，保证机体获得维持生命所需的营养物质。

养是食物中可以维持生命和使机体工作的物质。我们吃的大部分东西都由糖类、蛋白质和脂肪构成。还有一些营养物质虽然人们需要的不多，却也是不可或缺的，包括维生素和矿物质，同样还有纤维和水。那顿鲷鱼饭可以提供给我们很多营养，包括蛋白质、糖类、脂肪以及一些维生素和矿物质，但这些并不全面。我们的饮食应该由混合的食物组成，这样才能提供适量的所有需要的营养。

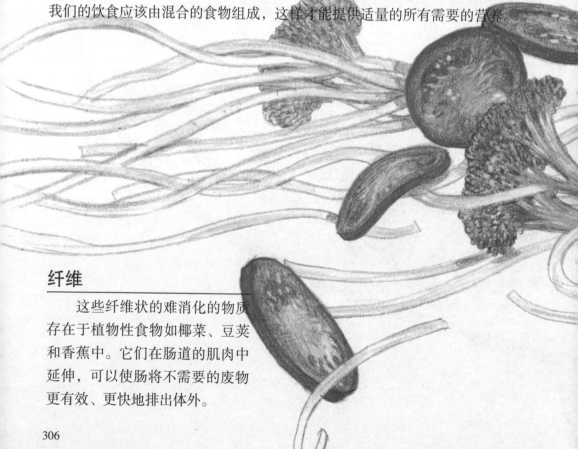

纤维

这些纤维状的难消化的物质存在于植物性食物如椰菜、豆荚和香蕉中。它们在肠道的肌肉中延伸，可以使肠将不需要的废物更有效、更快地排出体外。

糖类

多糖，尤其是淀粉，存在于意大利通心粉、面包、米饭、土豆和谷物中。消化过程中，淀粉被分解为葡萄糖，这是人体内主要的能量来源。

维生素和矿物质

人体虽然只需要很少量的维生素和矿物质，它们却是人们生长和保持健康所必需的。大多数维生素存在于新鲜的水果和蔬菜中，还有一些也存在于鱼肉、猪肉和乳制品中。矿物质，如钙和铁，也可帮助身体处于健康的状态。其最佳的来源是蔬菜、乳制品、猪肉和一些鱼肉。

脂肪

乳制品、猪肉、谷物和坚果都含有脂肪，植物油中也存在。脂肪被消化为脂肪酸，这也是一种能量来源，可用来形成细胞膜。在皮肤下，脂肪酸重新形成脂肪，将身体与外界隔离，起保温的作用。

蛋白质

鱼肉、瘦肉、禽肉和豆子中都含有丰富的蛋白质。消化后蛋白质以氨基酸的形式被身体利用。这些构建单元被细胞重组为不同的蛋白质，可用于构建，作为酶，或发挥很多其他用处。

水

我们的身体中50%以上都是水。水为物质溶解和细胞中的反应提供了液体环境，还是构成体内运输系统——血液和淋巴的基础。

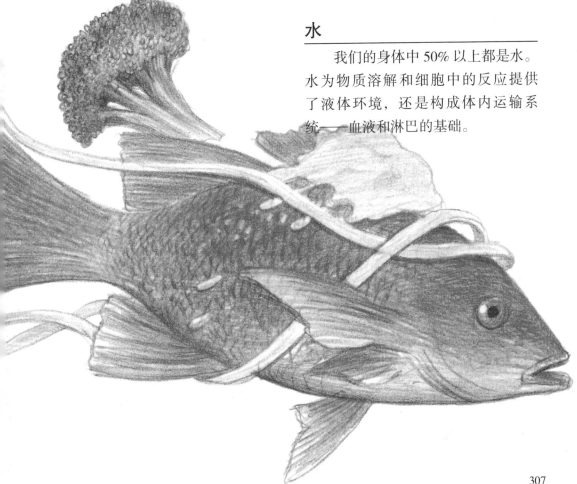

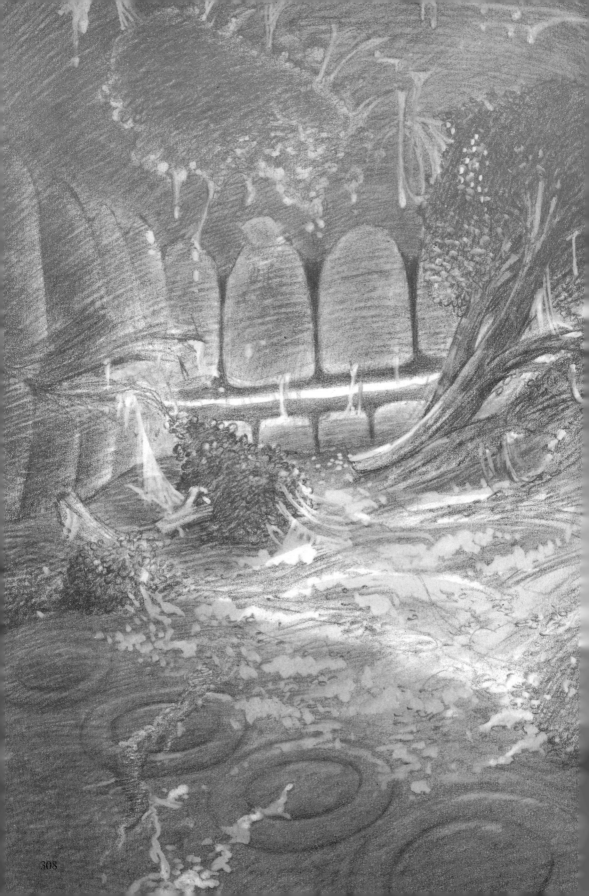

唾液的海洋

　　香味、图像及食物的味道都刺激了 3 对唾液腺分泌唾液，然后沿着导管流入口腔。每天我们都要产生 2 ～ 3 品脱（1 ～ 1.5 升）的唾液——由大部分水和少量的黏液、可杀菌的溶菌酶和可以消化淀粉的淀粉酶组成——它们缓缓流入口腔，保持着口腔的潮湿和清洁。但是吃饭的时候，涓涓细流变成一股洪水，趁着咀嚼的混乱，随着蜷缩、扭曲的舌头混入食物碎块中。唾液中滑滑的黏液将食物颗粒粘在一起，使它们润滑后顺利经过咽喉下面平滑的食道。同时，淀粉酶开始与食物中的淀粉发生化学变化，使淀粉变成糖。将食物撕碎和碾磨成小块有利于淀粉酶发挥作用。

　　食物经过了彻底的咀嚼之后，舌头将它们塑造为容易吞咽的小块或小丸，并将它们推到咽喉的后方，准备着接下来的旅行。

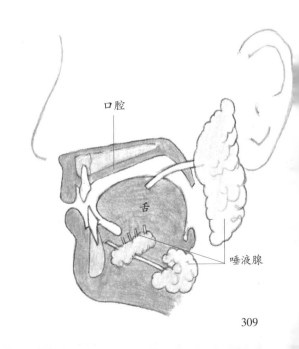

口腔

舌

唾液腺

搅拌和储存

食道

胃基本上就是食道和小肠之间的一个袋子。它的内层分泌酸性的消化液即胃液，而胃壁有3层肌肉：纵肌、环状肌和斜肌，每一层都朝向不同的方向。这些肌肉强有力的收缩可以搅拌食物，将它们与胃液混合，并把它们推向胃的出口。这一系列活动开始之后，胃的入口为了防止食物和酸流回食道就关闭了，而在它的出口，环状的幽门括约肌为防止食物流入十二

幽门括约肌

环状肌

纵肌

斜肌

十二指肠

指肠——小肠的起始端——在这些运动完成之前一直保持收缩。

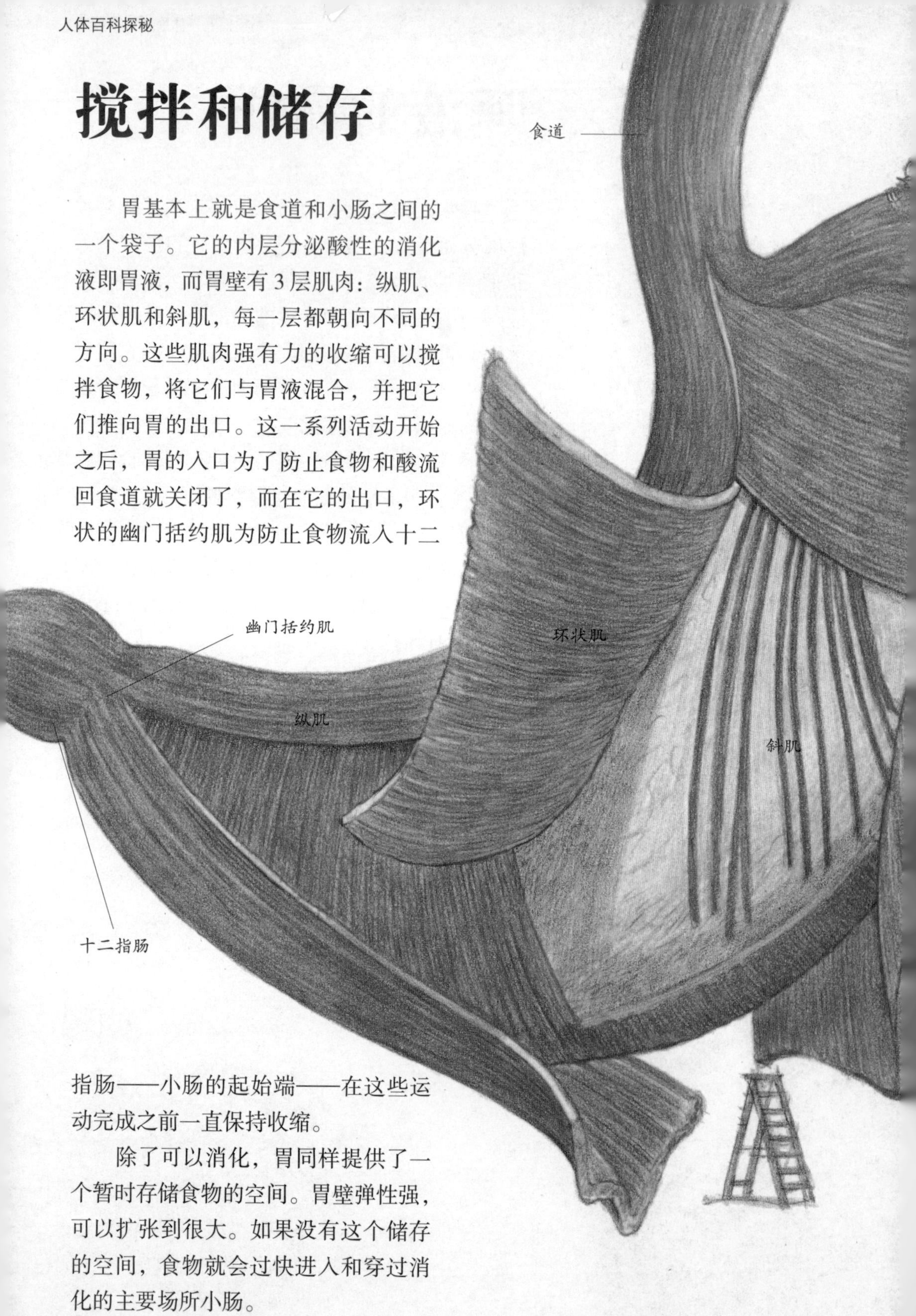

除了可以消化，胃同样提供了一个暂时存储食物的空间。胃壁弹性强，可以扩张到很大。如果没有这个储存的空间，食物就会过快进入和穿过消化的主要场所小肠。

食 糜

食物从食道中出来后，蠕动着将它们推向胃的另一端，胃的肌肉壁收缩以搅拌和磨碎食物。肌肉壁中的腺体释放出一种胃蛋白酶和酸性胃液，食物经过研磨和胃蛋白酶分解之后变成了一种叫做食糜的黏稠的浆状物。经过几小时的消化，幽门括约肌稍稍扩张，胃部肌肉壁的收缩将已被部分消化的食糜泵入十二指肠。幽门括约肌同样可作为过滤器。当大块食物企图通过时它会自动关闭，确保只有液态的食糜到达十二指肠。那些大块则留在后面进一步被消化。

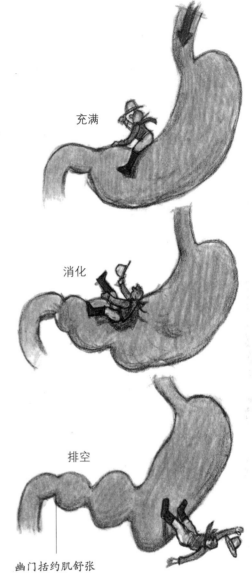

充满

消化

排空

幽门括约肌舒张

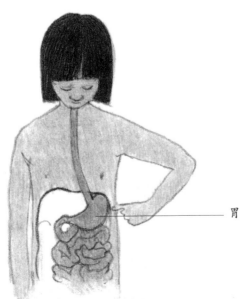

胃

311

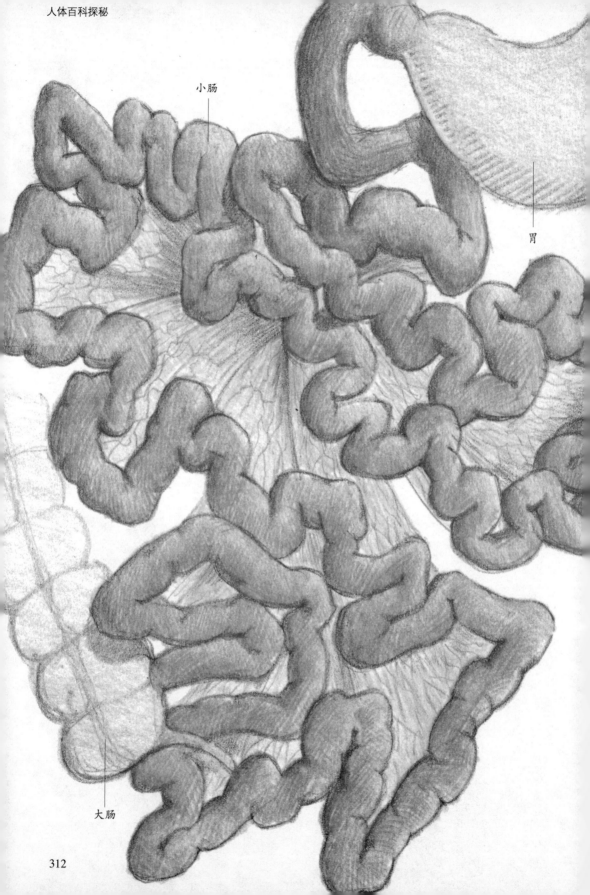

小肠

胃

大肠

消化和吸收

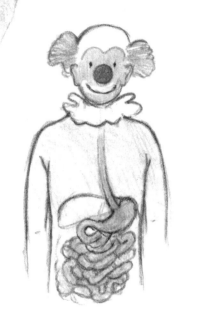

　　小肠堆积在腹部，是消化系统中最长最重要的部分。离开胃后，那些被捣成了糊状但几乎还没有被消化的食物沿着200英尺（6米）长却还没有1英寸（2.5厘米）宽的小肠运动。它们包含的营养沿途不断被吸收，最终剩下的废物被倒入大肠。在这趟旅途中发生了两件事情。第一件，食物的分子经一系列酶消化完全后被分解为基本元件。第二件，这些基本元件——尤其是葡萄糖、氨基酸和脂肪酸——被血液吸收并被分派到需要的亿万个体细胞中。

　　如果消化没有了酶，那么就好比足球赛没有了球员——没有活动也没有结果。酶可以在反应中成千甚至上百万倍地加快反应速度——无论是细胞内的反应还是细胞外的反应。每种酶都只能适用于一种化学反应。在消化道中，消化酶将大的食物分子分解成小分子。通过利用水分子作为剪刀将大分子"剪断"，酶可以加快化学反应速率。最终，一顿大餐很快就被分解为简单的成分。没有了酶这些活动都无法进行。

　　在这幅插图中，一个由两个氨基酸组成的分子需要被分裂。首先，分子就像一把钥匙配一把锁那样连接到合适的酶上。然后一个水分子插入，破坏了两个氨基酸之间的键。一旦这两个氨基酸分子都自由了之后，在整个反应中都没发生变化的酶就会自由地与另一个相同的分子重复这个反应。

酶 ——
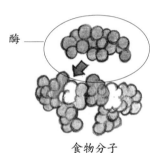
食物分子

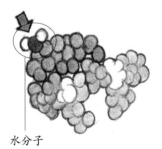
水分子

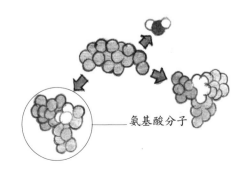
氨基酸分子

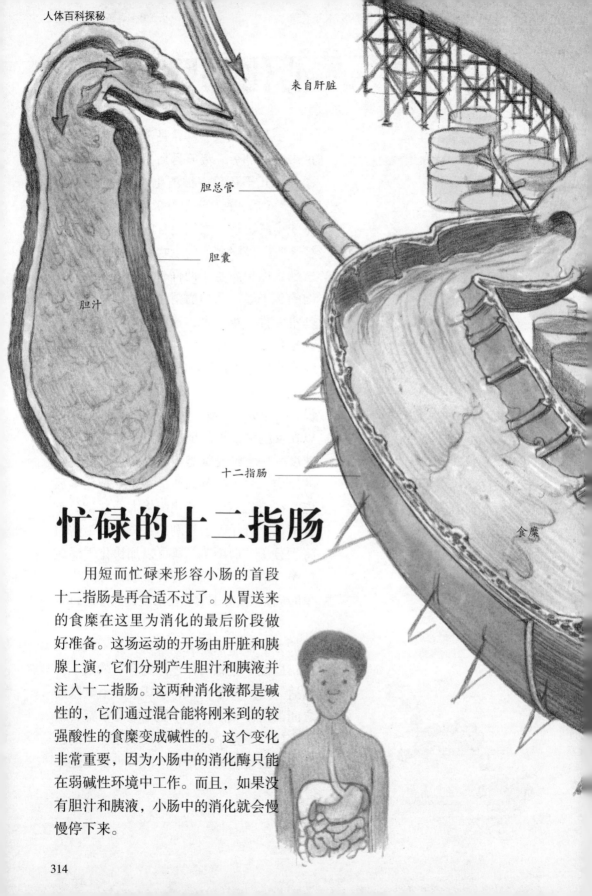

来自肝脏

胆总管 ————

胆囊 ————

胆汁

十二指肠 ————

食糜

忙碌的十二指肠

　　用短而忙碌来形容小肠的首段十二指肠是再合适不过了。从胃送来的食糜在这里为消化的最后阶段做好准备。这场运动的开场由肝脏和胰腺上演，它们分别产生胆汁和胰液并注入十二指肠。这两种消化液都是碱性的，它们通过混合能将刚来到的较强酸性的食糜变成碱性的。这个变化非常重要，因为小肠中的消化酶只能在弱碱性环境中工作。而且，如果没有胆汁和胰液，小肠中的消化就会慢慢停下来。

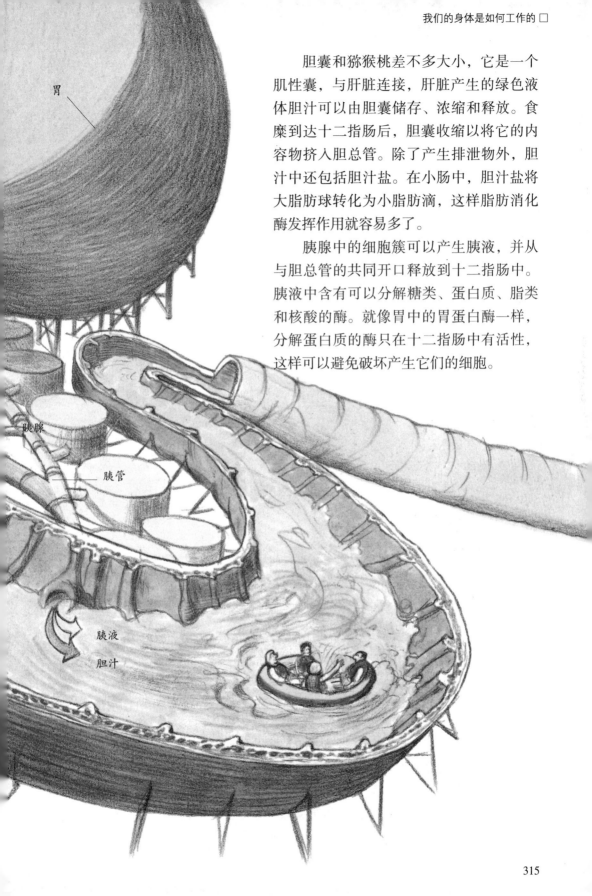

胃

胰腺

胰管

胰液

胆汁

胆囊和猕猴桃差不多大小，它是一个肌性囊，与肝脏连接，肝脏产生的绿色液体胆汁可以由胆囊储存、浓缩和释放。食糜到达十二指肠后，胆囊收缩以将它的内容物挤入胆总管。除了产生排泄物外，胆汁中还包括胆汁盐。在小肠中，胆汁盐将大脂肪球转化为小脂肪滴，这样脂肪消化酶发挥作用就容易多了。

胰腺中的细胞簇可以产生胰液，并从与胆总管的共同开口释放到十二指肠中。胰液中含有可以分解糖类、蛋白质、脂类和核酸的酶。就像胃中的胃蛋白酶一样，分解蛋白质的酶只在十二指肠中有活性，这样可以避免破坏产生它们的细胞。

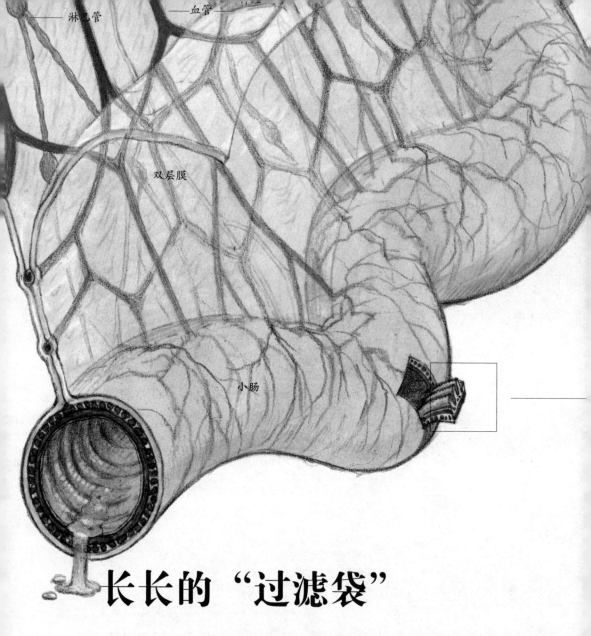

淋巴管 ——— 血管

双层膜

小肠

长长的"过滤袋"

　　小肠连接着十二指肠，被腹腔的后壁上的双层膜支持着。双层膜之间夹着血管和淋巴管，十分有利于营养物质的吸收。

　　小肠有着惊人的表面积——由皱襞和绒毛造成——在食物分解和吸收的过程中起了同样重要的作用。环形皱襞环绕着小肠内壁，可以减慢食糜的流速，为分解和吸收产生更多的机会。这些皱襞同水样的肠液粘在一起，覆盖着小突起物小肠绒毛，小肠绒毛在消化的最后阶段中为消化和吸收提供了附着点。

　　就像在食道中那样，肠中的蠕动虽然不及食道有力，但同样推动着食物沿着肠道运动。随着小肠的蠕动，这些皱襞和绒毛也在伸屈摆动，反复和食糜接触，并吸收着食糜中的营养物质。所以小肠又像一个长长的"过滤袋"。

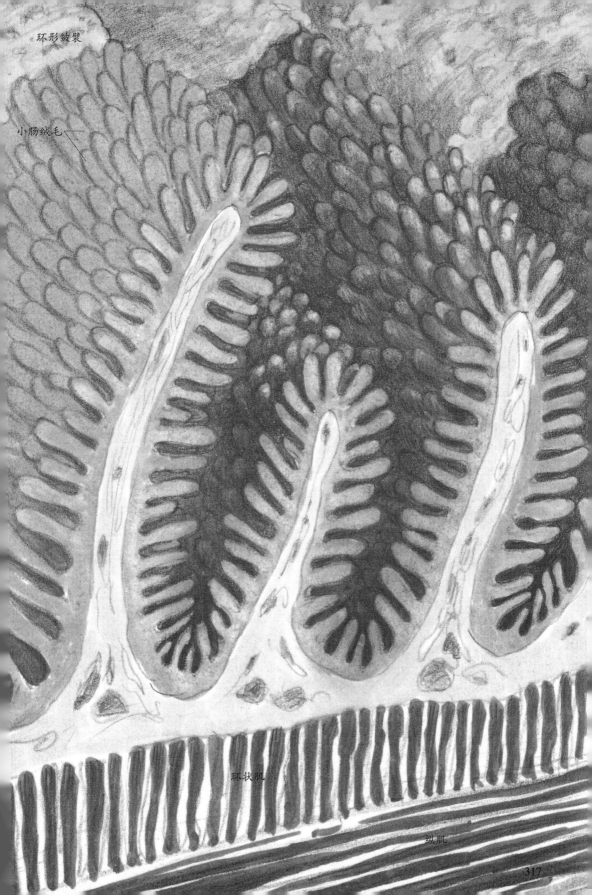

环形皱襞

小肠绒毛

环状肌

纵肌

317

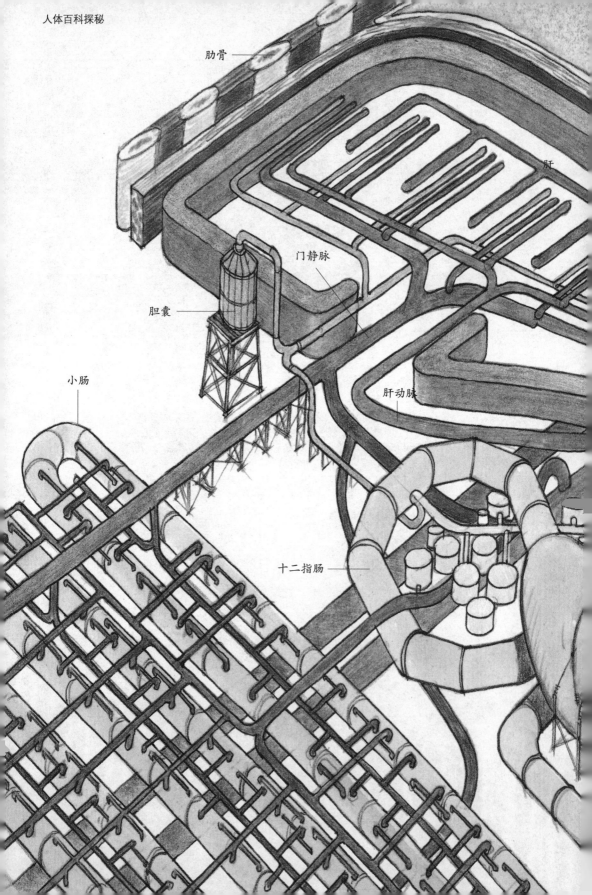

肋骨

肝

门静脉

胆囊

小肠

肝动脉

十二指肠

体内的"工业区"

肝呈深红色楔形，是我们体内最大的器官，而且是身体主要的加工和建造工厂。它对消化唯一的直接贡献就是给十二指肠提供了胆汁，但是肝还具有其他数百种角色，其中最重要的就是监视和调整血液中的化学物质组成。比如，肝细胞参与了储存、改变路径和转化血液中从消化系统中吸收的营养这些重要的工作。没有肝的这些干预，每顿饭都会使血液中糖和其他营养的含量肆无忌惮地升高，这对我们所有细胞的健康来说是一种灾难。

与其他器官不同，肝有两个血液来源——肝动脉提供的来自心脏的富氧血和门静脉提供的来自消化道的乏氧血。在肝的深处这两股血液混合，加工后的血液流出肝脏并经过短途旅行返回心脏。

右肺

横膈膜

胰腺

胃

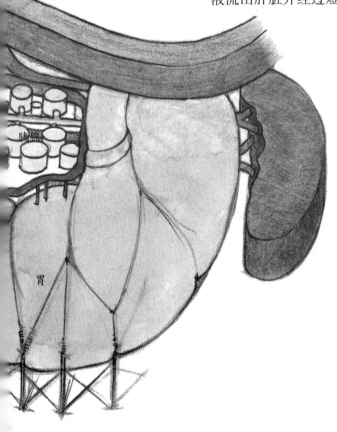

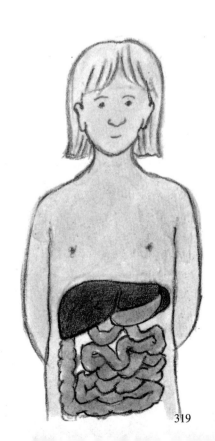

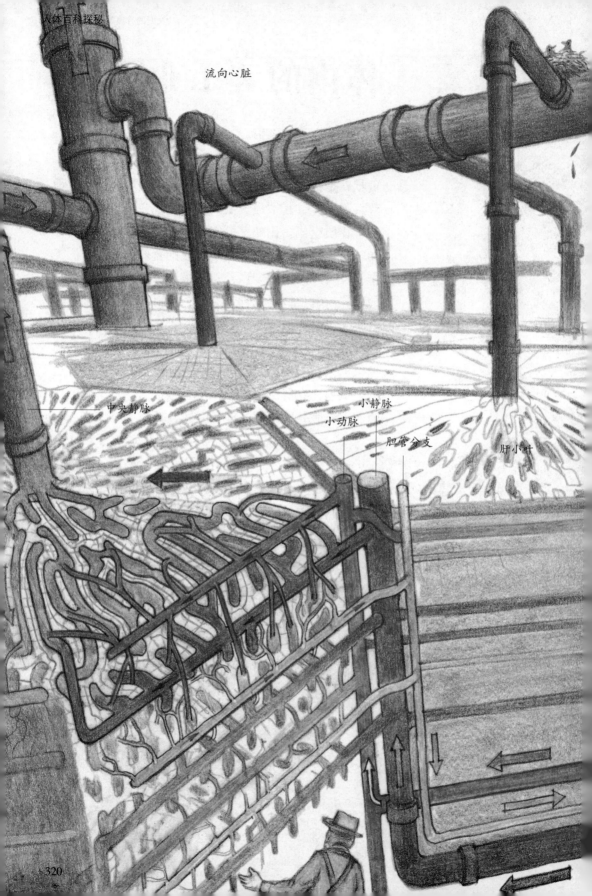

流向心脏

中央静脉

小静脉

小动脉

胆管分支

肝小叶

肝脏内部的"化工厂"

从外表看，肝脏并没有给出多少有关它内部工作情况的线索——除了深红色代表着肝脏供血的充足。然而显微镜下显示出了一切：这是肝脏的救济所，即细胞世界最小的多任务器。这些肝细胞由大量呈多面棱柱体的肝小叶组成，每一个都像芝麻粒那样大小。在肝小叶中，肝细胞组成的外层排列在迷宫一样的宽阔、可渗漏的毛细血管周围，这些毛细血管最终汇集形成中央静脉。在肝小叶的角落里有三道管子，其中两道将血液带入肝脏，第三道将胆汁运走。一条小动脉将来自心脏的血液运送到肝脏中，另一条小静脉则带来来自消化道的血液。在血液穿过迷宫来到中央静脉的途中，肝细胞有足够的时间清洗并调整它的去向。沿着窄窄的管道逆行的是由肝细胞分泌的胆汁，它们将被运到十二指肠。

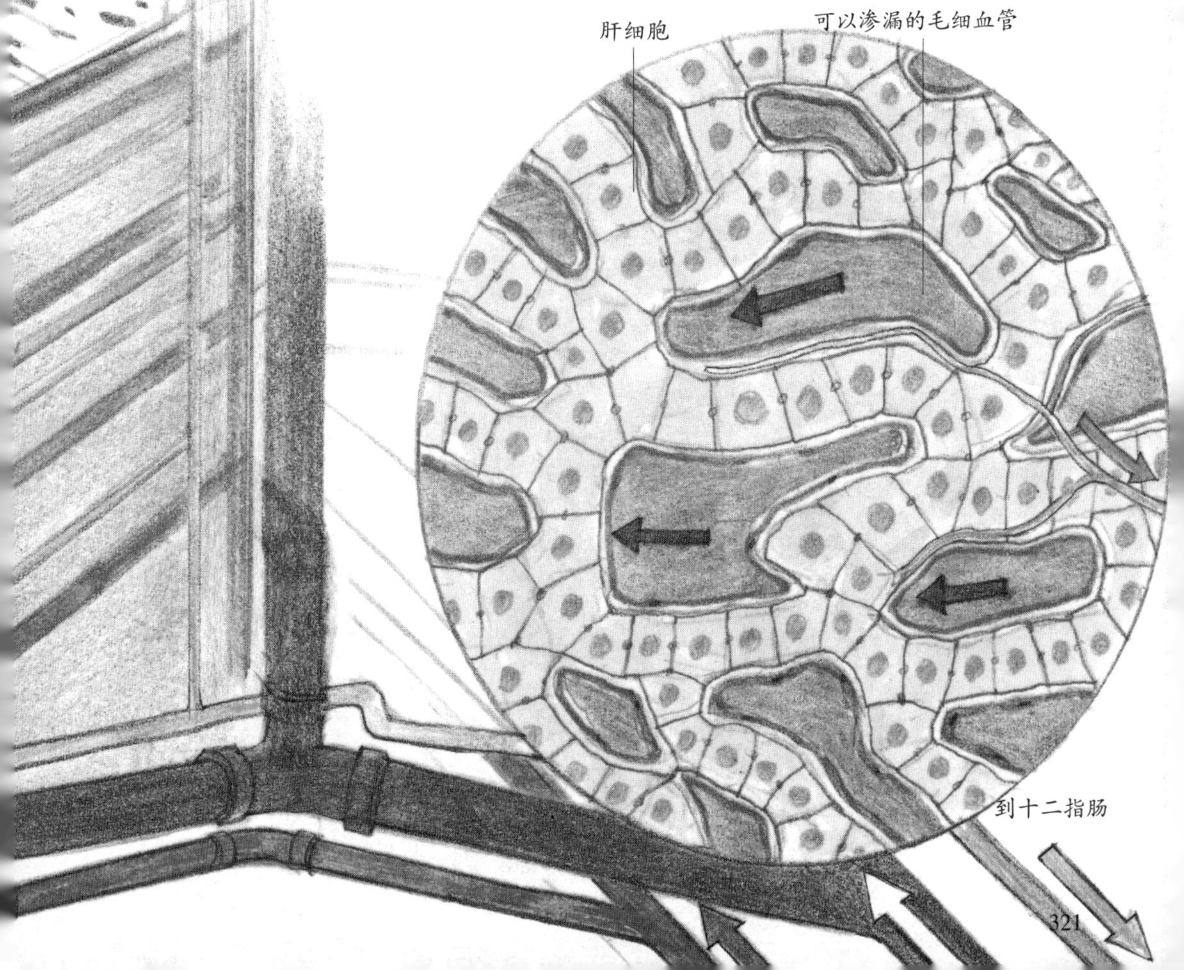

肝细胞

可以渗漏的毛细血管

到十二指肠

321

肾脏内部

消化后的事物为新陈代谢提供了原始的材料。新陈代谢的一个主要废物是尿素，它由肝脏中的过量氨基酸产生。由于新陈代谢的废物对身体是有害的，它们必须被高效而快速地排出。我们的肾在这项工作中起着至关重要的作用，全身的血液要不断地经过肾脏进行过滤。除了清除废物，它们还提取血液中过量的水分和盐，使血液的体积和浓度保持恒定。废物和水混合形成尿，然后经过肾再排出体外。

每个肾都分成3个部分——皮质、髓质和肾盂。皮质和髓质中约有100万个肾单位，它们是经过过滤的血液产生尿液的小单元。而空的肾盂将尿液汇集在一起流入输尿管继续向前旅行。

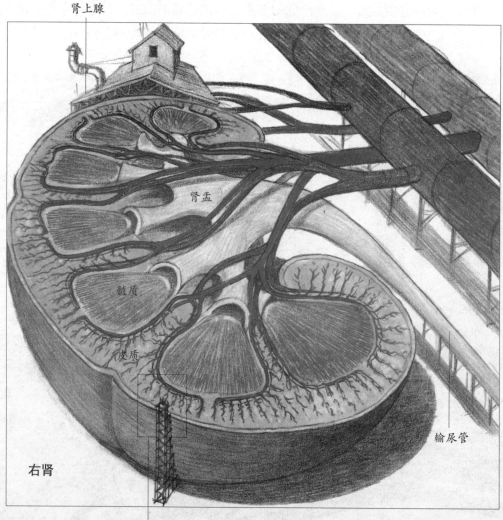

肾上腺

肾盂

髓质

皮质

输尿管

右肾

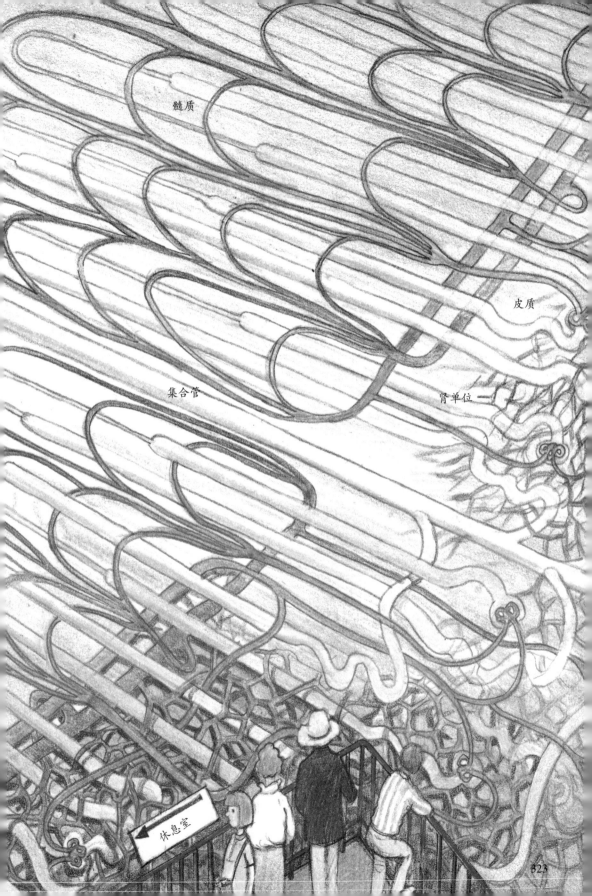

髓质

皮质

集合管

肾单位

休息室

323

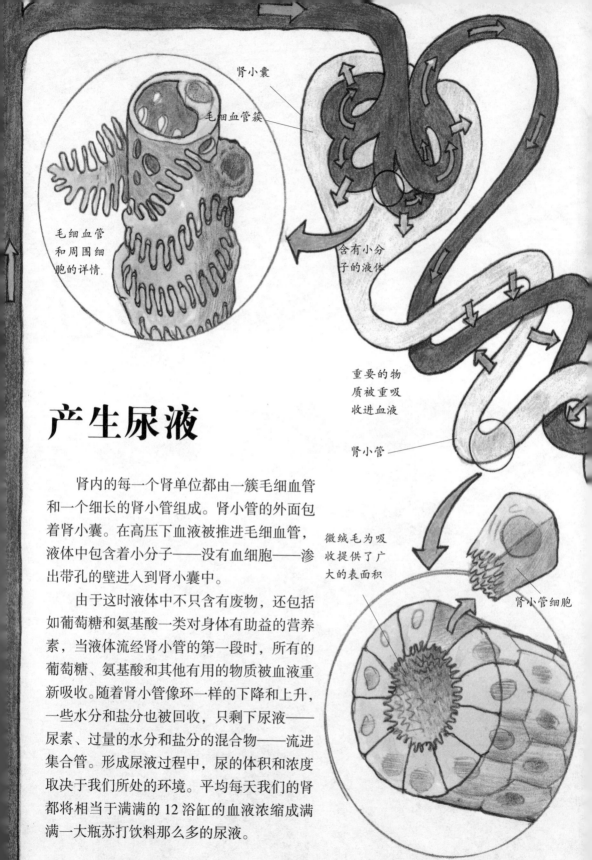

肾小囊

毛细血管簇

毛细血管
和周围细
胞的详情

含有小分
子的液体

重要的物
质被重吸
收进血液

肾小管

微绒毛为吸
收提供了广
大的表面积

肾小管细胞

产生尿液

　　肾内的每一个肾单位都由一簇毛细血管和一个细长的肾小管组成。肾小管的外面包着肾小囊。在高压下血液被推进毛细血管，液体中包含着小分子——没有血细胞——渗出带孔的壁进入到肾小囊中。

　　由于这时液体中不只含有废物，还包括如葡萄糖和氨基酸一类对身体有助益的营养素，当液体流经肾小管的第一段时，所有的葡萄糖、氨基酸和其他有用的物质被血液重新吸收。随着肾小管像环一样的下降和上升，一些水分和盐分也被回收，只剩下尿液——尿素、过量的水分和盐分的混合物——流进集合管。形成尿液过程中，尿的体积和浓度取决于我们所处的环境。平均每天我们的肾都将相当于满满的 12 浴缸的血液浓缩成满满一大瓶苏打饮料那么多的尿液。

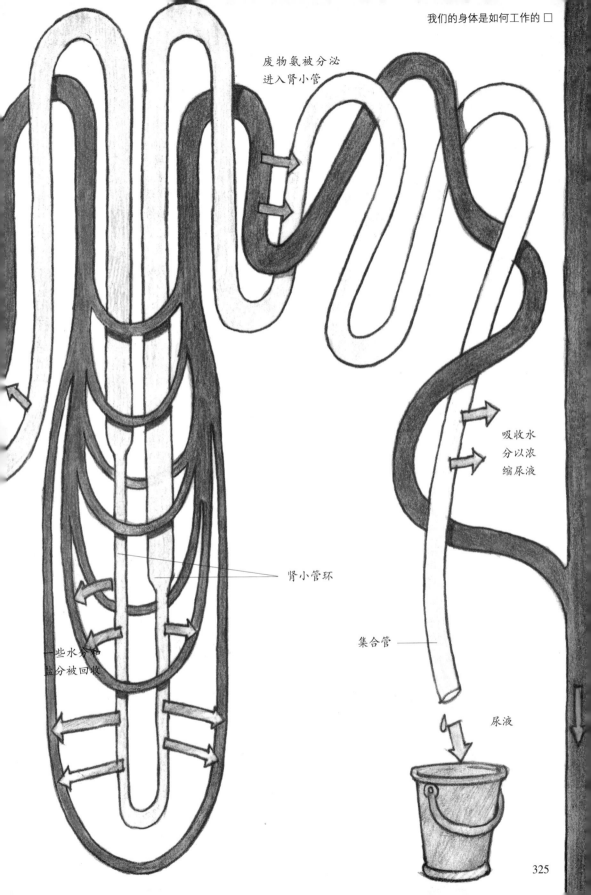

废物氨被分泌
进入肾小管

吸收水
分以浓
缩尿液

肾小管环

一些水分和
盐分被回收

集合管

尿液

325

尿的贮存与排放

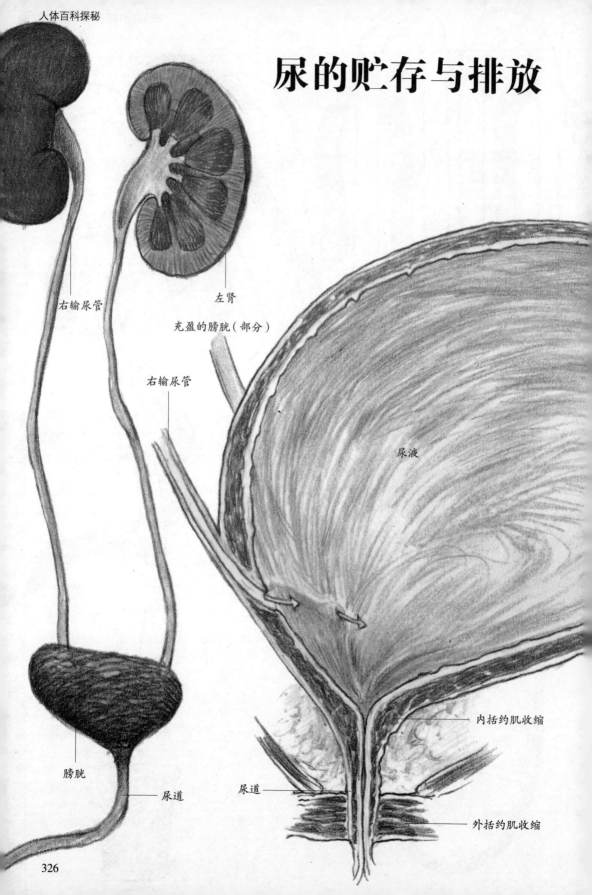

右输尿管

左肾

充盈的膀胱（部分）

右输尿管

尿液

膀胱

尿道

内括约肌收缩

尿道

外括约肌收缩

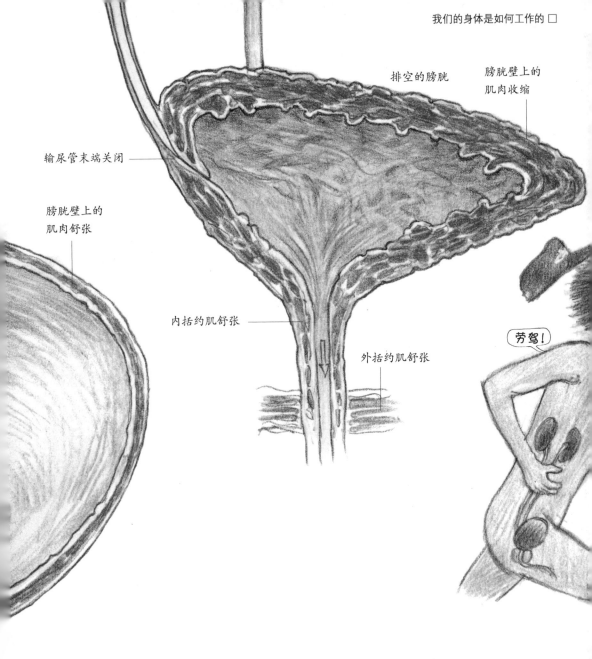

排空的膀胱

膀胱壁上的
肌肉收缩

输尿管末端关闭

膀胱壁上的
肌肉舒张

内括约肌舒张

外括约肌舒张

芳驾！

　　每天我们都不可避免地多次去厕所排尿。虽然这看起来很不方便，但这比尿液不断地流出好多了。肾脏不间断地产生的尿液储存在膀胱里，直到我们方便的时候再将其排出。

排泄通道

当食物到达小肠末端时，剩下的只是由一堆不被吸收的废物和死掉的肠道细胞形成的液态混合物。周期性的蠕动推动着这堆废物单向通过一系列瓣膜，进入大肠这个消化道的最后一部分中。

大肠的宽度是小肠的两倍，但长度只有它的1/4，固体废物沿着大肠被排出体外。大肠的起始端是袋状的盲肠，盲肠连接着结肠。大肠围出框架，小肠在里面沿着腹腔右边上升，从胃下面穿过，再从左边下来和乙状结肠连接。食物被排到通向体外的直肠之前就暂时储存在这里面。结肠的纵肌层局限在3个外带中，局部收缩时，结肠被拉向盲肠。

结肠

纵肌

环状肌

单向瓣膜

盲肠

小肠

对你的孩子来说，这是转到另一趟旅行的好机会！

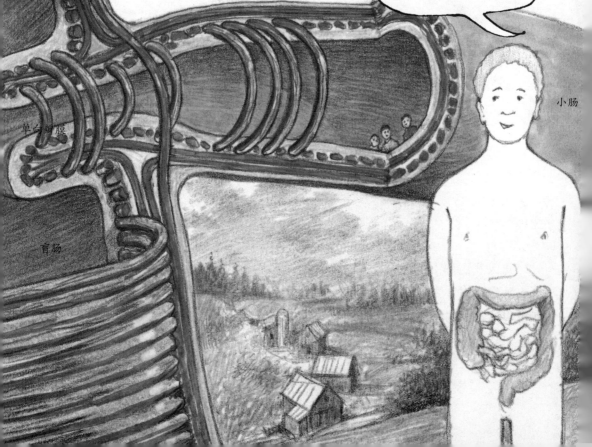

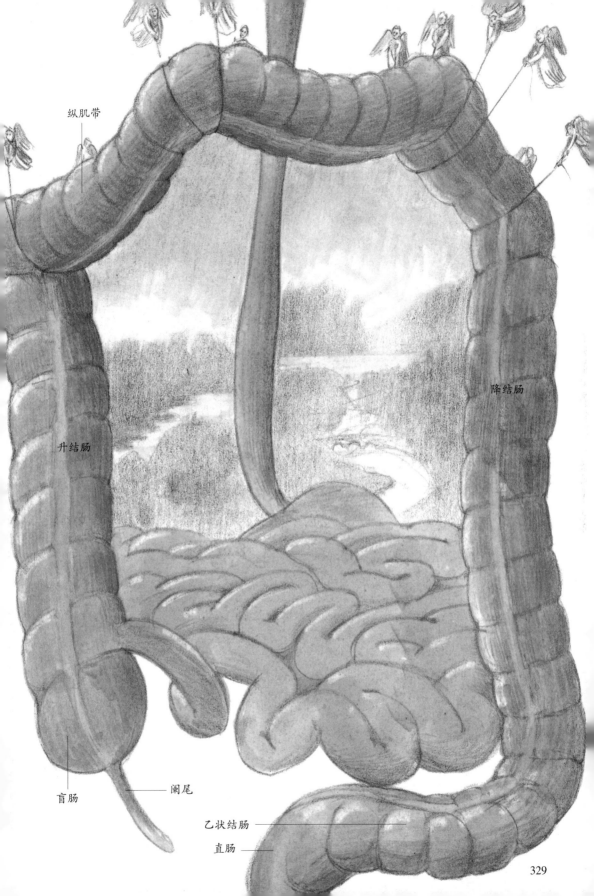

纵肌带

降结肠

升结肠

盲肠

阑尾

乙状结肠

直肠

329

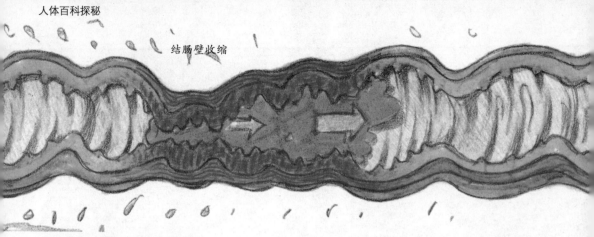
结肠壁收缩

形成粪便

我们从小肠进入大肠时，地形发生了显著的变化。环状皱襞和小肠绒毛消失了，这说明结肠并没有消化的作用。它的作用是将废物推向肛门以被排出体外。在这趟旅行中，起初进入大肠阶段，消化物呈现液态，不过水分在通过肠道内层时，被吸收进入血液，可以帮助身体避免脱水，也可以使曾经液态的废物——现在已经成了粪便——呈半固体状，这样有利于控制。

结肠温暖而潮湿，是数以亿计的细菌安逸生存的理想家园。细菌把产生的物质加入粪便，再掺入特有的气味，然后通过改变后的胆色素将粪便染成棕色，并释放出我们可以利用的糖和维生素。

通常结肠壁收缩使粪便缓慢地运动，这样就有时间吸收其中的水分。但是一天中有3～4次强烈蠕动——它们因为食物运行到胃而产生——将食物推进到乙状结肠，在那里它们被储存起来直到排便。食糜在12～36小时里从盲肠运动到肛门，每磅（450克）液态废物转化为5盎司（150克）粪便。其中有高达一半的重量都是由活着或是死去的细菌组成的。

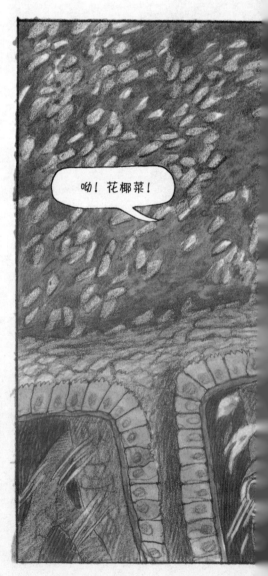

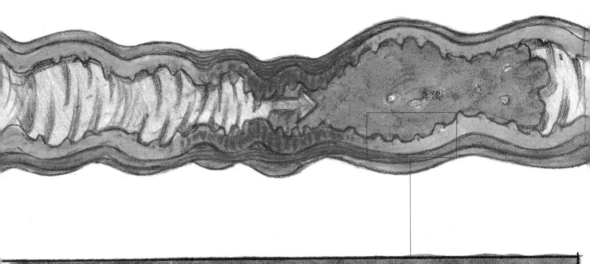

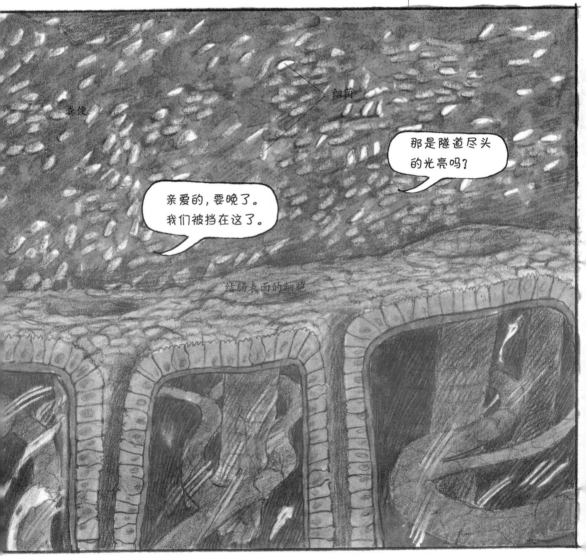

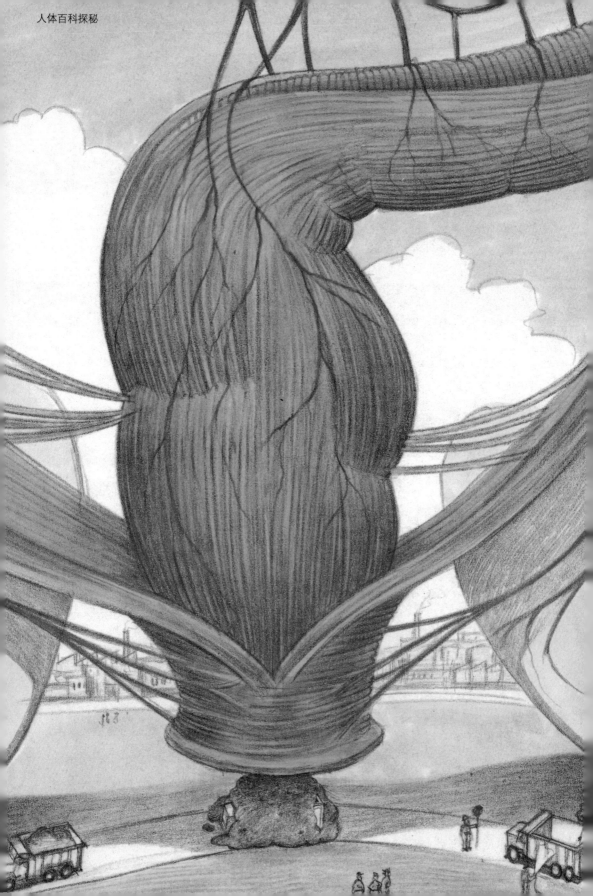

送走废物

　　消化过程的最后一个环节那就是排便。粪便沿着直肠和肛管到达肛门后被排出体外。环绕着肛门的内括约肌是自动的，而外括约肌则按我们的指示工作。除非它的主人是个婴儿或者幼儿，他们需要尿布是因为他们还没学会怎样控制他们的外括约肌。

　　当我们"坐在"洗手间时，就有意识地做出决定舒张外括约肌，并让直肠收缩推着粪便排出开放的肛门。有两个方面可以提供额外的帮助，腹肌和横膈膜的收缩，尤其是拉紧时给直肠施加了向下的压力。肛提肌的收缩将肛管提起，拉着肛门越过排出的粪便。排泄之后，我们得洗洗手，因为粪便充满了可能对我们有害的细菌。

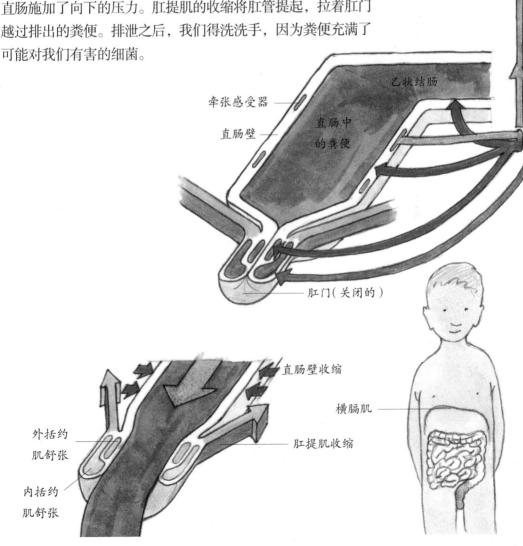

脊神经

乙状结肠

牵张感受器

直肠壁

直肠中的粪便

肛门（关闭的）

直肠壁收缩

横膈肌

外括约肌舒张

内括约肌舒张

肛提肌收缩

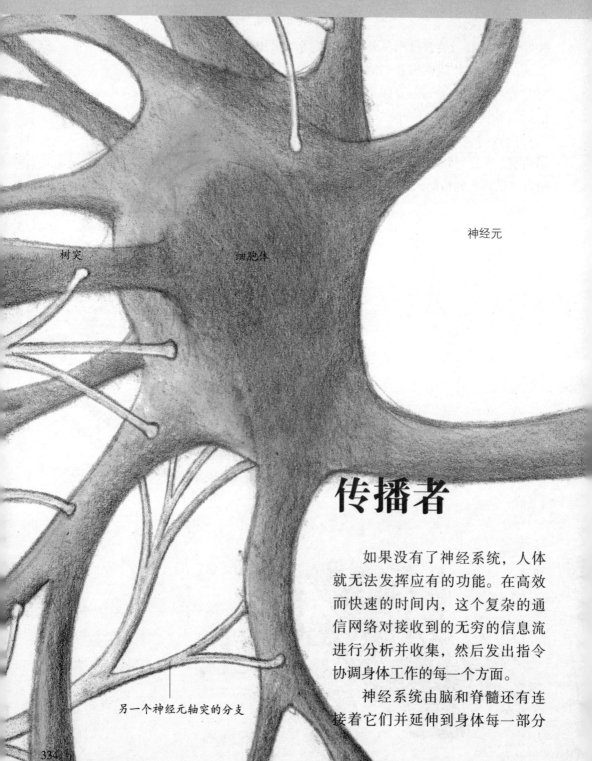

神经元

树突

细胞体

另一个神经元轴突的分支

传播者

如果没有了神经系统，人体就无法发挥应有的功能。在高效而快速的时间内，这个复杂的通信网络对接收到的无穷的信息流进行分析并收集，然后发出指令协调身体工作的每一个方面。

神经系统由脑和脊髓还有连接着它们并延伸到身体每一部分

的神经组成，在这个系统里有大量相互连接的细胞，它们是神经元。神经元只有在显微镜下才看得见，但是都非常长，比如有的神经元沿着你的腿传下来的信号快速传递，一直延伸到你的脚趾头的神经元。神经元通过尖形的突起即树突接收来自其他神经元的信号，这些信号穿过细胞体到达一根单独的较长突起即轴突，轴突将它们传递给被它控制的组织或者将它们传给下一个神经元。

神经元接收、携带和高速传递电信号的能力要归功于它细胞膜两面沿途分布着的正负离子，其中阳离子有钠离子和钾离子。当神经元静止或是不传递信号时，钠离子充斥在细胞膜外而钾离子充斥在细胞膜内。两群离子都穿过细胞膜到另一面企图平衡它们的成员。然而钾离子是优秀的逃跑艺术家，和钠离子渗入比起来它们的渗出要容易的多。其结果是细胞外膜上有更多的带正电离子，相应的在内膜就会带上负电。

尽管细胞膜上的泵不断地逐出钠离子并带回钾离子，但是这不能消除正负电的不平衡，只能使它们趋于稳定。所以当神经元处于静止状态时，它的内膜带负电而外膜带正电。

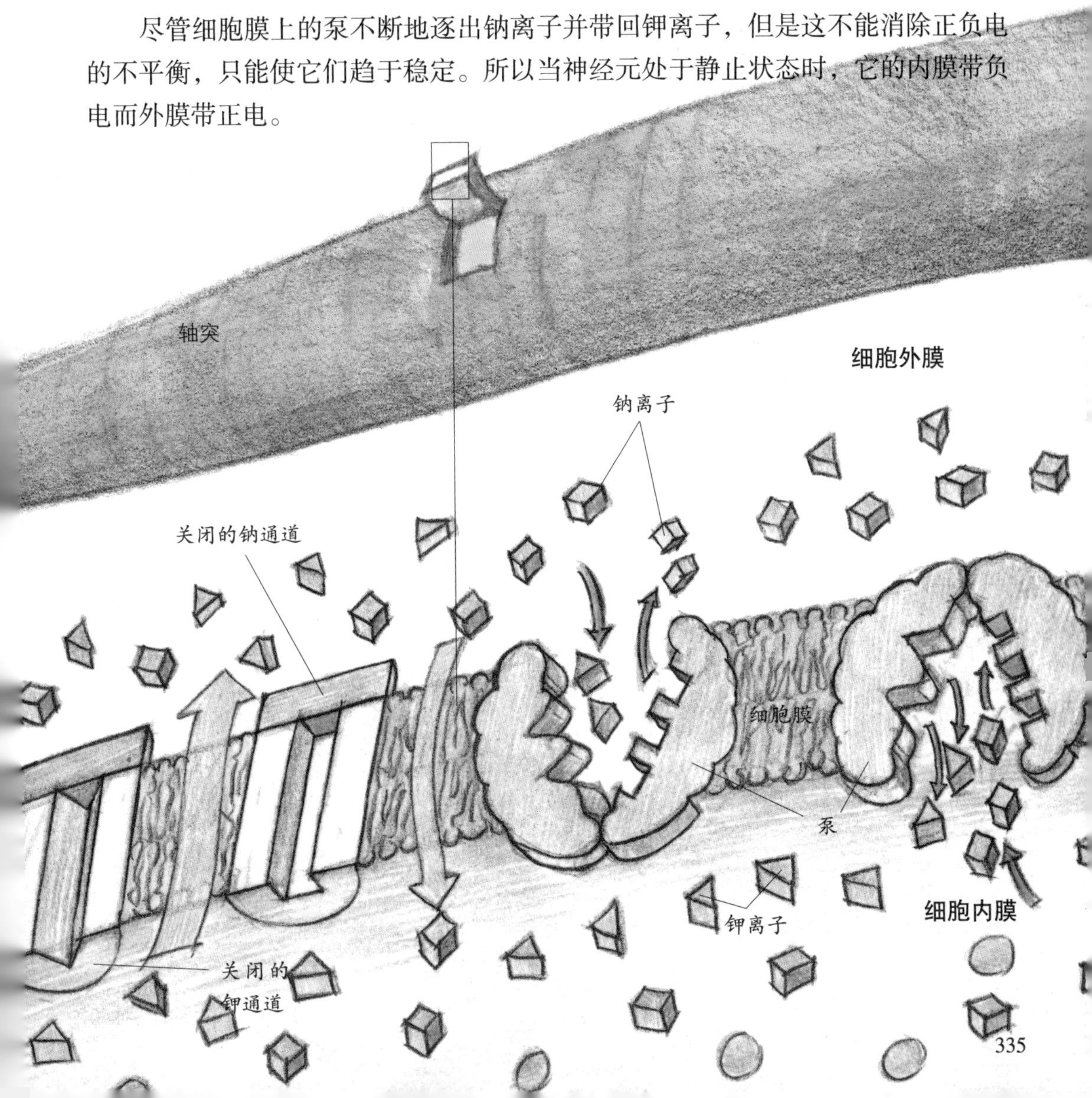

轴突

细胞外膜

钠离子

关闭的钠通道

细胞膜

泵

钾离子

细胞内膜

关闭的钾通道

传送信号

关闭的钠通道

静止时的轴突

关闭的钾通道

钠离子

信号到达

钾离子

信号传递

钠离子通道关闭

钠通道打开

钾离子通道打开

当一个神经元接收来自另一个神经元的信号时，它的电平衡就被打乱了。此时轴突内部所带正电增加，导致平时轴突膜上关闭的钠离子通道突然被打开，钠离子随即涌入。结果轴突内部带的正电比外部多。在电性突然改变的情况下，钠离子通道被猛地关上，钾离子通道暂时打开。流到细胞膜外的钾离子立即返回细胞膜内表面，使细胞膜恢复到最初带负电的状态。现在所有逃逸者同样迅速的被泵回它们合适的静止位置，准备迎接下一次挑战。

由负电转到正电再由正电变回负电，这些电性的转变仅在极短的时间内完成，而且只在细胞膜上一个位置发生。那么通过电性的改变信号是怎样沿着轴突传递的呢？在这场巨变中涌入的带正电的钠离子被轴突下一

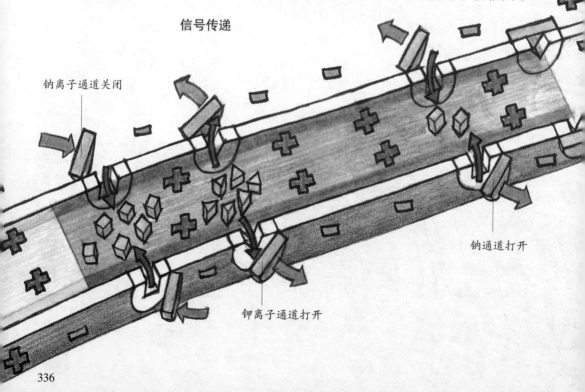

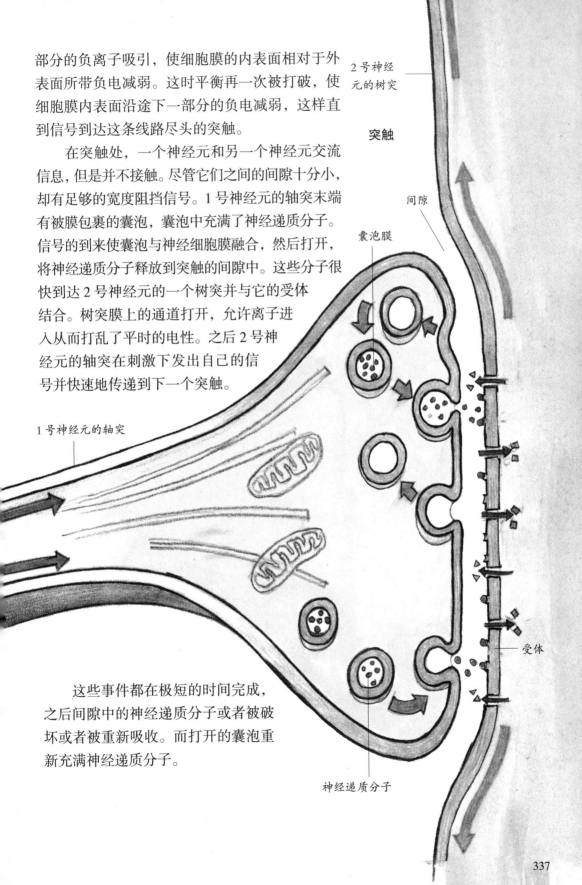

部分的负离子吸引，使细胞膜的内表面相对于外表面所带负电减弱。这时平衡再一次被打破，使细胞膜内表面沿途下一部分的负电减弱，这样直到信号到达这条线路尽头的突触。

　　在突触处，一个神经元和另一个神经元交流信息，但是并不接触。尽管它们之间的间隙十分小，却有足够的宽度阻挡信号。1号神经元的轴突末端有被膜包裹的囊泡，囊泡中充满了神经递质分子。信号的到来使囊泡与神经细胞膜融合，然后打开，将神经递质分子释放到突触的间隙中。这些分子很快到达2号神经元的一个树突并与它的受体结合。树突膜上的通道打开，允许离子进入从而打乱了平时的电性。之后2号神经元的轴突在刺激下发出自己的信号并快速地传递到下一个突触。

2号神经元的树突

突触

间隙

囊泡膜

1号神经元的轴突

　　这些事件都在极短的时间完成，之后间隙中的神经递质分子或者被破坏或者被重新吸收。而打开的囊泡重新充满神经递质分子。

受体

神经递质分子

337

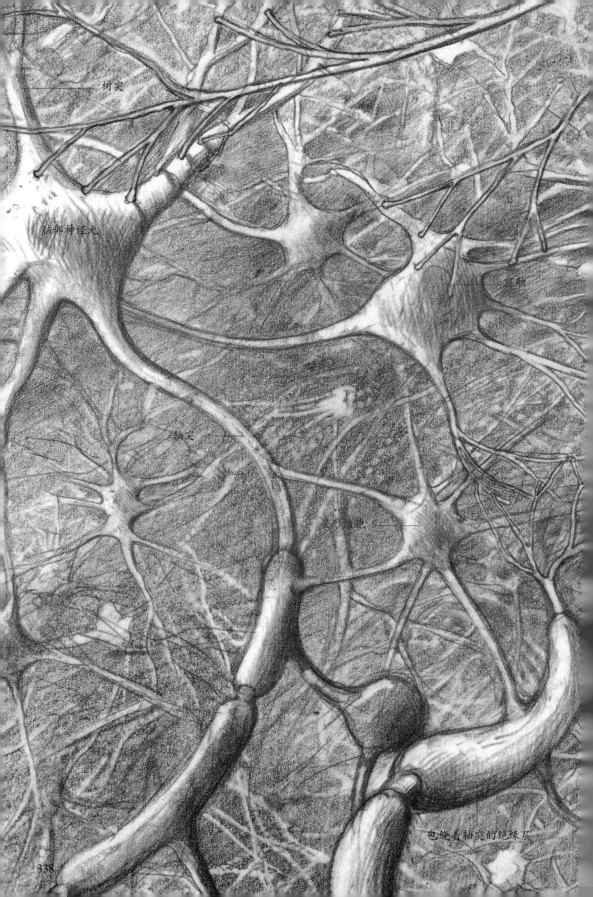

树突

脑部神经元

突触

轴突

星状细胞

包绕着轴突的绝缘层

神经网络

　　脑含有数以亿计个神经元，它们形成一个具有强大处理能力的信息网络。通过自身的树突和轴突的分支，每个神经元都与数千个神经元相连接。其中大部分工作发生在大脑皮层，组成大脑皮层的神经元叫做灰质。长的轴突将信号带给脑并将脑产生的信号带给身体各部，轴突聚集在一起构成了白质。

　　脑中神经元的工作要依赖于 10 倍于它们本身数目的支持细胞，其中包括星形细胞，它给神经元提供养料和支持，保证它们以最高的效率工作。

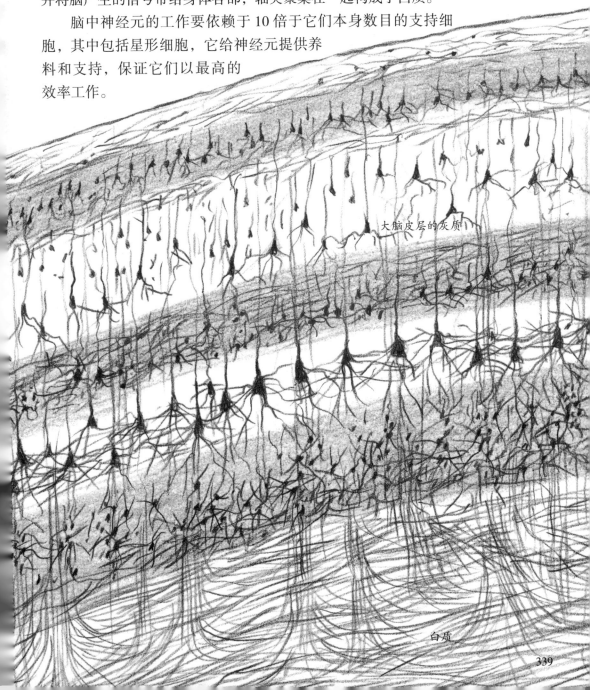

大脑皮层的灰质

白质

从"层"到"叶"

　　大脑皮层和它下面的白质一起形成了大脑，这是脑部最大且最高级的部分。为了把自己挤进颅骨这个狭小的空间里，任务繁多的皮层折叠形成"回"和"沟"。最长和最深的"沟"将大脑分裂为左右两半球。其他主要的"沟"勾勒出每个半球的额叶、顶叶、枕叶和颞叶，它们分别由压在上面的骨头而得名。

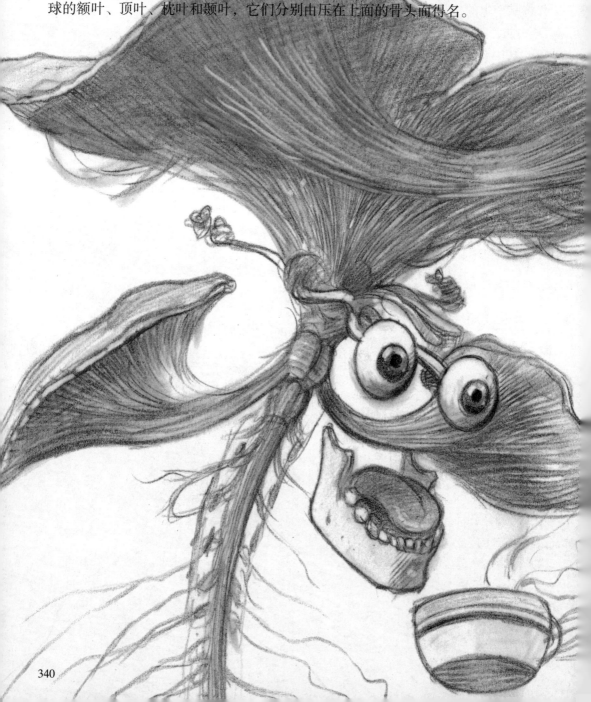

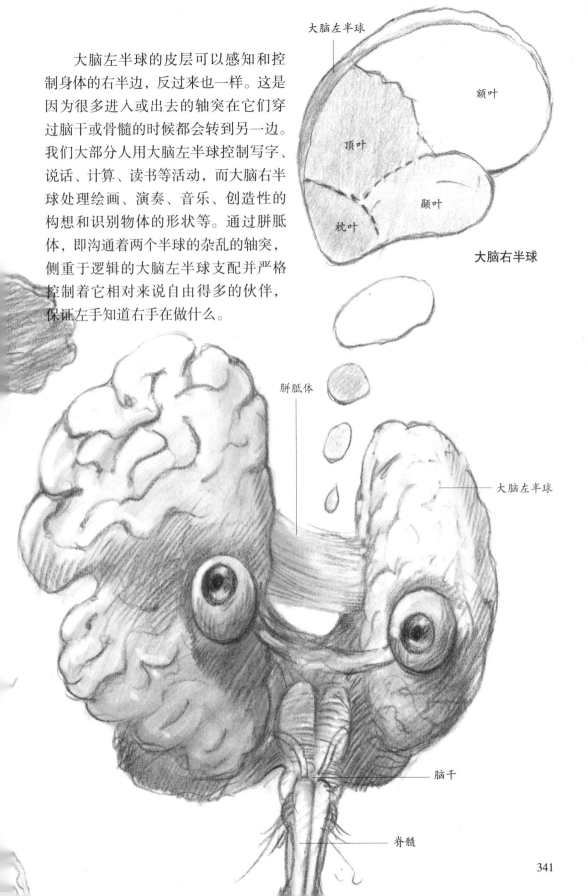

大脑左半球的皮层可以感知和控制身体的右半边，反过来也一样。这是因为很多进入或出去的轴突在它们穿过脑干或骨髓的时候都会转到另一边。我们大部分人用大脑左半球控制写字、说话、计算、读书等活动，而大脑右半球处理绘画、演奏、音乐、创造性的构想和识别物体的形状等。通过胼胝体，即沟通着两个半球的杂乱的轴突，侧重于逻辑的大脑左半球支配并严格控制着它相对来说自由得多的伙伴，保证左手知道右手在做什么。

大脑左半球

额叶

顶叶

颞叶

枕叶

大脑右半球

胼胝体

大脑左半球

脑干

脊髓

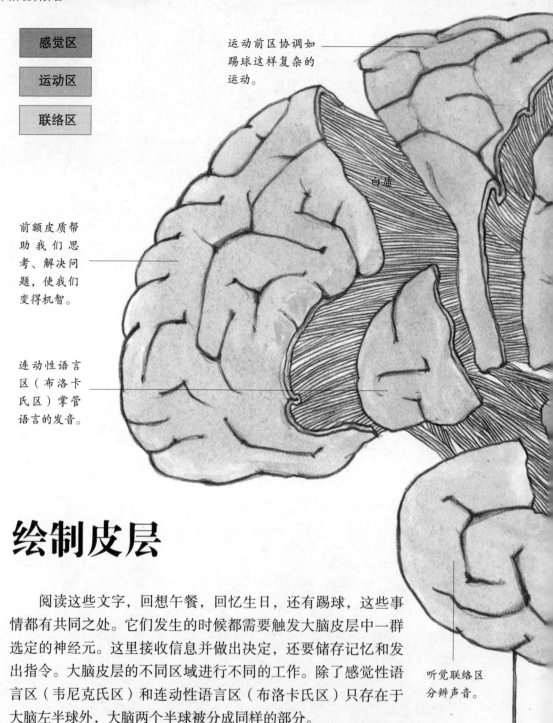

感觉区

运动区

联络区

运动前区协调如踢球这样复杂的运动。

白质

前额皮质帮助我们思考、解决问题，使我们变得机智。

连动性语言区（布洛卡氏区）掌管语言的发音。

听觉联络区分辨声音。

绘制皮层

阅读这些文字，回想午餐，回忆生日，还有踢球，这些事情都有共同之处。它们发生的时候都需要触发大脑皮层中一群选定的神经元。这里接收信息并做出决定，还要储存记忆和发出指令。大脑皮层的不同区域进行不同的工作。除了感觉性语言区（韦尼克氏区）和连动性语言区（布洛卡氏区）只存在于大脑左半球外，大脑两个半球被分成同样的部分。

大脑皮层的每个部分都被分成以下 3 个类别中的一种：感觉区将传感器和感觉器官输入的信号加以分析；运动区指示骨骼肌收缩和运动身体；联络区翻译输入的感觉和控制如思维、创造和记忆等功能。

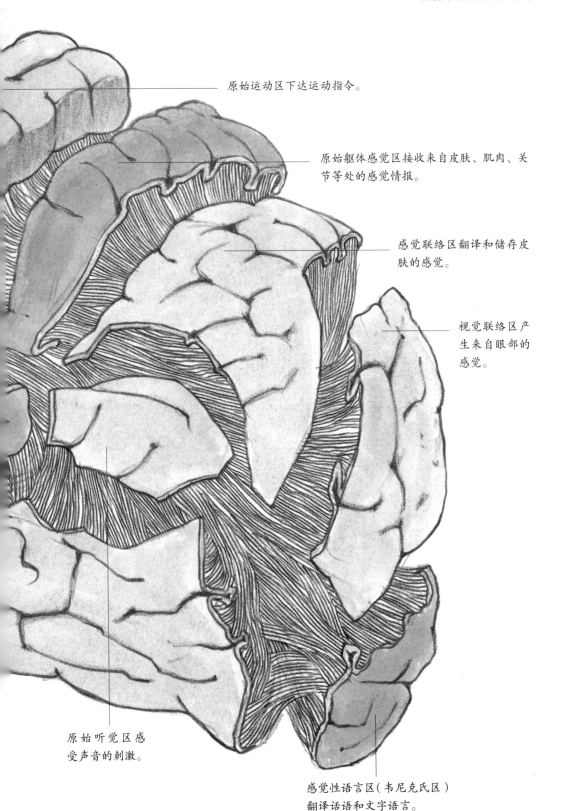

原始运动区下达运动指令。

原始躯体感觉区接收来自皮肤、肌肉、关节等处的感觉情报。

感觉联络区翻译和储存皮肤的感觉。

视觉联络区产生来自眼部的感觉。

原始听觉区感受声音的刺激。

感觉性语言区（韦尼克氏区）翻译话语和文字语言。

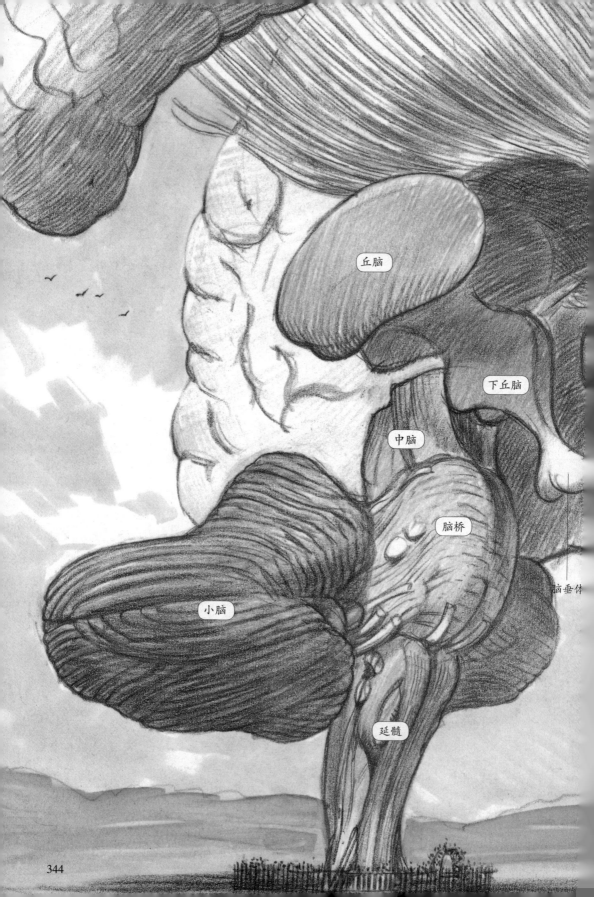

丘脑

下丘脑

中脑

脑桥

脑垂体

小脑

延髓

344

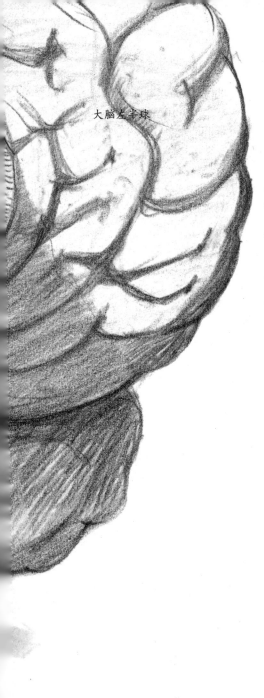

大脑左半球

内部构造

　　并不是脑的所有工作部分都在大脑中以"回"或"沟"的形式体现出来。丘脑和下丘脑、脑干，还有小脑都属于具有关键作用的"内部构造"。

　　丘脑和下丘脑蜷居在两个半球之间，脑干的上方。每秒钟脑都要被大量的有关体内体外正在发生什么事情的感觉信息轰击。卵状的丘脑将这些感觉信息传播给大脑皮层。同时它还编辑、过滤输入的信息以防大脑承担的信息超载或是"碰撞"。在丘脑的下方，下丘脑被委以重任，它所承担的任务与它的大小基本不成比例。比如，它是自主神经系统的控制中枢，神经系统的一束分支在体内或体外环境改变时自动控制着心率、血压、呼吸频率等。在其他方面，下丘脑同样监督着我们是否饿或是渴了，保持我们体内的温度在一个稳定的水平，然后在一夜甜美的睡眠后将我们唤醒。

　　脑干（包括中脑、脑桥和延髓）为脊髓和脑更高部分之间携带信息的轴突提供了路径。在下丘脑的监督下，脑干同样可以控制我们生存所依赖的自主功能，包括睡眠。中脑是反射中枢，当我们周围的事物变化时它控制着我们的眼睛和脑袋。脑桥在大脑的运动区和小脑之间传播信号。延髓调节心率、呼吸频率还有血压。

　　小脑被分为左叶和右叶，它位于脑桥和延髓后方。这个"小脑"可以使身体保持平衡，并使身体流畅、协调的运动。

听到东西

　　每当声波到达耳朵时，前庭窗都会来回运动，对耳蜗产生一波一波的压力。这些压力可以被感测声波的毛细胞检测到。每个毛细胞的顶部突起长度不同。最长的毛细胞的顶端被缠在拱形的胶质盖膜上，并与它们矮小的邻居通过微纤维相连。每个毛细胞的基部都与感觉神经元形成突触。

　　压力波的到来使下层膜振动，毛细胞也动了起来，最长的那些来回的弯曲。这些运动使它们之间的纤维拉伸，从而打开了覆盖在它们上面的膜上的通道。这些活动使神经递质分子穿过突触释放到感觉神经元中，从而产生信号并传递给脑。

　　无论是左耳还是右耳传来的信号都要沿着延髓、中脑和丘脑传播，

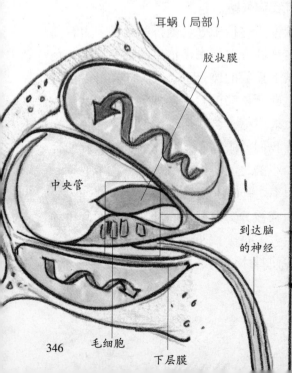

耳蜗（局部）

胶状膜

中央管

到达脑的神经

毛细胞

下层膜

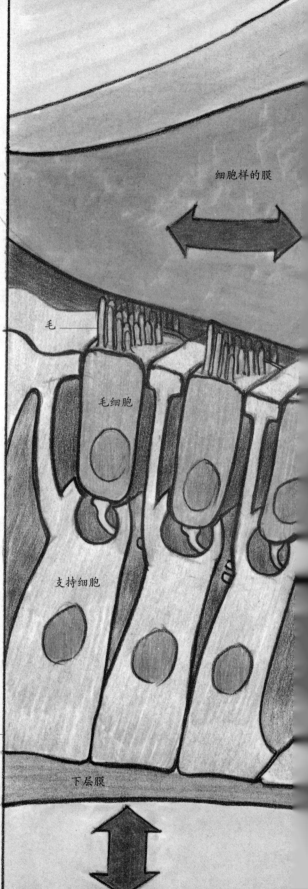

细胞样的膜

毛

毛细胞

支持细胞

下层膜

一直传到脑两边的原始听觉区。在这里我们辨别清楚声音发出的方向、高度和强度。不同的音高可以被位于耳蜗中央管沿途特定位置上的细胞识别。强度大的声音使鼓膜更有力的振动，这使毛细胞处境变得艰难而很快被触发。耳朵在声音的方向被确定的一刹那探测到声音。

和原始听觉区连接的是面积更大的听觉联络区。脑通过这个部分辨别说话、轮胎摩擦及钉子落地的声音。

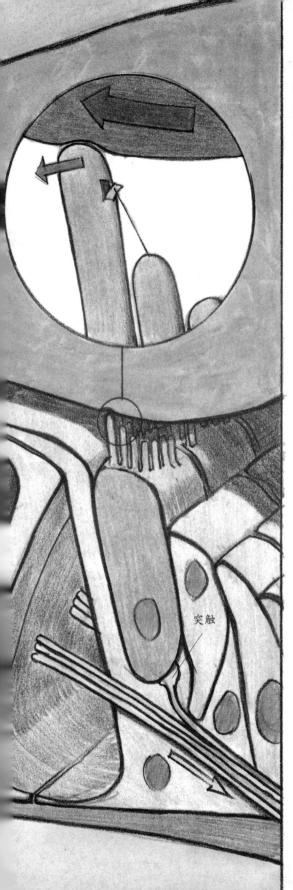

突触

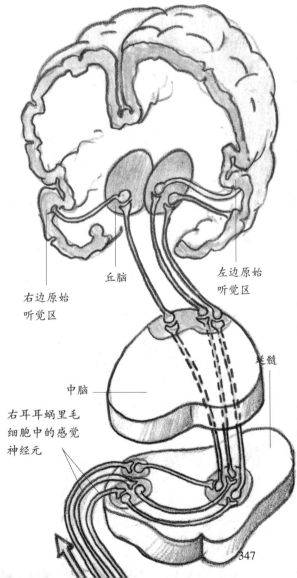

丘脑

左边原始听觉区

右边原始听觉区

延髓

中脑

右耳耳蜗里毛细胞中的感觉神经元

347

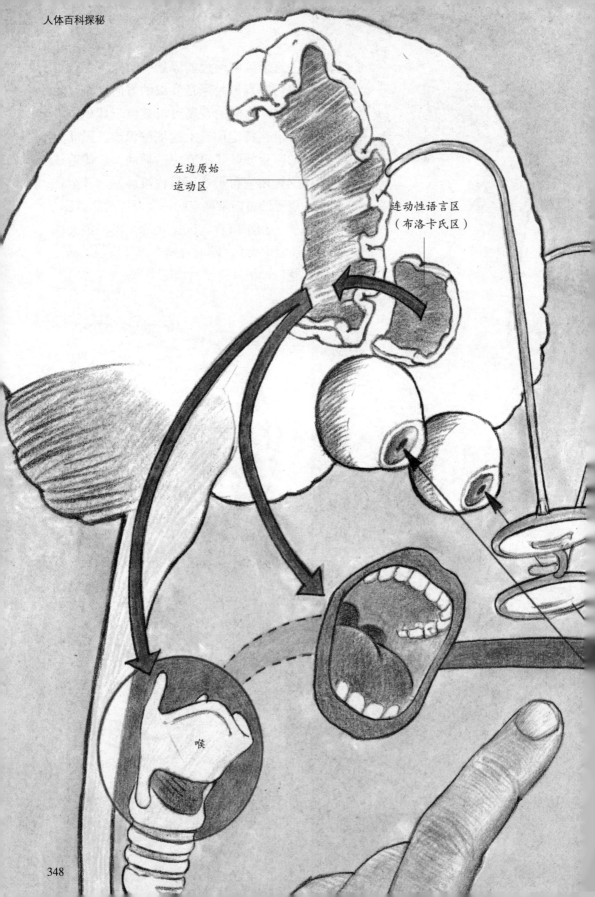

左边原始
运动区

连动性语言区
（布洛卡氏区）

喉

讲出的话

　　只有人类能享受彼此间用语言交流的奢侈。在这里要讲的是当别人对我们说话及我们在应答时脑做了怎样的工作。

　　"语言区"由连动性语言区（布洛卡氏区）和感觉性语言区（韦尼克氏区）组成，它们都由 19 世纪发现它们的内科医生而得名，且都位于大脑左半球原始听觉区的两边。从耳传来的声音信号穿过丘脑到达听觉区。如果那些信号代表"话语"而且不是无意义的声音，那么就会传播到韦尼克氏区，然后这些信息继续传播到布洛卡氏区，这里把对接收的信息做出的恰当应答综合起来。信号从这里被传送到运动区，这个区控制着产生声音的喉部肌肉，还有可以发出简单声音的颌、嘴唇还有舌头，使它们组合成可识别的语言。

　　韦尼克氏区还可以分析视觉区输入的东西。所以当你看到一些和你所闻相关的文字时，信息会增强，你的理解也会更清楚。

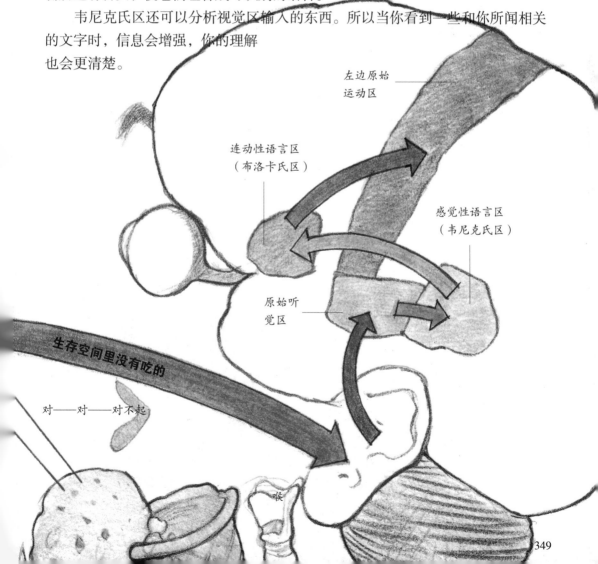

左边原始运动区

连动性语言区（布洛卡氏区）

感觉性语言区（韦尼克氏区）

原始听觉区

生存空间里没有吃的

对——对——对不起

喉

眼睛到脑

　　我们的眼睛将外部的光线转化成信号，然后脑再将信号转化为图像，这个过程从视网膜开始。在每只眼睛中，由所有 1.26 亿个视锥细胞和视杆细胞产生的原始信号必须先穿过 100 万个神经节细胞，这个过程中一些弱

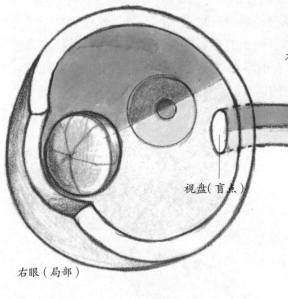

右视神经

右视神经束

视盘（盲点）

右眼（局部）

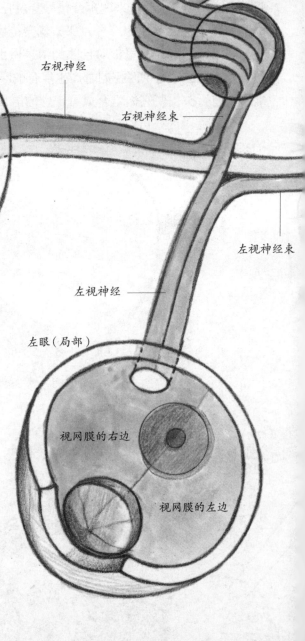

左视神经束

左视神经

左眼（局部）

视网膜的右边

视网膜的左边

　　的信号被消除。而较强的信号经过由100 万个轴突收拢形成的一个或两个视神经继续传到脑。

　　离开眼部后不久，每个视网膜内部的轴突先交叉。这就是说，左视神经束带着来自每只眼睛视网膜左边的信号，而右视神经束带着每个视网膜右边的信号。但是由于晶状体在每个视网膜上的投影都是颠倒的，左视神经束实际上携带的影像是视野中的右边部分，而右视神经束携带的影像则来自左边。每束视神经都会进入丘脑，在那里有一层特殊的神经细

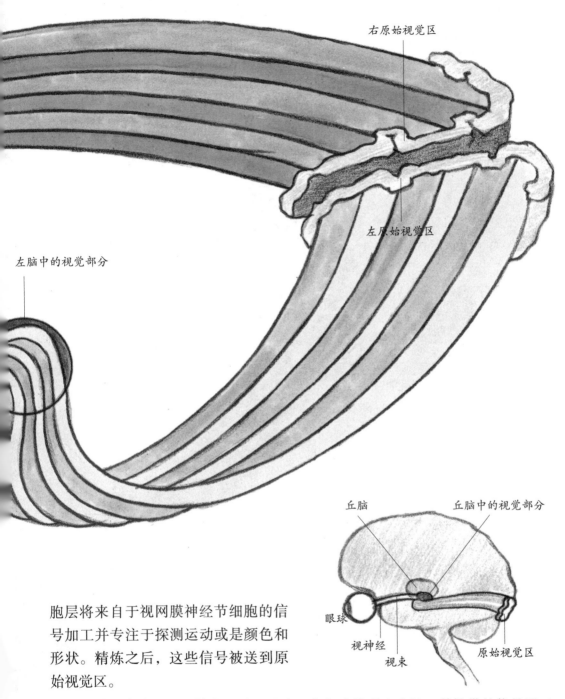

右原始视觉区

左原始视觉区

左脑中的视觉部分

丘脑　　　　丘脑中的视觉部分

眼球

视神经

视束

原始视觉区

胞层将来自于视网膜神经节细胞的信号加工并专注于探测运动或是颜色和形状。精炼之后，这些信号被送到原始视觉区。

　　视神经束中的一些轴突不进入丘脑。它们直接进入中脑，其携带的信号用于控制眼的运动和瞳孔大小。

看到东西

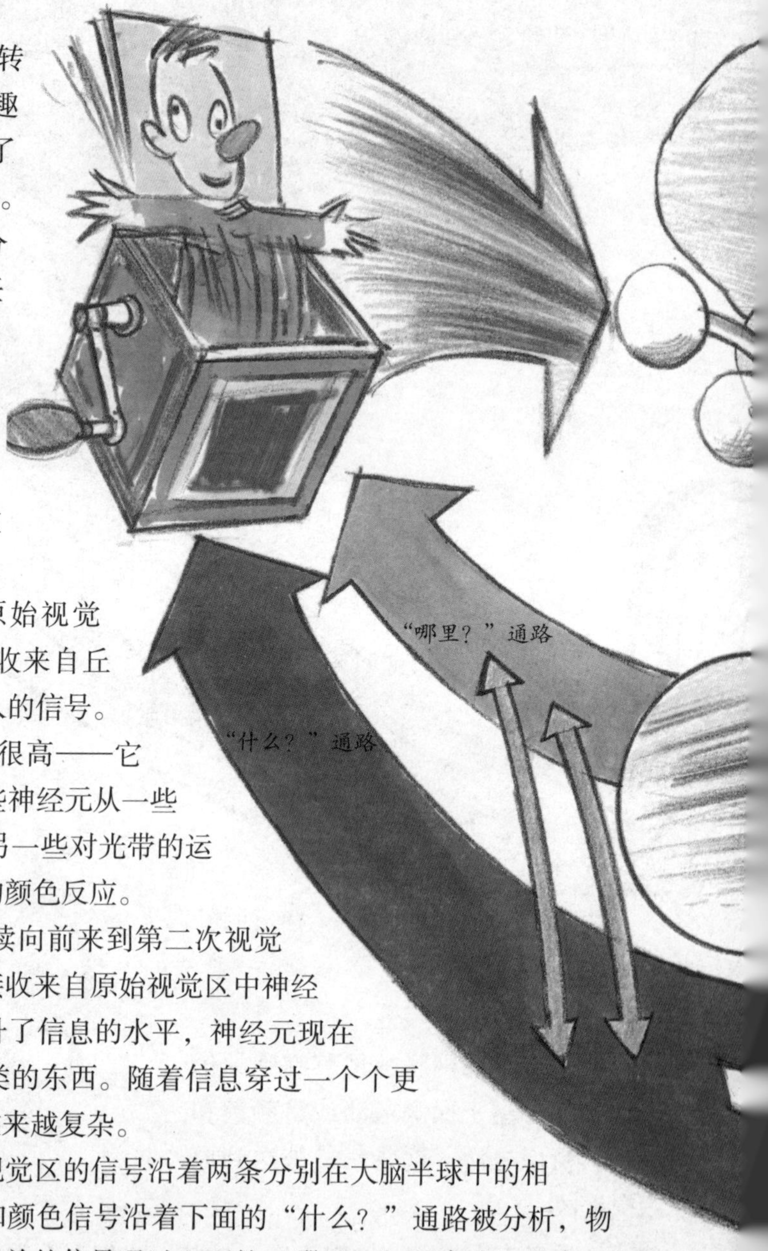

将眼睛传来的电信号转
变为彩色的、内容丰富有趣
的 3D 电影给视觉区提出了
挑战,但这并非无法完成的。
它将这项复杂的工作拆分
为较小的、容易完成的任
务。有关颜色、形状和运
动的信息分别由皮质中更
熟练的部分逐渐完成。只
有各自任务完成之后,这
幅"大图片"才会被拼在
一起。

产生图片的起点在原始视觉
区,这里每个神经元都接收来自丘
脑视觉部分一些神经元输入的信号。
这意味着这些信息的质量很高——它
们并不只对光斑反应,一些神经元从一些
特定的角度对光带反应,另一些对光带的运
动反应,还有一些对光带的颜色反应。

然后独立的信息流继续向前来到第二次视觉
区。这里每一个神经元都接收来自原始视觉区中神经
元的信号,这样再一次提升了信息的水平,神经元现在
可以应答如角落和边缘之类的东西。随着信息穿过一个个更
高水平的视觉区,信息也越来越复杂。

在最初的处理之后,视觉区的信号沿着两条分别在大脑半球中的相
连的通路继续行进。形状和颜色信号沿着下面的"什么?"通路被分析,物
体在颞叶被识别。与运动相关的信号通过上面的"哪里?"通路进入顶叶,然后
决定出动作和方向。部分"什么?"和"哪里?"通路通过左眼和右眼输入的信
息确定出"画面"的深度和距离。

"哪里?"通路

"什么?"通路

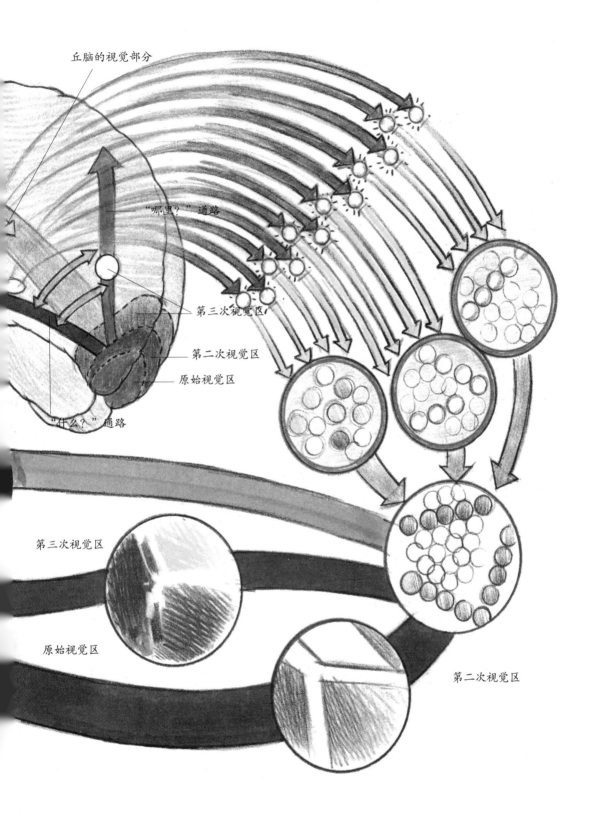

丘脑的视觉部分

"哪里？"通路

第三次视觉区

第二次视觉区

原始视觉区

"什么？"通路

第三次视觉区

原始视觉区

第二次视觉区

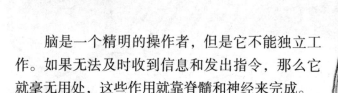

脑

脊髓

神经

神经束

　　脑是一个精明的操作者，但是它不能独立工作。如果无法及时收到信息和发出指令，那么它就毫无用处，这些作用就靠脊髓和神经来完成。

　　脊髓在背后向下延伸，它是接收信息或发送信息到全身各部分的信息管道。脑和脊髓一起构成中枢神经系统，它们是神经系统的管理部门。将中枢神经系统和身体其他部分连接的是周围神经系统———一个神经网，分支甚至可以一直深入到最远的四肢。脑部发出的成对的脑神经主要伸入脑和脖子，较短的脊神经则从脊髓两边散开发出可以支配身体其他部分的神经。

　　每条神经都包括上千有时甚至上万条平行的轴突，它们会聚成若干束，之间填充着大量脂肪，外面再被牢牢地包起来。这种结构可以保护脆弱的轴突，还可以在运动时使神经弯曲。大部分神经都包含着感觉神经元和运动神经元的轴突。感觉神经元将信号传递给中枢神经系统，运动神经元将信号反方向传播。两种神经元外面包裹着由支持细胞形成的绝缘层———髓鞘。两个支持细胞之间的小间隙是节，轴突从中露出来。信号从一个节跳向另一个节，使它们的传递速度远远大于不绝缘的神经元。当信息要远程传递时这个特征是特别重要的。

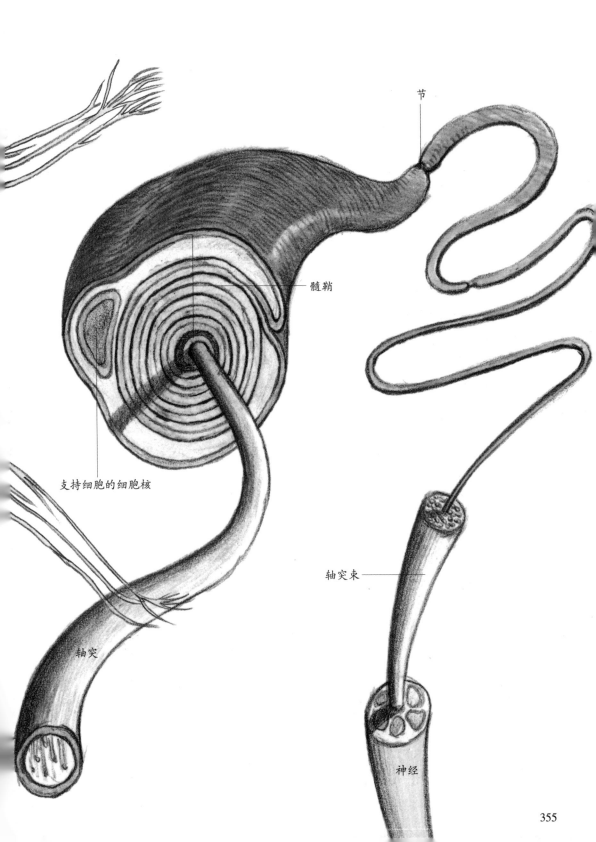

节

髓鞘

支持细胞的细胞核

轴突束

轴突

神经

脊髓的传导通路

　　脊髓总是忙于各种活动。它在身体中接收并传递信号，携带信号进入、离开或是在其内部传递的通路要被高度组织起来。

　　体内的所有神经——除了脑部和颈部的一部分——都通过有两个脚的短小的脊神经和脊髓相连。后脚将触觉、热觉和痛觉感受器的感觉信息带入脊髓。前脚将运动信息带给身体合适的部位。

　　和脑不同，白质在脊髓的外层，包围着"H"形的灰质内核。感觉神经元的轴突或者直接与灰质中的神经元形成突触，或者通过白质与其他神经元或与脑相连。然后输入脊髓的信号穿过它们到达目的地。

　　输出信号通过运动神经元的轴突被分配到各部分。脊髓灰质中的细胞体接收来自脑的指令，也可以经过相连的神经元接收感觉神经元输入的指令。许多运动神经元将信号带给骨骼肌，使它们收缩以带动躯体运动。自主神经系统的运动神经元与心肌、平滑肌和各种腺体相连，控制着我们一般情况下觉察不到的活动，比如心率和瞳孔大小。

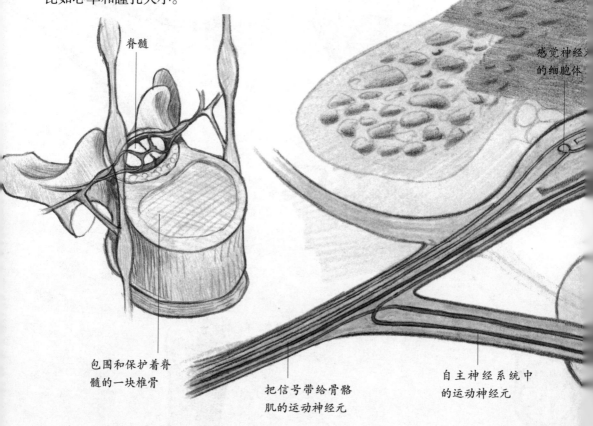

脊髓

感觉神经元的细胞体

包围和保护着脊髓的一块椎骨

把信号带给骨骼肌的运动神经元

自主神经系统中的运动神经元

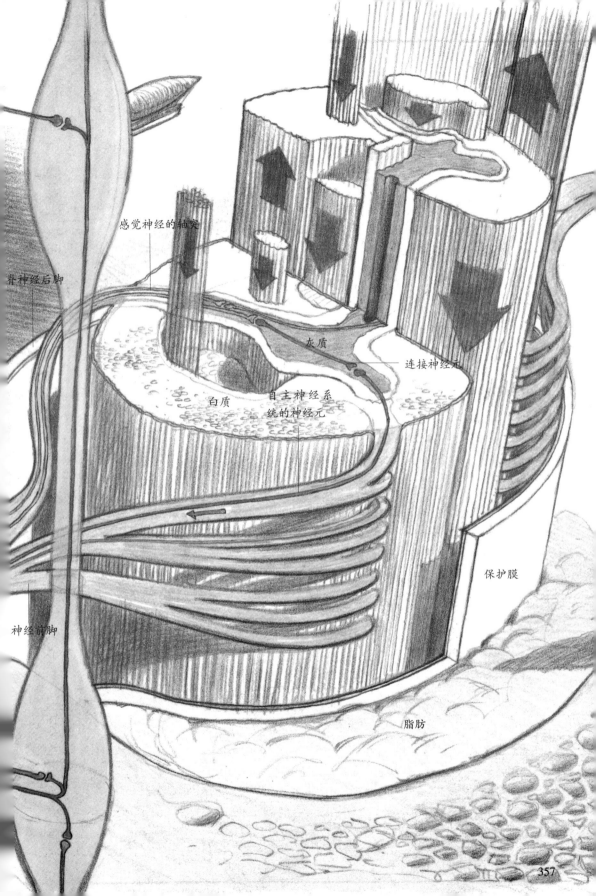

感觉神经的轴突

脊神经后脚

灰质

连接神经元

白质

自主神经系统的神经元

神经前脚

保护膜

脂肪

357

人体预警

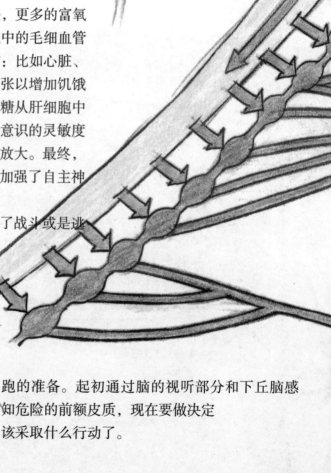

下丘脑

边缘系统

杏仁核

脊髓

午夜一个陌生的声音会引起我们恐慌并伴有剧烈的心跳。在这个例子中，我们的身体做出的是自然的反应——在整理了一系列信息之后或者面对危险或者逃离它。

每个大脑半球中都有一群形成边缘系统的结构。当我们听到或看到一些恐怖的事情时，杏仁核——边缘系统中协调恐惧的部分——变得活跃并向下丘脑报警。下丘脑接下来加快唤醒自主神经系统中的交感神经部分。交感运动神经元携带的神经冲动迅速给身体的日常运转带来一系列同时发生的变化。

肺内极度兴奋的微小气道此时扩张，更多的氧气进入血流中。心率也加快，更多的富氧血被泵入肌肉。皮肤和消化系统中的毛细血管床关闭，血液转移到需要的地方：比如心脏、脑和肌肉。肌肉中的小动脉也扩张以增加饥饿的肌细胞中的血流。富余的葡萄糖从肝细胞中释放，血液中的燃料数量增加。意识的灵敏度和新陈代谢速率都增加，瞳孔则放大。最终，肾上腺释放肾上腺素到血流中，加强了自主神经系统的活动。

现在身体强壮而警觉，做好了战斗或是逃跑的准备。起初通过脑的视听部分和下丘脑感知危险的前额皮质，现在要做决定该采取什么行动了。

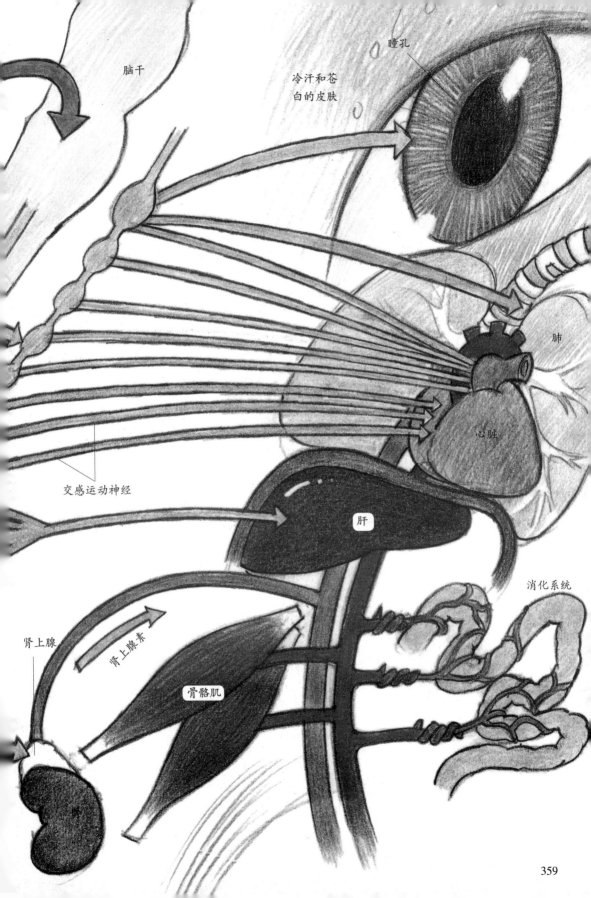

瞳孔

脑干

冷汗和苍
白的皮肤

肺

心脏

交感运动神经

肝

消化系统

肾上腺

肾上腺素

骨骼肌

第五章

严密的"防卫体系"

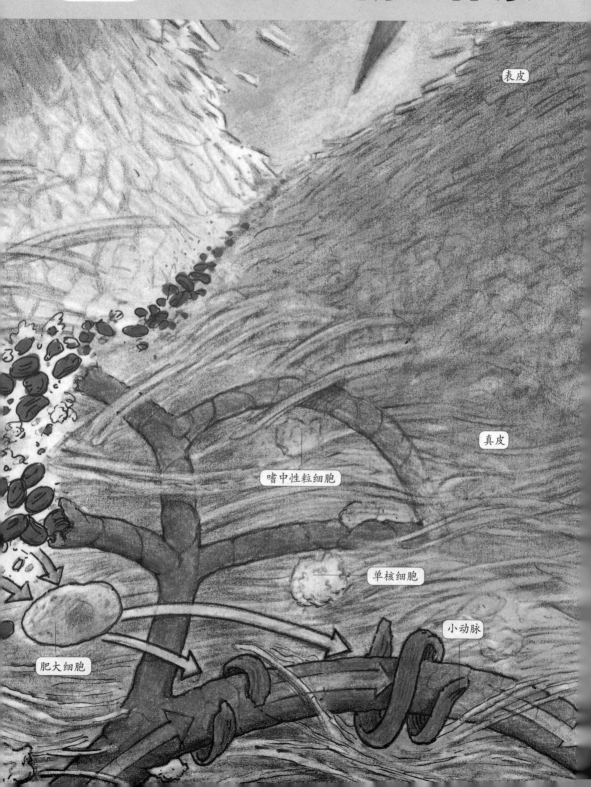

表皮

真皮

嗜中性粒细胞

单核细胞

小动脉

肥大细胞

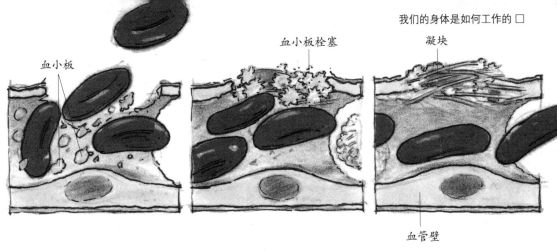

血小板　　　　　　　　血小板栓塞　　　　　　凝块

血管壁

只是一道刮痕

　　皮肤屏障上的任何导致血管撕裂的破坏都需要身体防御系统的直接注意，采取的第一步措施是防止渗漏。当血液流经伤口时，血液中的血小板就会在伤口处聚集成团，形成可以堵住部分血流的栓塞。破损的组织和凝成块的血小板引起血浆中的蛋白质转变为一团纤维蛋白，可阻挡血细胞并形成凝块。随着凝块越拉越紧，伤口的边缘被拉在一起，之后修复细胞介入将伤口填补好。当它工作完成后，凝块会被清除；如果它在皮肤表面，会变干形成一个痂，最终会掉落。

　　当血液凝固时，特殊的白细胞——嗜中性粒细胞和单核细胞四处寻找并消灭在混乱中渗透过防御屏障的细菌。这些细胞相当于机体免疫系统中的地面部队，它们不断地在血液中巡逻，等待着这样的偶遇。当机体内的细胞如肥大细胞释放的化学物质引起若干局部变化时，这些细胞又被召唤到损伤处。小动脉扩张以增加血流量并带给破损处更多供给。毛细血管变得十分容易渗透，允许带着氧气和食物的液体渗入破损区域。

　　被化学警报吸引后，这一区域的白细胞首先粘附在毛细血管的内壁上，长度足以挤过毛细管壁中的空隙。深入敌后时，它们开展搜索歼敌战术。单核细胞转变为更大和更饥饿的巨噬细胞。这整个过程叫炎症反应，它会引起刮伤部分的红、热、肿、痛。虽然感觉不舒服，发炎对于破坏病原体和修复组织是很必要的。

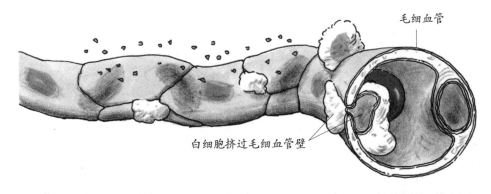

毛细血管

白细胞挤过毛细血管壁

外来事物

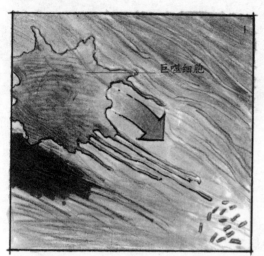

巨噬细胞

对于一个巨噬细胞来说，任何外来的东西都是要被吃掉的。细菌进入身体并到达组织后，它们留下一条化学踪迹，可以被正在巡逻的巨噬细胞膜上的受体探测到。作为应答，勇敢的猎人重新组织它的细胞骨架，然后伸出它触须般的伸长部分跑向它的猎物。

如果触须上的受体在细菌表面识别出罪行标记，它们就粘附在罪犯身上。

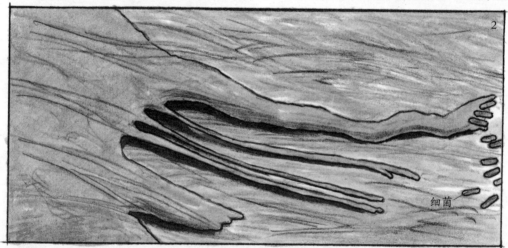

细菌

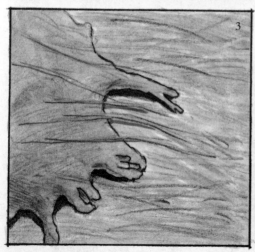

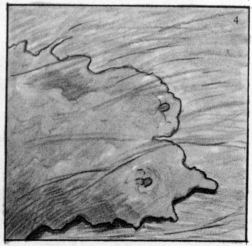

如果细菌已经被抗体蛋白包裹了，那么这种粘附就更加坚固。这使得病原体对巨噬细胞来说不但更美味，而且更容易被抓住。

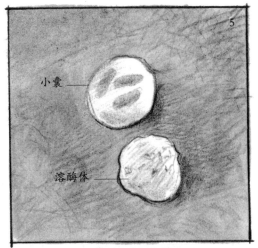

　　一旦被抓住，细菌就被巨噬细胞吞噬，并包裹在从细胞膜上脱落下来的小囊里。当它在细胞质里运动的时候，小囊和溶酶体这个充满消化酶的膜囊融合。这些酶可以不消化巨噬细胞而将细菌安全的分解。所有不能被消化的成分都从巨噬细胞排出，而为了发扬节俭的作风，起初从细胞膜上脱落下的部分又重新回到它原来的地方。

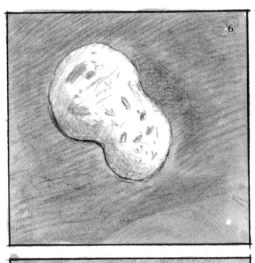

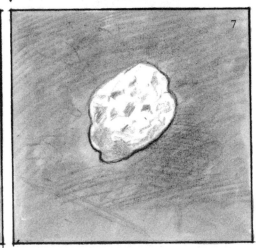

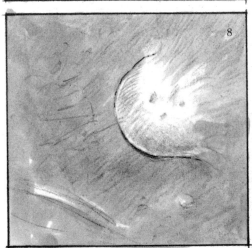

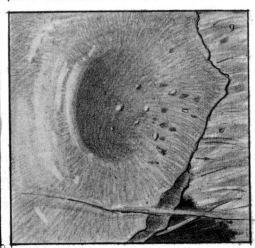

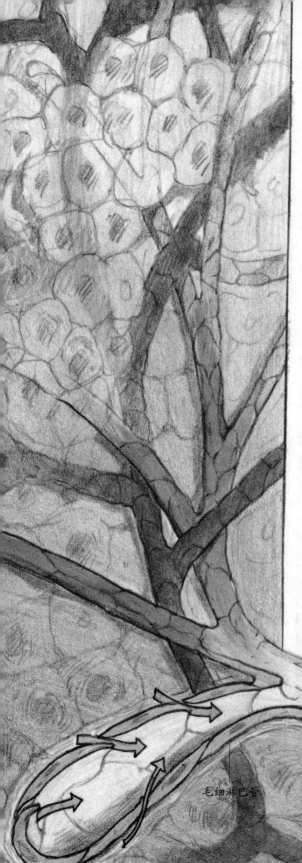

排除与防御

　　血液在毛细血管中流动，将氧气和必要的营养物质传送给组织细胞并带走它们的废物。在这个过程中每天都会都有50品脱（24升）液体离开血液。这些液体最终会返回到血液里，而且大部分都通过毛细血管回来，但是有6～8品脱（3～4升）会从途中排除。排除多余的液体，将它带回血液以回复正常的血量和浓度，这些重要的工作都由机体知名度较低的第二传输网络——淋巴系统完成。

　　这个网络中最细的分支叫做毛细淋巴管，它们交织在毛细血管和组织细胞之间。离心脏最远的毛细淋巴管末端是封闭的，淋巴管壁上的小垂悬物只能单向打开，保证组织液流进而不是流出。被阻留到内部之后，这些过剩的液体成为淋巴液，这是一种由血浆蛋白质、白细胞和碎片形成的液态混合物。在周围骨骼肌的挤压作用下，淋巴沿着这个网络进入越来越宽的淋巴管中。瓣膜可以防止液体回流。最终，这些淋巴管聚在一起形成淋巴干，最终淋巴干再把淋巴液送入两个淋巴管中的一个，再分别汇入左、右锁骨下静脉。

　　排除并不是淋巴系统唯一的作用，它的防御作用也很重要。沿着淋巴管有许多小疙瘩，这是淋巴结，它们可以过滤掉从组织流向血液的淋巴中的

毛细淋巴管

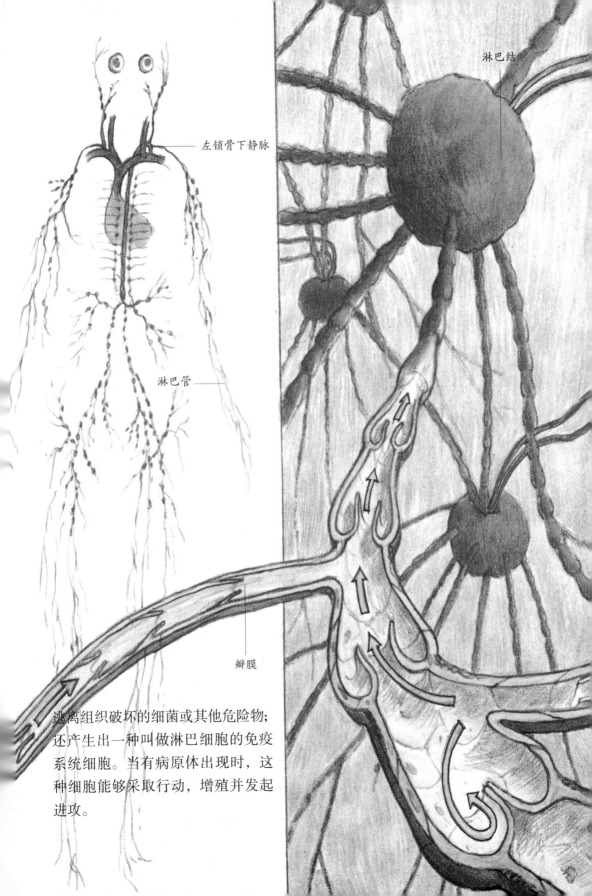

左锁骨下静脉

淋巴管

瓣膜

淋巴结

逃离组织破坏的细菌或其他危险物；还产生出一种叫做淋巴细胞的免疫系统细胞。当有病原体出现时，这种细胞能够采取行动，增殖并发起进攻。

清洁和复制

淋巴流过一个淋巴结时它将被"清洁"以除去病原体。同时，暴露给病原体的淋巴细胞将自身复制，产生相同的复制品来抗击它们的敌人。淋巴从皮质进入每个淋巴结，然后从髓质流出。皮层被坚固的外膜上的延伸物分成小隔间。每个隔间里，流动的淋巴细胞和其他免疫系统细胞都被蜂窝状的纤维支持着。

当一群淋巴细胞对上百万个抗原作出应答时，每个细胞都只能通过细胞表面受体对一个特定的病原体抗原反应。这是它们在骨髓（B细胞）或是胸腺（T细胞）中发育时形成的技能。B细胞和T细胞通过血液到达淋巴结并最终经淋巴管离开。

在它停留过程中——时间可长可短——淋巴细胞可能通过直接或间接接触特定的病原体被激活而发起进攻。皮质的外部包括密集的淋巴细胞区，这个区域的中间储存着活化的和正在增殖的B细胞。深层含有正在增殖的T细胞。髓质中储存着大量成熟的B细胞，它们可以释放固定病原体的抗体。

在到达和离开之间，淋巴通过髓窦沿着一个方向流动。髓窦中十字交叉的纤维支持着吞噬病原体的巨噬细胞。进入淋巴结的淋巴管数目比离开的多。这种聪明的策略可以减慢淋巴结中淋巴的流速，给免疫细胞提供了时间完成任务。

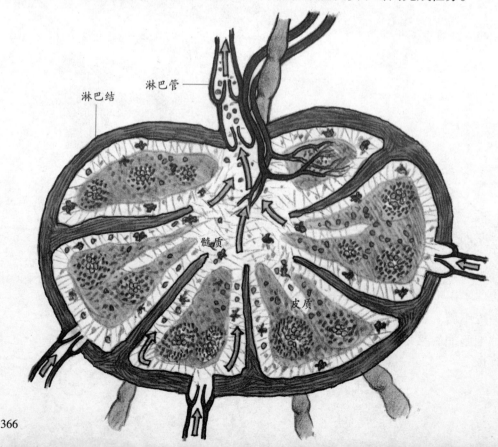

淋巴管

淋巴结

髓质

皮质

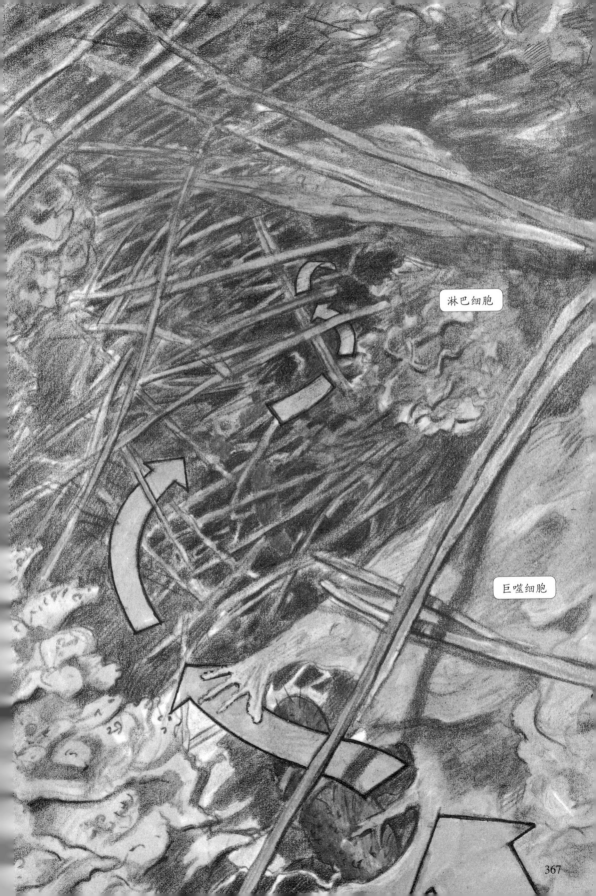

淋巴细胞

巨噬细胞

抗体进攻

当入侵细菌进入淋巴结时，它们就会遇到 B 细胞。如果 B 细胞表面的受体和细菌表面的抗原相匹配，受体和抗原就像锁和钥匙一样契合在一起。现在 B 细胞将连接的细菌吞噬并将它分解，然后将细菌的抗原呈现在表面上。但是 B 细胞仍未做好进攻准备。

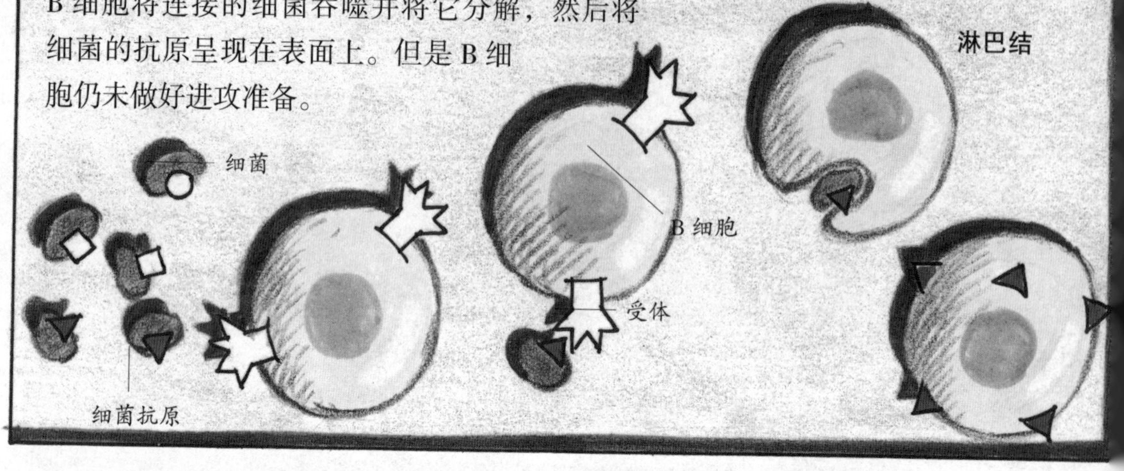

淋巴结

细菌

B 细胞

受体

细菌抗原

同时，皮肤上的树突状细胞追踪着同样的细菌并将其吞噬，它还将入侵者的抗原呈现在表面。一旦进入淋巴结，这个细胞就将那些抗原呈递给辅助 T 细胞——这种淋巴细胞可以辅助调节整个免疫系统。一旦被访问者活化，辅助 T 细胞就开始迅速的自身复制。

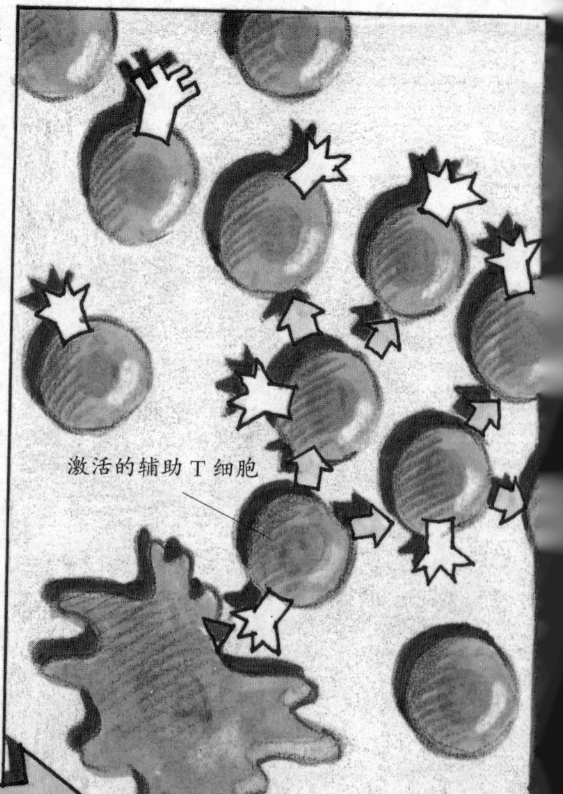

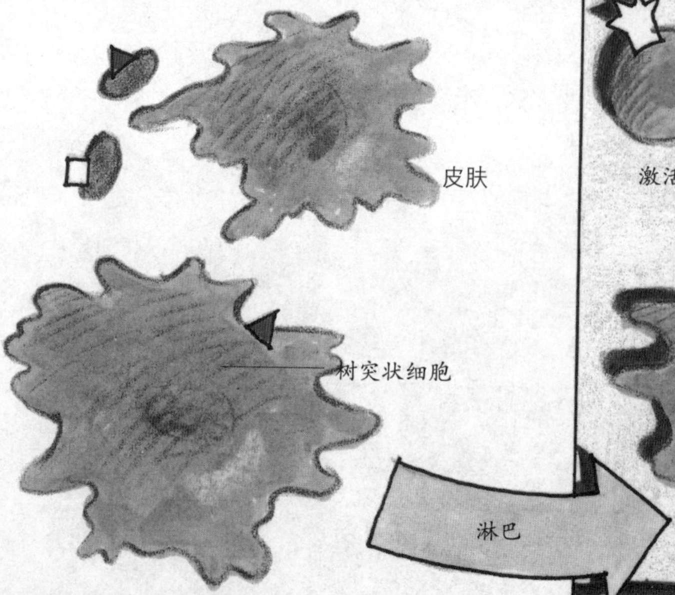

皮肤

激活的辅助 T 细胞

树突状细胞

淋巴

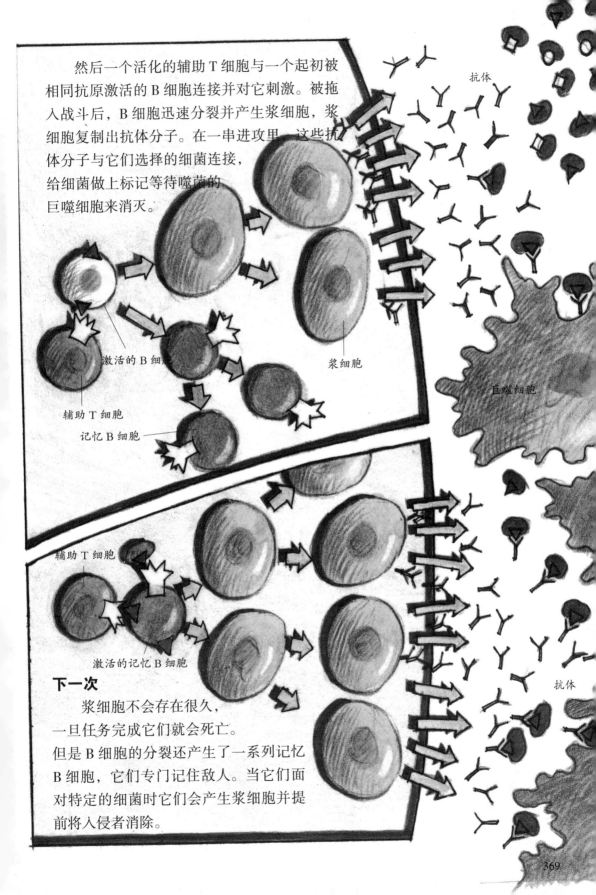

　　然后一个活化的辅助T细胞与一个起初被相同抗原激活的B细胞连接并对它刺激。被拖入战斗后，B细胞迅速分裂并产生浆细胞，浆细胞复制出抗体分子。在一串进攻里，这些抗体分子与它们选择的细菌连接，给细菌做上标记等待噬菌的巨噬细胞来消灭。

激活的B细胞

辅助T细胞

记忆B细胞

浆细胞

巨噬细胞

抗体

辅助T细胞

激活的记忆B细胞

下一次

　　浆细胞不会存在很久，一旦任务完成它们就会死亡。但是B细胞的分裂还产生了一系列记忆B细胞，它们专门记住敌人。当它们面对特定的细菌时它们会产生浆细胞并提前将入侵者消除。

抗体

流感警报

我们来想一下还没有打出来的喷嚏。鼻子里发痒会引起气体从肺迅速反射性地被排出，冲出的气流能将刺激物喷出鼻腔，数千个小滴被直接喷出体外，它们中的一些也许蕴藏着一团流感病毒。

和细菌不同，病毒不是细胞。对有生命的有机体来说它们更像化学物质的组合。虽然它们不吃东西、不呼吸也不排泄，而且缺乏线粒体、核糖体和ATP，但是它们依然属于病原体。为了复制，病毒必须不但要侵入一个活细胞，还要劫持它内部的劳动力，直到这个不幸的宿主细胞被破坏。这和免疫系统的应答效应一同产生疾病的症状，可以是流感、感冒、麻疹、腮腺炎或任何折磨我们人类的病毒性传染病。

虽然病毒形状不同，但都有相同的基本结构。这里显示的流感病毒比红细胞要小100倍。在它的核心是遗传物质，这里有8条RNA链携带着形成新病毒需要的10个基因。有些病毒中则以DNA代替。核周围是保护性的蛋白质外被衣壳。流感病毒和其他许多病毒，都被从宿主细胞中"偷"来的膜包裹，以利于侵入细胞和避免被检测到。外膜上的伸长物是可做抗原的两种表面蛋白（分别是H蛋白和N蛋白）。有很多不同的H蛋白和N蛋白，它们数量很多并可以用来识别特定的类别，如H5N1型可感染人类的禽流感。

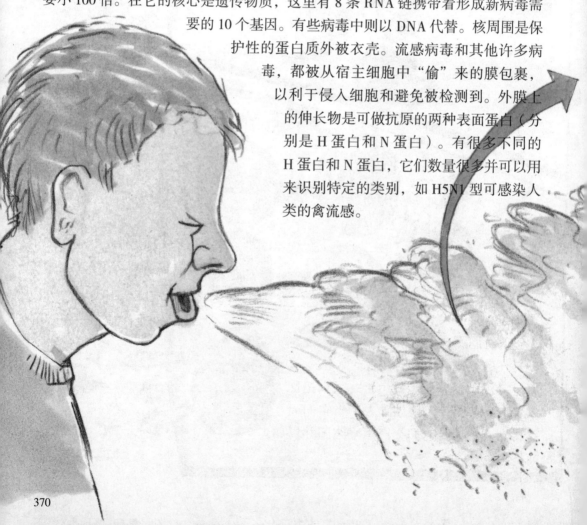

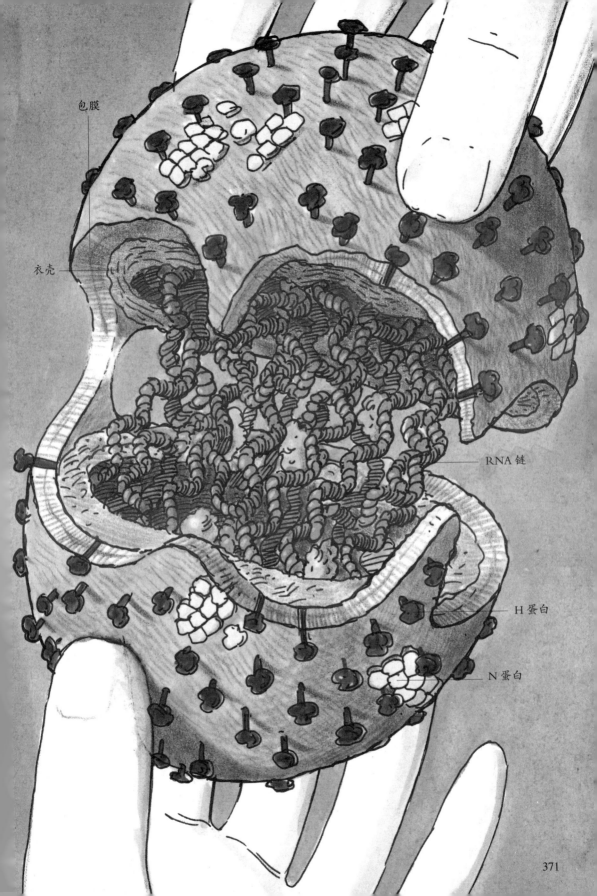

包膜

衣壳

RNA 链

H 蛋白

N 蛋白

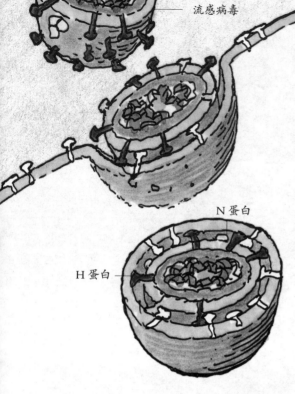

流感病毒

宿主细胞膜

病毒入侵

　　如果我们很不幸吸入一个流感病毒，那么它可能定居在我们鼻子、咽或是气管的黏膜上，然后它产生的 H 蛋白就会连接到细胞膜上。细胞会通过膜囊将病毒包裹起来并提供一个酸性环境。然而，狡猾的病毒并没有被消灭，相反它将 RNA 和蛋白质倒入宿主的细胞质中。

N 蛋白

H 蛋白

　　病毒的 RNA 链现在与病毒的 RNA 复制酶一起自由进入细胞核。利用宿主细胞的核酸做原料，RNA 链和 RNA 酶工作形成 10 个病毒基因 mRNA 的多重拷贝。然后这些 mRNA 链进入细胞质，利用宿主的核糖体生产出上千个病毒蛋白质拷贝。

　　新产生的 H 蛋白和 N 蛋白移向宿主细胞膜并将自身包裹，其他的蛋白质则移向细胞核。新的衣壳蛋白形成包裹，每一个都包着一套 8 条新形成的病毒 RNA 链。

酸浴

　　负荷的衣壳从细胞核移向细胞表

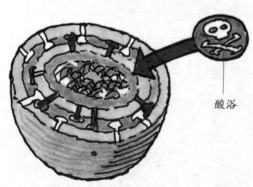

病毒 RNA

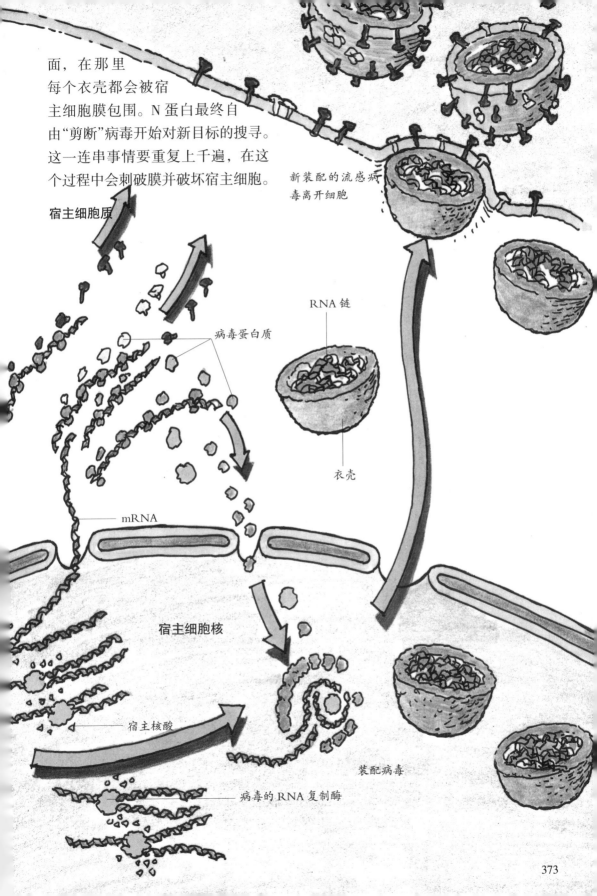

面，在那里
每个衣壳都会被宿
主细胞膜包围。N 蛋白最终自
由"剪断"病毒开始对新目标的搜寻。
这一连串事情要重复上千遍，在这
个过程中会刺破膜并破坏宿主细胞。

宿主细胞质

新装配的流感病
毒离开细胞

RNA 链

病毒蛋白质

mRNA

衣壳

宿主细胞核

宿主核酸

装配病毒

病毒的 RNA 复制酶

杀死细胞

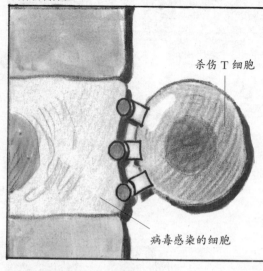

杀伤 T 细胞

病毒感染的细胞

病毒藏在细胞内的时候可以自身翻倍地复制。这时需要杀伤 T 细胞搜寻和破坏被感染的体细胞并摧毁病毒工厂。

杀伤 T 细胞和辅助 T 细胞在体内血液和淋巴中不断地巡视，并渗入有感染迹象的组织中。

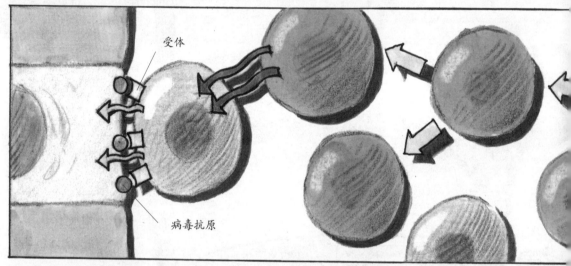

受体

病毒抗原

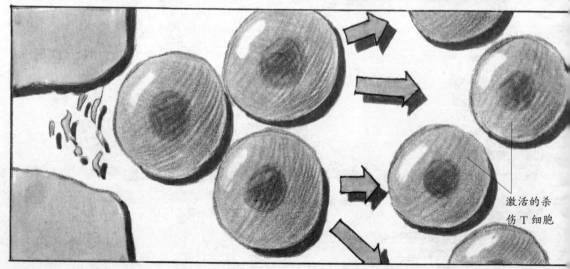

激活的杀伤 T 细胞

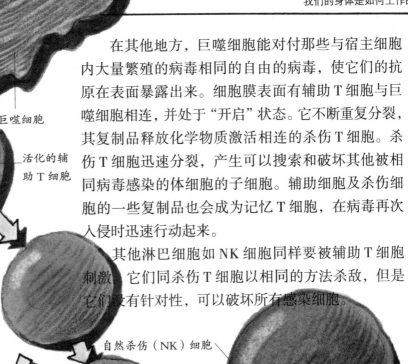

巨噬细胞

活化的辅助 T 细胞

自然杀伤（NK）细胞

在其他地方，巨噬细胞能对付那些与宿主细胞内大量繁殖的病毒相同的自由的病毒，使它们的抗原在表面暴露出来。细胞膜表面有辅助 T 细胞与巨噬细胞相连，并处于"开启"状态。它不断重复分裂，其复制品释放化学物质激活相连的杀伤 T 细胞。杀伤 T 细胞迅速分裂，产生可以搜索和破坏其他被相同病毒感染的体细胞的子细胞。辅助细胞及杀伤细胞的一些复制品也会成为记忆 T 细胞，在病毒再次入侵时迅速行动起来。

其他淋巴细胞如 NK 细胞同样要被辅助 T 细胞刺激，它们同杀伤 T 细胞以相同的方法杀敌，但是它们没有针对性，可以破坏所有感染细胞。

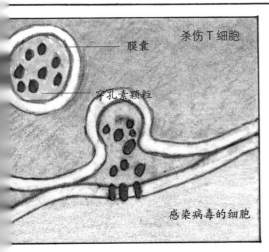

膜囊

穿孔素颗粒

杀伤 T 细胞

感染病毒的细胞

化学战争

一旦杀伤 T 细胞和它们的猎物紧紧连接在一起，含有穿孔素颗粒的膜囊就与 T 细胞膜融为一体，从而将它们的内容物释放到两个细胞之间。然后杀伤 T 细胞分离去寻找更多载有病毒的细胞，而穿孔素颗粒则在感染的细胞膜上穿孔。这会引起水分涌入，从而使细胞肿胀、破裂并最终死亡。

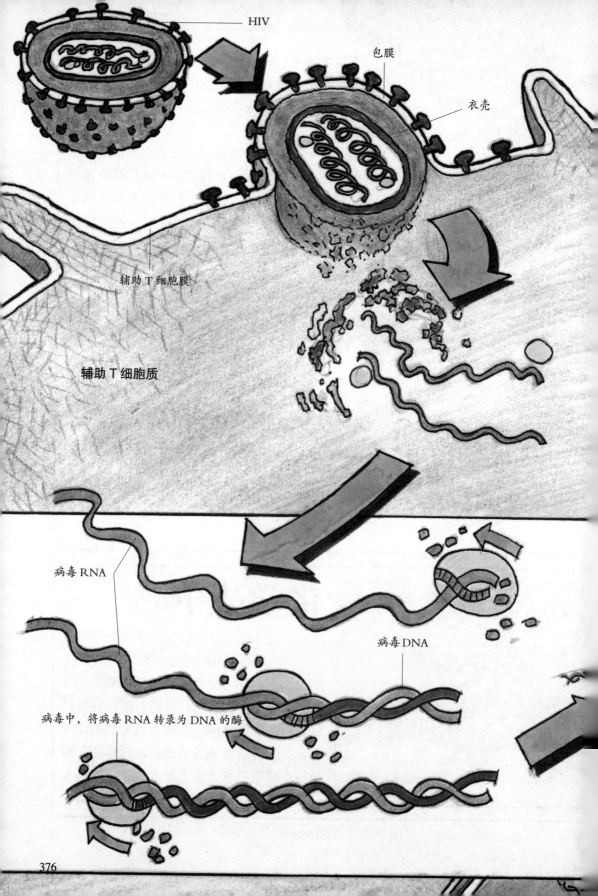

HIV

包膜

衣壳

辅助 T 细胞膜

辅助 T 细胞质

病毒RNA

病毒DNA

病毒中，将病毒RNA 转录为 DNA 的酶

被削弱的防御

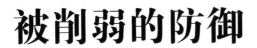

B 细胞和杀伤 T 细胞是催化剂，而辅助 T 细胞是免疫系统的固定器。它们主要的敌人就是人类免疫缺陷病毒，即 HIV。HIV 通过血液、精液、阴道分泌物和乳汁进入机体，并连接在辅助 T 细胞上，融入它的细胞膜，并将自身的 RNA 和蛋白质释放入宿主细胞的细胞质中。

RNA 在这里迅速转化为双链的 DNA 并移向细胞核，在细胞核中，病毒 DNA 和辅助 T 细胞的 DNA 拼接在一起。被"移植"的 DNA 上的基因以 mRNA 链的形式复制，并撤回细胞质中被翻译为病毒蛋白。移植后的 DNA 作为模板大量复制病毒的 RNA。这些 RNA 和新形成的蛋白质组装形成上千个新病毒。随着它们不断出芽并感染其他辅助 T 细胞，新的病毒将宿主破坏。

HIV 一旦入侵机体，它就会进入辅助 T 细胞并在其中繁殖，当免疫系统无法再挡住其进攻，人体开始成为一系列感染的牺牲品，最终死亡。这就是广为人知的艾滋病，即获得性免疫缺陷综合征（AIDS）。

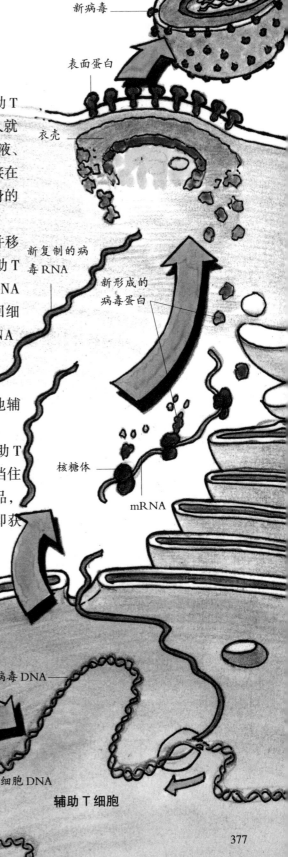

新病毒

表面蛋白

衣壳

新复制的病毒 RNA

新形成的病毒蛋白

核糖体

mRNA

病毒 DNA

宿主细胞 DNA

辅助 T 细胞

有害的射线

病原体并不是我们健康的唯一威胁，阳光中的紫外线（UV），可能破坏皮肤深处的细胞核中的DNA。

位于表皮基层的黑色素细胞产生一种黑色素。黑色素可使皮肤带上颜色，它更重要的作用是吸收紫外线。

黑色素在被膜包裹的小囊中形成，小囊从黑色素细胞中伸出"脚"来。一旦被释放，黑色素被周围的表皮细胞吸收，并在上部的细胞中积累。它形成了一把"遮阳伞"阻挡紫外线进入下面珍贵的细胞核，在表皮细胞变平并向皮肤表面移动的过程中，这些细胞一直携带着黑色素。

我们暴露在紫外线下越多，保护我们的黑色素细胞的任务就越繁重。过度暴露在太阳下可能造成DNA损害的严重后果。

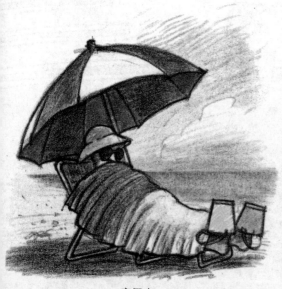

度假者

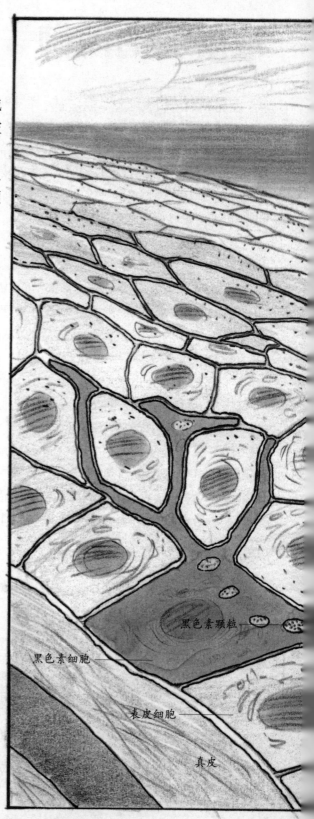

黑色素颗粒

黑色素细胞

表皮细胞

真皮

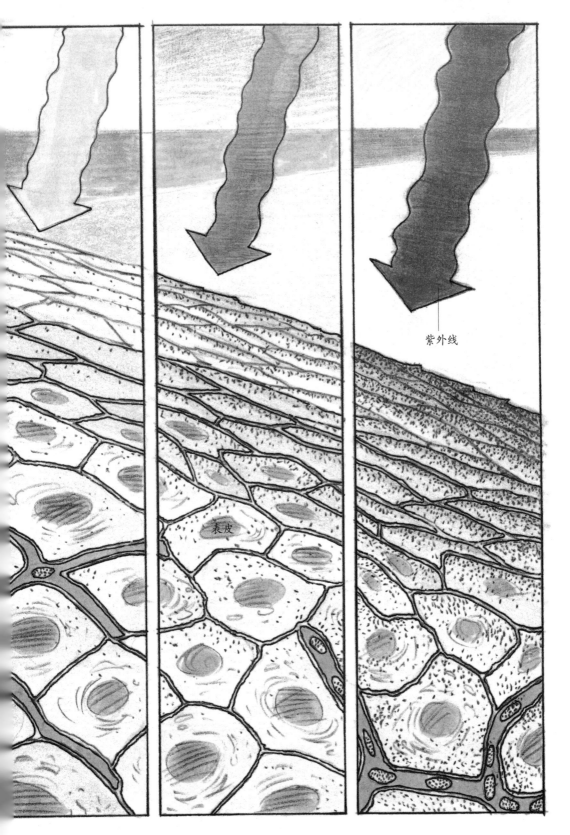

紫外线

表皮

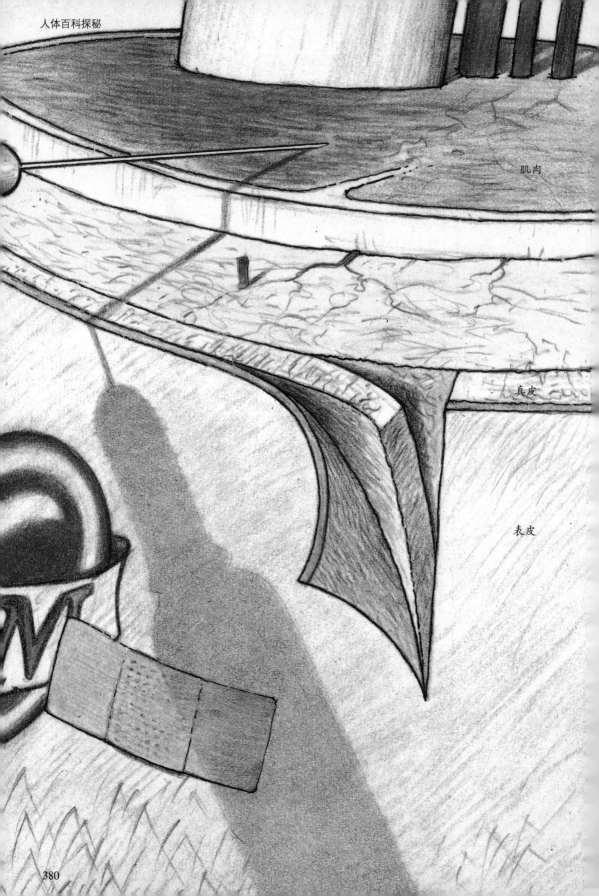

肌肉

真皮

表皮

有备无患

病原体第一次侵入机体时，它们突然到达免疫系统。幼稚 B 细胞要花几天的时间做出反应，即一级反应，并针对敌人释放抗体。在这次入侵中，我们可能会经历发炎的症状。但是，如果病原体再次入侵，具备着对敌人清晰地记忆的免疫系统已经为战斗做好了准备。它的二级反应是一个快速猛烈的打击，使病原体寸步难行，人体因此对疾病获得免疫。

但是很多东西并非经历这个途径。一些恶意的病原体的进攻既迅速又凶猛，免疫系统的一级反应尤其对儿童和少年来说太微弱太晚了。就在几十年前，像麻疹和百日咳这样的传染病还在发达国家中造成儿童的死亡。而今天，多亏有了疫苗，这些威胁也便随之消失了。

熟练的疫苗接种的原理使免疫系统对抗原的二级反应要比一级反应更快和更剧烈。应用这种方法先操纵一次可控的不会伤害孩子的免疫应答。这一步是通过疫苗完成的，疫苗是含有被减活或是已死亡的但是仍可表现出抗原的病原体的液体，里面的抗原不会致病。

疫苗被注射进真皮或者骨骼肌。灭活的病原体被淋巴传递到淋巴结，并被与它匹配的幼稚 B 细胞识别和连接。一旦被辅助 T 细胞活化，这个 B 细胞就增殖形成浆细胞产生抗体。B 细胞的活化同样产生那些十分重要的记忆 B 细胞，从而在"真实"的病原体侵入机体时使免疫系统做好准备。这就是所说的有备无患。

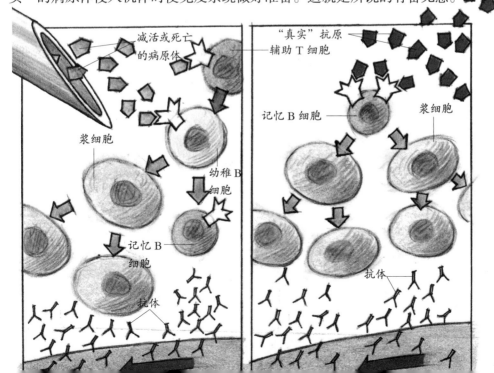

第六章 让人体动起来

支撑骨骼的"柱"和"梁"

由于平时看到的骨头样子，我们很容易认为它们是干燥而且没有生命的。事实上，这两个结论都不成立。骨骼实际上是潮湿的，并且像神经一样有血管和淋巴管的供给，和心脏及脑一样是个器官。

构成骨骼所需的 1/3 的材料都是胶原纤维。它们提供了骨骼的柔韧性和对张力的抵抗力。剩下的 2/3 都是无机盐，主要是磷酸钙，这个成分使骨骼坚硬。随着骨骼的生长，两种材料交织在一起，以一种既可以控制身体重量又能提供最大力量的方式排列。其结果是一层致密的骨密质外层包围着轻很多的骨松质内核。

骨密质被富含血管的骨膜保护，是继牙釉质之后身体第二坚硬的组织。它由微小的、平行承重的柱子——骨单位构成。骨单位的结构中有很多同心圆层。胶原纤维对角穿过同心圆层并在两层间改变方向，这个特点可以抵抗扭曲产生的力。每个骨单位的中间都有带着血管和神经的小管。在同心圆层之间有骨细胞，它们可以修补骨骼。每个骨细胞都栖息在它自己的小空间里并与其他骨细胞交流，通过缝隙连接传递氧气、养料和废物。

骨单位一般沿着骨的纵轴排列，这种排列增加了骨的强度。骨松质是由大量相互交织排列的骨小梁构成，其内部空间充满了储存脂肪的黄骨髓或者具有造血功能的红骨髓。

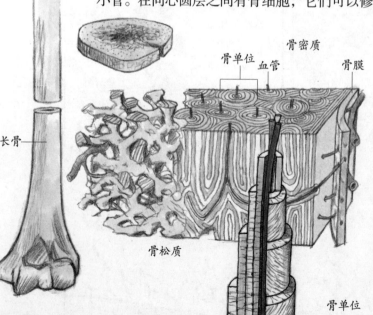

长骨

骨密质

骨单位　血管　　　　骨膜

骨松质

骨单位

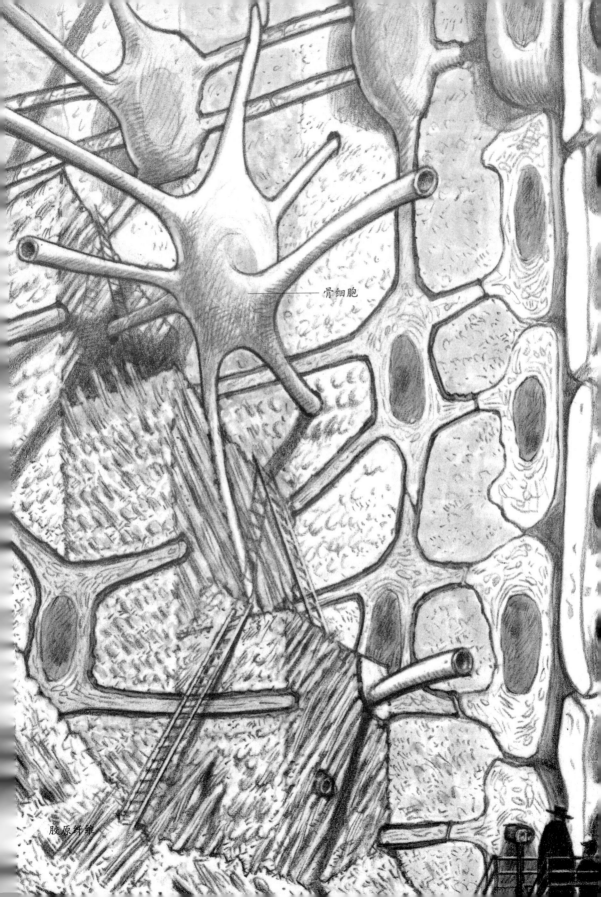

骨细胞

胶原纤维

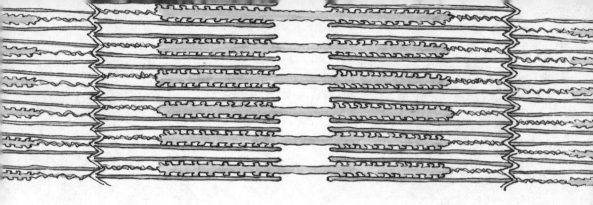

拉 力

　　一个单独的肌球蛋白分子就像两根交叉的高尔夫球棒，大概要 200 个这样的分子才能形成一个粗丝。每个分子成双的头部都可以与细肌动蛋白丝特殊的连接位点相连，但是除非它们没有被像螺旋的线的原肌球蛋白挡住。

　　即使当一块肌肉放松的时候，每个肌球蛋白的头部都被 ATP 降解为 ADP 和磷酸的过程活化。这个过程释放的能量将肌球蛋白的头定位在直立的"翘起"状态。

　　当神经冲动告诉一个肌纤维收缩时，钙离子被释放。它们与原肌球蛋白的特殊位点连接，将整条链移向一边并暴露出连接位点。此时每个活化的肌球蛋白的头都能形成一个到达肌动蛋白丝的横桥。

　　这个举动改变了头部的形状，使它们向肌小节中部弯曲，并拉动连接着的肌动蛋白丝。之后，ADP 和磷酸从肌球蛋白头部释放而被回收。

　　整个事件完成后，一个新的 ATP 分子连接到肌球蛋白头部，使它们放开在肌动蛋白上的连接，横桥随之拆除。ATP 又一次被分解为 ADP 和磷酸，肌球蛋白的头部又一次被活化。它现在准备连接在下一个位点上，沿着肌动蛋白丝的"脚步"继续下去。

　　横桥不断被搭建和拆除，使得肌小节变短并引起肌肉收缩。神经冲动停止后，钙离子被移走，原肌球蛋白再次挡住连接位点，肌肉放松。

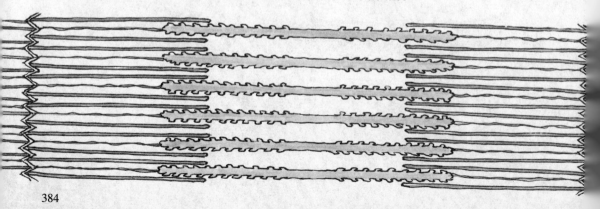

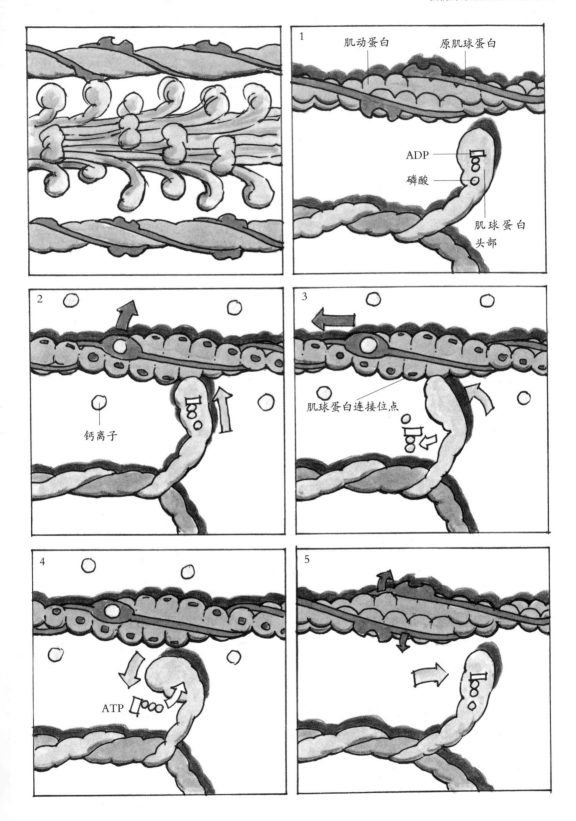

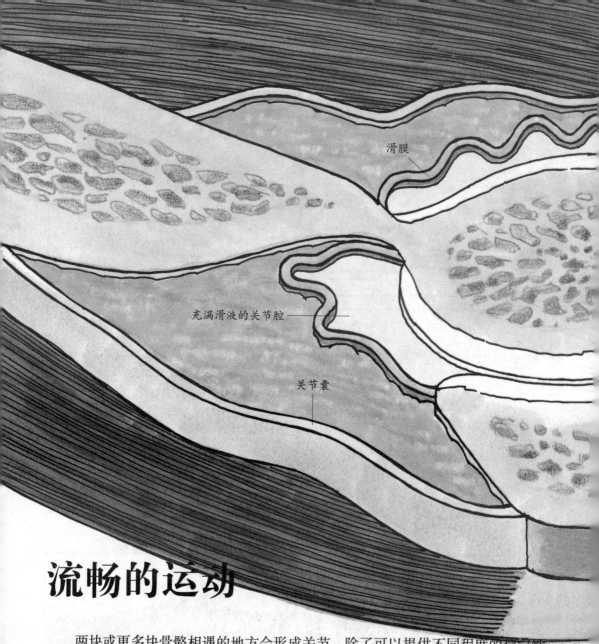

滑膜

充满滑液的关节腔

关节囊

流畅的运动

　　两块或更多块骨骼相遇的地方会形成关节。除了可以提供不同程度的稳定性之外，关节可以使一块骨头移向另一块时的摩擦非常小，以此可防止破碎和撕裂。稳定性部分取决于关节囊，它将每个关节包裹起来并把骨头结合在一起。大部分关节囊被富含胶原纤维的结缔组织索——韧带加固。

　　在关节里，骨的末端覆盖着一种特殊的光滑的软骨并被一个狭窄的空隙隔开。周围的囊被覆一层可以向腔内分泌滑液的膜。这些液体和鸡蛋清一样黏稠，可以使软骨在已有程度上更光滑。在不同运动之间液体渗透进入软骨，而运动过程中，滑液就像从海绵中挤出的水一样被挤出来，去润滑光滑的软骨表面。

　　跨越关节的肌肉肩负着移动骨骼的任务。肌肉外被上有一些伸长的部分被胶

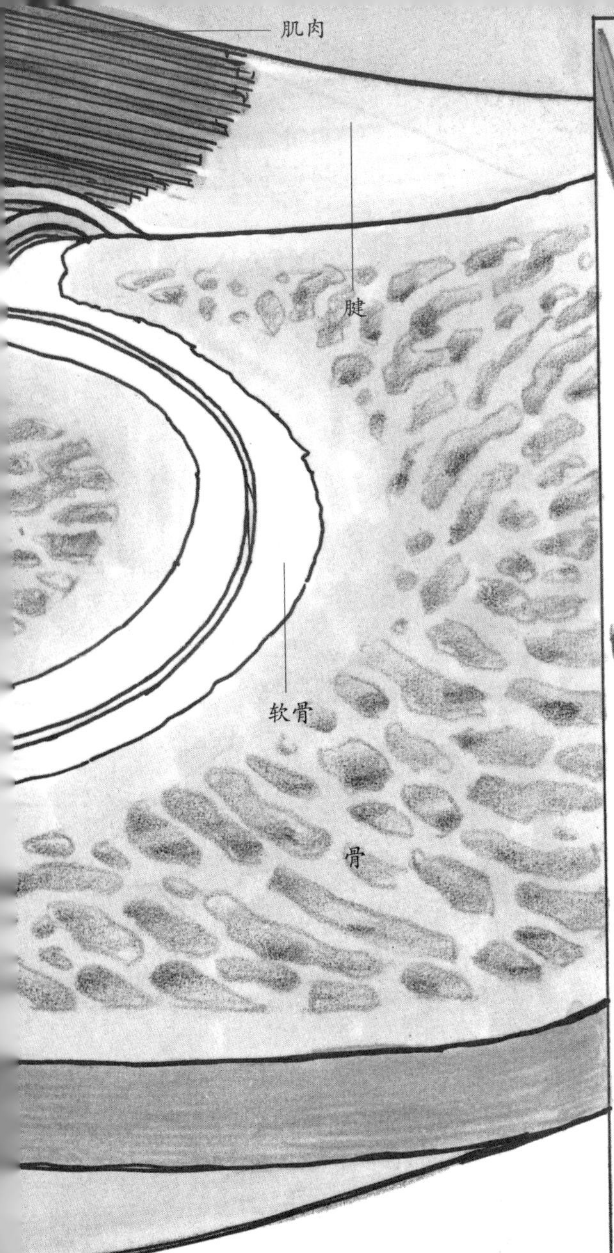

肌肉

腱

软骨

骨

肱三头肌舒张

肱二头肌收缩

腱

肱三头肌收缩

肱二头肌舒张

肱骨

尺骨

原加固得很牢，这就是腱。肌肉通过腱被锚定在骨骼上。肌肉收缩时，腱变短变宽，可以拉动任何它连接的东西。上肢的肱二头肌舒张，穿过像铰链一样的肘关节，然后插入前臂的一根骨头。如果上臂保持原位，肱二头肌的收缩可以带动前臂。由于肌肉只能牵拉，肱二头肌的活动必须被相对的肌肉抵消，这就是肱三头肌。肱三头肌收缩的时候肱二头肌舒张，这样胳膊就伸直了。

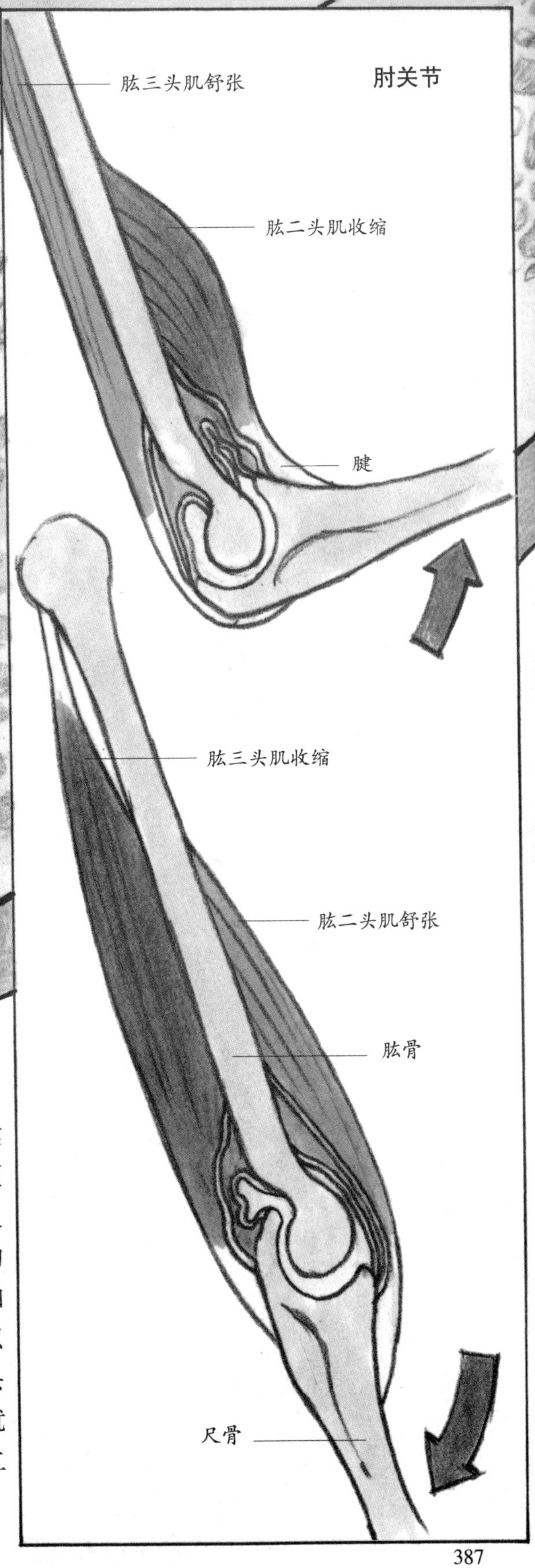

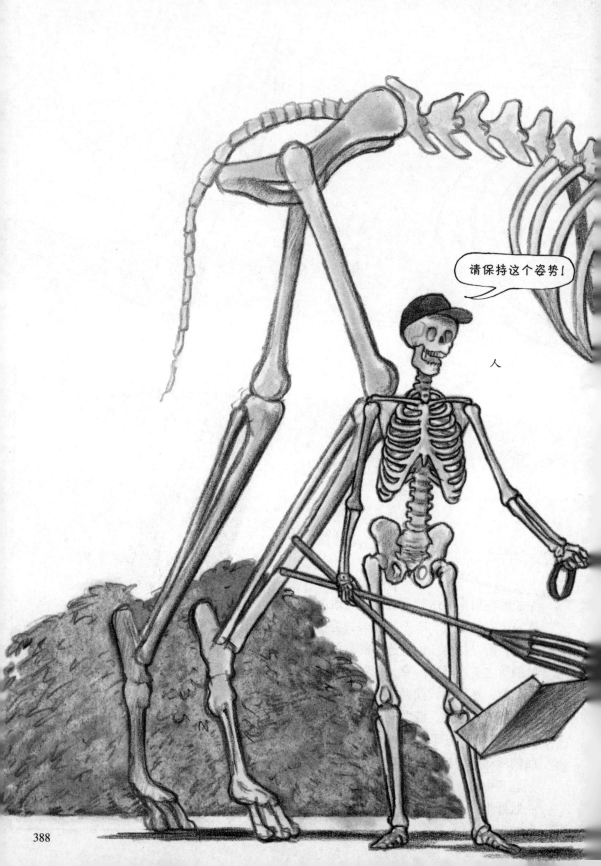

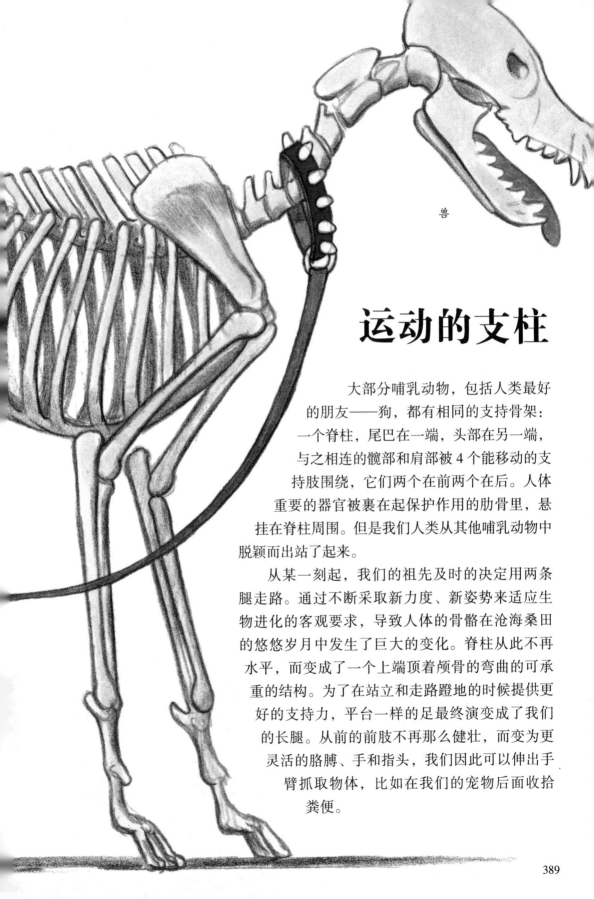

兽

运动的支柱

大部分哺乳动物，包括人类最好的朋友——狗，都有相同的支持骨架：一个脊柱，尾巴在一端，头部在另一端，与之相连的髋部和肩部被 4 个能移动的支持肢围绕，它们两个在前两个在后。人体重要的器官被裹在起保护作用的肋骨里，悬挂在脊柱周围。但是我们人类从其他哺乳动物中脱颖而出站了起来。

从某一刻起，我们的祖先及时的决定用两条腿走路。通过不断采取新力度、新姿势来适应生物进化的客观要求，导致人体的骨骼在沧海桑田的悠悠岁月中发生了巨大的变化。脊柱从此不再水平，而变成了一个上端顶着颅骨的弯曲的可承重的结构。为了在站立和走路蹬地的时候提供更好的支持力，平台一样的足最终演变成了我们的长腿。从前的前肢不再那么健壮，而变为更灵活的胳膊、手和指头，我们因此可以伸出手臂抓取物体，比如在我们的宠物后面收拾粪便。

弯曲的柱子

脊柱由 26 块奇形怪状的椎骨借椎间盘、韧带和关节连结而成。但是脊柱既不坚固又不灵活，甚至都不是直的。椎骨形成 4 个轻微的弯曲片段：颈椎支撑头部和颈部，胸椎和肋骨连结，腰椎承受着身体大部分的重量，骶骨连在骨盆的脊柱上。小尾骨提醒着我们的祖先一度也是有尾巴的。

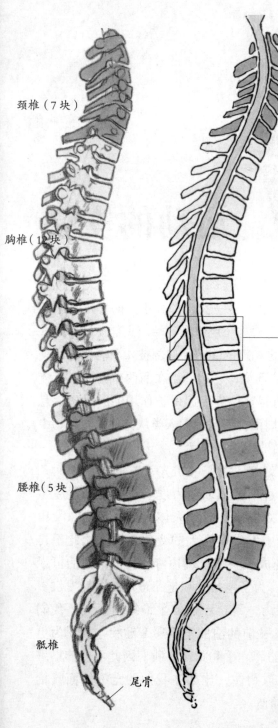

颈椎（7 块）

胸椎（12 块）

腰椎（5 块）

骶椎

尾骨

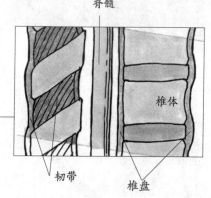

脊髓

椎体

韧带

椎盘

4 个弯曲一起工作，可以调整脊柱的姿势，并在平衡头部、躯干和腿部之间的重量过程中提供力量和自然弹性。

虽然每块椎骨的比例都略微不同，但是每一块都有一个椎体和椎弓。软骨盘外部加固而中部湿软，使椎骨之间可以产生有限的运动。椎间盘可以起缓冲作用。椎弓上连锁的突控制着相邻椎骨之间的运动。突之间软骨覆盖的盘沐浴在滑液中，以此减小摩擦。

韧带将所有部分连在一起，并防止在一个方向过多的运动。它们在脊柱的前后和突之间穿来穿去，同样连在这些突上的背部肌肉可以加固腱并产生运动。

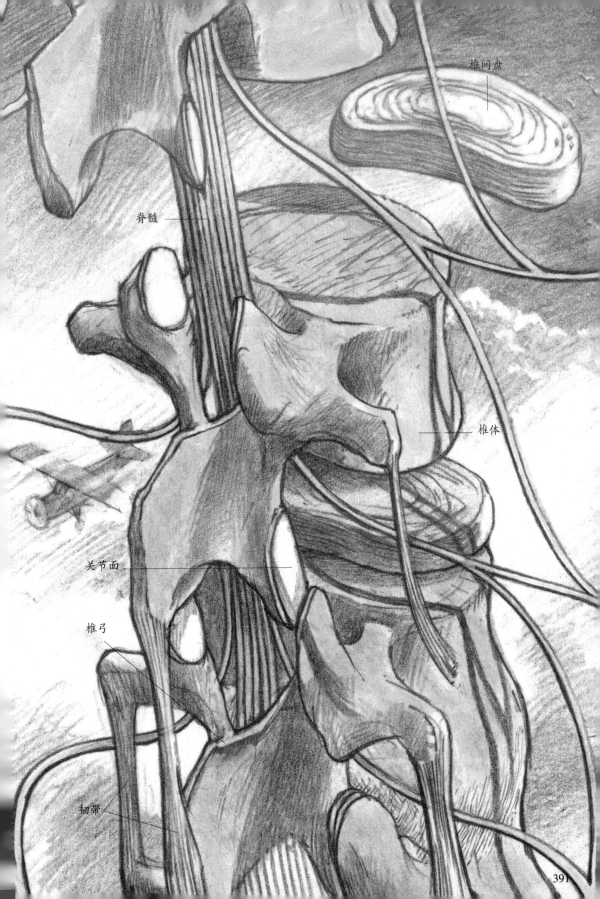

椎间盘

脊髓

椎体

关节面

椎弓

韧带

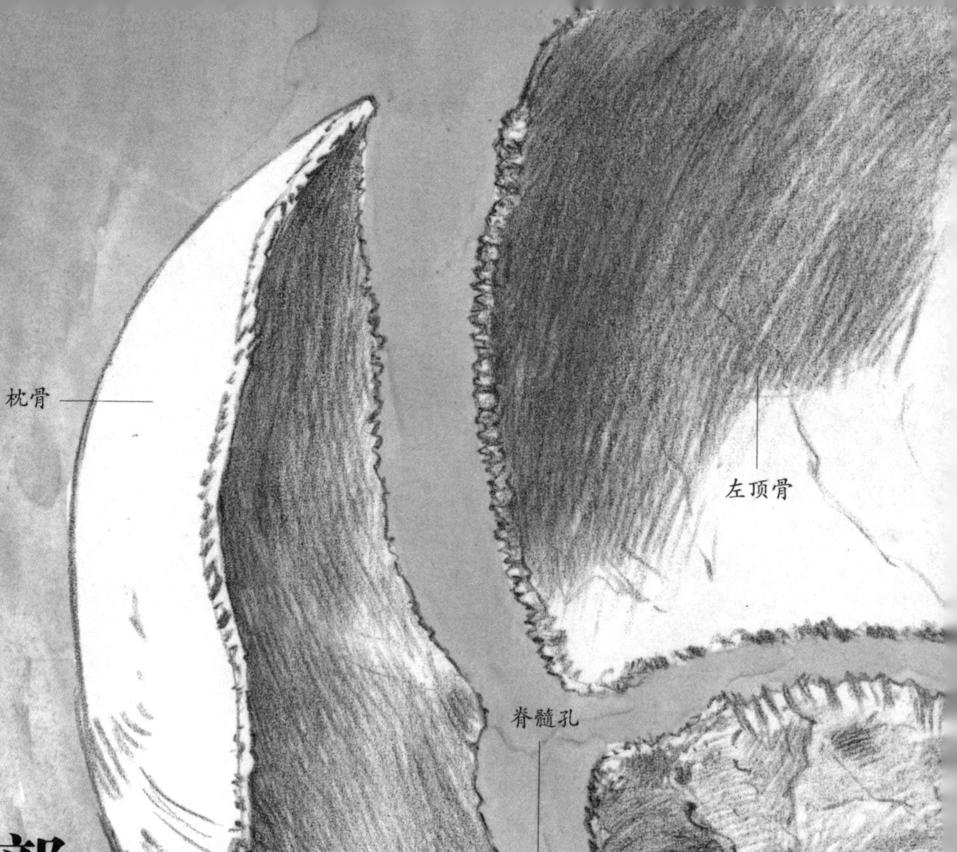

枕骨 —————

左顶骨

脊髓孔

左颞骨

司令部

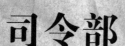

组成颅骨的 23 块骨骼被脊柱顶端的寰椎支起来。除了下颌骨外，它们在儿童时期就连在了一起，到我们成人的时候，它们更加坚固。颅骨上布满了神经和血管可以穿过的小孔，但是脑和脊髓是通过脊髓孔相连的。

寰椎

颅骨主要包括两部分。第一部分是脑颅，它由 8 块颅骨构成。它的"穹顶"由 4 块弯曲的薄片和两块颞骨组成。额骨形成前额；两块顶骨和颞骨一起形成脑颅的边缘和顶端；枕骨形成它的后部和底部。脊髓就是通过枕骨的开口进入颅腔的。位于颅底中央的是蝶骨，蝶骨中部的前方是筛骨。

头盖骨的第二部分有 14 块骨头，它们构成了面部。两块儿颧骨构成脸颊的轮廓。两块儿融合的颌骨构成上颌骨，和下颌骨一样，上面嵌有一排牙齿。其余的面部骨头和颅骨一起构成鼻腔和眼窝，附着在这些骨头上的小肌肉可以带动皮肤做出细微但却精准的移动，顿时可以让笑容满脸变成愁云密布。

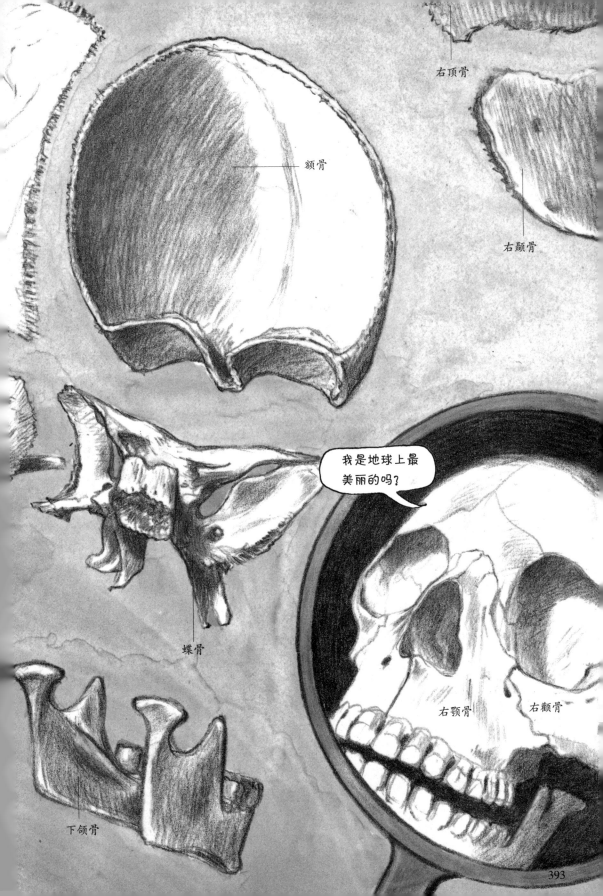

393

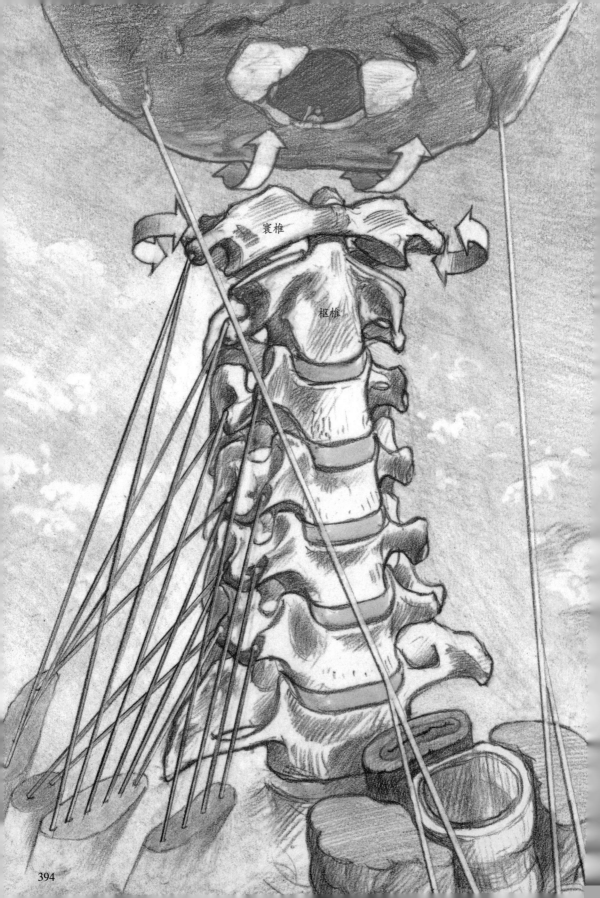

寰椎

枢椎

弯曲和扭转运动

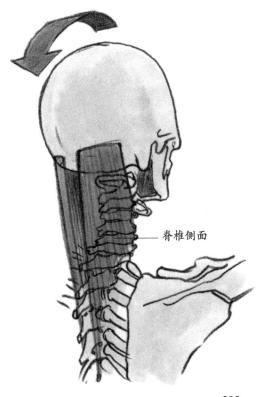

正常的头部比足球略小，但重量却是足球的
10 倍。它处于颈椎正上方并被颈椎支撑。为了使头
部和臀部及脚一样平衡，它和颈部都得靠各种腱和肌肉
来保持稳定。同时，头部必须可以自由地做出受控的运动，
这样我们的眼睛才能审视我们周围的世界，我们也可以
通过点头或摇头表示是或否。

脊椎后面

这些简单的运动是由最高处的两块颈部椎骨完成的。
寰椎，脊柱最上端的骨头，支持着颅骨并使它可以向后
或向前倾斜。下面的第二块骨头是枢椎，它支持着寰椎
并使它左右摇摆。寰椎和枢椎并不相同，也不同于其他
的椎骨。寰椎是一个没有椎体的环状骨，枢椎的小椎体
则伸出一个直立的突起，寰椎被套在这个突起上运动。它们之间也没有椎间盘。
从枢椎往下可以发生弯曲和扭转运动。

这些运动的过程还需要一系列重叠肌肉的参与。它们连在脊柱或肩胛骨上，
被颅骨或者颈椎拉伸。

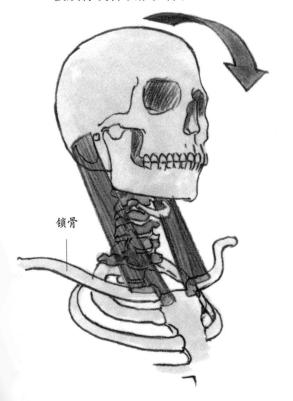

锁骨

脊椎侧面

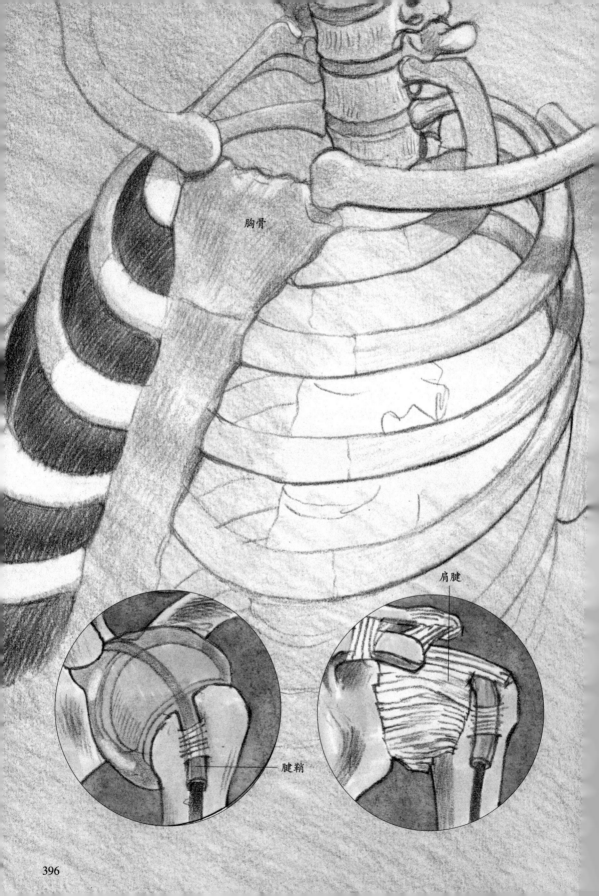

胸骨

肩腱

腱鞘

灵活的肩部

肩部是人体最灵活的关节，也是最不稳固的。它由肱骨的球状末端伸入肩胛骨的浅杯中形成。薄三角形的肩胛骨和锁骨一起形成两个上肢带骨，将胳膊和身体的其他部分连在一起。由于它们一般在运动时不用承受身体重量，上肢带骨很轻，不像连着腿部的下肢带骨那么结实和坚硬。只有锁骨通过实在的关节连在骨架的主轴上。两片肩胛骨都可自由移动，只有肌肉在合适的位置控制着它。这不仅使肩膀还使整个肩部都可以灵活运动。

各种腱和韧带——包括肱二头肌的肌腱——都要穿过肩关节，从而使它更稳固并防止"球"从"槽"里脱落。3个不牢固的韧带巩固着关节周围薄而松的囊，而较为牢固的上部韧带则承受着一些胳膊的重量。由上肢带骨发出的或是插入肱骨的肌肉一共有9条，其中有4条是旋转肌群，它们致力于关节的稳定。到达肱骨的途中，它们的腱与囊结合并使它更牢固。

锁骨

肩关节

肩胛骨

肱二头肌腱

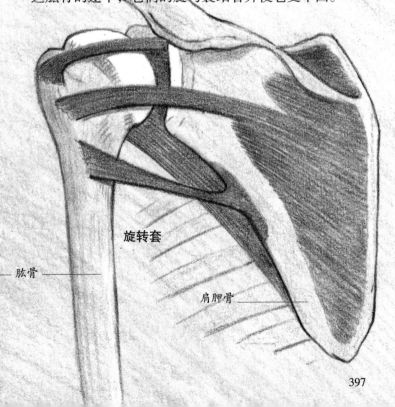

旋转套

肱骨

肩胛骨

巧妙的"轴承"

胳膊由 3 条长骨组成。肩到肘之间的肱骨支持着上臂，肘到手之间的桡骨和尺骨支持着前臂。胳膊和手大概有 30 个关节，可以完成不同程度的运动，再加上肩膀的柔顺，使得上肢可以完成大量运动。但由于上肢的肌肉（和

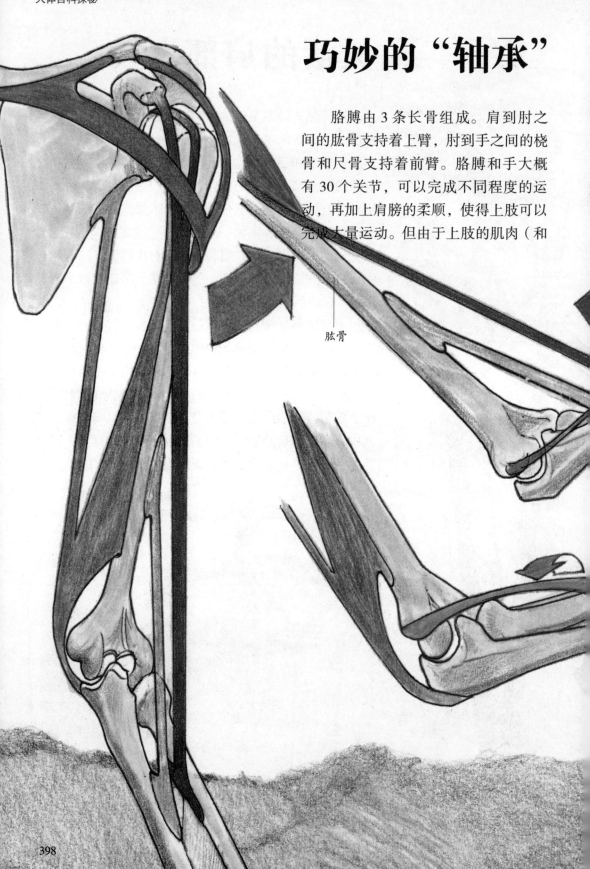

肱骨

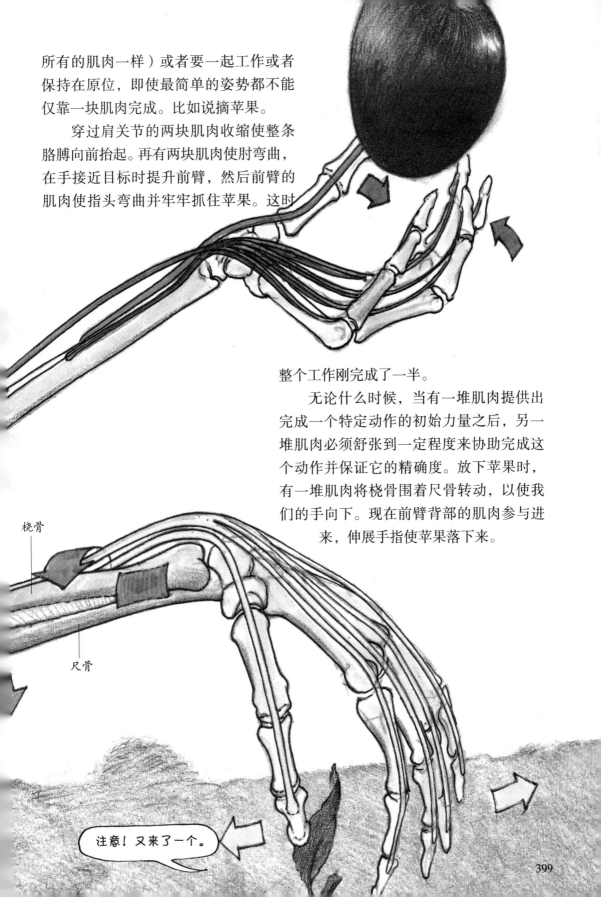

所有的肌肉一样）或者要一起工作或者
保持在原位，即使最简单的姿势都不能
仅靠一块肌肉完成。比如说摘苹果。

　　穿过肩关节的两块肌肉收缩使整条
胳膊向前抬起。再有两块肌肉使肘弯曲，
在手接近目标时提升前臂，然后前臂的
肌肉使指头弯曲并牢牢抓住苹果。这时

　　整个工作刚完成了一半。

　　无论什么时候，当有一堆肌肉提供出
完成一个特定动作的初始力量之后，另一
堆肌肉必须舒张到一定程度来协助完成这
个动作并保证它的精确度。放下苹果时，
有一堆肌肉将桡骨围着尺骨转动，以使我
们的手向下。现在前臂背部的肌肉参与进
来，伸展手指使苹果落下来。

桡骨

尺骨

注意！又来了一个。

399

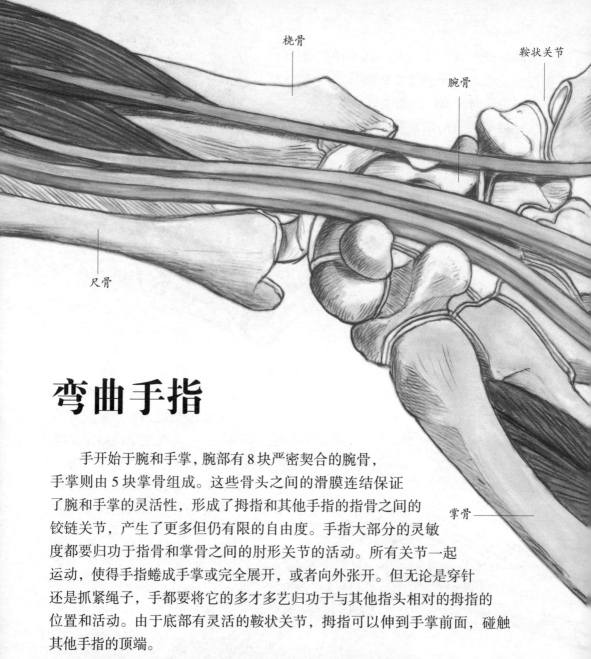

桡骨

腕骨

鞍状关节

尺骨

掌骨

弯曲手指

　　手开始于腕和手掌，腕部有8块严密契合的腕骨，手掌则由5块掌骨组成。这些骨头之间的滑膜连结保证了腕和手掌的灵活性，形成了拇指和其他手指的指骨之间的铰链关节，产生了更多但仍有限的自由度。手指大部分的灵敏度都要归功于指骨和掌骨之间的肘形关节的活动。所有关节一起运动，使得手指蜷成手掌或完全展开，或者向外张开。但无论是穿针还是抓紧绳子，手都要将它的多才多艺归功于与其他指头相对的拇指的位置和活动。由于底部有灵活的鞍状关节，拇指可以伸到手掌前面，碰触其他手指的顶端。

　　如果操纵手指的肌肉都在手上，那我们一年到头都戴着"手套"而无法使用这项非凡的工具，要知道它对人类来说是一个特有的标志。为了消除笨重，弯曲手腕的肌肉和手指都主要位于前臂的前面，而起伸展作用的肌肉都在后面。这两股肌肉逐渐变为又长又薄的腱，然后延伸至手腕到达不同的指骨。它们从腕骨边路或韧带形成的顶部的通道穿过手腕，以防这些腱在收缩时凸起。手掌上还有一些小块的肌肉，它们可以控制更多精细的活动，比如拇指的那些十分重要的动作。前臂的肌肉还要控制更多力量型动作，如抓取。

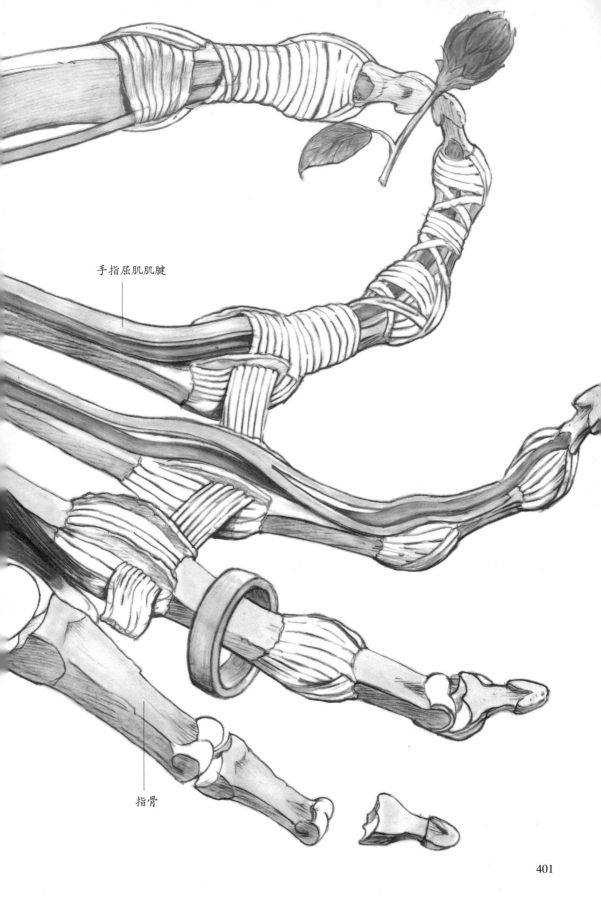

手指屈肌肌腱

指骨

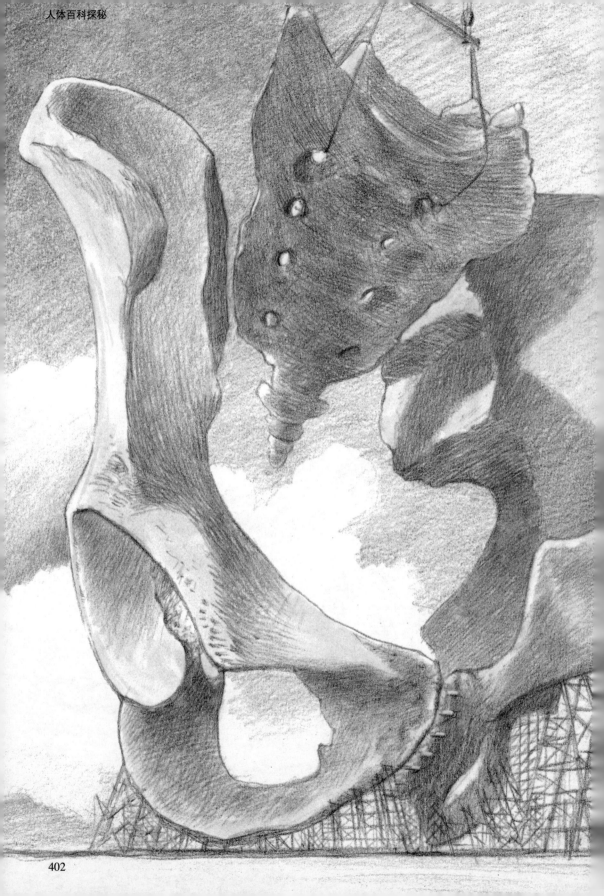

一个坚实的基础

　　把你的手放在髋部,你会感觉到其像一对"翅膀"。如期望的那样,这块骨头通过将身体上半部的重量转移到腿部并保持它们足够远的距离,以此来平衡体重,因此它必然巨大而牢固,并且很刚硬。

　　完整的环绕物,即我们熟知的骨盆,是由两块髋骨和骶骨组成的。每一块髋骨都由 3 块融合在一起的骨头构成。髋骨在前端由软骨关节连结,几乎无法运动。在后面,它们通过滑膜连结和骶骨上部连在一起,身体中最牢固的韧带可以防止它们之间的滑动。

　　除了作为脊柱和腿之间的关键连结,这个盆状的环形骨给不同的肌肉,包括那些使我们直立的肌肉,都提供了固定位置。它同样包围、支持和保护着像膀胱这样的器官。贯穿骨盆下部开口的厚肌肉层防止器官由于每天的收缩或是重力而下沉和掉出。

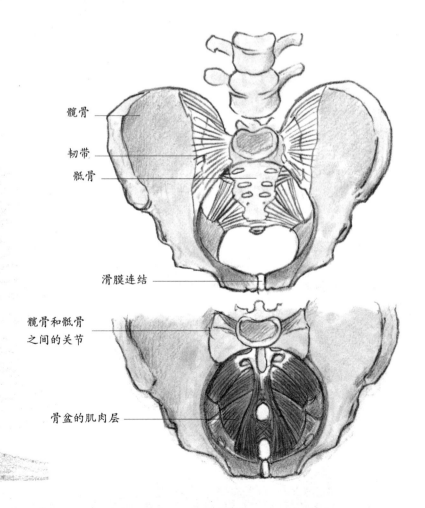

髋骨

韧带

骶骨

滑膜连结

髋骨和骶骨
之间的关节

骨盆的肌肉层

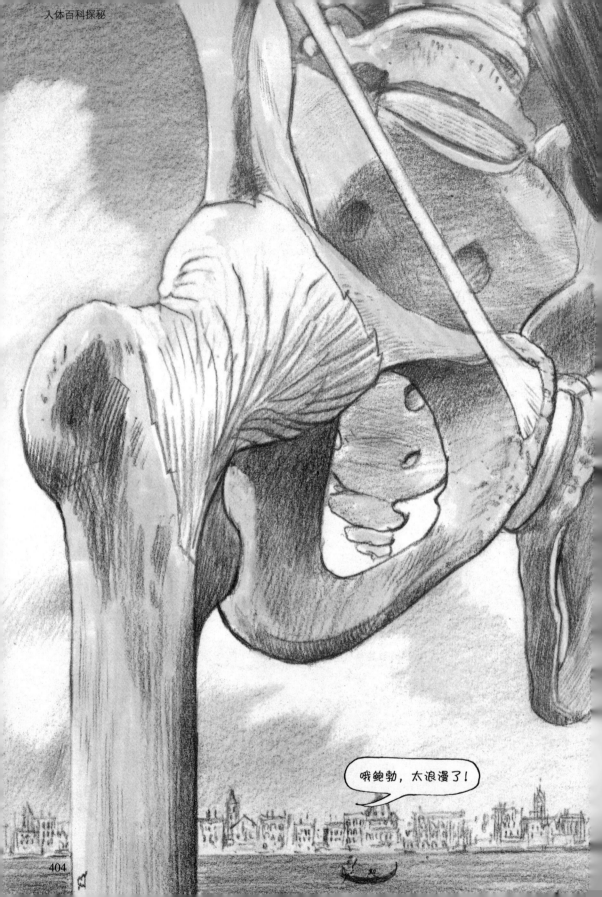

哦鲍勃，太浪漫了！

大腿的桥梁

　　支持和移动身体需要力量和能量。骨盆和股骨，连同联结着它们的肌肉、腱和韧带都具备这两个因素。伸到两块髋骨外部的"插座"包围着股骨"球"状的头部。两个关节都被穿过它们的韧带以及腱和肌肉加固。髋关节显然不像肩关节那样活动自如，但是对于我们来说幸好在我们站立、走路、跑步和跳跃时，它有更多稳定性。

　　股骨头和把它们连结在轴上的股骨颈是由大量的骨松质组成的。构成这块骨头的支柱是均衡的，因而可以将关节的力量向下带到股骨轴，它周围的骨密质可以抵抗垂直压力。身体一些强有力的肌肉被锚定在骨盆并可以抵达股骨和更远处。前部的髂腰肌使腿在臀部弯曲，而股四头肌牵拉着胫骨使腿伸直。后方的臀大肌——人体中最大的肌肉——在我们从座位上站起来或是爬山时使我们向上抬升，而腿后肌群既可以使腿在臀部伸直，也可以使它在膝部弯曲。

　　臀部的另一个重要功能在分娩时体现出来。为了给肩宽脑大的婴儿创造出通道，女性的骨盆，虽然并不像男性那样坚固，却比男性的更宽更浅，可以在中间提供一个更大的开口。

骨盆

髂腰肌

股骨

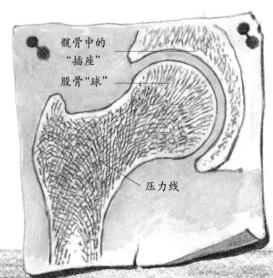

髋骨中的
"插座"

股骨"球"

压力线

第七章

延续生命线

男性及女性的生殖系统

　　生殖系统有两个独特的特点：它们有两种模型——雌性和雄性；从出生到十几岁时青春期激素刺激之前，两种性别都处于休眠状态。虽然它们不同，女性生殖系统和男性生殖系统都能产生和释放专门的生殖细胞，两种生殖细胞融合在一起产生婴儿。女性的生殖系统在她到达 50 岁左右的更年期前可以释放卵细胞；男性的生殖系统一生都可以产生精子。

　　女性生殖器官主要位于体内，包括一对卵巢和输卵管，一个子宫和一个阴道。生殖系统的外部，即外阴有起保护作用的皱襞——阴唇。

　　男性生殖系统毫无疑问也具有外部特征——一个像袋子一样的阴囊包含着两个产生精子的睾丸，还有阴茎。在内部连接着睾丸和阴茎的是一个输精管和腺的系统，与泌尿系统共用，精子的最终出口尿道位居阴茎的中央蜿蜒向下。

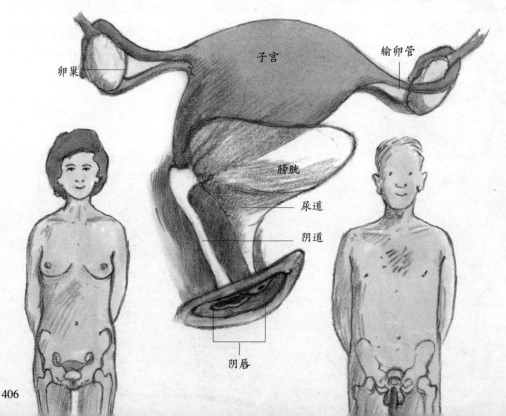

卵巢　子宫　输卵管　膀胱　尿道　阴道　阴唇

一半一半

　　每个体细胞的核中都有 46 条染色体。其中一半来自母方，另一半来自父方。23 条来自母方的染色体中每一条都有一条相似的父方染色体搭档。这些搭档——称其为同源染色体——带着控制相同身体特征的基因，但并不总是表征出相同的特征。

　　产生生殖细胞时，机体将染色体打乱，调整基因组合以增加生存的概率。这个过程需要一种特殊的细胞分裂即减数分裂，这种分裂只发生在卵巢或是睾丸里。有丝分裂产生两个相同的子细胞，而减数分裂形成 4 个不同的生殖细胞，其中只有一半与"双亲"保持一致（见右侧图）。

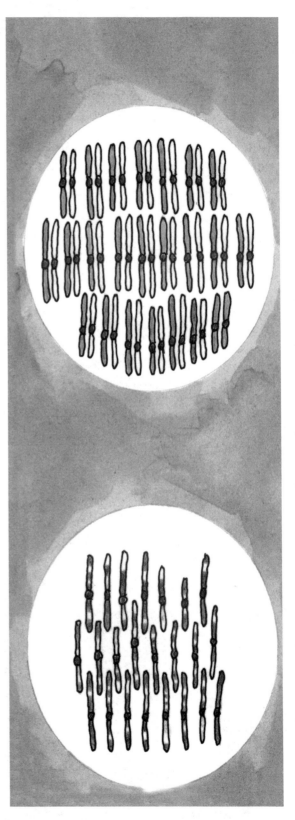

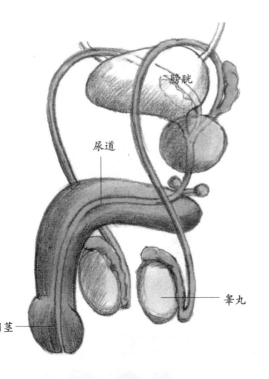

膀胱

尿道

睾丸

阴茎

减数分裂混合器

减数分裂产生生殖细胞。它要经过两个独立的过程——I 期和 II 期，就像有丝分裂一样，每一期又通过不同的阶段完成。在这幅图例中，以一对同源染色体代表所有的 23 对染色体。每条染色体都由两条相同的染色单体链组成。

分裂期 I

1&2 前期 I

开始，母方和父方的染色体对相互依偎并将染色单体末端卷绕在一起。染色单体片段断裂，染色体对在联会过程中交换，最后聚集形成微管纺锤体。

3 中期 I

没有特定的命令和方向，成对的同源染色体聚集在细胞的中央。

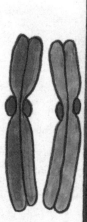
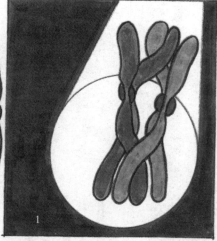
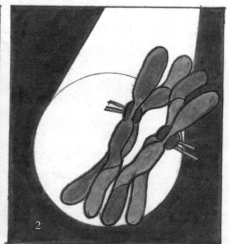
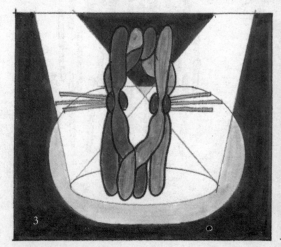
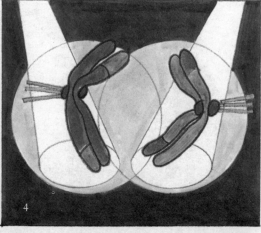

4 后期 I

染色体对在纺锤体的牵拉下移向细胞的两极。细胞分裂形成两个新细胞，每个新细胞都有 23 条随机组合的父方和母方染色体、以及在联会时增加的变体。

分裂期 II

5 中期 II

两个细胞中的染色体排列在新的纺锤体中的赤道面上。

6 后期 II

染色体被拉开，每条染色单体都被拉向细胞的一极。现在每条染色单体都独自成为一条染色体。

7 生殖细胞

随着细胞质的分裂产生了 4 个细胞，每个细胞都有一套 23 条染色体，它们带着混合起来的不同基因。这些染色体中的一条在受精时决定着婴儿的性别。卵细胞中这条染色体是 X 型，而精子中既可能是 X 型也可能是 Y 型。

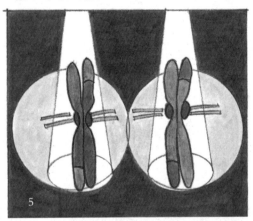

5

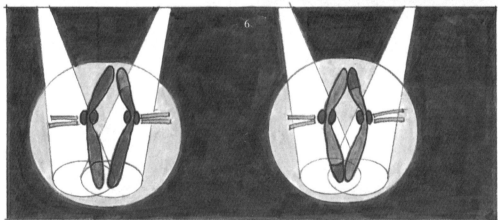

6

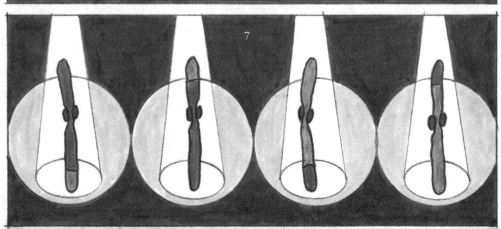

7

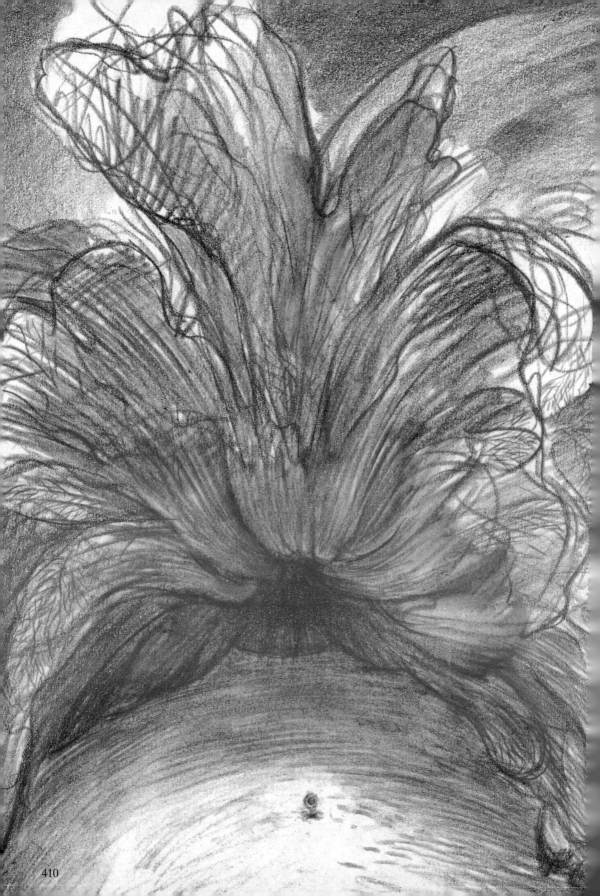

孤独的卵细胞

　　成熟的卵细胞冲出卵巢后，必须经过输卵管到达子宫。为了引导卵细胞，输卵管的开口呈漏斗状，其游离缘有许多如手指样的突起，这叫做输卵管伞。虽然它们包围着卵巢，但并没有形成安全的连接。新释放的卵细胞可以逃入腹部器官之间然后永远丢失掉。

　　为了减少这种危险，输卵管的肌层收缩，使输卵管伞撑起来并"探测"卵巢表面。同时，漏斗表面上皮细胞上快速摆动的纤毛产生一股将卵细胞带到安全地带的力量。

　　就像食道中向下移动的食物那样，在输卵管壁的挤压下，纤毛继续推动卵细胞向子宫移动。表层未参与运动的细胞释放营养物质来滋润卵细胞。

　　通常情况下，如果排卵后 24 小时内没有受精，卵细胞就会穿过输卵管最后狭窄的部分。它的机会之窗现在关闭了，孤独的卵细胞进入子宫，然后被分解和吸收。

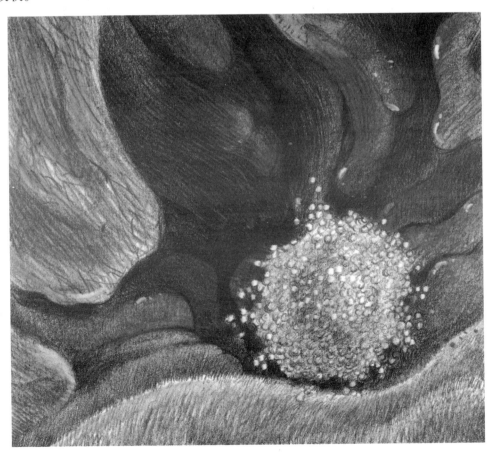

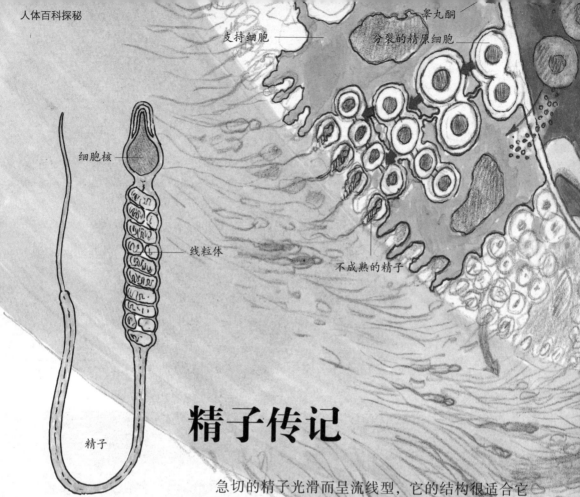

睾丸酮

支持细胞

分裂的精原细胞

细胞核

线粒体

不成熟的精子

精子

精子传记

　　急切的精子光滑而呈流线型，它的结构很适合它的工作。扁平的"头部"含有细胞核，23 条染色体位居其中。长长的快速摆动的"尾巴"是它的动力机器。在"头部"和"尾部"之间有以螺旋状缠绕的线粒体提供运动的能量。

　　从青春期开始，睾丸每天能产生上百万个精子。两个睾丸都被分成 250 多个楔形腔，每个腔都有多达 4 个紧紧环绕的精曲小管。管壁是生产精子的工厂。管外层附近的精原细胞进行有丝分裂。一些子细胞进入精曲小管，在这里它们进行减数分裂产生圆形的细胞，它们的细胞质及时流出并获得一个尾巴从而形成了不成熟的精子并被释放进入管中央的腔里。这个过程要花 2 ~ 3 个月，而支持细胞一直都在滋养和保护着这些准精子。

　　不成熟的精子是自由的，但无法驱动自己沿着精曲小管运动，它们随着液体被推送到附睾——包绕着每个睾丸的顶部和底部的逗号形状的一堆小管。到了下个月，精子成熟并最终移动到输精管。

　　影响卵巢周期的垂体激素——FSH 和 LH——在这里同样可以刺激精曲小管周围的细胞释放雄性激素睾丸酮。除了促进产生精子，睾丸酮还要维持雄性特征比如胡子和低沉的声音。

附睾

精曲小管————

传递装置

精子的产生和成熟是男性对繁殖过程做的第一步贡献。下一步精子要进入阴茎，然后它们需要经过射精的过程从阴茎顶端射出。

射精的时候，长长的输精管的平滑肌层将精子推向它们的通路。两条回路都从睾丸开始向上，然后向下经过膀胱的两边，最终进入前列腺，在这里精子被射入尿道。尿道穿过阴茎根进入海绵体——沿着阴茎轴延伸的3个"圆筒"之一。阴茎海绵体和尿道海绵体中有大量空间并有丰富的血液供应。

精囊释放的液体可以给经过的精子提供能量。射精前，前列腺产生可以活化精子的像牛奶一样的液体，并通过微小的活板门进入尿道。混有精子的液体是精液。由于尿道主要用来排泄酸性的尿液——但是精子不"喜欢"酸性的环境——尿道球腺在射精前分泌一些碱性的液体，使通道"对精子友好"。

精子在输精管的首段储存若干星期或是若干月。如果没有射出来，衰老的精子将被分解，一些部分被回收。首段外部还围绕着睾提肌，既可以使阴茎勃起以接近躯干，又可以放松使阴茎降低。它使精子工厂保持在低于体温5°F（3℃）的稳定的温度——这是产生精子的最佳温度。

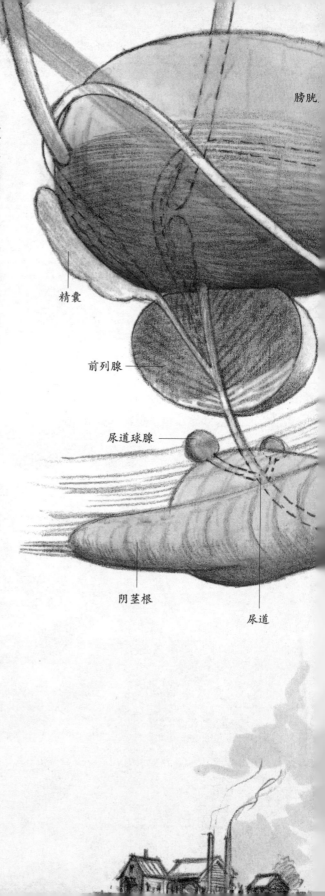

膀胱

精囊

前列腺

尿道球腺

阴茎根

尿道

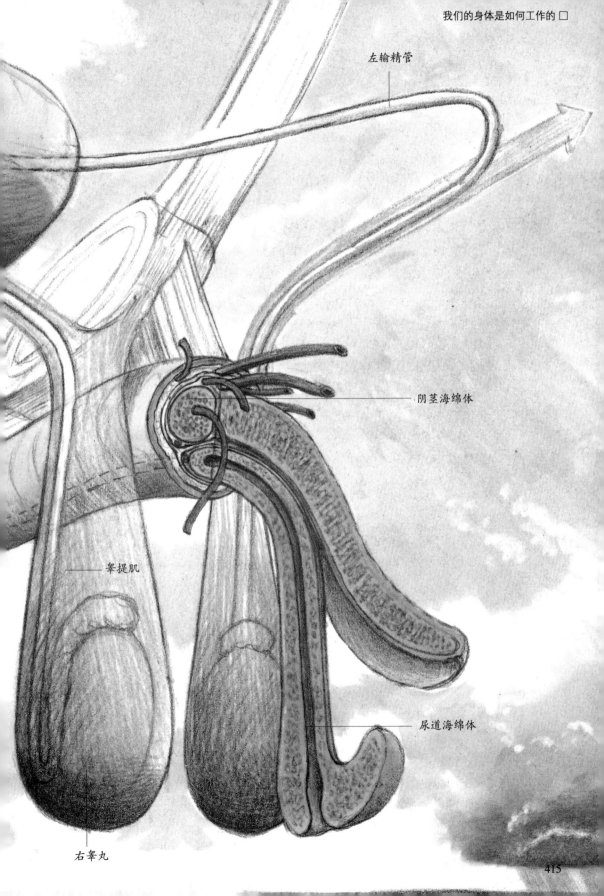

左输精管

阴茎海绵体

睾提肌

尿道海绵体

右睾丸

不可思议的旅行

　　上百万个射出的精子用男性生殖管道中舒适的环境换来了严酷的女性阴道包绕。许多精子又从它们的入口溢出。另一些在阴道的酸性分泌物中仅能存活一小段时间。尽管如此，还是有一些精子到达了子宫颈并游入这条运河满满的黏液中。一般这个黏液是浓稠而且呈酸性的，它难以穿过。但是在排卵前后几天里，这个黏膜屏障变稀薄而且偏向碱性——简而言之，适合精子的到来。除去那些柔弱的、没尾巴的、两个头的、弯曲的或有其他障碍的精子，剩下的都有一个值得努力的机会，可以从子宫进入输卵管这段旅行中以期遇到卵细胞而存活下来。但是时间在流逝。精子只能存活 24 ~ 72 小时，而且游过子宫时还有更多的困难等着它们。

　　通过宫颈黏液后，只有几千个或是几百个最强壮的游泳员能到达含有卵细胞的输卵管。丢失的勇士，包括那些在原地打转的、耗尽能量的、进"错"到当月没有卵细胞的输卵管的，还有被中性粒细胞和巨噬细胞吞掉的。

　　在旅程中的某些地方，成功的精子从一个仅仅有希望的选手变为可能的供精者。精子头部含有酶的"帽子"变得十分脆弱，一旦受到撞击就会破裂释放出可以渗入卵细胞的内容物。这些精子同样会变得极度活跃，这种状态十分有利于它对抗将卵细胞推送向它的纤毛流和所有的竞争者。

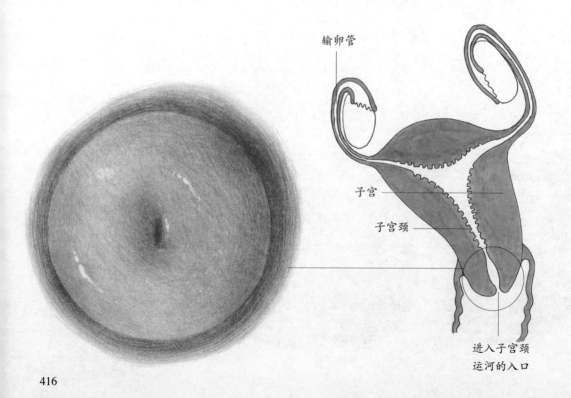

输卵管

子宫

子宫颈

进入子宫颈
运河的入口

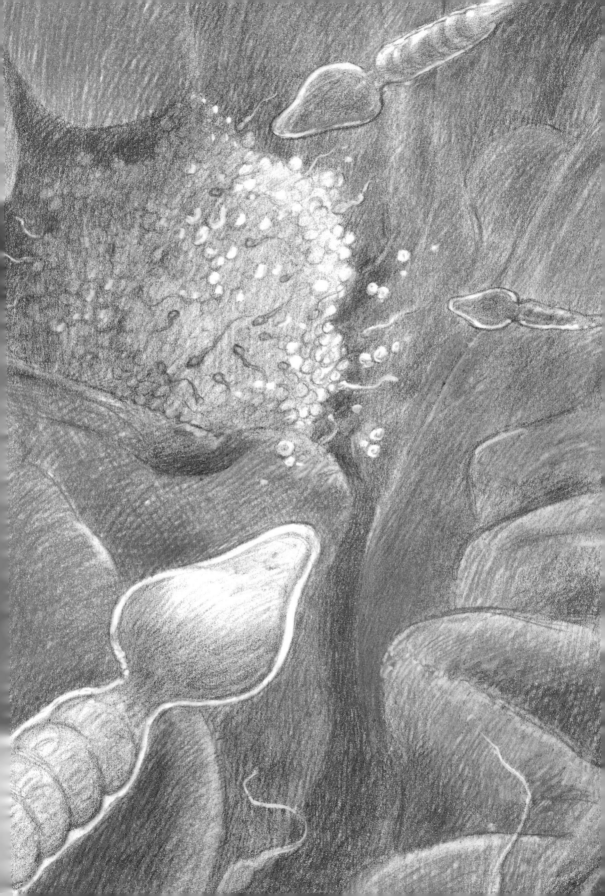

胜利者获得一切

　　在一场精疲力竭的旅行之后，受精开始了——对一个精子来说这是成就，对其他的精子来说这是失望和厄运。

1. 在输卵管内中部广阔的部分，一群蠕动的精子连在一个旋转的卵细胞上，都企图成为那个可以穿越防线的勇士。卵细胞的外部屏障是一个卵泡细胞，内部屏障是一片浓稠而干净的区域，这是卵细胞在卵巢内成熟时形成的。

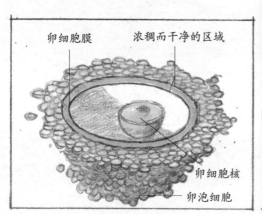

2. 一个精子在卵泡细胞之间挤出一条路。接触到内层时，它的帽子破裂，释放出消化酶。

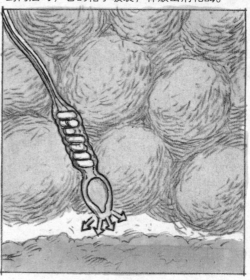

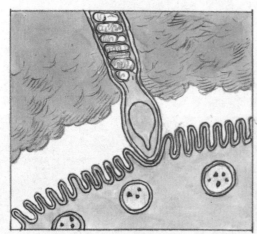

3. 上百个失败的精子释放的酶使内层减弱，最终这个迟到的精子轻松地咬出它穿过卵细胞膜的路。

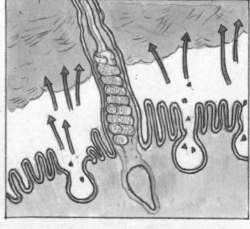

4. 精子与卵细胞接触，它们的膜融为一体并打开，精子的细胞核和尾巴被拉进卵细胞。同时卵细胞膜下的化学物质释放，以防其他精子的进入。吊桥被提起来了。

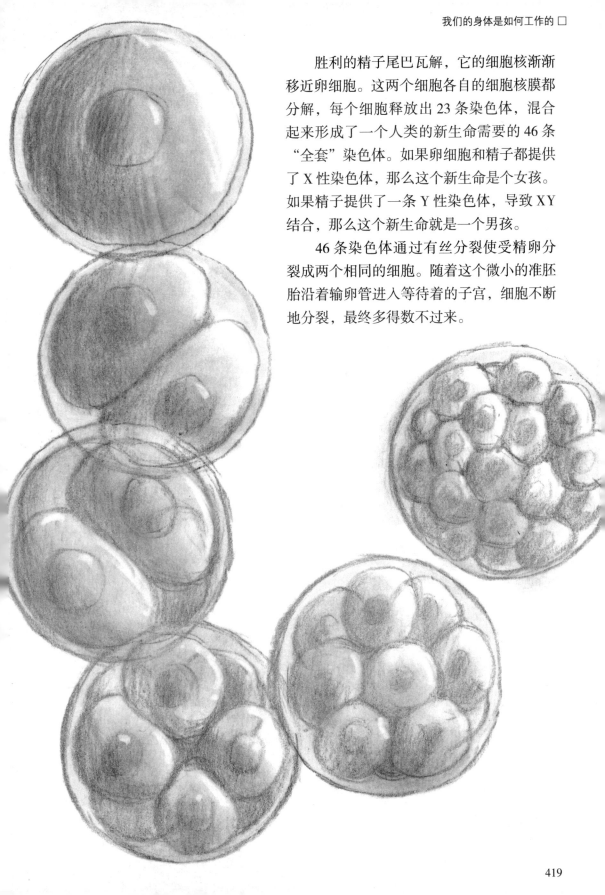

胜利的精子尾巴瓦解，它的细胞核渐渐移近卵细胞。这两个细胞各自的细胞核膜都分解，每个细胞释放出 23 条染色体，混合起来形成了一个人类的新生命需要的 46 条"全套"染色体。如果卵细胞和精子都提供了 X 性染色体，那么这个新生命是个女孩。如果精子提供了一条 Y 性染色体，导致 XY 结合，那么这个新生命就是一个男孩。

46 条染色体通过有丝分裂使受精卵分裂成两个相同的细胞。随着这个微小的准胚胎沿着输卵管进入等待着的子宫，细胞不断地分裂，最终多得数不过来。

"沃土"

受精后 6 天，这个还不如受精时大的准胚胎游进子宫，并准备把自己埋在子宫内膜里形成一个完全成熟的胚胎。

所有的一切都为这个新来者准备好了。子宫的表层——在卵巢分泌的雌激素和孕酮的调节下——已经达到最厚。有分支的长腺体从子宫内膜表面伸出一直深入到组织下部，深处血管延伸至表面的螺旋动脉的数量大大增加。腺体的分泌物和螺旋动脉送来的必需供给滋养着胚胎，直到出现长久之计。

但是如果卵细胞没有受精，或是这个准胚胎没能着床，那么卵巢就停止分泌使子宫内膜加厚，并使它供给充足的孕酮。螺旋动脉痉挛，切断了血液供应并使新形成的层从子宫壁上脱落，并在月经时流出阴道。

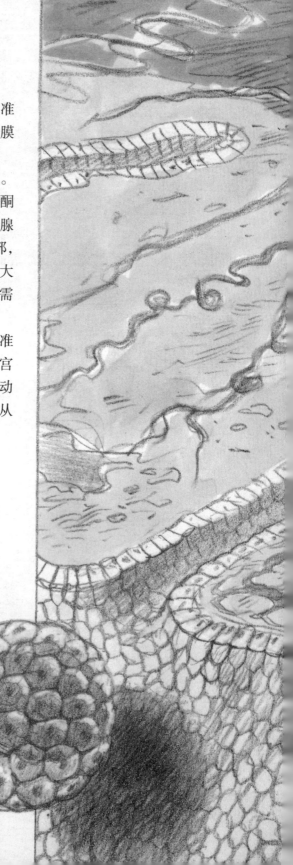

准胚胎

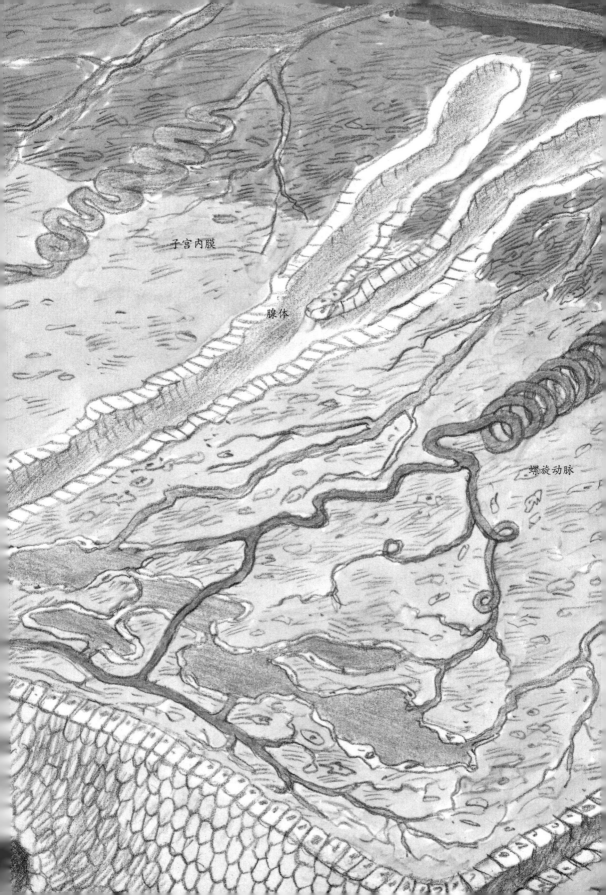

子宫内膜

腺体

螺旋动脉

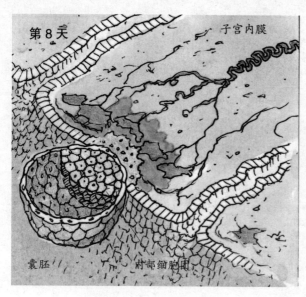

第8天　　　　　　子宫内膜

囊胚　　　　内部细胞团

"定居"

准胚胎到达子宫后，它从一个实心的细胞球变为有孔的囊胚。囊胚的外层是由细胞形成的球皮，包围着内部可以形成真实胚胎的细胞团。

为了获得进一步发育所需的营养和氧气，准细胞此时必须把自己埋植到子宫内膜上。为了顺利埋植，囊胚外层的一些细胞得粘住子宫内膜并且释放可以消化它表面的酶。

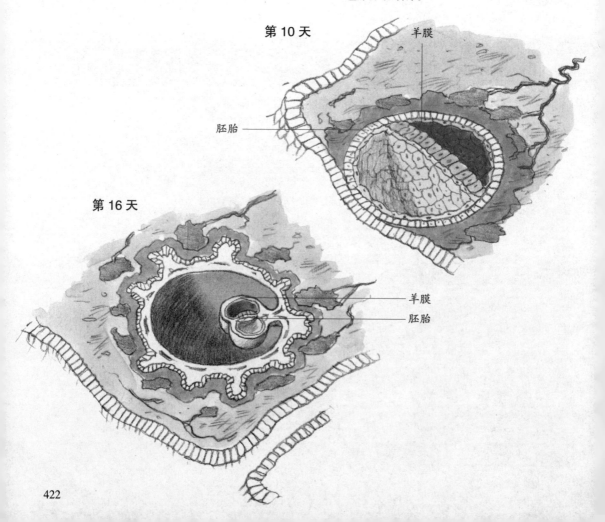

第10天　　　　　羊膜

胚胎

第16天

羊膜

胚胎

受精后 8 天，在囊胚挖掘下，子宫内膜被充分侵蚀。破坏后的子宫内膜自我修复以包裹和保护它唯一的寄宿者。囊胚的外层还可以释放激素，"告诉"卵巢中密封的卵泡保持原样并继续产生防止行经的孕酮，因为行经会使怀孕停止。同时，囊胚内部的细胞团——现在已经是胚胎了——不但要继续增殖还得四处运动，并在分化成组织和器官时发挥专一性。胚胎的外面，一个充满液体的保护性袋子——羊膜开始发育。

受精后第 32 天，胚胎——现在大概有一粒小豌豆大——拥有了头部、躯干、小尾巴和像桨一样的四肢，并且在内部已经开始了器官和系统的发育。囊胚的外层将指状的绒毛推入子宫内膜中。胚胎从这些绒毛中的血管可以获取从周围母体的血管扩散进来的氧气和养料，然后通过一个坚实的生命线传递回胚胎。

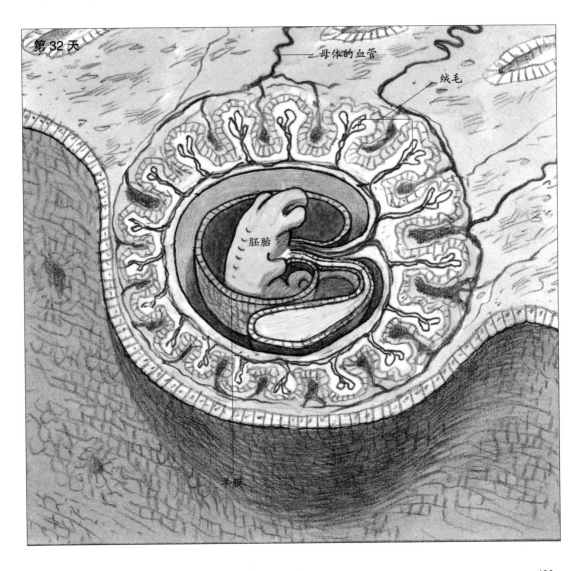

第 32 天

母体的血管

绒毛

胚胎

羊膜

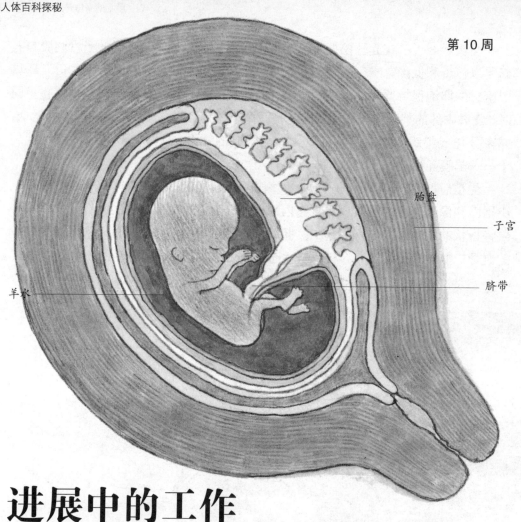

第 10 周

胎盘

子宫

脐带

羊水

进展中的工作

当胚胎进入受精后的第 9 周，它就成为一个胎儿。受精后第 10 周，胎儿悬浮在大量具有保护性的羊水中，大概有 2.5 英寸（60 毫米）长。它由数十亿细胞组成，比发育之初的受精卵大了 600 倍。

从它们被埋入开始，这些细胞一直在生长和分化，现在它们形成的这个小个体已经有了人的雏形。它有了脸部特征，可以眯着眼看东西，可以吞咽，还可以皱起额头。手指和脚趾已经分开了并开始长指（趾）甲。体内的器官都已各就各位，心脏也已经跳动了几个星期。

起初，从母体的循环系统为胚胎吸收营养的绒毛现在与子宫内膜融为一体，形成一个高效的养料供应和废物移除系统——胎盘。在胎盘内部，胎儿和母体的血液供应离的很近但是从来不会混合。扩散保证养料和氧气从母亲传到胎儿，而废物沿着相反方向传递。脐带血管中双向的血流连接着胎盘和胎儿。

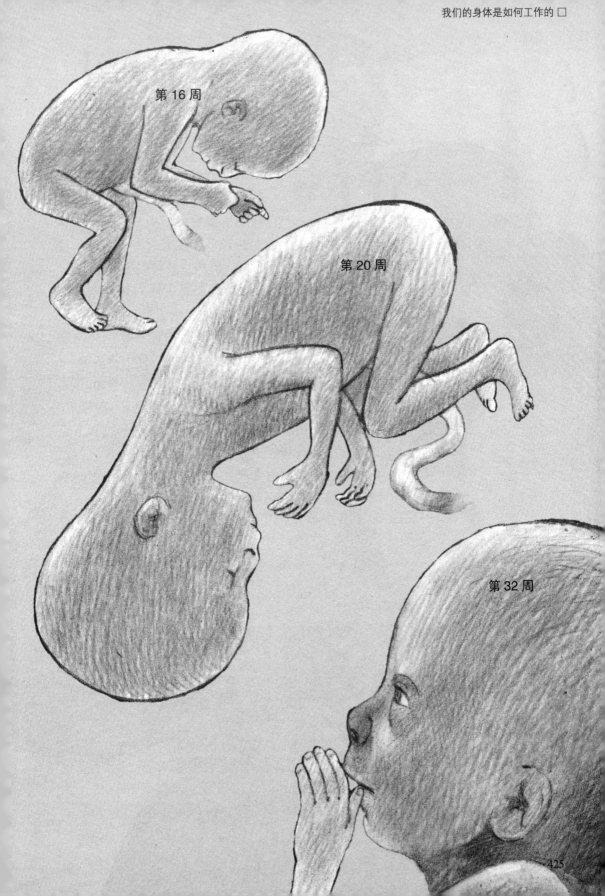

第 16 周

第 20 周

第 32 周

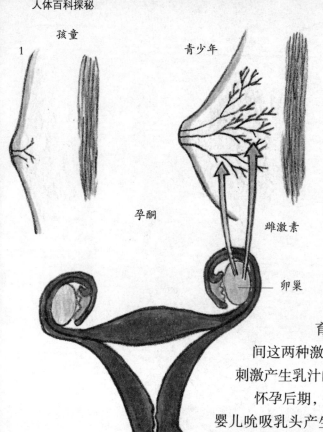

孩童

1

青少年

孕酮

雌激素

卵巢

甘甜的乳汁

　　人类女性用天然、营养均衡的乳汁哺育她们的婴儿。乳汁是由每个乳房中的乳腺分泌的，乳腺由乳汁腺和导管两部分组成，导管呈辐射状，中心会聚于乳头上的开口。在平时不需要产生美餐时，乳房主要被脂肪填充。

　　青春期时，体内雌激素和孕酮含量的增加刺激着女孩乳房的发育，这是乳房发育的开始。怀孕期间这两种激素主要由胎盘产生，体内含量增多，刺激产生乳汁的腺体和疏导乳汁的导管增殖。

　　怀孕后期，催乳素刺激乳腺产生乳汁。分娩后，婴儿吮吸乳头产生的生理刺激通过神经系统和下丘脑，直接促进释放更多的催乳素以产生更多乳汁。它同样使垂体释放催产素。催产素使乳腺周围的平滑肌收缩从而将乳汁挤出乳头。

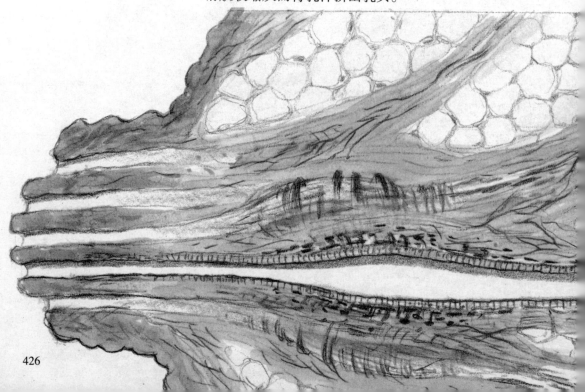

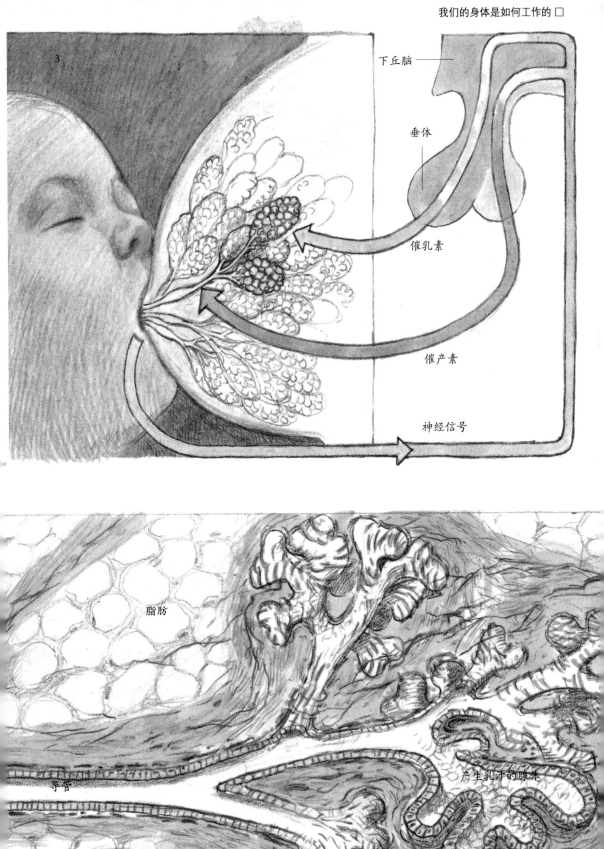

3

下丘脑

垂体

催乳素

催产素

神经信号

脂肪

导管

产生乳汁的腺体

427

宝宝降生

　　对于过去的 270 天里的大部分时间来说，胎儿懒洋洋地坐在一片温暖、漆黑的环境之中，有妈妈安心的心跳陪伴，还被彻底地呵护起来。总而言之，这里简直美如天堂。但是现在胎儿已经丰满并做好了准备，所有的信号一触即发。给胎儿提供了那么久的家的子宫将要反复地收缩，产生的力量将婴儿推进明亮、吵闹、不可预知的外部世界里。

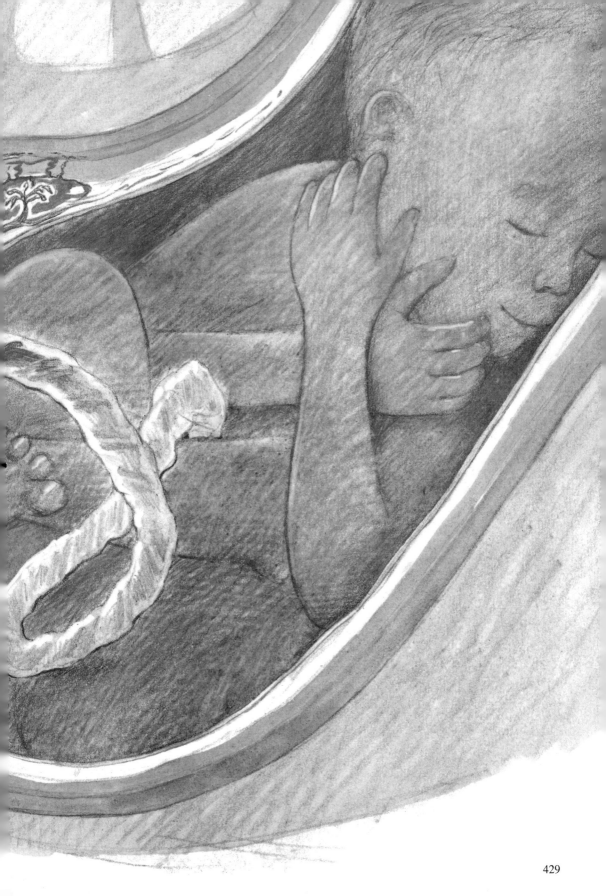

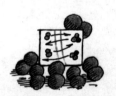